Minimal Access Skull Base Surgery
Open and Endoscopic Assisted Approaches

微侵袭颅底外科学
开放手术与内镜辅助入路

原著 ［美］Kofi Boahene
［德］Alfredo Quiñones-Hinojosa

主译 张洪钿　陈立华　邓兴力

中国科学技术出版社
·北　京·

图书在版编目（CIP）数据

微侵袭颅底外科学：开放手术与内镜辅助入路 /（美）科菲·博埃内,（德）阿尔弗雷多·奎尼奥斯 – 希诺霍萨原著；张洪钿，陈立华，邓兴力主译 . — 北京：中国科学技术出版社，2023.5

书名原文：Minimal Access Skull Base Surgery: Open and Endoscopic Assisted Approaches

ISBN 978–7–5236–0026–9

Ⅰ.①微… Ⅱ.①科…②阿…③张…④陈…⑤邓… Ⅲ.①内窥镜—应用—颅底—外科手术 Ⅳ.①R651.1

中国国家版本馆 CIP 数据核字 (2023) 第 036047 号

著作权合同登记号：01–2021–4480

策划编辑	宗俊琳　郭仕薪
责任编辑	黄维佳
文字编辑	张　龙
装帧设计	佳木水轩
责任印制	徐　飞

出　　版	中国科学技术出版社
发　　行	中国科学技术出版社有限公司发行部
地　　址	北京市海淀区中关村南大街 16 号
邮　　编	100081
发行电话	010–62173865
传　　真	010–62179148
网　　址	http://www.cspbooks.com.cn

开　　本	889mm×1194mm　1/16
字　　数	438 千字
印　　张	18.5
版　　次	2023 年 5 月第 1 版
印　　次	2023 年 5 月第 1 次印刷
印　　刷	北京盛通印刷股份有限公司
书　　号	ISBN 978–7–5236–0026–9/R·3008
定　　价	228.00 元

版权声明

内容提要

本书引进自 JAYPEE 出版社，由来自国际颅底中心的权威专家结合多年大量实践经验及深厚的临床知识精心打造，经国内多家医院具有影响力的专家联袂翻译而成。本书阐述了颅底手术相关的解剖学，强调将内镜作为一种工具，成为通过鼻腔内的自然开口（鼻内）及次选入路（经眶、经口）用于颅底手术的微创入路，并添加了微创治疗半规管闭合不全等内容，通过六篇31章解析了颅底手术的一般概念、手术相关的解剖学、常见颅底病变的处理及以微侵袭方式进行经眶、经鼻和经口的颅底手术。本书编排独具特色，图文并茂，阐释简明，不仅适合神经外科医生、耳鼻咽喉科医生、头颈外科医生在临床实践中借鉴参考，而且对经头部自然腔道和次选通道等微创手术入路有了解需求的相关人员来说，亦是一部不可多得的临床必备工具书。

译者名单

主　　译　张洪钿　中国人民解放军总医院第七医学中心

　　　　　陈立华　四川省医学科学院·四川省人民医院

　　　　　邓兴力　昆明医科大学第一附属医院

副 主 译　张祎年　南方医科大学珠江医院

　　　　　朱蔚东　北京中医药大学东直门医院通州院区

　　　　　林建浩　广东三九脑科医院

学术秘书　吴小敏　解放军总医院第七医学中心

译　　者　（以姓氏笔画为序）

　　　　　王小峰　渭南市中心医院

　　　　　王华松　首都医科大学附属北京天坛医院

　　　　　王建村　解放军海军医大学三附院

　　　　　云　强　内蒙古自治区人民医院

　　　　　叶士露　中国人民解放军联勤保障部队第 901 医院

　　　　　付　尧　吉林大学中日联谊医院

　　　　　付　强　新疆医科大学第一附属医院

　　　　　刘　超　山东省聊城市人民医院脑科医院

　　　　　刘师林　安徽医科大学第四附属医院

　　　　　齐洪武　中国人民解放军联勤保障部队第 980 医院

　　　　　闫惊涛　晋城大医院

　　　　　杨　凯　山西医科大学附属晋中医院

　　　　　杨茂林　北京大学滨海医院

　　　　　杨建凯　河北医科大学第二医院

　　　　　杨悦凡　西京医院

　　　　　沈　杰　安徽医科大学第二附属医院

　　　　　宋同均　深圳市中西医结合医院

　　　　　张亿乐　西京医院

　　　　　张卫民　湖南省脑科医院

　　　　　张怡村　神外世界公众平台

　　　　　张嘉靖　北京裕和中西医结合康复医院

　　　　　陈为为　安徽医科大学第一附属医院

林晓宁　厦门大学附属中山医院

宗　钢　安徽医科大学第二附属医院

郜彩斌　宁夏医科大学总医院

姚安会　中国人民解放军联勤保障部队第 988 医院

戚举星　盐城市第一人民医院

彭　程　中国人民解放军联勤保障部队第 984 医院

魏　攀　成都市龙泉驿区第一人民医院

原书序一

    不能否认当今世界正在以比已有历史记录更快的速度经历医学和科学的变革。一个世纪前最前沿的外科手术已发展到令最具冒险精神的人都敬畏的程度。促成这种多样化演变的原因归功于外科探索者们，他们受先前的解剖限制，转而采用外科手术入路达成手术目的。就像 Cushing、Dandy、Halsted 一样，这一代神经外科和头颈外科的医生已经摒弃了既往的手术指标，并致力于拓展既往手术的拘囿。

    这一变革并不是在技术真空中发生的，影像学、立体定向监测、技术微型化、神经麻醉药的进展和抗生素预防等方面的深远发展创造了更加有利的环境，在这样的环境中，勇敢的外科医生能够开拓新的领域，重新定义病变可切除性指标，同时最大限度地降低患者的手术风险。在许多情况下，不可切除的难题已经被转化了……这是多么令人欣慰的事情！

    本书不仅是一部先进的图谱，更像是一部专注于未来及其潜力而非过去及其局限性的纪录片。作者摆脱了传统智慧的束缚以采撷星辰，他们所做的工作十分出色。对此，我深表赞赏。

Charles W. cummings, MD
Distinguished Service Professor of
Otolaryngology—Head and Neck Surgery
Professor of Oncology
School of Medicine at
Johns Hopkins University
Baltimore，Maryland，USA

原书序二

　　现代颅底外科经历了认识和实践的革命，对颅底肿瘤的生物学有了新的见解。此外，在解剖辨识、成像和内镜路径等方面的技术进步也带来了新的治疗模式。

　　Kofi Boahene 和 Alfredo Quiñones-Hinojosa 通过他们的非凡著作 *Minimal Access Skull Base Surgery: Open and Endoscopic Assisted Approaches* 对我们的领域作出了巨大贡献。该著作整合了众多作者关于颅底肿瘤影像学、病理学的进展，以及一系列新的手术方法，这对入门者和跨学科的外科专家来说，无疑是一个重要的参考，可使那些病情复杂的患者获得最佳的治疗方案。

Henry Brem, MD

Chairman，Department of Neurosurgery

Harvey Cushing Professor

Professor of Neurosurgery，Ophthalmology

Oncology and Biomedical Engineering

Director，Hunterian Neurosurgical Research Laboratory

School of Medicine at Johns Hopkins University

Baltimore，Maryland，USA

译者前言

　　近年来，微侵袭颅底外科手术的快速发展给神经外科医生、耳鼻咽喉科医生、头颈外科医生带来了新的机遇与挑战。现代颅底外科团队必须熟练掌握各种手术入路，并准备在必要时结合各种技术，以达到最佳效果。本书不仅详细阐述了手术相关的解剖学，强调将内镜作为一种工具，成为通过鼻腔内的自然开口（鼻内）及次选入路（经眶、经口）用于颅底手术的微创入路，还专门介绍了神经科医师特别感兴趣的微创治疗上半规管闭合不全的内容。

　　感谢 Kofi Boahene、Alfredo Quiñones-Hinojosa 博士编写的这部 *Minimal Access Skull Base Surgery: Open and Endoscopic Assisted Approaches*，为我们带来了全新的视角和截然不同的手术理念。本书极具启发性，在微侵袭颅底外科手术学中开创一个新的思维领域。

　　为确保本书翻译的专业性与准确性，我们组织了国内众多在颅底外科学领域深耕多年的神经外科专家，在此感谢大家在本书翻译过程中的辛苦付出。在翻译过程中，我们反复斟酌，希望在准确传达原著者想要表述含义的基础上，语言更加简洁、条理更加清晰，以便国内读者阅读参考，但由于中外术语规范及语言表达习惯有所差异，中文版中可能存在一些疏漏或不足之处，请各位同行及广大读者予以指正。

张洪钿　　　　陈立华　　　　邓兴力

补充说明

　　本书配有视频，为方便读者查阅，已将本书视频更新至网络，读者可扫描右侧二维码，关注出版社医学官方微信"焦点医学"，后台回复"9787523600269"，即可获取。

原书前言

在过去的一个世纪里，得益于人们对解剖和疾病发展规律认识的不断加深、显微镜放大倍率提升，以及内镜和基于影像的立体定向导航等技术的进步，颅底外科经历了翻天覆地的变化。

经鼻内镜入路（EEA）切除颅底病变是现代颅底外科的进步之一，它拓展了我们通过微创技术处理颅前、中、后窝病变的范围。作为传统经外部开放入路的微创替代方法，EEA 因承载着患者和医师减少手术并发症和加快术后康复的期望而备受青睐。

相反，颅底手术的开放入路则是经过时间考验的，为双手操作、血管控制和重建提供了宽敞的操作空间。然而，传统的开放入路需要较长的外部切口、较多的软组织牵拉和较大的开颅范围，这可能会增加并发症的发生率。虽然内镜常经鼻腔使用，但其普适性可以被用来使经典的开放入路微小化，在发挥开放入路技术优势的同时，将其缩减为微创手术。

本书强调了将内镜作为一种工具，通过鼻腔内的自然开口（鼻内），以及次选入路（经眶、经口）用于颅底手术的微创入路。本书分六篇，反映了颅底手术的一般概念，常见颅底病变的处理，以及以微侵袭方式进行颅底手术的主要路径（经眶、经鼻和经口）。各章开篇均会阐述手术相关的解剖学。此外，我们还添加了微创治疗上半规管闭合不全的章节，这也是神经科医师特别感兴趣的主题。

本书旨在让神经外科医生、耳鼻咽喉科医生、头颈外科医生，以及任何对本书所涉及的主题感兴趣的医务工作者，如护士、助理医生、医学生、住院医生和研究员等，对经头部自然腔道和次选通道经颅底诸腔室手术的潜在微创手术入路有充分的了解。由于有多种入路可供选择，所以在手术方式上没有任何一种入路会成为每个患者和每种病变的唯一选择。由神经外科医生、耳鼻咽喉科医生、头颈外科医生、神经眼科医生、神经放射科医生、神经病理科医生和神经麻醉科医生组成的多专业、多学科团队，是利用每个成员的独特专长，使整个团队效率最大化的理想选择。现代颅底外科团队必须熟练掌握各种入路，并准备在必要时结合各种技术，以达到最佳效果。每个手术团队都应制订一个合理的体系，根据既定的手术目标、疾病发展规律和生活质量选择正确的手术入路。

我们感谢来自各个国际颅底中心的专家在本书中分享了他们的经验，希望本书能够得到读者的青睐。在书中，我们也传授了自己的经验和教训，以期帮助其他同道克服在照护复杂颅底肿瘤患者时遇到的障碍。我们都有一个共同的目标，就是通过我们的工作帮助患者并提高他们的生活质量。能够与读者分享经验，我们倍感欣慰。

Kofi Boahene, MD, FACS
Alfredo Quiñones-Hinojosa, MD, FAANS, FACS

致　谢

随着技术的进步和技术水平的提高，保持患者的生活质量和功能在颅底手术中变得越来越重要。经过10多年的专业多学科合作，我们已将微创技术的理念纳入日常实践（治疗我们的患者），并将手术室改造成能让兼备多学科独特专业知识的外科医生发挥的空间。

本书是我们实践的见证，也是这一领域前进的方向。首先，我们要感谢所有的临床和管理团队，从患者到达我们这里后直到他们手术后回家的那一刻，是各团队让这些手术成为可能。我们要对本书所有的贡献者表达诚挚的谢意，他们如此慷慨地分享了专业知识，经过字斟句酌，编撰成精彩章节。感谢他们分享多年来学到的丰富经验、精辟见解和困难。没有他们的工作，本书就不可能出版。

编写这本书的想法是在手术室里产生的，当时我们一起处理了许多病例，其中一些从清晨开始，很多时候到深夜才结束。每个病例都是以多学科的讨论开始的，讨论最好的、可能的治疗方案，并把患者的利益和预后放在第一位。我们感谢约翰斯·霍普金斯医院的整个颅底团队，从手术室内的护士到所有护士，感谢我们所有的医生同事和员工，他们使我们能够照顾这些勇敢的患者。

特别感谢 Monirah Albathi 博士对本书的付出。她长时间的写作、校订、编辑插图、与作者和出版商的协调和沟通是非常宝贵的。她把整本书读了好几遍，对本书的每个细节都了如指掌。感谢 Monirah 博士的大力推动，使本书获得了成功。特别感谢 Jordina Rincon-Torroella 博士，她帮助我们规划并以高超的技巧和热情与作者和出版商进行了交流。最后，我们要感谢集团董事长 Shri Jitendar P. Vij、集团总裁 Ankit Vij 先生、副总监 Chetna Malhotra Vohra 女士和开发编辑 Sheetal Kapoor 女士，以及印度新德里的 Jaypee Brothers Medical Publishers（P）Ltd 的编辑及出版团队，感谢他们为完成这一项目所做的辛勤工作。

Kofi Boahene

Alfredo Quiñones-Hinojosa

献 词

非常感谢我的导师们，是他们影响了我，让我从面部整形和重建手术、耳鼻咽喉科头颈手术中收获了各种技能，并将其发展为独特的开放式内镜颅底手术。在明尼苏达州罗彻斯特市梅奥诊所工作的那些年，我要感谢 Ray Gustafson、Eric Moore、Kerry Olsen、Jan Kasperbauer、David Sherris 和 Eugene Kern；在明尼苏达大学进修期间，我要感谢 Peter Hilger、David Hamlar 和 James Sidman；在澳大利亚阿德莱德的澳大利亚颅面中心短暂的临床实习期间，我要感谢 David 及其团队。我非常重视各位老师耐心的教诲，这些对我职业生涯产生了深远影响。在约翰斯·霍普金斯大学，我很荣幸能与系里和系外的几位同事合作学习，帮助我更好地处理这些复杂的颅底病例。非常感激他们传授的专业知识，感谢我们的住院医师和同事，他们不断激励我们，让我们对神经外科前沿技术保持着高度敏锐性。

Kofi Boahene

我要感谢很多人，是他们影响了我的职业生涯、手术方式及学术风格，特别是居住在加州大学旧金山分校的许多教师、导师们（Mitch Berger、Mike Lawton、Mike McDermott、Warwick Peacock、Grant Gauger 和 Charlie Wilson 博士），感谢许多世界知名的外科医生（Phil Theodosopoulos、Steve Ojemann、Dan Lim、Eddie Chang、Praveen Mummaneni、Nader Sanai、Frank Acosta、Kurtis Auguste、John Chi、Rose Du、Marcus Ware、Jay Chun 和 Ed Vates）。一到约翰斯·霍普金斯大学，我就受到了亦师亦友的同事们如家人般的欢迎，他们继续从各个不同的角度塑造了我的职业生涯和手术风格，这些都是接近颅底所必需的。我感谢我们的助手、同事、同学、住院医师、护士和医学院学生，他们奉献了他们的一生来帮助患者，感谢神经外科、耳鼻咽喉科、眼科和面部 / 整形外科同事们的耐心教诲。

Alfredo Quiñones-Hinojosa

目　录

第四篇　经口入路

第五篇　选择性颅底病变的处理

第六篇　颅底重建及术后管理

第一篇

总 论

General

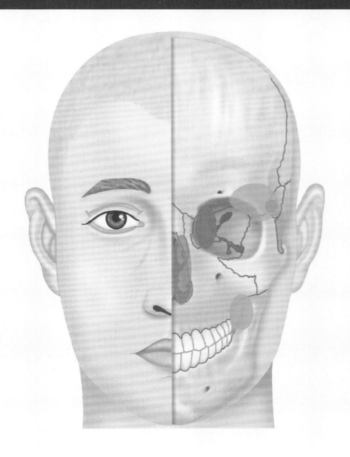

第1章 现代颅底外科的"困境":选择正确的手术方式

The 'Dilemma' of Modern Skull Base Surgery: Selecting the Correct Approach

Nasser K. Yaghi   Shaan M. Raza   著

齐洪武 译   张洪钿 校

一、历史回顾

鉴于颅底外科在 20 世纪的发展情况,颅底外科在神经外科和耳鼻咽喉头颈外科领域具有独特的地位[1]。随着麻醉、无菌的发现,以及对颅骨解剖的进一步了解,在这一系列的激励下,在 20 世纪初期颅底外科实现了重大发展[2-5]。美国神经外科之父 Harvey Cushing 在 1909 年第一次开展了脑垂体颅外入路手术,随后他详述了其他几项颅底技术,如经枕下开颅对 30 例前庭神经鞘瘤进行手术治疗,以及通过颞下 – 颞下窝联合入路切除三叉神经鞘瘤。时间流逝,随着解剖学解析、病理生理学、生物学和技术的进步,颅底外科的进步不仅体现在对疾病自然史理解方面,还体现在对疾病的干预能力方面。

二、现代颅底技术的发展

自 20 世纪初首次记录以来,颅底外科已经取得迅速和实质性的发展,无论过去还是现在,该领域的基础都是对颅底不同区域复杂解剖结构的深入理解,这一解剖学基础不仅包括对关键神经血管和骨结构的三维关系的理解,还包括保留这些神经血管功能至关重要的要素。这种认识的提高导致了各种外科手术路径的发展,这些手术路径有助于颅底所有区域病变的处理。基于颅底每处区域的解剖学知识,诸多手术入路也已开发。综合述评成为多卷著作的主题,超出了单个章节的范围。例如,随着对面神经,颈动脉垂直部、水平部和岩部,以及颈静脉孔(包括神经结构和静脉成分)解剖走行的特别关注,相应的几种侧颅底入路被描述出来。这些颞骨相关入路包括岩前入路、经耳蜗入路、经迷路入路、迷路后入路、迷路下入路、乙状窦前入路、极外侧经髁入路、远外侧经髁入路和耳前颞下 – 颞下窝入路。根据病变范围、手术目标和患者术前神经系统状况的不同,每种方法都有其自身的优势和局限性。同样,对于中央颅底结构(即斜坡),利用脑神经之间途径的手术入路也被描述出来——从经颅底到经筛窦,再到治疗腭裂的 LeFort 截骨术。

随着颅底技术项目的发展,现代医学也在发展。特别是在过去数十年中,高分辨率磁共振成像(MRI)的发展及其适用性促进了病变的早期检测。因此,患者可以在早期和病变侵入性较小的时候即被诊断。鉴于此,就可以针对目标病变量身定制治疗方案。现代颅底外科的发展推动了早期颅底病变微创手术的发展，以替代创伤较大的颅底手术。手术显微镜和内镜可视化的改进，以及精密仪器的引入，促进了显微神经外科技术的发展。同时，MRI 的出现和普遍基于 MRI 的神经导航的引入，通过更有效的显微解剖简易化，使术中病灶的定位得到优化。这本书的重点，即经鼻内镜技术和锁孔开颅术的发展，正是外科进步的直接结果。

虽然这些外科技术的最新进展提供了适合病变的解决方案，但也制造了一个难题。随着传统、锁孔和内镜入路的广泛应用，现在的问题是手术入路的选择。最终必须理解一点，没有一种单一方法或手术模式是每位出现手术病变患者的正确答案。现代颅底外科医生必须对所有的方法都能做到游刃有余。此外，特别是针对肿瘤病变，辅助疗法（即不同形式的放射疗法和靶向生物疗法）也已拓展。基于这些因素，必须通过一个合理的系统来选择正确的手术方式。虽然需要基于结果的研究来确定这一点，但也应考虑以下原则：①手术的目标；②病变的解剖；③生活质量（QOL）。

三、外科手术目标的理解

所有治疗决策的基础取决于目标病变，对于肿瘤病理学而言，取决于其假设诊断。虽然自发性脑脊液漏等病变在影像诊断学上很明显，并需要简单的修复，但需要考虑手术的肿瘤学目标。肿瘤切除的目标可以从活检（即对辐射敏感的浆细胞瘤）到对比增强肿瘤的全切除（即脑膜瘤），再到获得阴性切缘的全切除（即嗅神经母细胞瘤）。

在术前影像学上很容易得出良性肿瘤的诊断。从神经外科的角度来看，脑膜瘤是最常见的一种良性肿瘤。脑膜瘤的主要治疗方法是尽量全切除。传统观点认为，相对于较小程度的切除，Simpson Ⅰ 级或 Ⅱ 级切除可提高无复发生存率。然而，由于颅底重要神经血管结构密集，肿瘤通常不可能完全切除。此外，世界卫生组织（WHO）Ⅰ 级脑膜瘤的良性生物学行为和颅底病变侵袭性切除术的潜在发病率，引发了关于手术对颅底病变的作用中相互矛盾的观点。特别是当神经系统风险发病率较高时，海绵窦脑膜瘤的治疗模式发生了变化。DeMonte 等[6]报道了 41 例累及海绵窦的 WHO Ⅰ 级脑膜瘤患者手术全切除率为 76%。其中 26% 全切除患者以脑神经功能恶化为代价，接受全切除的患者复发率为 11%，而之前报道的复发率为 20%～50%。随着放射治疗靶向性的提高和对减少神经系统发病率的关注，海绵窦脑膜瘤治疗的近期趋势是通过放射治疗或前期放射治疗来达到缩小肿瘤的作用。因此，海绵窦脑膜瘤患者的手术目标随着时间而改变。然而，其他颅底部位（即蝶骨平台）的脑膜瘤可以安全地进行全切除，在选择手术入路时应记住这一点。在设计良性病变干预措施时，应考虑的因素是出现的症状。例如，对于继发于骨性增生而出现脑神经症状（即视神经病变、三叉神经病变等）的患者，手术策略中应包括适当的骨性减压。

对于假定的恶性病变，最佳治疗取决于肿瘤的代表性活检。一旦有经验的病理学家确定了正确的诊断，就可以制订最佳的治疗方案。根据诊断，该方案可以是以下选择之一：单一手术切除（如 Ⅰ 级软骨肉瘤）、手术切除后外放射治疗（如嗅神经母细胞瘤）、手术切除后辅助放化疗的新辅助疗法（如神经内分泌癌）、单独放化疗（如淋巴瘤）或手术切除合并术后立体定向放射外科治疗的新辅助放化疗（如腺样囊性癌）。当手术切除指征明确时，手术的目标是获得阴性切缘的全切除——该生存获益已被多项研究证实。在一组需要微血管游离组织移植的广泛颅底恶性肿瘤患者的回顾性系列研究中，Clayman 等[7]证明阳性组织学切缘是局部控制和总生存率的负性预测因子。Feiz-Erfan 等[8]在涉及前外侧颅底恶性肿瘤的外科治疗研究中显示了类似的效果。在支持组织学阴性切缘作用的数据背景下，颅底外科医生的目标是确定肿瘤是否能以最小的发病率切除，以及手术入路是否能在颅底多个区域实现获得切缘目标。

四、颅底受累程度的理解

设计一个合适的手术入路需要了解颅底密集的神经血管解剖，以及各部分之间的关系。幸运的是，在大多数情况下，良性病变如 WHO Ⅰ 级脑膜瘤，主要局限于单一解剖区域；因此，可以采用单一的手术入路（如改良的眶颧开颅术或经鼻内镜蝶骨平面脑膜瘤切除术）[9]。然而，这些病变偶尔可以通过柔软的肿瘤直接延伸或蚀骨浸润累及多个区域。通常岩斜区脑膜瘤不仅可以累及岩斜区，还可以延伸到颅中窝和海绵窦，因此对于广泛的病变需要采用乙状窦前入路和前岩骨切除术[10]。蝶眶脑膜瘤也是一种良性肿瘤，除了涉及延伸到翼板的蝶骨大翼骨浸润外，软组织受累还可能累及颅中窝和眼眶——任何手术策略都必须在肿瘤切除计划中容纳多个区域。

通常，恶性颅底病变的治疗需要能够进入颅下和颅内多个区域的手术路径，以达到手术目的。例如，颞下窝的肉瘤不仅可累及咽旁颈内动脉，还可累及其岩段，同时也可直接延伸至颅中窝、颞骨、咽旁间隙和下颌髁突，最佳的手术策略可能包括耳前颞下 - 颞下窝入路联合颈内动脉（ICA）经耳蜗显露。类似地，侵入颅前窝的感觉神经母细胞瘤手术需要进入颅前窝及鼻腔和鼻旁窦，根据颅内侵犯的程度，可以通过内镜经筛板入路或经颅内镜（CER）入路达到目的。必须考虑到的是，病变侵入颅内的方式是通过神经周围

侵入，鳞状细胞癌之类的病变通常会沿着脑神经（通常是三叉神经或面神经的分支）逆行进入颅底，需要一种能暴露并获取相关神经节段边缘的手术方案[11]。

大多数情况下，由于存在解剖学的"灰色区域"，传统的开颅手术或内镜颅底手术均可在该区域进行。鼻旁窦恶性肿瘤侵犯前颅底是比较常见的，尽管单纯局限于鼻腔和鼻旁窦的疾病或伴有脑侵犯的广泛病变在治疗上比较明确，但与 CER 切除术相比，T_2/T_3 期疾病的治疗通常面临扩大经鼻（EE）内镜手术入路与 CER 切除术的挑战。在这种情况下，内镜检查方法存在明显的局限性。例如，额窦疾病、眶上筛窦气房的病灶边缘或硬脑膜在眼眶外侧或前额窦后壁受累。然而，在经过适当筛选的 T_2/T_3 期疾病患者中，业已发表最大的系列研究数据表明，经内镜治疗的鼻腔鼻窦恶性肿瘤的阴性切缘、总生存率和围术期并发症发生率相似[12]。面对相似的结果和存在多种可行选择的解剖分区，关于适当手术方法的抉择取决于医生的经验。

最终，基于适当的术前成像（专用颅底计算机断层扫描和磁共振成像），基于组织学对肿瘤播散模式的理解，以及对每种手术方法在进入所需解剖分区方面的相对优势和局限性的评估，制订出设计良好的手术方案。

五、生活质量（QOL）的预期

手术技巧的进步极大地改善了几种疾病的自然史，针对颅底不同区域的多种较大、较复杂的治疗方式和微创治疗方式的可用性，要求权衡每种方式在实现手术目标方面的相对优势。例如，我们所在医疗机构的工作成果表明，对于 T_2 期和经筛选的 T_3 期鼻腔鼻窦恶性肿瘤，如果计划得当，经鼻内镜鼻内手术可以被视为传统开放手术的合理替代方案，前者具有相似的肿瘤控制

率，但住院时间更短，发病率更低，并发症更少[12]。面对相似的肿瘤预后，关于理想治疗方法的抉择也应考虑发病率的相对风险——这最好用生活质量结果来客观衡量。不幸的是，关于颅底手术 QOL 结果的同行评议文献很少。此外，由于存在多种可用的评估方法（如 HRQOL、ASBQ、SNOT-22 问卷），很难实现结果的对比，因为根据病变和手术的不同，每种评估都有其自身的适用性。虽然有少数论文着眼于个别方法，但没有对比研究可以帮助在两种不同的方法之间进行选择。

尽管如此，越来越多的已发表文献强调了影响术后 QOL 的治疗相关因素。通常在咨询患者时不考虑，癌症的诊断和就诊时的较高分期与 QOL 评分恶化有关。在一项对 153 例接受内镜下前颅底癌切除术患者的回顾性研究中，Castelnuovo 等[13] 证明，与疾病分期局限的患者相比，T 分期较差（尤其是 T_{4b} 期）的患者与术后 QOL 恢复有限相关（基于 ASBQ 调查评分）。此外，Diaz 等[14] 在一项基于互联网的横断面调查中表明，与美国普通人群相比，颅底脊索瘤患者的生活质量较低；与那些被诊断患有口腔癌或卒中的患者相比，颅底脊索瘤患者生活质量相当或更差。

对于追求肿瘤和神经方面的效果而言，外科手术的程度也与 QOL 结果有关。术后或手术导致的持续神经功能缺损（尤其是脑神经缺损）与脊索瘤人群 36 项简明健康调查量表（SF-36）的较差评分相关[14]。在规划手术时要考虑到这一点，该数据提醒我们不仅要缓解术前功能缺损的

症状，还要注意功能保留。该数据还支持在疾病过程引起神经系统症状后（甚至是在症状出现前）立即进行手术干预的作用。任何医源性的损伤，即使是短暂的，也会在术后对 QOL 产生显著影响。然而，这不应该破坏肿瘤切除的目标。次全切除和随后非必需的术后辅助治疗及其相关的副作用应通过精心策划的手术干预来避免。随着可应用的手术方法不断增多，实现肿瘤切除最大化的能力也在提高，重要的是要认识到越来越复杂的方法不仅会增加并发症风险，还会使 QOL 恶化。Castelnuovo 等在他们的系列研究中证明，相对于单纯经鼻内镜切除术，经筛板更广泛的扩大经鼻内镜入路与前颅底问卷较差的术后评分相关[13]。此外，虽然技术上被认为简单，但颅底缺损后内镜下鼻中隔皮瓣重建可导致嗅觉减弱和头痛，术后即对 QOL 产生负面影响[15]。该数据提醒我们，没有哪种手术入路是无损的，即使是手术的单个模块也应根据患者的情况进行定制，并且只有在必要时才进行。

六、总结

颅底外科领域在手术技巧、对疾病自然史的理解及选择可用的非手术疗法等方面取得了重大进展。因此，针对特定疾病的治疗模式现在可以而且必须针对患者量身定制。从外科手术的角度来看，颅底外科医生的职责是了解各种外科技术的相对优势和局限性，并能够根据手术目的、目标病变的解剖结构和所需的术后 QOL 选择最合适的方案。

参 考 文 献

[1] Goodrich JT. A millennium review of skull base surgery. Childs Nerv Syst. 2000;16:669–85.

[2] Pendleton C, Raza S, Boahene K, et al. Transfacial approaches to the skull base: the early contributions of Harvey Cushing. Skull

Base. 2011;21:207–14.

[3] Pendleton C, Raza S, Gallia G, et al. Harvey Cushing's Early Operative Treatment of Skull Base Fractures. J Neurol Surg Part B Skull Base. 2014;75:27–34.

[4] Pendleton C, Raza S, Gallia G, et al. Harvey Cushing's Approaches to Tumors in His Early Career: From the Skull Base to the Cranial Vault. Skull Base. 2011;21:271–6.

[5] Somasundaram A, Pendleton C, Raza S, et al. Harvey Cushing's Treatment of Skull Base Infections: The Johns Hopkins Experience. J Neurol Surg Part B Skull Base. 2012; 73:358–62.

[6] DeMonte F, Smith HK, al-Mefty O. Outcome of aggressive removal of cavernous sinus meningiomas. J Neurosurg. 1994;81:245–51.

[7] Clayman GL, DeMonte F, Jaffe DM, et al. Outcome and complications of extended cranial-base resection requiring microvascular free-tissue transfer. Arch Otolaryngol Neck Surg. 1995;121:1253.

[8] Feiz-Erfan I, Suki D, Hanna E, et al. Prognostic significance of transdural invasion of cranial base malignancies in patients undergoing craniofacial resection. Neurosurgery. 2007;61: 1178–85.

[9] Koutourousiou M, Fernandez-Miranda JC, Stefko ST, et al. Endoscopic endonasal surgery for suprasellar meningiomas: experience with 75 patients: clinical article. J Neurosurg. 2014;120(6):1326–39.

[10] Almefty R, Dunn IF, Pravdenkova S, et al. True petroclival meningiomas: results of surgical management: clinical article. J Neurosurg. 2014;120:40–51.

[11] Panizza B, Solares CA, Redmond M, et al. Surgical resection for clinical perineural invasion from cutaneous squamous cell carcinoma of the head and neck. Head Neck. 2012;34:1622–7.

[12] Hanna E, DeMonte F, Ibrahim S, et al. Endoscopic resection of sinonasal cancers with and without craniotomy: oncologic results. Arch Otolaryngol Neck Surg. 2009;135:1219–24.

[13] Castelnuovo P, Lepera D, Turri-Zanoni M, et al. Quality of life following endoscopic endonasal resection of anterior skull base cancers: clinical article. J Neurosurg. 2013; 119:1401–9.

[14] Diaz RJ, Maggacis N, Zhang S, et al. Determinants of quality of life in patients with skull base chordoma. J Neurosurg. 2014;120:528–37.

[15] Georgalas C, Badloe R, van Furth W, et al. Quality of life in extended endonasal approaches for skull base tumours. Rhinology. 2012;50:255–61.

第 2 章 颅底影像

Imaging of the Skull Base

Mehmet E. Adin　Ari M. Blitz　Nafi Aygün　著

戚举星　译　　陈立华　校

一、概述

颅底是人体中最复杂的解剖区域之一，空间小但具有重要功能且各种结构混杂在一个狭小的空间内。这种复杂的解剖结构给放射科医生和外科医生在颅底疾病的诊断和治疗中增加许多挑战。对解剖的透彻理解对于正确的诊断和适当的手术治疗计划是必不可少的。起源于脑及其覆盖物、脑神经、脑内和脑外血管、颅骨、鼻旁窦、鼻腔和上呼吸道消化道的疾病可直接或间接累及颅底。影像学是诊断和处理颅底病变的关键，因为大多数这些病变的临床体检手段有限。此外，成像已经成为治疗中不可分割的一部分，立体定向导航系统在颅底疾病治疗中的应用越来越多[1]。如今，由外科医生、放射科医生、医学和放射肿瘤学家组成的多学科颅底小组，为颅底病变提供一个全面的治疗方法，以最大限度地提高长期生存率和降低并发症，其中包括功能障碍和毁容。最先进的技术加上增加的手术经验和信心，不断扩大颅底病变治疗的可能性，超越传统的前颅底和中颅底的局限。位于斜坡、岩尖、海绵窦和颞下窝的病变现在可以通过微创手术来解决，这使得高质量的术前影像、手术计划和术中影像引导的导航变得尤为重要[2, 3]。

成像技术的进步降低了空间分辨率的限制，可从正常组织和病变组织细节变化中获取更多信息。先进的后期处理方法提供多种选择及可进行三维（3D）重建，由放射科医生和外科医生实时操作，以更好地了解个体解剖。在这一章中，我们将对成像技术的回顾，并讨论当前成像方式在特定临床情况下的利弊。

二、成像技术

计算机断层扫描（CT）是一种广泛应用的快速成像技术，可提供高分辨率的图像，包括多平面图像格式和 3D 重建。计算机断层扫描提供骨颅底的精细细节，其中包括裂缝和孔（图 2-1）。

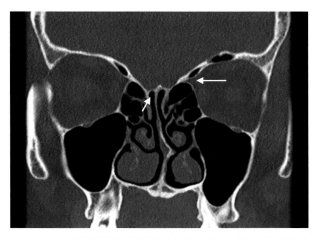

▲ 图 2-1　计算机断层扫描冠状位图像在筛板层面清晰地显示了骨解剖结构；嗅隐窝内（短箭）充满空气，上界为筛板；筛前动脉管（长箭）是一个重要的解剖标志，它可以嵌入筛窦顶部，也可以作为一个单独的通道穿过筛窦气室

在静脉注射对比剂后，CT 还可以显示肿块，感染性和炎性软组织的细节。计算机断层扫描血管造影（CTA）是一种强大的工具，可以用各种三维重建清晰地显示动脉解剖，这有助于外科医生看到手术角度下的实际解剖。CTA 的优点是，它允许在同一图像上描绘与手术目标相关的血管解剖，而不需要烦琐且时常不准确的图像融合（图 2-2）。计算机断层扫描血管造影术也可以获得高空间分辨率的薄层图像，易于在术中进行立体定向。

磁共振成像（MRI）提供良好的软组织对比分辨率，这对于鉴别颅底复杂的解剖结构及异常组织和正常组织有极大的帮助。有各种各样的 MRI 序列与供应商特定的首字母缩写和各种机构协议适用于颅底成像，这超出了本章的范围；然而，必须对常见的 MRI 脉冲序列有基本的了解。T_1 和 T_2 加权序列通常是磁共振常用成像序列，可以通过不同的序列设计而获得。一般来说，T_1 加权图像提供了优越的解剖细节。在大多数病情状态下组织含水量的增加，T_2 加权图像对组织含水量增加非常敏感，可进一步显示病变。对比增强图像通常采用 T_1 加权序列，在组织特征和评

估病理过程的程度方面是必不可少的。自然存在于骨髓和软组织之间的脂肪与增加的（明亮的）T_1 信号有关，这为观察异常组织提供了一个极好的介质。对比剂给药可导致异常组织 T_1 信号增加，称为增强，使病变与周围脂肪难以区分，需要使用脂肪抑制技术[4]。脂肪信号抑制后，靠近脂肪区域的病变更加明显。不幸的是，由于来自骨头和空气的敏感性伪影，脂肪抑制技术的不慎使用可能会显著降低颅底的图像质量，因为颅底具有丰富的骨质和空气。短反转时间反转恢复（STIR）序列是脂肪抑制的一种替代技术，通常采用 T_2 加权，在提高对比度分辨率的情况下提供更均匀的脂肪抑制。STIR 的缺点包括采集时间较长，对相邻血管脉动流的敏感性增加，以及空间分辨率较低[5]（图 2-3）。传统脉冲序列固有的缺点是空间分辨率有限，扫描层面较厚，有时切片之间存在不可避免的间隙。目前已有大量的 3D 采集方案（如 CISS、DRIVE、FIESTA、VIBE、MPRAGE 和 SPACE），这些方案允许进行亚毫米扫描和改进的空间分辨率，并可通过操纵生成 T_1 和 T_2 加权图像（含或不含脂肪抑制）。如果使用得当，可以显著增加脑神经和相关病理

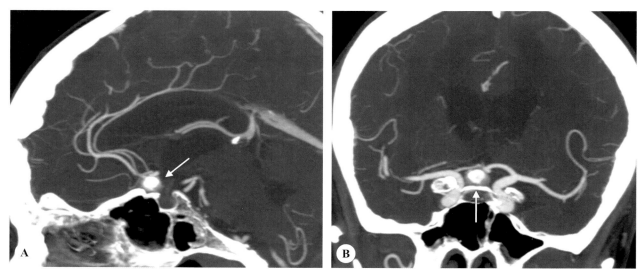

▲ 图 2-2　蝶骨平台脑膜瘤

矢状位（A）和冠状位（B）CT 血管造影显示蝶骨平台脑膜瘤（箭）及其与大脑前动脉和颈内动脉的关系

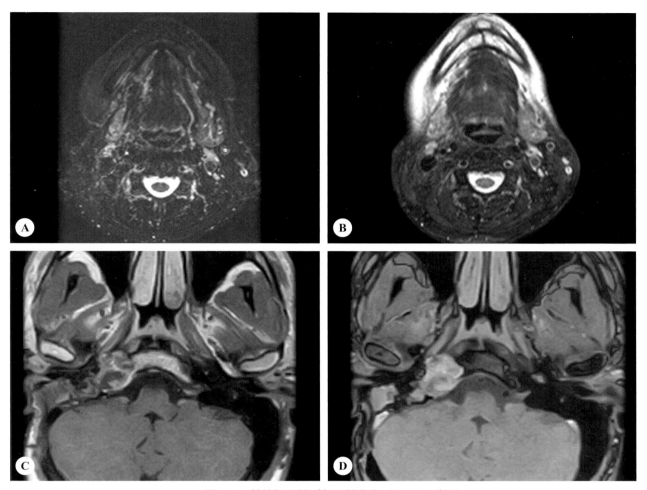

▲ 图 2-3　轴位短反转时间反转恢复（STIR）序列

A. 图像显示颈部脂肪信号受到良好抑制，T_2 高信号结构突出；B. 频率选择性脂肪抑制是另一种可用于 T_2W 图像的技术，尽管它有时可能导致无效的脂肪抑制，一般来说，基于 FSE 的技术比 STIR 提供更高的信号；C 和 D. 对比无脂肪抑制（C）和有脂肪抑制（D）的轴位增强 T_1W 图像，发现岩骨斜坡软骨肉瘤在脂肪抑制图像上的显著性增加

的可视化，如神经周围侵犯和其他小异常，这些通常低于传统成像的分辨率。这些高分辨率 3D 图像的另一个优势是，它们可以很容易地在任何需要的平面上重建，即使是在非线性平面上，从而更好地了解病变和非病变结构的解剖关系[6-8]。

氟化脱氧葡萄糖 – 正电子发射体层成像（FDG-PET）是一种非常灵敏的检测恶性肿瘤及其远处转移情况的检测方法，但其较差的空间分辨率和靠近颅底高 FDG 器官（即大脑）限制了其在颅底的使用。

数字减影血管造影仍然是诊断、术前栓塞和最终治疗血管病变的重要工具，如血管球瘤、青少年鼻咽血管纤维瘤、硬脑膜动静脉瘘和其他特定的血管病变[9]。

根据所检查病变的位置和性质，明智地选择可用的成像技术，特别是 MRI 脉冲序列，对于正确地显示病变的边界及其与相邻正常解剖结构至关重要[10]。由于颅底解剖的复杂性和病变的多样性需要选择独特的成像方法，因此最好在颅底团队中吸纳一名专业的放射科医生，要求其不仅精通成像技术，而且精通疾病的自然史、病变扩展模式，以及外科和非外科治疗方法。

三、前颅底

前颅底由额骨前外侧的眶板、筛板、筛骨内侧嵴和蝶骨后外侧的小翼组成。筛板是前颅底最脆弱的部位，因为筛板位于鼻窦腔顶部，且其厚度较薄（某些区域厚度<1mm）。嗅神经纤维通过筛板上大约20个孔进入颅内，病变可通过这些孔扩展为颅内外交通。中鼻甲附着于筛板的下表面。筛前动脉是眼动脉的分支，从筛板外侧进入颅前窝，是骨损伤和脑脊液渗漏的常见部位。鸡冠是筛板最厚的部分，直接与大脑镰的硬脑膜相连。鸡冠这个锥形尖锐的结构是经筛入路手术的一个重要的外科标志，尤其是侵袭颅内的病变。经筛入路切除这个区域的肿瘤时，鸡冠的大小可能至关重要[11]。与脆弱的筛板不同，额骨的眶板坚硬，因此难以被侵袭[12]。筛骨纸板构成眼眶的内侧壁，其为如纸一样薄的结构。计算机断层扫描研究，特别是冠状图像提供了前颅底骨结构的精细细节。最后面的筛窦气室或者蝶筛隐窝气室（Onodi气室）位于前颅底的下方，在蝶骨气室的外侧或上方靠近视神经。据报道出现Onodi气室的概率为8%~14%[13]。这是一个重要的变异，因为在内镜手术中，它可导致视神经损伤概率增加或降低颈内动脉损伤的可能，因此必须在术前的影像上进行辨认（图2-4）。蝶窦的大小也是手术考虑的重要因素；蝶窦越小，鞍结节和蝶骨平台就越厚。当蝶窦较宽时，这些结构相对较薄，易于切除[14]。此外，蝶窦相对于蝶鞍的大小和位置是经蝶窦手术前需要了解的关键特征（图2-5）。

常见疾病的影像学特征

筛窦和额窦的急性和慢性并发症可累及前颅底。急性感染可通过静脉通道或自然裂隙传播到颅内腔室（例如，蝶窦和视神经之间的骨壁有缺陷或明显变薄），在CT骨窗扫描上进行最佳

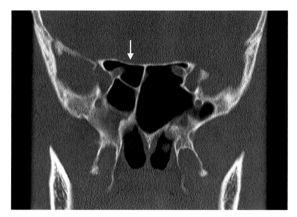

▲ 图 2-4　Onodi 气室

冠状位计算机断层扫描图像显示右侧筛骨后外侧扩张，在蝶窦上方气化包括前床突（箭）；注意视神经缺乏骨质覆盖

辨别。如果不及时诊断和治疗，随之而来的脑膜炎、硬膜外和硬膜下积脓或脑脓肿会造成灾难性的后果。因为增强CT的广泛应用，在这种情况下增强CT通常是首选的影像学检查。磁共振成像可以更好地评估颅内疾病的程度。

筛窦和额窦的某些良性疾病可明显扩大鼻窦并侵犯前颅底，常类似于恶性疾病（图2-6）。生长缓慢的病变，如鼻窦息肉病和黏液囊肿，通常引起骨结构的重塑，这是一个有助于鉴别良性疾病和恶性疾病的影像学特征。然而，当这些良性实体侵入颅底非窦壁骨质（如前颅底或海绵窦），它们可能引起破坏性的骨侵蚀和类似恶性的过程。这可能是由于颅底骨在压力和质量效应下的重塑能力有限[15]。

真菌性鼻窦炎的影像学表现存在各种变化，从非常细微的表现到侵袭性肿块样的骨质侵蚀，侵袭性病例可进展到眶内、海绵窦和颅内扩展。虽然在一些侵袭性病例中可以看到侵蚀，但骨壁的完整并不一定意味着没有延伸到鼻旁窦以外，因为侵袭性真菌可以通过血管周围途径延伸（图2-7）[16]。黏稠的鼻窦分泌物因其会形成分隔并富含蛋白质，在CT和MR扫描时会呈现出令人困惑的影像学表现，真菌代谢的产物如铁和锰的存

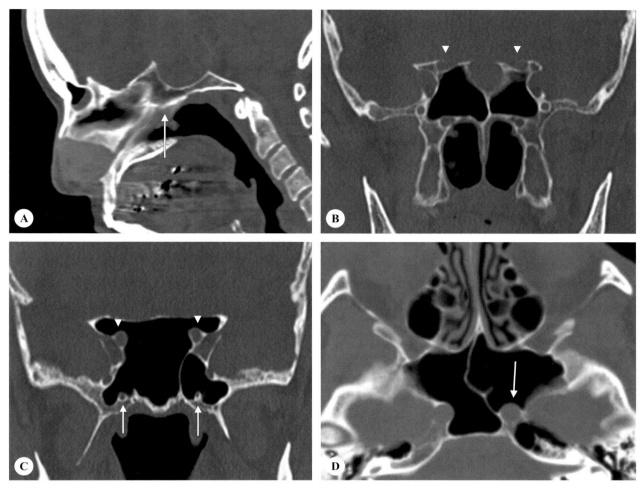

▲ 图 2-5　蝶窦气化的变异

A. 矢状位 CT 显示患有大垂体腺瘤的患者蝶窦无气化（甲壳型），增厚的骨质（箭）覆盖蝶鞍；B. 冠状位 CT 显示，另一位脑垂体腺瘤患者的蝶窦气化延伸至前床突，尽管视神经（箭头）、圆孔和翼管包含在骨质内，但未见明显的骨裂；C. 冠状位 CT 显示蝶骨气化延伸至前床突和翼突，导致视神经（箭头）和翼管神经（长箭）突出进入窦腔；D. 轴位 CT 显示颈内动脉（箭）伸入窦腔内

在会使鉴别变得更加复杂。增强 MRI 可能有助于辨别肿块病变和黏稠黏液[17]。内翻性乳头状瘤（IP）是一种良性上皮肿瘤，恶行转化的可能性很高，其且与鳞状细胞癌（SCC）相关联[18]。内翻性乳头状瘤通常起源于鼻腔外侧壁，并生长至上颌窦和鼻腔[19]。内翻性乳头状瘤延伸至颅底和颅内腔室并不少见（图 2-8）。高复发率和恶性转化是该肿瘤的特点，必须手术全部切除。如果肿瘤位于鼻窦腔外，术前影像学评估需要行 CT 和 MRI 检查。CT 显示约 20% 的患者肿瘤内有点状钙化，并有相邻骨的局灶性硬化，这可能提示乳

头状瘤的起源位置。内翻性乳头状瘤在 MRI T$_2$ 加权图像和增强 T$_1$ 加权图像上表现出明显的信号异质性，表面呈分叶状，呈柱状（也就是脑叶状）模式，尽管同样的模式也可以出现在鼻窦的恶性肿瘤中，但是这些特征可以使之与息肉（如鼻窦息肉和前鼻息肉）相鉴别[18]。IP 的恶性转化的发生率存在争论，但很明显的是，有相当部分的身患恶性肿瘤的患者在第一次就诊时出现了漏诊。对于不适合内镜检查的病例，随访常常需要影像学检查。

鼻窦的原发性恶性肿瘤确诊时常处于疾病

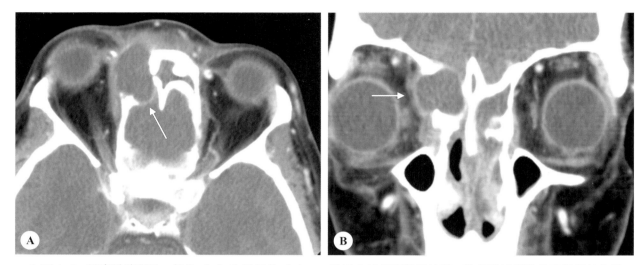

▲ 图 2-6　额窦黏液囊肿：轴位（A）和冠状位（B）CT 显示右侧额窦明显扩张，这是黏液囊肿伴窦壁侵蚀和黏液囊肿向颅内腔室和眼眶延伸（箭）的结果

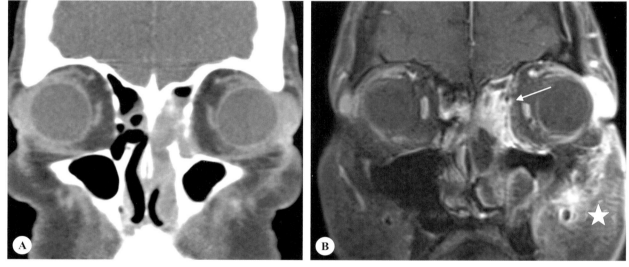

▲ 图 2-7　急性侵袭性真菌性鼻窦炎

A. 冠状位 CT 显示左侧鼻腔浑浊，无明显骨质破坏；B. 同一天进行的增强 T_1W 冠状位图像显示沿眶内侧的脂肪链（箭），提示感染向眶内延伸，后经手术得以证实，注意由血管侵犯引起的眶前蜂窝织炎（星形）

晚期，因为在早期阶段，大多数症状是非特异性的且被诊为鼻窦炎。主要症状通常继发于颅底或眼眶的侵犯、周围神经转移和窦口阻塞。鼻窦腔内最常见的肿瘤是上皮细胞瘤，恶性肿瘤以鳞状细胞癌为主。早期诊断可能取决于肿瘤的原发部位。起源于鼻腔的鳞状细胞癌可以在早期诊断出来，而来自鼻旁窦的肿瘤通常在晚期才被诊断出来。确诊时间的早晚影响治疗和手术的预后[20]。

腺癌起源自散布在鼻窦黏膜上的小唾液腺，是第二常见的恶性肿瘤，占恶性肿瘤的10%～30%。黑色素瘤占鼻窦恶性肿瘤的5%。鼻腔不常见的恶性肿瘤包括嗅觉神经母细胞瘤（感觉神经母细胞瘤）、未分化癌、淋巴瘤和肉瘤。临床上，浅表黏膜病变可通过内镜进行评估；然而，只有通过横断面成像检查才能彻底显示黏膜表面以外的病变范围。在疾病的早期，CT 表现

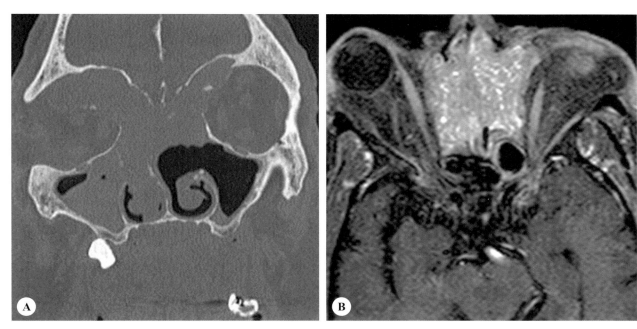

▲ 图 2-8　内翻性乳头状瘤

A. 冠状位 CT 显示一大片浸润性肿物从右侧鼻腔延伸至双侧额窦和筛窦、侵蚀前颅底和双侧筛骨纸板；B. 在增强
T_1W 轴位图像显示，肿瘤呈柱状或脑叶状，这是乳头状瘤的典型但不是特异性的特征

可能与炎症性疾病难以区分，炎症性疾病通常伴有肿瘤组织。磁共振成像能更好地区分炎症性疾病和肿瘤，但是其不常规用于炎症性疾病的评估。根据我们的经验，当肿瘤仍位于鼻窦腔内时，在鼻窦 CT 上发现薄骨的侵蚀和破坏可以诊断这些肿瘤。这种检查需要仔细审查所有的鼻窦 CT 扫描，并需充分考虑到恶性肿瘤的可能性。手术切除肿瘤边缘的状况，原发肿瘤的组织学和颅内侵袭范围是独立的生存预测因素[21]。

治疗鼻窦肿瘤时需要术前准确地确定肿瘤的范围。了解病变生长路径对解释这些图像很重要。一般情况下，CT 对评估骨完整性更为准确，而 MRI 在评估病变范围、鉴别肿瘤与炎性改变方面要明显优于 CT，也可能显示骨性改变。在我们的实践中，大多数患者在手术前都要进行 MRI 和 CT 检查（图 2-9）。

术前评估时，判断眶周是否被突破 / 浸润，硬脑膜是否被侵犯是非常重要的。大多数术者认为肿瘤一旦侵犯眶内脂肪，需要行眶内容剜除术。但术前很难判断眶周是否遭受侵犯，因为肿瘤可以破坏骨头并凹陷而不浸润眶周。因此，骨破坏并不一定意味着眶周侵犯。相反，眼眶周围的轻微侵犯在影像学上可能不明显。眼眶周围脂肪组织浸润或绞合、肿瘤与眼眶组织交界面结节状、眼外肌增大和强化是眼眶周围受侵犯的可靠征象，但这些征象的缺失并不排除肿瘤侵犯眼眶。高分辨率脂肪饱和 T_1 加权图像在这项评估中特别有用。影像学检查确定是否存在眶周侵犯的总体准确性为 60%～70%[10]。这种适中的准确性主要反映了阴性预测值较低。因此，预测眶周侵犯比预测无侵犯更准确。目前，尚无一种最佳的成像方法来预测眶周是否受侵犯。在不同的研究背景下，CT 和 MRI 均可以优于对方[22, 23]。因此，我们认为 CT 和 MRI 的作用是互补的，在可能的情况下必须一起检查。

肿瘤的颅内扩张和硬脑膜的浸润是鉴别的关键，因为它们影响手术计划和预后。在这方面，主要选择 MRI 检查。当硬脑膜出现不规则 / 结

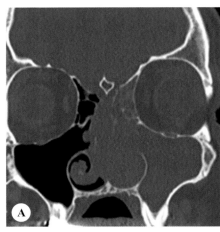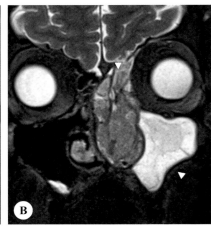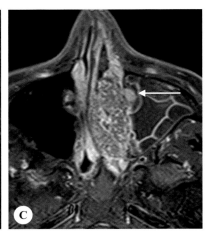

▲ 图 2-9 鼻窦未分化癌

A. 冠状位 CT 显示在鼻窦腔有一个膨胀性肿块，同侧上颌窦和筛窦完全被侵蚀；B 和 C. T₂W 冠状位图像和增强 T₁W 轴位图像可以更好地鉴别筛窦和上颌窦的炎症变化（箭头），其信号特征与局限于鼻腔的肿块不同，其有一个部分的肿瘤侵袭至上颌窦（箭）

节样增厚和强化或硬脑膜均质增厚厚度＞5mm 时，诊断硬脑膜受到侵犯具有 100% 的阳性预测值[10]。当硬膜的增厚增强比较平缓而薄时，诊断就会出现困难，此时也有硬脑膜侵犯和反应性改变。与确认眶周浸润一样，确认存在硬脑膜浸润比无浸润要容易。在临床病例中高分辨率磁共振成像技术最有帮助（图 2-10）。

沿神经周围扩散是鼻窦肿瘤侵入颅内结构的另一种方式。尽管腺样囊性癌与神经周围扩散之间有显著的相关性，但因为鳞状细胞癌较高的发病率，所以最常见的引起神经周围扩散的鼻窦肿瘤是鳞状细胞癌。其他不常见的鼻窦肿瘤，如黑色素瘤和淋巴瘤，也可表现为周围神经侵犯。症状取决于受影响的脑神经及其位置，但高达 40%

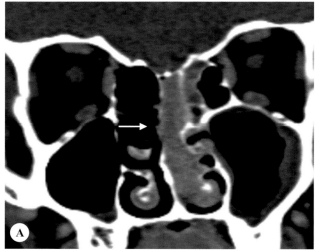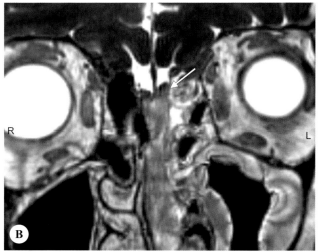

▲ 图 2-10 嗅神经母细胞瘤

A. 冠状位 CT 显示左侧嗅隐窝软组织肿块（箭），嗅神经母细胞瘤的典型部位；B. 尽管高分辨率 CISS 图像怀疑左侧嗅球（箭）下有一个小肿瘤，但 CT 和 MRI 未显示颅底受累，经手术证实为嗅神经母细胞瘤向颅内浸润的神经周围肿瘤扩散患者可能是无症状的[24]。在这些病例中，影像学极大地决定了治疗。确定神经周围转移需要详细的颅底解剖知识和良好的图像质量。传统上选择高分辨率脂肪抑制 T_1 加权图像，但在我们的实践中，我们发现高分辨率增强 CISS 成像优于 T_1 加权序列。在大多数病例中对翼腭窝（PPF）的评估尤其重要，因为肿瘤首先会浸润 PPF，然后才会浸润眶下裂、圆孔、卵圆孔、最后是海绵窦和 Meckel 囊（图 2-11）。

尽管 PET 在肿瘤学成像中是一种强大的工具，但 PET 和 PET-CT 在评估颅底和鼻窦肿瘤方面有重要的缺点。与 CT 和 MRI 相比，正电子发射体层成像（PET）的低分辨率是这个解剖部位的一个主要缺点，在这个解剖部位，正常和异常的结构往往非常小。在未治疗患者的 T 分期方面，正电子发射体层成像术不如 MRI 有效。对于淋巴结和远处转移的检测，PET 比其他方法有明显的优势。尽管 PET 的空间分辨率较低，但它可能提供神经周围扩散的重要线索。如果 FDG-PET-CT 提示神经周围扩散，其表现必须与其他可用的影像学检查结果相关联才能确诊[25]。正电子发射体层成像术在评估术后和放射治疗后肿瘤复发方面具有优势。

脑膜瘤是缓慢生长的良性颅内肿瘤，起源于覆盖颅内表面的硬脑膜或位于与硬脑膜静脉窦相关的蛛网膜绒毛内。嗅沟和蝶骨平台脑膜瘤累及前颅底（图 2-12）。这些肿瘤通常局限于颅内，但可以通过经鼻入路进入。延伸到鼻窦是不常见的，但确实存在。与邻近的脑实质相比，在 CT 平扫上，它们通常是边界清楚的实性高密度病变，静脉注射对比剂后出现明显强化。在 MRI 上，T_1 和 T_2 加权图像与灰质呈等信号，静脉注射钆后显示明显的增强。然而，当 CT 上有钙化时（这并不少见），在 T_1 和 T_2 加权图像上均可能呈低信号。硬脑膜尾是脑膜瘤的特征性但非特异性表现[6, 12]。脑膜瘤常引起邻近骨质的增厚和硬化，这可能是反应性的也可能是肿瘤向骨质内浸润[26]。

嗅母细胞瘤，亦称为嗅神经母细胞瘤，生长于嗅觉黏膜的基底层或嗅神经的分支，其位于筛板上方或者附近。25% 的患者表现出颅内扩张，部分原因可能是非特异性体征和症状导致的诊断

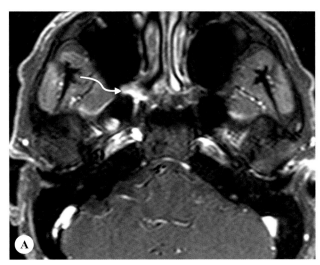
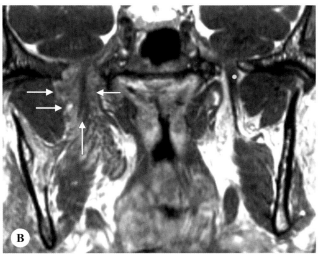

▲ 图 2-11　肿瘤的神经周围播散

A. 增强 T_1W 轴位图像显示右侧翼腭窝强化病变，并沿翼管向后延伸；B. 另一位患者，增强 CISS 冠状位图像提供了 PNS 的不同视角，肿瘤（短箭）完全围绕下颌神经（长箭），并通过卵圆孔向颅内延伸，对侧正常的下颌神经用圆点标出

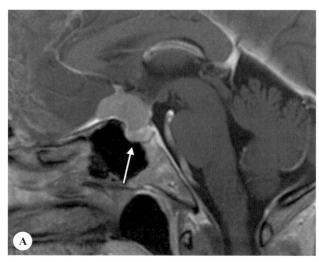
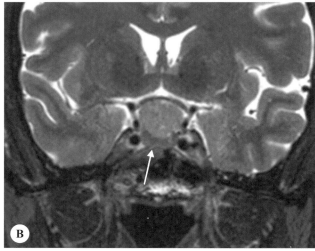

▲ 图 2-12 蝶骨平台脑膜瘤

增强 T_1W 矢状位（A）和 T_2W 冠状位（B）图像显示鞍区和鞍上肿块（箭），可能被误认为垂体大腺瘤；从肿块中分离出来的正常垂体（箭）使脑膜瘤的正确诊断成为可能，因为这种大小的大腺瘤不会留下可见的垂体

延误。出现症状时，患者可出现鼻塞、单侧鼻出血或嗅觉丧失。在 CT 上，它们表现为位于上鼻腔或筛板上方的增强软组织肿块，伴或不伴骨质侵蚀或重塑。出现症状时，患者可出现鼻塞、单侧鼻出血或嗅觉丧失。病灶在 T_1 和 T_2 加权图像上呈中等信号，有一定的不均一性，最低至中等钆增强的信号。嗅母细胞瘤最初位于单侧的上鼻腔。随着肿瘤体积的增大，可穿透眶周及筛板，侵犯眼眶及颅窝。一旦肿块侵袭颅前窝，它可能

表现为周围囊肿，这是该实体的特征，但这不是特异性的[12, 27]。

前颅底骨质的原发疾病是罕见的。纤维结构不良是颅骨最常见的良性病变；它会导致骨骼扩张和增厚，在 CT 上表现为磨玻璃样外观。颅底纤维发育不良常见于筛骨和蝶骨；少数情况下，也可累及额颞骨（图 2-13）。佩吉特病可累及颅底，根据疾病活动的不同阶段，可出现不同的溶解或硬化外观。前颅底的原发性骨肉瘤或软骨肉

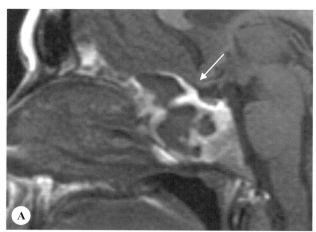
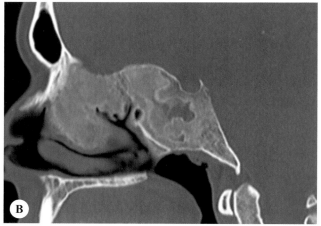

▲ 图 2-13 纤维发育不良

A. 增强 T_1W 矢状位图像显示一个不均匀增强的"肿块"、累及斜坡和蝶窦（箭），根据 CT 特征性"磨玻璃"外观诊断为纤维发育不良；B. 本病例显示 CT 在骨质病变诊断方面优于 MRI

瘤是非常罕见的，通常继发于预先存在的骨骼疾病。

四、中央颅底

蝶骨是中央颅底的"基石"。其包括蝶骨体及两侧的蝶骨大小翼。蝶骨体包含蝶鞍、鞍背和蝶窦，并参与构成斜坡，斜坡由蝶骨和枕骨构成。翼突是蝶骨体的向下延伸，与面颅骨相连。蝶骨的大翼和小翼构成了颅中窝的底和前壁。卵圆孔、棘孔、圆孔、破裂孔、视神经管、翼管（翼状管）和眶上、下裂是蝶骨上的骨孔，内有神经血管结构通过。在影像学检查中评估这些孔道是很重要的，以确定疾病的程度和病变的可切除性。卵圆孔和棘孔位于蝶骨大翼基部，三叉神经下颌分支（V$_3$）和脑膜中动脉分别穿其而过。破裂孔位于蝶骨和颞骨之间，其内充满软骨组织。岩浅大神经起源于膝状神经节，沿着岩骨前表面的沟延伸，然后进入破裂孔，在那里它与岩深神经汇合形成翼管神经。因其几乎是平行于颈内动脉，岩浅大神经是经鼻内镜入路切除耳蜗及颞骨岩部病变的重要功能标志[28]。翼管穿过翼状内侧板基部，通往翼腭（蝶腭骨）窝后内侧壁，其内走行翼管动脉、静脉和神经。翼管和圆孔一样，是内镜下经翼管入路的重要手术标志。这些解剖标志有助于将手术区域划分成特定的解剖区域，从而方便手术[29]。另外，翼管与颈动脉管的关系是恒定的，识别翼管对术中预防发生灾难性的后果至关重要。圆孔比翼管短且宽，位于眶上裂的正下方。在某些个体中，圆孔非常短，在轴位图像上仅显示为骨质中的缝隙。翼管和圆孔的相对位置取决于蝶窦的气化程度，术前计划应对每个病例中的这两者关系进行仔细地评估。翼管和圆孔向前方进入位于上颌窦后内侧壁后方的翼腭窝。翼腭窝是颅底重要分隔之间连接的桥梁，其通过翼管和圆孔连接中央颅底和颅中窝，通过眶上裂与眼眶相连，通过上颌后裂或翼状上颌裂与颞下窝相连，通过蝶腭孔进入鼻腔，经翼腭管和腭小孔进入口腔。翼腭窝是评估头颈部肿瘤的重要标志，因其内走行上颌神经（V$_2$）分支，可作为肿瘤扩散的途径。在岩斜裂内侧和卵圆孔外侧画垂线，将中央颅底划分为中线矢状部、中线旁矢状部和外侧部[30]。这种方法有助于根据区域解剖结构对常见病变进行分类，该方案中神经血管孔绝大多数位于旁矢状部。

常见疾病的影像学特征

脑膨出是中枢神经系统结构通过颅骨缺损向外突出，可以是先天性的，也可以是后天获得的，进一步细分为脑膜膨出和脑膨出。两者均包含脑膜和脑脊液，但脑膨出内包含脑组织。大多数脑膨出在出生时出现且是向外膨出，但蝶部脑膨出和部分额筛部可能多年没有症状，且并表现为鼻窦或鼻咽肿块[31]。在颅底脑膨出和鼻旁窦或鼻腔脑膜膨出的情况下，由于存在脑脊液漏和脑膜炎的风险，因此需行手术纠正[32]。必须要鉴别脑膨出的内容物，在一些脑膨出例如蝶部脑膨出中，会包含一些功能脑组织比如视交叉和垂体。在少数病例中，在脑膨出囊内或附近可发现血管。脑膨出部常见的部位是岩骨尖部，常被误认为是胆固醇肉芽肿、胆脂瘤或黏液囊肿。然而，仔细回顾放射学信息，如具有脑池造影术效果的重 T$_2$ 加权 MRI 序列，能揭示脑脊液间隙与脑膨出之间的连续性[33]。然后，在岩尖区更容易于在靠近 Meckel 腔的部位出现脑膨出，而不是在岩尖部的中间部。最好通过 MRI 对膨出的内容物进行评估，而 CT 可对骨性颅底呈现良好的显示，因此可以提供更好的解剖分型。

脑脊液漏是另一种与骨性颅底缺损相关的疾病，病因可以是创伤性的，也可以是非创伤性的。创伤，无论是意外性还是医源性，是迄今为止颅底脑脊液漏最常见的原因。非外伤性脑脊液漏继发于脑积水、脑瘤或感染引起的颅内压升高和颅底肿瘤侵蚀导致颅底骨质缺失。自发性脑脊液漏是一种无明显原因的非创伤性泄漏，但是最近已经正式了脑脊液漏与原发性颅内高压（又称假性脑瘤）之间存在重要关联。患者发生脑脊液漏时可以根据临床症状和分泌物的实验室分析直接进行诊断，然而仍然需要进行影像学检查以便术前规划和确诊渗漏部位。在这些病例中，适合使用高分辨率CT骨窗扫描。当脑脊液漏的临床诊断不确定时，可能需要进行更有侵入性的检查，如CT脑池造影或核素脑池造影，这需要分别在鞘内给予放射性核素碘对比剂[34]。在我们的实践中，我们选择高分辨率MRI作为这些病例的无创选择，因为T_2加权图像提供了脑池造影效果，而不需要进行腰椎穿刺（图2-14）。计算机断层扫描和高分辨率MRI通常显示一个大小不一的脑脊液填充囊（脑膜膨出）毗邻骨/硬膜缺损，当它在鼻旁窦时，可能与鼻窦炎或黏液膨出类似[35, 36]。

中央颅底肿块病变种类比前颅底更多样。这个部位最常见的肿块病变是垂体腺瘤。鞍区和鞍旁区具有复杂的解剖结构，是内分泌、血管、神经、脑膜和骨结构的重要交汇处。垂体腺瘤的临床表现是广泛的，并取决于这些病变的大小、位置和激素水平。一般情况下，激素型腺瘤体积小，MRI显示时没有明显的诊断困难，相应的内分泌学信息是可用的。相比之下，非激素型腺瘤可侵犯鞍上区、大脑、海绵窦、蝶窦和颅底，很难与发生在该区域的其他肿瘤相鉴别（图2-15）。两种影像学表现有助于进行区分：蝶鞍扩张和可见正常垂体。大腺瘤总是会使蝶鞍扩张，而大多数继发性侵犯蝶鞍的肿瘤并不会使蝶鞍扩张到蝶窦其整体范围。当一小部分正常垂体与一个大鞍状肿块相邻时，提示肿瘤起源于垂体外，因为垂体大腺瘤通常不能与正常垂体组织分离。在冠状位上大腺瘤常表现为"哑铃"形或所谓的"雪人"形。腰部较窄是由于蝶鞍扩张受限所致。大腺瘤在MRI上表现出不同的信号，因为它们可以包含不同数量的囊性和实性区域，出血和钙化。当肿瘤延伸至颈内动脉海绵窦段外侧时，可以推定大腺瘤侵犯海绵窦（图2-16）。

鞍内的另一肿块病变是颅咽裂囊肿。这些囊肿通常是偶然发现的，并被认为是起源于残余的颅咽囊（在胚胎发育过程中口腔顶部的凹陷处）最终退化成腺垂体。MRI信号强度可能因囊肿的

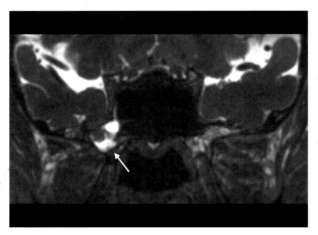

▲ 图 2-14 蝶部脑膨出

高分辨率CISS冠状位图像显示沿蝶窦外下壁（箭）出现脑膨出，这是自发性脑脊液（CSF）鼻漏的常见位置；注意在囊内有脑组织和脑脊液，这在最初的CT图像中被误认为是黏液囊肿

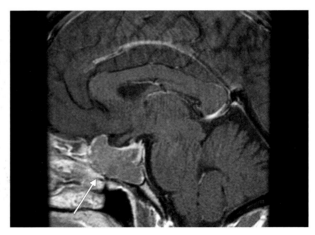

▲ 图 2-15 垂体腺瘤

T_1W矢状位图像显示一个肿块累及蝶窦（箭），蝶鞍扩张，无明显颅内扩张，这是一种不寻常的垂体瘤生长模式；尽管如此，无法看到正常的垂体仍然可以做出正确的诊断

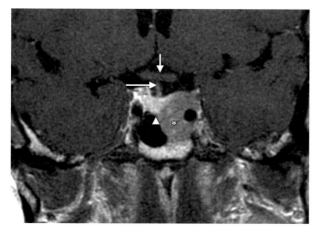

▲ 图 2-16　垂体腺瘤

增强 T_1W 冠状位图像显示左侧鞍内有一个腺瘤（＊），延伸至海绵窦，颈动脉周围受累；肿瘤与剩余的正常垂体界限清楚（箭头）；漏斗部（长箭）和视交叉（短箭）未受影响

蛋白质含量高低而有所不同，但这些病变除了可能有轻微的囊壁强化外，并没有强化[37]。颅颊囊肿中大约有 2/3 含有所谓的"机油"样液体，T_1 为明显高信号，T_2 为可变信号[38]。颅颊裂囊肿可延伸至鞍上池，并通过压迫视交叉或垂体而出现症状（图 2-17）。

鞍上肿瘤可生长至蝶鞍、蝶窦和颅底[39, 40]。最常见的鞍上肿瘤是颅咽管瘤，它是一种上皮源性肿瘤。颅咽管瘤可发生在所有年龄组的个体，尽管绝大多数患者是儿童和青少年[41]。半数以上的颅咽管瘤为釉质型肿瘤，这是一种组织学亚型，明显以儿童为主。虽然乳头状型颅咽管瘤主要发生于成人，但釉质型在成人中更为普遍。颅咽管瘤最常表现为囊性肿块伴实性结节，在 T_2加权图像上呈低信号，在用对比剂后强化。囊肿中胆固醇晶体和蛋白质的含量决定了其 MRI 表现，T_1 信号从非常低到非常高均可见。偶尔，颅咽管瘤表现为实体强化肿瘤，尽管 MRI 表现与组织学亚型之间没有直接联系。

蝶骨平台、视交叉沟和鞍膈脑膜瘤可累及鞍及鞍上区[42, 43]。大多数脑膜瘤发生于成人，女性比男性更常见。脑膜瘤典型表现为实性和均匀的肿块，在对比剂下的表现为弥漫性的明显增强。"硬脑膜尾征"是指肿瘤附近的硬脑膜平滑、锥形的增厚，这种增厚要么是反应性的，要么是由于肿瘤浸润所致。大多数脑膜瘤都有这一表

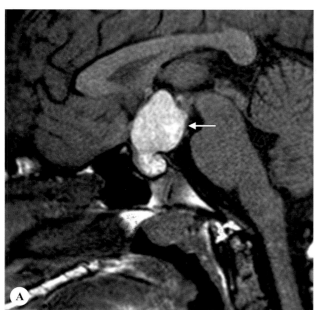
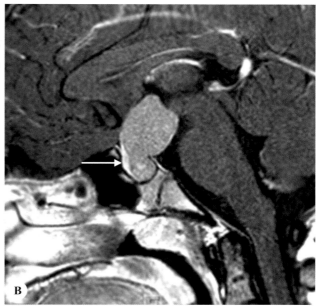

▲ 图 2-17　颅咽管瘤

增强前（A）和增强（B）T_1W 矢状位图像显示鞍区和鞍上分叶状肿块（短箭）由于囊肿中蛋白质含量高，呈高（亮）信号；正常垂体（长箭）移位到蝶鞍前部

现，尽管其他硬脑膜基底肿瘤也有类似的硬脑膜尾。邻近骨的骨质增生、增厚和硬化有助于鉴别诊断[26]。

神经胶质瘤如视神经胶质瘤可表现为鞍上肿块，累及鞍和颅底[39, 40]。大多数视神经胶质瘤为毛细胞型星形细胞瘤，多发于儿童。交叉神经胶质瘤往往比视神经胶质瘤更具侵袭性，其在成人的表现与高级别星形细胞瘤有关。

其他不常见的鞍上肿块包括生殖细胞瘤/畸胎瘤和皮样/表皮样肿瘤[39, 40]。生殖细胞瘤最常见于漏斗区，与朗格汉斯细胞组织细胞增多症一起，是小儿中枢性尿崩症最常见的病因。生殖细胞瘤可从松果体等其他部位转移至鞍上。

蝶窦可能是许多中央颅底病变的中心。由于蝶窦靠近颅内，因此应积极治疗急性蝶窦炎。急性侵袭性真菌性鼻窦炎常发生于免疫缺陷的患者，若它从蝶窦延伸到颅内腔室，通常是致命的。慢性侵袭性真菌性鼻窦炎可类似浸润性生长的肿块，累及颅内重要结构如海绵窦和颈内动脉（图2-18）。过敏性真菌性鼻窦炎也可引起蝶窦壁的明显扩张和侵蚀。蝶窦黏液囊肿并不常见，但可使蝶窦扩张。蝶窦的原发性良性和恶性上皮肿瘤比炎性/感染性病变少见得多。青少年血管纤维瘤是一种发生于后鼻腔蝶腭孔区域，且好发于男性儿童和青少年的疾病[9, 44]。它潜伏生长，侵

犯PPF、筛窦和蝶窦、颅底和眼眶。这些肿瘤血管密集，术前栓塞有助于全面切除。蝶窦最常见的恶性上皮肿瘤是鳞状细胞癌（SCC）。

蝶骨可发生多种骨肿瘤。成人蝶骨最常见的占位病变是远处原发肿瘤的转移。脊索瘤起源于与斜坡相关的原始脊索的残余。它们可能发生在任何年龄组，但最常见于年轻人。男性比女性更容易受到影响。虽然斜坡脊索瘤在组织学上是良性肿瘤，但它们具有局部破坏性，且复发率非常高。它们表现出特征性的明亮T_2信号（图2-19）。软骨肉瘤通常起源于岩斜裂，位于中线旁，而脊索瘤则位于中线（图2-20）。大多数颅底软骨肉瘤分级较低。软骨肉瘤在MRI上表现与脊索瘤非常相似。软骨肉瘤倾向于通过破裂孔和岩斜裂侵入颅底，到达海绵窦、颅中窝及颅后窝。骨肉瘤是一种罕见的原发性颅底恶性骨肿瘤，通常起因于预先存在的病变，如佩吉特病或先前接受过放射治疗。这些肿瘤具有侵袭性的临床表现，并具有特征性的影像学表现包括侵袭性骨膜反应和新骨形，这可在CT影像上得到了最好的确认。

鼻咽癌是鼻咽部最常见的恶性肿瘤[45]。其为上皮起源，可以在任何年龄段出现，但在成年男性中更常见。鼻咽癌通常通过黏膜下和黏膜内生长扩散至颅底。经破裂孔和岩斜裂进入颅中窝，经斜坡直接侵入进入颅后窝（图2-21）。确诊鼻

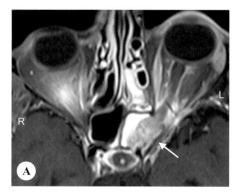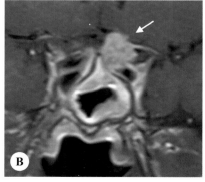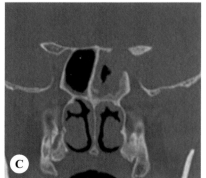

▲ 图2-18　慢性侵袭性真菌性鼻窦炎

增强 T_1W 轴位（A）和冠状位（B）图像显示左侧视神经管"肿块"（箭）病变，蝶窦炎性改变；冠状位（C）图像显示对蝶窦侧壁和前床突的侵蚀

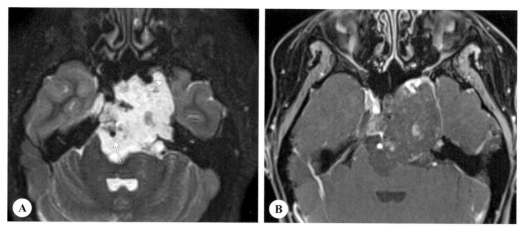

▲ 图 2-19　脊索瘤

短反转时间反转恢复序列轴位（A）和增强 T_1W 轴位（B）图像显示一个巨大的斜坡脊索瘤，延伸到颅后窝压迫脑桥；注意肿瘤完全包住椎动脉（箭）和部分包住左颈动脉（箭头）；增强图像显示只有轻微的增强，脊索瘤的非典型特征是常见的明显的增强

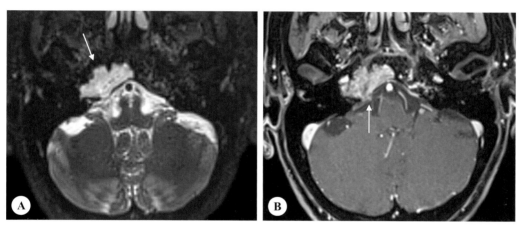

▲ 图 2-20　软骨肉瘤

A. 短反转时间反转恢复序列轴位图像显示一个特征性的 T_2 信号高亮病变（箭），位于岩斜裂中心，累及岩尖和斜坡；B. 在高分辨 T_1W 强化图像上，可见肿瘤小范围经硬膜延伸（箭）

咽癌时它的浸润程度是影响预后最重要的因素。鼻咽部淋巴瘤在影像学研究上有相同的表现。在影像学上同样难以区分来源于鼻咽黏膜小唾液腺的恶性肿瘤。

颈内动脉和颅底肿块的关系对内镜医师来说是至关重要的。任何中央颅底肿块，无论其组织形态如何，都可能接触或浸润颈内动脉，术前了解这一情况对于确定切除范围和避免灾难性的并发症至关重要。大多数良性肿瘤只是推挤或偶尔压迫颈动脉而不侵犯其外膜，而恶性肿瘤则往往侵犯其外膜。完全包围血管的脑膜瘤也容易侵犯血管外膜。当影像学检查显示血管被完全包裹或侵犯 >180° 时，除非切除血管，否则手术切除病变是不可行的。肿瘤包绕血管周围 <90°，则肿瘤侵袭血管的可能性不大。当肿瘤包绕血管为 90°～180° 时，在影像学检查中很难确定[46, 47]。

出于对颈内动脉进行保护的一个推论，重要的是要确定即将被切除或活检的"肿块"不是

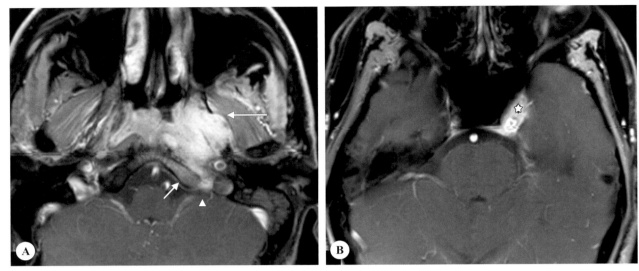

▲ 图 2-21 鼻咽癌

增强 T_1W 轴位图像显示一个增强肿块填充左侧鼻咽部，并延伸至咽旁间隙（长箭）、斜坡（短箭）和舌下神经管（箭头），也延伸至海绵窦（星形）

动脉瘤。颈内动脉动脉瘤可生长到蝶鞍、鞍上区和蝶窦，并侵蚀颅底，其侵蚀方式与肿瘤侵蚀颅底相似。大多数小动脉瘤很容易在 MRI 和 MRA 中发现。相比之下，由于血流缓慢和部分血栓形成，巨型动脉瘤与肿块非常相似，这可能使其难以诊断（图 2-22）。仔细评估 MRA 的各

个分区通常可以识别此类动脉瘤。由于在大多数临床工作中，MRA 的单独分区并不能单独打印成胶片提供给临床医生，因此放射科医生积极参与这类患者的诊治过程显得尤其重要。也许，诊断这些类似肿块病变的巨大动脉瘤最重要的线索就是无法在影像学中识别肿块的组织来

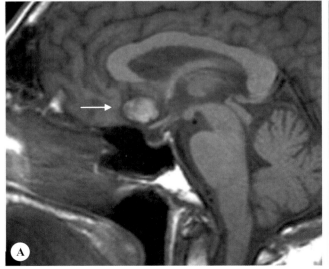
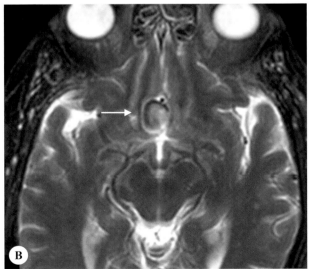

▲ 图 2-22 动脉瘤

T_1W 矢状位（A）和 T_2W 轴位（B）图像显示鞍上区 "肿块"（箭），确诊为动脉瘤；类似肿块的异常信号特征是继发于血流缓慢和部分血栓形成，这在大型动脉瘤中很常见

源。换句话说，如果不能辨别特定肿瘤的解剖和（或）组织来源，就必须排除动脉瘤。影像学研究的选择取决于个人经验；在这种情况下，MRA 通常是最有效的检测方法，尽管它对慢流速的敏感性有限。CT 血管造影具有更高的分辨率，但有时很难区分增强的血管腔和其他增强结构。数字减影血管造影在少数病例中可能是必要的。

参考文献

[1] Maroon JC. Skull base surgery: past, present, and future trends. Neurosurg Focus. 2005 15;19(1):E1.

[2] Castelnuovo P, Dallan I, Battaglia P, et al. Endoscopic endonasal skull base surgery: past, present and future. Eur Arch Otorhinolaryngol. 2010;267(5):649–63.

[3] Presutti L, Nogueira JF, Alicandri-Ciufelli M, et al. Beyond the middle ear: endoscopic surgical anatomy and approaches to inner ear and lateral skull base. Otolaryngol Clin North Am. 2013;46(2):189–200.

[4] Choudhri AF, Parmar HA, Morales RE, et al. Lesions of the skull base: imaging for diagnosis and treatment. Otolaryngol Clin North Am. 2012;45(6):1385–404.

[5] Morani AC, Ramani NS, Wesolowski JR. Skull base, orbits, temporal bone, and cranial nerves: anatomy on MR imaging. Magn Reson Imaging Clin N Am. 2011;19(3):439–56.

[6] Casselman JW. The skull base: tumoral lesions. Eur Radiol. 2005;15(3):534–42.

[7] Blitz AM, Choudhri AF, Chonka ZD, et al. Anatomic considerations, nomenclature, and advanced cross-sectional imaging techniques for visualization of the cranial nerve segments by MR imaging. Neuroimaging Clin N Am. 2014;24(1):1–15.

[8] Blitz AM, Macedo LL, Chonka ZD, et al. High-resolution CISS MR imaging with and without contrast for evaluation of the upper cranial nerves: segmental anatomy and selected pathologic conditions of the cisternal through extraforaminal segments. Neuroimaging Clin N Am. 2014;24(1):17–34.

[9] Paris J, Guelfucci B, Moulin G, et al. Diagnosis and treatment of juvenile nasopharyngeal angiofibroma. Eur Arch Otorhinolaryngol. 2001;258(3):120–4.

[10] Eisen MD, Yousem DM, Montone KT, et al. Use of preoperative MR to predict dural, perineural, and venous sinus invasion of skull base tumors. AJNR Am J Neuroradiol. 1996;17(10):1937–45.

[11] Lee JM, Ransom E, Lee JY, et al. Endoscopic anterior skull base surgery: intraoperative considerations of the crista galli. Skull Base. 2011;21(2):83–6.

[12] Parmar H, Gujar S, Shah G, et al. Imaging of the anterior skull base. Neuroimaging Clin N Am. 2009;19(3):427–39.

[13] Kantarci M, Karasen RM, Alper F, et al. Remarkable anatomic variations in paranasal sinus region and their clinical importance. Eur J Radiol. 2004;50(3):296–302.

[14] Cavallo LM, de Divitiis O, Aydin S, et al. Extended endoscopic endonasal transsphenoidal approach to the suprasellar area: anatomic considerations—part 1. Neurosurgery. 2008;62(6 Suppl 3):1202–12.

[15] Som PM, Lawson W, Lidov MW. Simulated aggressive skull base erosion in response to benign sinonasal disease. Radiology. 1991;180(3):755–9.

[16] Mossa-Basha M, Ilica AT, Maluf F, et al. The many faces of fungal disease of the paranasal sinuses: CT and MRI findings. Diagn Interv Radiol. 2013;19(3):195–200.

[17] Dillon WP, Som PM, Fullerton GD. Hypointense MR signal in chronically inspissated sinonasal secretions. Radiology. 1990;174(1):73–8.

[18] Momeni AK, Roberts CC, Chew FS. Imaging of chronic and exotic sinonasal disease: review. AJR Am J Roentgenol. 2007;189(6 Suppl):S35–45.

[19] Kamel R, Khaled A, Kandil T. Inverted papilloma: new classification and guidelines for endoscopic surgery. Am J Rhinol. 2005;19(4):358–64.

[20] Haerle SK, Gullane PJ, Witterick IJ, et al. Sinonasal carcinomas: epidemiology, pathology, and management. Neurosurg Clin N Am. 2013;24(1):39–49.

[21] Ganly I, Patel SG, Singh B, et al. Craniofacial resection for malignant melanoma of the skull base: report of an international collaborative study. Arch Otolaryngol Head Neck Surg. 2006;132(1):73–8.

[22] Eisen MD, Yousem DM, Loevner LA, et al. Preoperative imaging to predict orbital invasion by tumor. Head Neck. 2000;22(5):456–62.

[23] Kim HJ, Lee TH, Lee HS, et al. Periorbita: computed tomography and magnetic resonance imaging findings. Am J Rhinol. 2006;20(4):371–4.

[24] Madani G, Beale TJ, Lund VJ. Imaging of sinonasal tumors. Semin Ultrasound CT MR. 2009;30(1):25–38.

[25] Paes FM, Singer AD, Checkver AN, et al. Perineural spread in head and neck malignancies: clinical significance and evaluation with 18F-FDG PET/CT. Radiographics. 2013;33(6):1717–36.

[26] Heick A, Mosdal C, Jorgensen K, et al. Localized cranial hyperostosis of meningiomas: a result of neoplastic enzymatic activity? Acta Neurol Scand. 1993;87(3):243–7.

[27] Connor SE, Umaria N, Chavda SV. Imaging of giant tumours involving the anterior skull base. Br J Radiol. 2001;74(883):662–7.

[28] Presutti L, Nogueira JF, Alicandri-Ciufelli M, et al. Beyond the middle ear: endoscopic surgical anatomy and approaches to inner ear and lateral skull base. Otolaryngol Clin North Am. 2013;46(2):189–200.

[29] Kasemsiri P, Solares CA, Carrau RL, et al. Endoscopic endonasal transpterygoid approaches: anatomical landmarks for planning the surgical corridor. Laryngoscope. 2013;123(4):811–5.

[30] Borges A. Imaging of the central skull base. Neuroimaging Clin N Am. 2009;19(4):669–96.

[31] Jabre A, Tabaddor R, Samaraweera R. Transsphenoidal meningoencephalocele in adults. Surg Neurol. 2000;54(2):183–7; discussion 187–8.

[32] Zweig JL, Carrau RL, Celin SE, et al. Endoscopic repair of acquired encephaloceles, meningoceles, and meningoencephaloceles: predictors of success. Skull Base. 2002;12(3):133–9.

[33] Lin BM, Aygun N, Agrawal Y. Imaging case of the month: cystic lesions of the petrous apex: identification based on magnetic resonance imaging characteristics. Otol Neurotol. 2012;33(9):e75–6.

[34] Alonso RC, de la Pena MJ, Caicoya AG, et al. Spontaneous skull base meningoencephaloceles and cerebrospinal fluid fistulas. Radiographics. 2013;33(2):553–70.

[35] Vaezi A, Snyderman CH, Saleh HA, et al. Pseudomeningoceles of the sphenoid sinus masquerading as sinus pathology. Laryngoscope. 2011;121(12):2507–13.

[36] Lloyd KM, DelGaudio JM, Hudgins PA. Imaging of skull base cerebrospinal fluid leaks in adults. Radiology. 2008;248(3):725–36.

[37] Kleinschmidt-DeMasters BK, Lillehei KO, Stears JC. The pathologic, surgical, and MR spectrum of Rathke cleft cysts. Surg Neurol. 1995;44(1):19–26; discussion 26–7.

[38] Hess CP, Dillon WP. Imaging the pituitary and parasellar region. Neurosurg Clin N Am. 2012;23(4):529–42.

[39] Zimmerman RA. Imaging of intrasellar, suprasellar, and parasellar tumors. Semin Roentgenol. 1990;25(2):174–97.

[40] Hershey BL. Suprasellar masses: diagnosis and differential diagnosis. Semin Ultrasound CT MR. 1993;14(3):215–31.

[41] Caldarelli M, Massimi L, Tamburrini G, et al. Long-term results of the surgical treatment of craniopharyngioma: the experience at the Policlinico Gemelli, Catholic University, Rome. Childs Nerv Syst. 2005;21(8–9):747–57.

[42] Ciric I, Rosenblatt S. Suprasellar meningiomas. Neurosurgery. 2001;49(6):1372–7.

[43] Cook SW, Smith Z, Kelly DF. Endonasal transsphenoidal removal of tuberculum sellae meningiomas: technical note. Neurosurgery. 2004;55(1):239–44; discussion 244–6.

[44] Onerci TM, Yucel OT, Ogretmenoglu O. Endoscopic surgery in treatment of juvenile nasopharyngeal angiofibroma. Int J Pediatr Otorhinolaryngol. 2003;67(11):1219–25.

[45] Wei WI, Sham JS. Nasopharyngeal carcinoma. Lancet. 2005;365(9476):2041–54.

[46] Vieira JO, Jr., Cukiert A, Liberman B. Magnetic resonance imaging of cavernous sinus invasion by pituitary adenoma diagnostic criteria and surgical findings. Arq Neuropsiquiatr. 2004;62(2B):437–43.

[47] Kotapka MJ, Kalia KK, Martinez AJ, et al. Infiltration of the carotid artery by cavernous sinus meningioma. J Neurosurg. 1994;81(2):252–5.

第 3 章　颅底外科病理学
Surgical Pathology of the Skull Base

William Robert Bell　Fausto J. Rodriguez　著

姚安会　译　　张洪钿　校

一、概述

涉及颅底病变的诊断病理学具有挑战性，因为外科病理学中遇到的几乎所有的炎症性疾病和肿瘤病变都需要进行评估[1]。颅底的解剖结构复杂，病变可能起源于脑膜、骨、软组织或周围神经。此外，可能会遇到血液淋巴系统疾病、起源于头颈部并向颅内扩展的肿瘤（如嗅神经母细胞瘤、鳞状细胞癌和唾液腺肿瘤）及起源于身体其他部位的转移瘤。

因为在这个区域进行的手术属于神经外科和耳鼻咽喉科的范畴，所以神经病理学和头颈部病理学家常参与这些标本的检测。鉴于颅底病变活检和切除中可能遇到的组织学的多样性，血液病理学或骨组织和软组织病理学的亚专业咨询是评估这些标本的重要组成部分。在本章中，我们将讨论颅底外科病理学中遇到的一些最常见疾病的病理学诊断特征。

二、特定个体

（一）非肿瘤性

1. 炎症性病变

多种炎症性疾病可影响颅底及脑膜，并以破坏性和（或）肿块的形式出现（图 3-1）。肉芽肿性疾病倾向于颅底，并可能具有传染性〔分枝

杆菌（图 3-1A 和 B）和真菌（图 3-1C）〕。坏死的存在表明有感染过程。形成良好的肉芽肿是典型的结节病，这可能导致弥漫性的浅表的软脑膜病变伴随血管周围间隙扩大，或者病变类似脑膜瘤[2]。韦格纳肉芽肿通常累及呼吸道和鼻窦，但可能扩展至颅内累及脑膜（图 3-1D）。典型的组织学表现为大面积坏死性肉芽肿及相关的血管炎。

IgG$_4$ 相关的脑膜疾病最近被确定为炎症性疾病谱的一部分，其特征是 IgG$_4$ 阳性浆细胞增多（图 3-1E 和 F）。在颅内，硬脑膜是常见的累及部位，表现为硬脑膜炎[3]。软脑膜和鞍区受累也有报道。组织学上，这种疾病的特点是淋巴浆细胞性的炎症反应、纤维化和静脉炎。高倍视野下免疫组化显示 10 个或 10 个以上 IgG$_4$ 阳性细胞作为目前的诊断标准[3]。

2. 非炎症性病变

各种非肿瘤性囊肿可能影响颅内（包括颅底），如皮样囊肿和表皮样囊肿。黏液囊肿，鼻窦扩张且组织学上有呼吸上皮排列，可向颅内延伸。钙化性假瘤是一种独特的病变，可能发生在神经轴突的任何部位，但常累及骨（图 3-2A）[4]。

（二）骨肿瘤及肿瘤样病变

1. 骨纤维发育不良

骨纤维发育不良是一种骨纤维良性病变，最

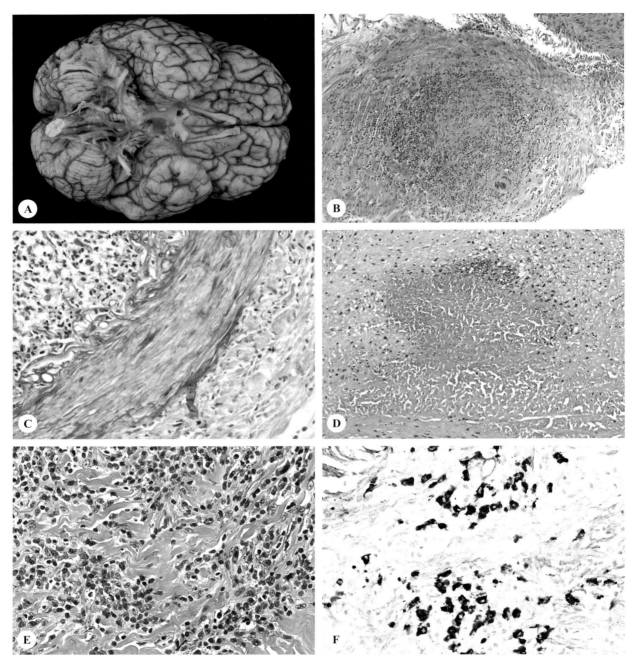

▲ 图 3-1　炎症性疾病

A. 许多肉芽肿性疾病对颅底软脑膜有倾向，如肺结核；B. 镜下可见软脑膜增厚伴纤维化和肉芽肿；C. 侵袭性真菌感染也可能影响颅底，特别是毛霉菌病的特点是明显的侵犯血管（PAS 染色：过碘酸席夫试剂染色）；D. 其他可能影响颅底的非感染性炎症性疾病包括韦格纳肉芽肿；E. 富含浆细胞的 IgG₄ 相关疾病；F. 富含浆细胞的 IgG₄ 相关疾病的特征是免疫组织化学显示 IgG₄ 阳性浆细胞的数量增加

常见于颅底。临床表现可以是单骨受累或多骨受累[5]。更严重的骨畸形与多骨受累有关。骨纤维发育不良比较局限，不侵犯邻近软组织或骨，临床上应依据影像学考虑其生长模式[6]。组织病理学特征包括不规则的编织样骨针，背景为致密的纤维基质，经典的描述为"中文字"（图 3-2B）。骨针的特点是缺乏合成骨的表型成骨细胞。有不同程度的编织骨产生，从梭形细胞增殖占主导地

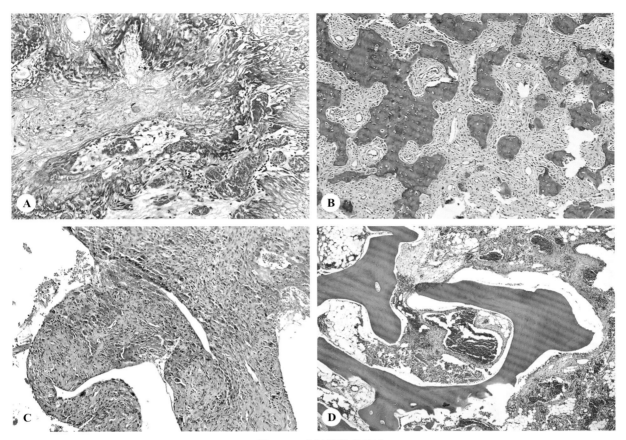

▲ 图 3-2　非肿瘤性骨病变

钙化性假瘤可累及骨、软组织，甚至神经轴的中枢神经系统实质；其组织学是独特的，尤其是由梭形细胞包围的嗜碱性物质聚集体（A）；其他可能累及颅骨的非肿瘤性病变包括骨纤维异常增生（B）、巨细胞修复性肉芽肿（C）和血管瘤（D）

位的小岛，到以相当大的碎片出现的大量编织骨岛。分子遗传学的最新进展表明，早期胚胎发生中存在的体细胞突变导致了基因嵌合体。该基因编码刺激性的 G 蛋白 α 亚单位，其主要调节 WNT/β 链蛋白信号通路[5, 7, 8]。

2. 其他良性骨病变 / 肿瘤

成骨细胞瘤是一种良性成骨肿瘤。组织学上，其特征是在疏松的纤维血管基质背景下，具有不同矿化的骨样体交错接缝。纤维血管基质中可见大量明显的上皮样成骨细胞。巨细胞修复性肉芽肿是一个局限性渐退的过程，在局部由多核破骨细胞样巨细胞与纤维组织和反应性骨混合而成（图 3-2C）。血管瘤也可能累及颅骨（图 3-2D）。

3. 骨肉瘤

骨肉瘤，又称成骨肉瘤，是一种高度恶性的骨肿瘤，肿瘤细胞在其中产生不同级别的类骨细胞。在颅骨内，原发性骨肉瘤通常有软组织受累，并向脑实质内或颅外延伸。组织学上，间变性、非典型有丝分裂和坏死是常见的。上皮样或梭形细胞形态是典型的，至少局灶性存在。可见未钙化的骨或肿瘤细胞产生的骨，称为类骨。也可见到软骨肉瘤样基质或局灶性血管中心型。一小部分肿瘤出现在颅内肿瘤放射治疗后。

4. 尤因肉瘤

尤因肉瘤是一种罕见的小圆细胞骨肿瘤（图 3-3C）。在中枢神经系统（CNS）中，肿瘤主要来源于硬脑膜，也可能从骨或相关软组织起源。

通常，这些病变在脊柱或颅内的影像学上与脑膜瘤相似。病理特征与骨和软组织相同，可见原始细胞片，小而圆的细胞，其具有胞质透明，过碘酸阳性的特点。典型的免疫表型是突触素和神经元特异性烯醇化酶（NSE）阳性，至少局部阳性，CD99呈弥漫性强膜染色，尽管这不是完全特异性的。因此，诊断应通过分子方法证实易位突变（11；22）（q24；q12）、EWS-FLI1、EWS-ERG或其他的EWS重排。

5. 脊索瘤

脊索瘤是一种生长缓慢的肿瘤，表现为局部侵袭、骨质破坏和频繁复发。这种肿瘤被认为起源于胚胎脊索残余物，位于神经管的腹侧表面。它可能影响颅底、脊柱或骶骨[9, 10]。在颅骨内，斜坡是最常见的受累结构，这些肿瘤大多位于中线。很少情况下，他们可能表现为鞍区肿瘤[11]。脊索瘤的组织病理学特征首先由Virchow描述，当他描述具有泡状空泡的典型细胞时，他称其为"空泡细胞"，类似于成脂细胞（图3-3D）。常见的脊索瘤由黏液样基质中的网状条索和上皮样细胞簇组成，由间质隔膜和散在的空泡状嗜盐细胞混合而成小叶（图3-3E）。变异型软骨样脊索瘤以软骨分化为主，有时难以与软骨肉瘤鉴别。另一个形态变异是去分化脊索瘤，表现为典型脊索瘤成分和多形性肉瘤成分组成的双相结构，常发生在放射治疗后。

随着家族性脊索瘤中转录因子T基因（brachyury）变异的发现，对脊索瘤生物学得到了进一步的认识。脊索瘤中短纤维蛋白的表达后来被用来区分与其他肿瘤的不同（图3-3F)[12, 13]。其他免疫组织化学研究表明，上皮表型具有细胞角蛋白和上皮膜抗原（EMA）的表达，以及空泡细胞的S-100表达。低分化的脊索瘤对上皮标志物的反应最小。低分化脊索瘤通常出现在儿科人群中，可能与SMARCB1/INI1肿瘤抑制因子缺失有关[14]。

6. 软骨肉瘤

颅内软骨肉瘤是一种罕见的发生于颅底或硬脑膜的恶性肿瘤（图3-3A）。颅内常位于鞍旁区、桥小脑角区和颞骨岩部，不太常见的是大脑镰、小脑幕和脑凸部的脑膜。有的可能既往有放射治疗史（即继发性软骨肉瘤）。组织学上，常见的软骨肉瘤以分化良好的软骨基质为特征，软骨基质中含有大小和形状各异的非典型软骨细胞，细胞核深染，偶有双核形成。大多数病变级别低，增殖活性低，细胞密度低，无坏死或黏液样改变（图3-3B）。不常见的高级别特征是细胞密度明显增多，软骨基质稀少，有丝分裂活跃。间充质软骨肉瘤是一种罕见的亚型，可能出现在颅面骨或椎骨，而不太常见于颅内脑膜。这些肿瘤显示原始的小细胞和岛状的透明软骨，有局部复发或远处转移的倾向定义为高级别。在发生于大脑镰旁区的颅内软骨肉瘤中，大多数是间叶性软骨肉瘤[15]。最近，复发性HEY1-NCOA2融合基因被确定为这种独特软骨肉瘤亚型的分子特征[16]。

（三）脑膜瘤

脑膜瘤是中枢神经系统最常见的轴外肿瘤（图3-4）。尽管这些肿瘤中的绝大多数（约80%）[17]是生长缓慢的WHOⅠ级肿瘤，但其中一部分可能是非典型（WHOⅡ级）或间变性（WHOⅢ级）的，表现出明显的侵袭性的临床表现。虽然大多数脑膜瘤是通过苏木精和伊红（HE）染色来识别和诊断的，但免疫组织化学在需要鉴别诊断时是有用的。大多数脑膜瘤呈EMA染色。孕酮受体免疫阳性在低级别脑膜瘤中常见，在高级别脑膜瘤中较少。其染色可显示出强烈的免疫阳性，呈异质性，斑片状分布。我们对这些肿瘤的大量组织病理学谱的了解，结合肿瘤发生和恶性进展中公认的分子学改变，演变出过去几十年中不断发展的分级和分类系统。

脑膜瘤的形态变异显著。脑膜瘤呈分叶状结

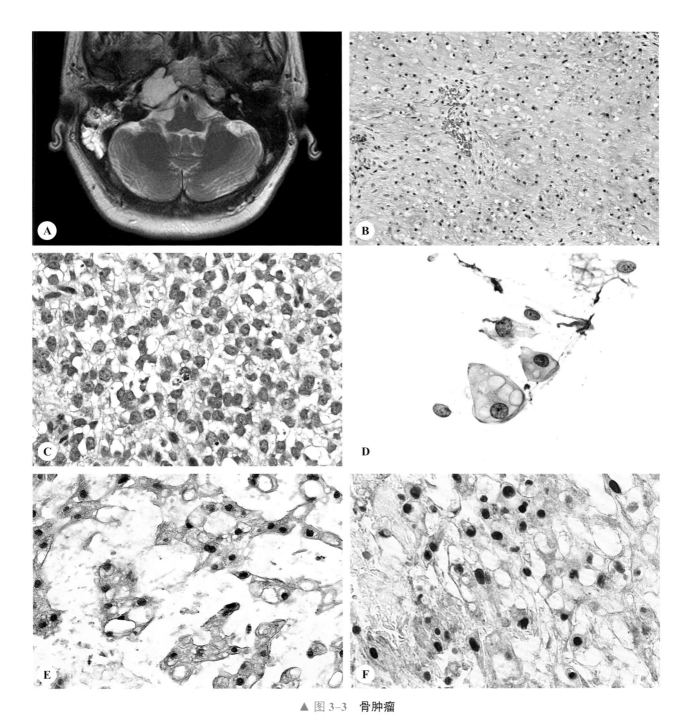

▲ 图 3-3　骨肿瘤

软骨肉瘤累及颅底时表现为偏心性（而非中线）肿瘤（A），通常为低级别（B）；尤因肉瘤是一种小圆细胞性肿瘤，由变异小、细胞质淡染的圆形细胞组成（C）；脊索瘤的大多数特征在涂片上都很明显：藻盐样／空泡状上皮样细胞（D）；结构特征包括黏液样基质中的网状条索（E）；通过免疫组织化学检测核 brachyury 的表达是另一个对诊断有用的特征（F）

构，由多角形细胞和上皮样细胞组成，细胞边界不清（图 3-4A）。成纤维细胞性脑膜瘤呈梭形、成纤维样细胞交叉束，胶原沉积明显（图 3-4C）。

通常，线性钙化见于胶原基质。当胶原基质和梭形细胞形态占优势时，鉴别诊断包括其他梭形细胞肿瘤，如神经鞘瘤和孤立性纤维瘤／血管外皮

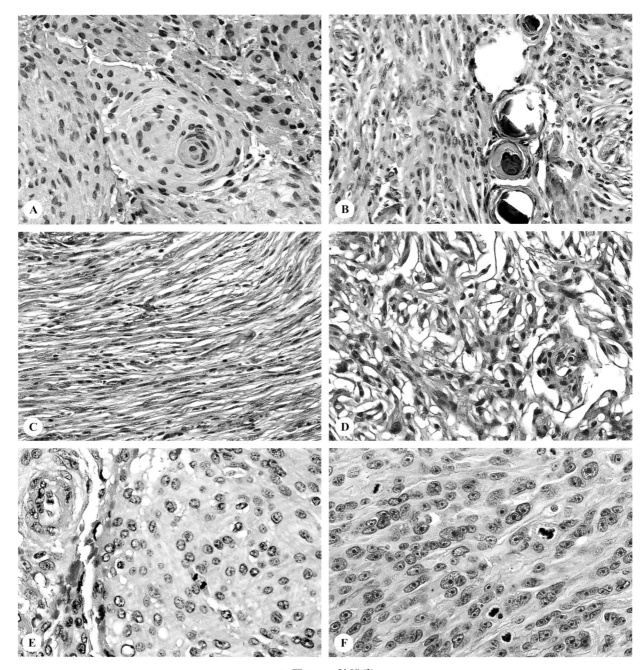

▲ 图 3-4　脑膜瘤

脑膜瘤是一种相对常见的颅底肿瘤，其特征是在常见的脑膜上皮型和过渡型中存在螺旋状（A）和砂粒体（B）；纤维型脑膜瘤以梭形细胞（C）为特征，与间叶性肿瘤相似；尤其是发生在颅底的脊索脑膜瘤（D）更需要鉴别诊断；非典型脑膜瘤的特征是有丝分裂活性增加（E），而间变性脑膜瘤的有丝分裂率更高，每 10 个高倍视野有 20 个以上的有丝分裂（F）

细胞瘤（SFT/HPC）。免疫组化研究 EMA、S-100、网织蛋白或Ⅳ型胶原和 CD34 对诊断不明确的病例非常有用。神经鞘瘤和纤维脑膜瘤通常都显示 S-100 免疫阳性，但神经鞘瘤具有基底膜，组织

化学网织蛋白染色或Ⅳ型胶原免疫染色可以很容易地显示。过渡性脑膜瘤表现为脑膜上皮和成纤维细胞的混合结构特征。砂粒状脑膜瘤，顾名思义，含有大量的砂粒体（图 3-4B）。血管瘤性脑

膜瘤含有大量透明血管，可能与邻近的脑水肿有关。这种类型的脑膜瘤常与微囊型相关。不常见的 WHO Ⅰ 级脑膜瘤的组织亚型包括分泌型、微囊型、富含淋巴细胞型和化生型。分泌特征显示上皮分化为腺样腔，含有嗜酸性假砂粒样球，过碘酸希夫阳性，癌胚抗原阳性。微囊性脑膜瘤的特征是蛛网状晶格和微囊结构。富含淋巴细胞的脑膜瘤大部分被淋巴细胞和浆细胞的密集浸润所掩盖。化生性脑膜瘤是指具有间质"化生"区域的任何类型的脑膜瘤，如脂肪瘤性、软骨性、骨性、黄瘤性或黏液样。

不典型脑膜瘤（WHO Ⅱ 级）的诊断标准见 2007 年 WHO 分级分类[18]。主要标准包括每 10 个高倍视野中有丝分裂指数为 4 或 4 以上，或者肿瘤舌状突起侵犯邻近脑实质（图 3-4E）。非典型脑膜瘤也可根据 5 种特征中至少 3 种的存在进行诊断，其中包括①片状结构；②小细胞结构，其中细胞学特征显示淋巴样细胞具有高核质比；③高细胞密度区域；④大核仁；⑤自发性坏死区域，不是医源性的。此外，脑膜瘤的特定组织学亚型（透明细胞和脊索样的）被定义为 Ⅱ 级。透明细胞脑膜瘤呈多角形细胞片，胞质透明或空泡状，糖原积聚，淀粉酶可消化的过碘酸希夫染色阳性。这种亚型典型的表现为突出的间质透明化，很少形成轮匝或砂粒体。脊索样的脑膜瘤表现为丰富的嗜碱性基质，上皮样细胞呈带状或索状排列（图 3-4D），类似脊索瘤，这增加了脊索瘤和其他脊索病变的重要鉴别诊断，特别是当累及颅底时。

间变性脑膜瘤复发和死亡的风险大大增加。组织学特征包括明显的细胞间变，表现为：肉瘤、癌或黑色素瘤样细胞学特征，以及每 10 个高倍视野中有 20 个或更多活跃的有丝分裂（图 3-4F）。乳头状脑膜瘤和横纹肌样脑膜瘤目前定义为 WHO Ⅲ 级。与其他脑膜瘤亚型一样，当这种结构模式占优势时（通常超过 50% 的肿瘤体积）就可以诊断。

关于遗传特征，脑膜瘤中最常见的细胞遗传学改变是涉及 NF2 基因的单体 22 或 22q 部分缺失[19]。在大多数散发性脑膜瘤中发现 NF2 基因突变，尤其是在过渡型和成纤维细胞型脑膜瘤亚型中[20]。进展为更高级别的非典型和间变性脑膜瘤与 1p、6p、10q、14q 和 18q 等染色体臂的节段性缺失有关。有趣的是，最近的高分辨率基因组分析表明，累及颅底的脑膜瘤根据解剖位置有不同的基因改变，其中 NF2/Ch22 突变在侧颅底和半球更为常见[21]。

（四）非脑膜上皮性硬脑膜肿瘤

各种良性和恶性间充质肿瘤可累及硬脑膜和颅底。出于实际目的，轴外 / 硬脑膜可被视为软组织，因此当在该部位遇到的肿瘤不是脑膜上皮时，可能需要更多的鉴别诊断（图 3-5）。

1. 孤立性纤维瘤和血管外皮细胞瘤

虽然孤立性纤维瘤（solitary fibrous tumor，SFT）和血管外皮细胞瘤（hemangiopericytoma，HPC）曾经被认为是不同的实体，但在 2013 年 WHO 的软组织和骨肿瘤分类中，SFT/HPC 被认为是成纤维细胞 / 肌纤维细胞肿瘤的单一类别（图 3-5A 和 B）[22]。在中枢神经系统中，这种肿瘤通常是一种界限清楚的硬脑膜梭形细胞肿瘤，具有胶原背景和可变的分支血管网，称为"鹿角血管"。CD34 的免疫反应是多样的，在典型的孤立性纤维瘤组织学中表现为强而弥漫性阳性，而在 HPC 谱下的一些肿瘤中表现较弱或完全阴性。有趣的是，最近的研究表明，几乎所有这些肿瘤（SFT 或 HPC）中都存在特异性的 NAB2-STAT6 基因融合[23, 24]。此外，通过免疫组织化学标记检测到的 STAT6 核表达已被证明对 SFT/HPC 具有高度敏感和特异性，因此，可能有助于将该肿瘤与其他类似的病变区分开来[25]。

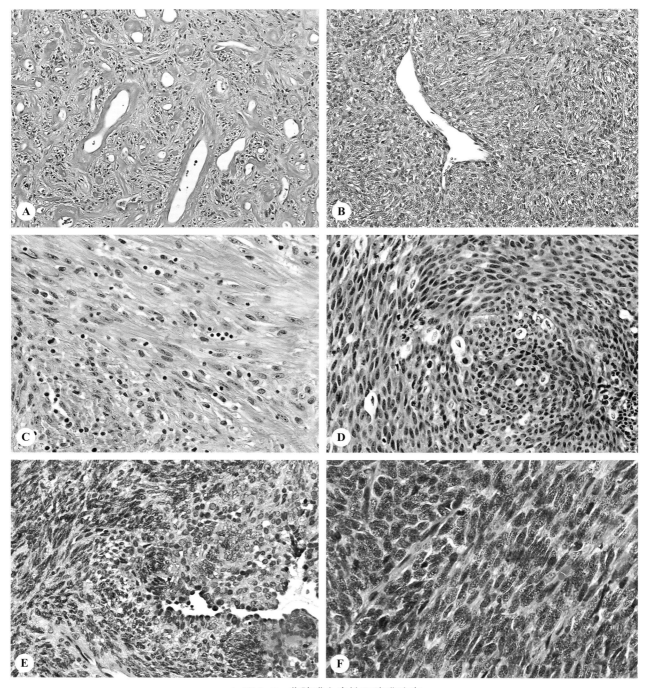

▲ 图 3-5 非脑膜上皮性硬脑膜肿瘤

孤立性纤维瘤是一种间叶性肿瘤，可表现为硬脑膜肿块，其特征为索状胶原和微血管透明化（A）；硬脑膜血管外皮细胞瘤是一种含有缺口 / 鹿角状血管（B）的细胞性恶性肿瘤，最初被误分类为脑膜瘤变异，但最近通过形态学和分子研究证实为孤立性纤维瘤；原发性或转移性累及硬脑膜和颅底的其他梭形细胞肿瘤包括炎性肌纤维母细胞瘤（C）、黑色素细胞瘤（D）和各种肉瘤，如滑膜肉瘤（E）和平滑肌肉瘤（F）

2. 炎性肌纤维母细胞瘤

炎性肌纤维母细胞瘤（inflammatory myofibroblastic tumor，IMT）的特征是纺锤状肌成纤维细胞的肿瘤性增生伴有淋巴细胞和浆细胞为主的炎性浸润（图 3-5C）。在过去，炎性假瘤或浆细胞肉芽肿的名称是一个广泛的、通用的术语，在很大程度上被认为是反应性的情况下模拟肿瘤。这些病变是罕见的，主要发生在儿童和年轻人的软组织或内脏，并可能影响所有器官系统，肺是最常见的内脏受影响部位。据报道，颅内 IMT 以硬脑膜为基础（最常见），向脑实质内、脑室内或鞍区生长[26, 27]，在 IMT 中描述了以染色体 2p23 上间变性淋巴瘤激酶（ALK）基因和各种其他基因（即原肌球蛋白家族基因 TPM3 和 TPM4）的反复易位和融合为特征的细胞分子遗传学异常[28]。在大约一半的 IMT 中证实了 ALK 基因重排，尤其是年轻患者，且常伴有 ALK 蛋白升高。其他免疫组化标志物在 IMT 中多种情况的免疫反应阳性，其中包括波形蛋白、肌肉特异性肌动蛋白、平滑肌肌动蛋白，以及不常见的结蛋白和细胞角蛋白[29]。

3. 黑色素细胞肿瘤

多种原发性黑色素细胞肿瘤可累及硬脑膜、颅底和脊柱（图 3-5D）。包括从黑色素细胞（WHO I 级）到中级黑色素细胞肿瘤，以及明显的恶性黑色素瘤[30]。

（五）鞍区病变

垂体瘤是影响颅底的相对常见的肿瘤。症状可能预示着由于激素分泌过多而出现的病变，或达到足够的大小，从而在视神经上产生压迫症状。腺瘤可弥漫性浸润，延伸至硬脑膜或邻近骨、海绵窦或鼻窦黏膜。但这些病变很少侵犯斜坡或脑实质。

垂体腺瘤的形态和表型谱很广（图 3-6A、C 和 D），诊断评估可能需要详细的免疫组织化学检测和（或）电子显微镜检查。就临床表现而言，非典型腺瘤被定义为：增殖活性增加，有丝分裂活性明显，MIB-1 标记指数增加超过 3%，p53 免疫反应显著。垂体癌，虽然在组织学上通常分化良好，但定义为腺垂体起源的肿瘤，并

进一步导致全身或颅脊转移或侵袭性脑实质侵犯（图 3-6B）。

颅咽管瘤

颅咽管瘤是典型的鞍上肿瘤，常伴有囊性成分。成釉细胞型颅咽管瘤是最常见的亚型，其特征是有小叶结构，由假复层柱状细胞组成，肿瘤细胞在小叶周围成栅栏状排列，小梁与周围栅栏相吻合，核心结构松散，称为"星状网"，有角化鳞状上皮巢，内含鬼影细胞，如"湿角蛋白"（图 3-6E）。乳头状瘤型颅咽管瘤是第二常见的类型，由分化良好的非角化鳞状上皮和乳头状纤维血管核心组成（图 3-6F）。偶尔胶原和上皮细胞类似的角蛋白珍珠和星状网可能缺失。最近的全外显子组测序研究在分子水平上进一步分离了这两种亚型，其中成釉细胞型含有多发的 CTNNB1（β 联蛋白）突变和乳头瘤型含有 BRAF 突变（V600E）[31]。

（六）造血系统肿瘤

1. 浆细胞瘤 / 多发性骨髓瘤

浆细胞瘤可首次发生在颅内或多发性骨髓瘤的颅内继发转移，或者表现为一个孤立的髓外浆细胞瘤。在颅骨内，浆细胞瘤可能局限于软脑膜、脑实质、脑室或（最常见的）颅底。组织学显示肿瘤细胞具有偏心核、核周皱褶和钟状染色质（图 3-7A）。免疫组化检测 CD79a、CD138 和 CD38 阳性。κ 或 λ 轻链可通过免疫组织化学或原位杂交方法确认（图 3-7B）。

2. 淋巴瘤

大多数侵及中枢神经系统和周围组织的淋巴瘤表现为原发性或继发性大 B 细胞淋巴瘤（图 3-7C 和 D）。颅内外扩展和骨质破坏在颅骨淋巴瘤中更常见。在低级别淋巴瘤中，边缘区淋巴瘤可能表现为轴外病变，一些类似脑膜瘤[32]。

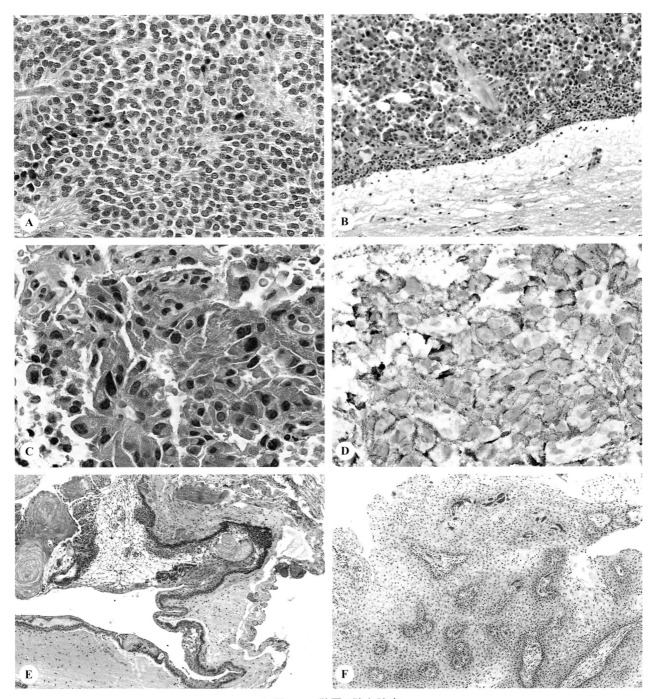

▲ 图 3-6　鞍区 / 鞍上肿瘤

垂体腺瘤具有明显多样的形态及功能，但在显微镜下通常可见丧失正常的垂体结构表现为单个细胞类型（A）；垂体癌相对少见，表现为远处转移或广泛的软脑膜扩散（B）；与肢端肥大症相关的生长激素腺瘤通常由明亮的嗜酸性细胞组成（C），对生长激素具有不同的免疫反应阳性（D）；颅咽管瘤亚型包括成釉细胞型（E）和乳头状型（F）

3. 组织细胞增多病

组织细胞增多病代表一系列反应性和肿瘤性实体，这些实体可能是局限性 / 自限性的，或者表现为进行性全身症状。当累及中枢神经系统时，常影响鞍区、颅底和脑膜。具体亚型包括罗萨伊 - 多尔夫曼病（Rosai-Dorfman disease）

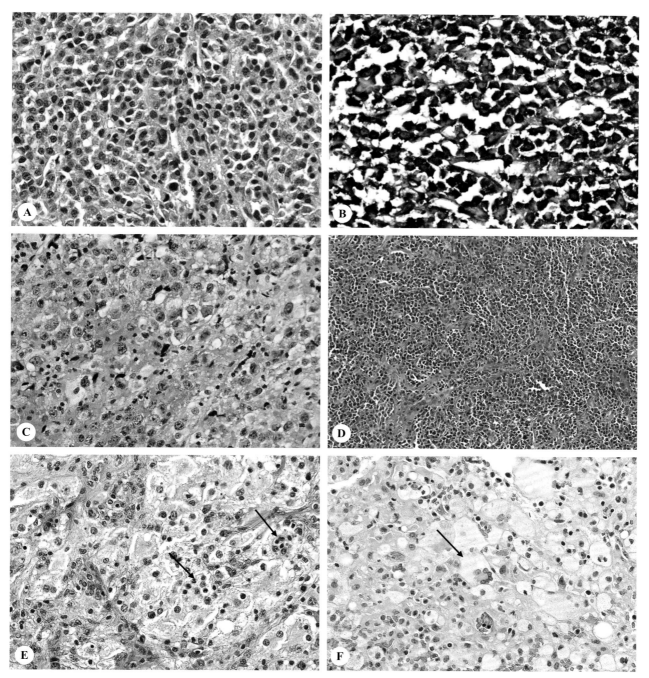

▲ 图 3-7 造血系统肿瘤

A. 浆细胞瘤可能累及颅底，其特征是浆细胞克隆性增殖；B. 克隆性可通过单个轻链表达的类型来识别，在本例中为 κmRNA（原位杂交染色）；C. 大多数累及中枢神经系统和颅骨的淋巴瘤是 B 细胞淋巴瘤，尤其是大 B 细胞淋巴瘤；D. 边缘区淋巴瘤是低度、惰性的淋巴瘤，通常表现为硬脑膜肿块；E 和 F. 可能在颅内传播并累及颅底的组织细胞酶包括罗萨伊 - 多尔夫曼病［其特征是泡沫样组织细胞含有造血样细胞，即组织细胞侵入现象（emperipolesis），箭所指］（E）和埃德海姆 - 切斯特病（通常包括图顿巨细胞，箭所指）（F）

（图 3-7E）、青少年黄色肉芽肿、朗格汉斯细胞组织细胞增生症和埃德海姆 – 切斯特病（Erdheim-Chester disease）（图 3-7F）。与治疗相关的是，约 50% 的朗格汉斯细胞组织细胞增生症和埃德海姆 – 切斯特病中存在 BRAF 基因突变（V600E）[33]。

（七）头颈部肿瘤

1. 鳞状细胞癌

鳞状细胞癌是鼻腔最常见的恶性上皮源性肿瘤（图 3-8A）。常见的鳞状细胞癌包括角化和非角化亚型、乳头状鳞癌、疣状癌、梭形细胞鳞癌、基底样鳞癌和腺鳞癌[34]。所有这些肿瘤都可能通过直接浸润、转移或沿神经周边扩散累及颅骨和颅底。常见鳞状细胞癌通常表现为角化。在分化程度较低的肿瘤中，角质化不太明显，核异型性和有丝分裂活性增加。在浸润区，反应性结缔组织增生伴胶原沉积明显，可能与慢性炎症有关。

非角化性鳞癌可能表现为乳头状或内生性生长。肿瘤细胞呈柱状延长，垂直于表面。角质化消失或很少，典型的核多形性、高核质比、深染和有丝分裂活性明显增加。乳头状外生性鳞状细胞癌是一种罕见的变异，临床上可能与良性乳头状瘤相似，但组织学检查显示为恶性细胞学。在乳头状鳞状细胞癌和已存在的乳头状瘤中检测到人乳头瘤病毒[35]。

疣状癌是一种变异，表现为邻近组织局部破坏，但无转移性扩散。肿瘤细胞分化良好，鳞状细胞平淡均匀，无明显发育异常特征，有丝分裂通常局限于基底层。典型的特征性表现为：表面角化伴"教堂尖顶"样角化和广泛的网钉状结构伸入至下层基质。通常，慢性炎症在间质内比较突出。

梭形细胞鳞癌的特征是未分化的恶性梭形细胞增生，并伴有分化的鳞状细胞成分，表现为严重的不典型增生。在某些情况下，肿瘤可能仅表现为梭形细胞成分，其中细胞增多，细胞核多形，染色加深，有丝分裂活跃，坏死明显。细胞角蛋白免疫反应阳性通常存在于肿瘤细胞亚群中，但在高达 40% 的病例中可能呈阴性。p63 免疫组化染色可能有帮助。

基底样鳞状细胞癌是一种高度浸润性鳞状细胞癌，不常累及鼻窦。组织病理学可显示实性、小叶性、巢状、筛状、小梁状或腺体样生长模式。细胞紧密排列，细胞核深染，细胞质极少，有丝分裂活跃。

腺鳞癌是一种不常见的高级别亚型，其组织学表现为腺癌和鳞癌并存。典型的，鳞状组织表现为单个细胞角化、细胞间桥和角蛋白珠的表面受累。腺癌组分通常位于黏膜下层，伴有腺分化区和细胞内及管腔内黏液蛋白、PAS 阳性物质。

2. 嗅神经母细胞瘤

嗅神经母细胞瘤是一种恶性肿瘤，通常发生在筛板区，常累及筛窦。组织病理学显示为均匀的圆形细胞，有泡状核，细胞边界模糊，周围有神经纤维、突触素阳性物质（图 3-8C 和 D）。可以看到 Homer Wright 玫瑰花结和罕见的弗莱克斯纳·温特施泰纳（Flexner Wintersteiner）玫瑰花结。亚分类基于 Hyams 定义的四个级别，其中较高级别的病变与 I 级和 II 级相比，表现为间变性、深染和有丝分裂活动增加。

3. 唾液腺肿瘤

多种唾液腺肿瘤可能累及颅底。这些通常与唾液腺组织（腮腺、颌下腺、小涎腺）相关，但也可能出现在鞍区、岩骨甚至桥小脑角，可能来自异位唾液腺。这些肿瘤通常有不同程度上皮或肌上皮的分化。

多形性腺瘤是最常见的唾液腺亚型之一，由上皮和肌上皮分化的细胞及相关的软骨黏液样基质组成。通常，病变被一层薄纤维组织包裹。肿瘤的典型结构是管状岛状结构，周围环绕着软骨黏液样基质的肌上皮。多形性腺瘤癌是指长期存在的多形性腺瘤或多次复发的肿瘤的恶性转化。

相反，腺样囊性癌是一种高度侵袭性肿瘤，由基底样细胞和基底细胞分化而成，在黏液样或透明基质中有筛状、管状或实体生长模式（图3-8B）。组织学检查通常显示浸润性生长。广泛

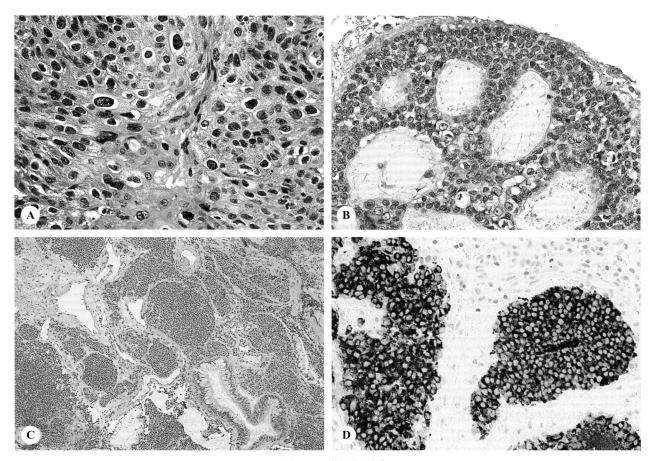

▲ 图 3-8　头颈部肿瘤

头颈部肿瘤可向颅内扩散并累及颅底，其中包括鳞状细胞癌（A）、腺样囊性癌（B）和嗅神经母细胞瘤（C）等唾液腺型肿瘤；嗅神经母细胞瘤的特征是圆形细胞巢，高表达突触素（D）

的周围神经组织受侵犯是该肿瘤的一个特征，其易于在头颈部和颅骨扩散。其他唾液腺型肿瘤包括黏液表皮样癌和肌上皮瘤 / 肌上皮癌等。

（八）神经鞘瘤

通过活检进行评估可见，前庭神经鞘瘤是最常见的神经鞘瘤。最常见于桥小脑角，与前庭神经有关。然而，它可能涉及影响颞骨或鞍 / 鞍旁区的其他脑神经。此外，在该部位可能生长至很大[36]。双侧前庭神经鞘瘤是 2 型神经纤维瘤病的一个重要标准。所有部位的神经鞘瘤都有不同比例的致密区（Antoni A）和巨噬细胞丰富的疏松区（Antoni B）（图 3-9A 和 B）。玻璃样血管和血管周围含铁血黄素沉积是常见的。Verocay 小体（即具有无细胞中心的特征性栅栏）是神经鞘瘤的特征性、几乎是诊断性特征。然而，在前庭神经鞘瘤中，Verocay 小体可能并不常见。神经纤维瘤和恶性神经鞘肿瘤也可能发生在颅内（图 3-9C 和 D），尽管相比之下它们相对较少。符合 1 型神经纤维瘤病标准的患者归为一个亚型[37]。

（九）其他瘤

鉴于颅底成分的组织学多样性及其与头颈和中枢神经系统的密切解剖关系，多种肿瘤累及颅底可能是继发的。这些肿瘤包括副神经节瘤和内淋巴囊肿瘤，通常以岩骨为中心，可参与局部破坏。也包括直接从中枢神经系统或通过软脑膜扩散的胶质瘤、胶质肉瘤和胚胎性肿瘤。

（十）转移瘤

多种转移性肿瘤可累及多种颅底结构（图

3-10）。常见的罪魁祸首包括腺癌（图 3-10B）（肺和乳腺原发癌）、鳞状细胞癌（肺、头颈原发癌）和黑色素瘤（图 3-10A）。

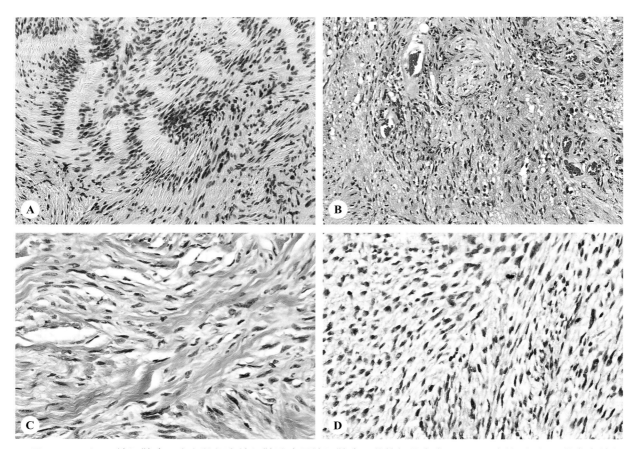

▲ 图 3-9　**A** 和 **B**. 神经鞘瘤；大多数颅内神经鞘肿瘤是神经鞘瘤，其特征是存在 **Verocay** 小体（**A**）和伴有含铁血黄素的透明血管（**B**）；**C** 和 **D**. 其他神经鞘肿瘤可能发生在颅内，可广泛累及颅底，其中包括神经纤维瘤（**C**）和恶性周围神经鞘瘤（**D**），尤其是 **1** 型神经纤维瘤病

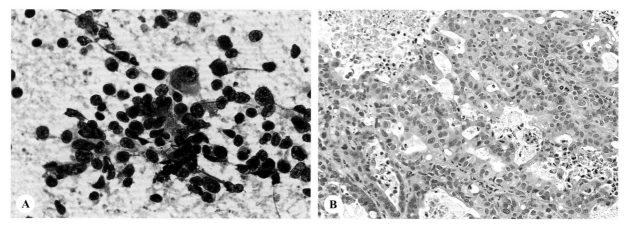

▲ 图 3-10　转移瘤

转移瘤累及颅内结构并不罕见；常见的肿瘤包括黑色素瘤（可用涂布标本方法识别）（**A**）和腺癌（**B**）

参 考 文 献

[1]　Radner H, Katenkamp D, Reifenberger G, et al. New developments in the pathology of skull base tumors. Virchows Arch. 2001;438:321–35.

[2]　Rodriguez F, Link MJ, Driscoll CL, et al. Neurosarcoidosis mimicking meningioma. Arch Neurol. 2005;62:148–9.

[3]　Lindstrom KM, Cousar JB, Lopes MB. IgG4–related meningeal disease: clinico-pathological features and proposal for diagnostic criteria. Acta Neuropathol. 2010;120:765–76.

[4]　Bertoni F, Unni KK, Dahlin DC, et al. Calcifying pseudoneoplasms of the neural axis. J Neurosurg. 1990;72:42–8.

[5]　Riddle ND, Bui MM. Fibrous dysplasia. Arch Pathol Lab Med. 2013;137:134–8.

[6]　McCarthy EF. Fibro-osseous lesions of the maxillofacial bones. Head Neck Pathol. 2013;7:5–10.

[7]　Pollandt K, Engels C, Kaiser E, et al. Gsalpha gene mutations in monostotic fibrous dysplasia of bone and fibrous dysplasia-like low-grade central osteosarcoma. Virchows Arch. 2001;439:170–5.

[8]　Weinstein LS. G(s)alpha mutations in fibrous dysplasia and McCune-Albright syndrome. J Bone Miner Res. 2006;21(Suppl 2):P120–4.

[9]　McMaster ML, Goldstein AM, Bromley CM, et al. Chordoma: incidence and survival patterns in the United States, 1973–1995. Cancer Causes Control. 2001;12:1–11.

[10]　Walcott BP, Nahed BV, Mohyeldin A, et al. Chordoma: current concepts, management, and future directions. Lancet Oncol. 2012;13:e69–76.

[11]　Thodou E, Kontogeorgos G, Scheithauer BW, et al. Intrasellar chordomas mimicking pituitary adenoma. J Neurosurg. 2000;92:976–82.

[12]　Tirabosco R, Mangham DC, Rosenberg AE, et al. Brachyury expression in extra-axial skeletal and soft tissue chordomas: a marker that distinguishes chordoma from mixed tumor/myoepithelioma/parachordoma in soft tissue. Am J Surg Pathol. 2008;32:572–80.

[13]　Vujovic S, Henderson S, Presneau N, et al. Brachyury, a crucial regulator of notochordal development, is a novel biomarker for chordomas. J Pathol. 2006;209:157–65.

[14]　Mobley BC, McKenney JK, Bangs CD, et al. Loss of SMARCB1/INI1 expression in poorly differentiated chordomas. Acta Neuropathol. 2010;120:745–53.

[15]　Kan Z, Li H, Zhang J, et al. Intracranial mesenchymal chondrosarcoma: case report and literature review. Br J Neurosurg. 2012;26:912–4.

[16]　Wang L, Motoi T, Khanin R, et al. Identification of a novel, recurrent HEY1–NCOA2 fusion in mesenchymal chondrosarcoma based on a genome-wide screen of exon-level expression data. Genes Chromosomes Cancer. 2012;51:1 27–39.

[17]　Mawrin C, Perry A. Pathological classification and molecular genetics of meningiomas. J Neurooncol. 2010;99: 379–91.

[18]　Louis DN, Ohgaki H, Wiestler OD, et al. WHO Classification of Tumours of the Central Nervous System, 4th edition. IARC Press, Lyon, France; 2007.

[19]　Ruttledge MH, Xie YG, Han FY, et al. Deletions on chromosome 22 in sporadic meningioma. Genes Chromosomes Cancer. 1994;10:122–30.

[20]　Wellenreuther R, Kraus JA, Lenartz D, et al. Analysis of the neurofibromatosis 2 gene reveals molecular variants of meningioma. Am J Pathol. 1995;146:827–32.

[21]　Clark VE, Erson-Omay EZ, Serin A, et al. Genomic analysis of non-NF2 meningiomas reveals mutations in TRAF7, KLF4, AKT1, and SMO. Science. 2013;339:1077–80.

[22]　Fletcher CD, Bridge J, Hogendoorn PC, et al. WHO Classification of Tumours of Soft Tissue and Bone, 4th edition. IARC Press, Lyon, France; 2013.

[23]　Chmielecki J, Crago AM, Rosenberg M, et al. Whole-exome sequencing identifies a recurrent NAB2–STAT6 fusion in solitary fibrous tumors. Nat Genet. 2013;45:131–2.

[24]　Robinson DR, Wu YM, Kalyana-Sundaram S, et al. Identification of recurrent NAB2–STAT6 gene fusions in solitary fibrous tumor by integrative sequencing. Nat Genet. 2013; 45:180–5.

[25]　Doyle LA, Vivero M, Fletcher CD, et al. Nuclear expression of STAT6 distinguishes solitary fibrous tumor from histologic mimics. Mod Pathol. 2014;27:390–5.

[26]　Bell WR, Josue-Torres I, Quinones-Hinojosa A, et al. Inflammatory myofibroblastic tumor involving the central nervous system. Pathol Case Rev. 2013;18:257–61.

[27]　Swain RS, Tihan T, Horvai AE, et al. Inflammatory myofibroblastic tumor of the central nervous system and its relationship to inflammatory pseudotumor. Hum Pathol. 2008;39:410–9.

[28]　Lawrence B, Perez-Atayde A, Hibbard MK, et al. TPM3– ALK and TPM4–ALK oncogenes in inflammatory myofibroblastic tumors. Am J Pathol. 2000;157:377–84.

[29]　Coffin CM, Humphrey PA, Dehner LP. Extrapulmonary inflammatory myofibroblastic tumor: a clinical and pathological survey. Semin Diagn Pathol. 1998;15:85–101.

[30]　Brat DJ, Giannini C, Scheithauer BW, et al. Primary melanocytic neoplasms of the central nervous systems. Am J Surg Pathol. 1999;23:745–54.

[31]　Brastianos PK, Taylor-Weiner A, Manley PE, et al. Exome sequencing identifies BRAF mutations in papillary craniopharyngiomas. Nat Genet. 2014;46:161–5.

[32]　Tu PH, Giannini C, Judkins AR, et al. Clinicopathologic and genetic profile of intracranial marginal zone lymphoma: a primary low-grade CNS lymphoma that mimics meningioma. J Clin Oncol. 2005;23:5718–27.

[33]　Haroche J, Cohen-Aubart F, Emile JF, et al. Dramatic efficacy of vemurafenib in both multisystemic and refractory Erdheim-Chester disease and Langerhans cell histiocytosis harboring the BRAF V600E mutation. Blood. 2013;121:1495–500.

[34]　Fletcher CD. Diagnostic Histopathology of Tumors, 3rd edition. 2007. Churchill Livingstone, London, Edinburgh, New York, Philadelphia, St. Louis, Sydney, Toronto.

[35]　Suarez PA, Adler-Storthz K, Luna MA, et al. Papillary squamous cell carcinomas of the upper aerodigestive tract: a clinicopathologic and molecular study. Head Neck. 2000; 22:360–8.

[36]　Rodriguez FJ, Atkinson JL, Giannini C. Massive sellar and parasellar schwannoma. Arch Neurol. 2007;64:1198–9.

[37]　Scheithauer BW, Erdogan S, Rodriguez FJ, et al. Malignant peripheral nerve sheath tumors of cranial nerves and intracranial contents: a clinicopathologic study of 17 cases. Am J Surg Pathol. 2009;33:325–38.

第4章　颅底手术的麻醉要求和要点
Anesthetic Requirements and Pearls for Skull Base Surgery

Jaymarc Iloreta　James Evans　Marc Rosen　著

姚安会　译　　陈为为　校

一、概述

开放式和内镜颅底手术（ESS）是治疗儿童和成人人群各种疾病的手术。仅在美国，每年就有超过 250 000 例内镜手术[1]。光学和立体图像引导定向手术等技术的进步使外科医生能够执行以前仅限于开放式手术的内镜微创手术。这些微创技术在消除外部瘢痕、减少组织损伤、降低手术并发症、缩短术后恢复时间和住院时间方面具有明显的优势。基于这些优势，手术的模式正从开放手术到内镜微创逐渐转变。

术中出血是 ESS 的一个重要障碍。出血的手术野会延长手术时间，模糊视野，导致脑神经、眼外肌或主要血管等关键结构意外受伤。在手术前和手术中与麻醉团队进行沟通对于伴发症的管理和患者术中血流动力学状态的优化及麻醉药的规划至关重要。控制性低血压通常用于手术环境以减少出血，平均动脉压（MAP）通常保持在 $65\sim70$ mmHg[2]。这可以减少术中出血，同时避免器官终末灌注不足。

外科医生和麻醉师应该有着密切的关系，对于气道而言由于有共同的解剖结构和手术区域。在这些手术中，重要的是应用"团队"概念，并且在这些手术之前、之中和之后都有一个开放和共享的沟通渠道。气道风险，如阻塞性睡眠呼吸暂停（OSA）病史、插管困难史，以及头颈部手术或放射治疗病史，应在患者进入手术室之前进行讨论。应讨论使用先进的插管技术，如纤维支气管镜和 Glidescope® 可视喉镜（Verathon Inc., Bothell, WA），手术和麻醉团队应准备充分，在必要时使用。对于血供丰富病变的患者，如青少年鼻咽血管纤维瘤，麻醉团队应意识到严重失血的可能性。如果外科团队希望采用全静脉注射技术来减少术区的出血，也应提前讨论，以便麻醉团队能够获得必要的药物和仪器（如脑电双频指数监测仪）。预计手术时长及神经生理学监测的使用也应讨论，因为这决定了麻醉师选择的麻醉技术。

二、基础药理学和药动学

（一）静脉药物

1. 阿片类

阿片类中作用于中枢神经系统（CNS）中的阿片受体。它们有多种亚型，根据其对中枢神经系统或胃肠道 M、D 或 κ 受体的共同的吗啡样作用进行分组。非合成阿片类或阿片生物碱是从罂粟中自然分离出来的。其中，吗啡最常见，其次是可待因。吗啡通常用于术后疼痛控制，因为它起效相对较快（$5\sim10$ min），作用时间为 3h。然而，只有少量吗啡可进入中枢神经系统，而且代谢物可以在肝脏、肾脏和肌肉中迅速积累。

可待因的镇痛特性源于其转化的活性代谢

物。最近对可待因代谢的研究揭示了一种基因依赖的代谢[3]，这类人可快速地将可待因代谢加工成吗啡，或者相反，缓慢代谢的人对镇痛作用具有抵抗力。

2. 合成阿片类

合成阿片类是专门针对阿片受体设计的化学药物，其效力远远高于非合成阿片类。这些药物包括芬太尼、瑞芬太尼和哌替啶。

对于全身麻醉，阿片类通常用作吸入或静脉诱导剂的辅助剂。

（二）诱导剂

诱导剂是一种作用强大的药物，在给药后很短时间内产生深度的无意识状态。这些药物通常是 γ- 氨基丁酸（GABA）受体激动药，为最佳插管状态提供深度镇静。

1. 异丙酚

异丙酚是最常用的静脉麻醉药。它起效快，持续时间很短。由于它的半衰期很短，即使在更深的麻醉中也能很快苏醒。在 ESS 的病例中，这是一个明显的优势，因为患者在手术完成前会受到大量的机械刺激。异丙酚的应用已被证明可以降低术后恶心呕吐的发生率，并有更好的恢复时间。值得注意的是，患者经常抱怨注射期间手臂剧烈疼痛，在异丙酚团注前加入利多卡因可以缓解这种疼痛。

2. 巴比妥类

巴比妥类促进 GABA 对神经元功能的抑制作用。单独使用巴比妥类没有镇痛作用；相反，它们会产生剂量相关的心脏、呼吸和中枢神经系统抑制作用。它们的起效时间和持续时间各不相同。短效药物包括硫喷妥钠，中效到长效药物包括戊巴比妥和苯巴比妥。这些药物也用于难治性癫痫和癫痫持续状态。

3. 苯二氮䓬类

苯二氮䓬类是 GABA 激动药，用于增强神经的抑制功能。这些药物可用于抗焦虑和镇静。剂量增高，可用于促进无意识。此外，它可以提供肌肉放松、顺行性遗忘和抗惊厥作用。它们和巴比妥类一样，没有内在的镇痛作用。它们的优点是可滴定到所需的意识状态。此外，氟马西尼可通过竞争性结合 GABA 受体来逆转地西泮的作用。苯二氮䓬类也用于治疗震颤性谵妄。

4. 依托咪酯

依托咪酯是一种常用的镇静催眠药，起效快，类似于异丙酚和巴比妥类。它具有非常稳定的血流动力学特征，经常用于快速插管和清醒镇静病例。它也是一种 GABA 激动药，可导致神经功能抑制，但具有镇痛和麻醉作用。据报道，肾上腺皮质应激反应受到抑制，术后 4～8h 皮质醇的生成受到抑制。如果这种药物用于涉及垂体和下丘脑的手术，这一点尤为重要。

5. 氯胺酮

氯胺酮是苯环己哌啶的衍生物，可产生剂量相关的分离状态，可用于镇静。它作为 N- 甲基 -D- 天冬氨酸（NMDA）受体的拮抗药，具有镇痛和麻醉作用。输入可以导致深度镇静、健忘症和镇痛，同时减少呼吸抑制和上呼吸道张力的丧失。它具有剂量依赖性呼吸抑制，可用于滴定至所需的意识状态。在本书中应特别注意，其实际使用中增加了脑血流量（CBF）和颅内压（ICP）。因此，对于患有创伤性脑损伤、脑脊液渗漏或脑水肿的患者，禁用该药。

（三）神经肌肉阻滞药

神经肌肉阻滞药用于大多数不需要术中监测神经功能的全身麻醉。这些药物导致呼吸肌麻痹，需要立即气道支持。它们通过阻断神经肌肉突触上的乙酰胆碱受体而导致肌肉瘫痪。单独服用，它们没有麻醉或遗忘作用。

神经肌肉阻断药可进一步分为去极化或非去极化。去极化剂与乙酰胆碱受体结合，通过使运动终板去极化而产生持续性阻滞。琥珀酰胆碱是临床上唯一使用的去极化剂。它起效快，作用时间短。

非去极化剂作为竞争性拮抗药，结合乙酰胆碱受体位点，阻止乙酰胆碱的作用。这些药物包括维库溴铵、顺阿曲库铵、潘库溴铵和罗库溴铵。

（四）吸入麻醉

全身麻醉可使用吸入诱导剂，如异氟醚、地氟醚、七氟醚、氟烷和一氧化二氮。在麻醉的同时，这些药物发挥肌肉放松和镇痛的作用。在鼻窦手术中，这些药物通过阻断肾上腺素能受体来降低动脉血压。吸入药物的持续时间与其脂溶性成正比，因此经常与静脉药物联合使用。

全静脉麻醉

全静脉麻醉（total intravenous anesthesia，TIVA）定义为静脉催眠药（如异丙酚）与合成阿片类（如芬太尼或瑞芬太尼）的组合，而不使用吸入剂。

（五）心血管监测

通过放置心电图导联、连续脉搏血氧饱和度测定及血压监测进行心血管监测。在大多数手术中，上臂周围放置充气袖带的无创血压监测是标准做法。这种监测技术的缺点是，它对来自外科医生或活动导致的人为挤压敏感；它只能在周期性的时间点提供血压，在血压大幅度变化时无法提供准确的信息。需要注意的是，当外科医生施加外部压力时，血压袖带通常会产生虚假数值，因此建议术前将袖带放置在对侧手臂上进行测压。

动脉内血压监测有多种适应证，其中包括严重心脏或肺部病变的患者、严重体液流转的主要手术及需要进行重大心血管操作的患者。颅内病例或长时间复杂的窦/颅底病例可考虑动脉监测的放置。除非有医学指征，否则在常规手术中不是标准操作。

（六）脑监测

脑灌注压（cerebral perfusion pressure，CPP）是提供足够脑氧合所需的最小压力梯度[4]。必须严格控制参数，以避免脑缺血或ICP增加。它不是常规功能性内镜鼻窦手术（functional endoscopic sinus surgery，FESS）的标准，但可用于复杂的颅底/颅内病例。脑灌注压是调节脑血流的主要因素。脑动脉的自动调节使脑血流量保持恒定。动脉拉伸、扩张会增加CPP，反之则会导致动脉收缩，从而降低CPP。当MAP降至65mmHg以下时，脑小动脉达到最大程度扩张，无法再调节血流。当MAP升高到150mmHg以上时，小动脉最大程度收缩，额外的血流量导致ICP成比例增加。

1. 脑电双频指数

脑电双频指数监测是麻醉期间患者意识的无创监测。它是基于患者脑电（EEG）正弦分量的统计加权和，范围在0（无意识）～100（清醒）。40～60通常被认为是足够的镇静[3]。

2. 脑血氧饱和度

脑血氧饱和度是通过经皮测量额叶（一个易受缺血影响的区域）的氧气水平来估计组织氧合[5]。它不同于传统的脉搏血氧饱和度仪，因为传统的脉搏血氧饱和度仪主要测量静脉血（70%～75%），并且不依赖于搏动。

3. 经颅多普勒

经颅多普勒超声用于监测颅内血流。它可以测量脑血流量，并可以每分钟评估所选麻醉药对血流动力学参数的影响。

（七）神经生理监测

1. 面神经监测

术中诱发肌电图可监测面神经。面神经的监测可持续测量被监测肌肉的肌电活动，可由手术医生操作监测并产生图形信号和声学信号。

2. 术中听觉脑干诱发电位

听觉脑干反应是一种诱发的听觉电位，用于测量术中正在进行的电活动。人们认为吸入麻醉药可改变诱发电位，但静脉注射麻醉药如异丙酚可保留诱发电位[6]。

3. 体感诱发电位

体感诱发电位（somatosensory-evoked potentials，SSEP）是记录包括向外周传入神经传递的短刺激和用来确定阈值的强度调节。它们都包括长潜伏期和短潜伏期诱发电位[6]。短潜伏期 SSEP 最常在术中应用，因为它们对麻醉深度的敏感性较低。它们已被用于监测脑缺血。腕部正中神经是上肢常见的刺激部位；在下肢，胫后神经是最常用的。

4. 运动诱发电位

运动诱发电位（motor-evoked potentials，MEP）可评估运动皮质和下行神经纤维束的功能。在 MEP 记录中，通过电刺激或磁刺激运动皮质或脊髓来进行刺激。然后测量远端脊髓、周围神经或神经支配肌肉的电位。运动诱发电位通常与 SSEP 结合使用，以提高监测的准确性。

5. 脑电图

放置在头皮上的电极测量大脑的电活动。20世纪 60 年代，脑电图被用于颈动脉内膜切除术等血管手术的术中监测，但近年来，EEG 的应用已扩展到监测麻醉深度、低温程度和神经保护灌注[7]。但它被认为不如其他神经生理监测技术（如 SSEP）敏感。

（八）术前评估（表 4–1）

麻醉的目标是在提供最佳手术条件的同时提供高质量、安全的照料。这包括最初的术前评估，然后进行医学优化。评估从重点病史开始，除了气道评估外，还应包括一般情况、药物过敏史、手术史、吸烟史、饮酒史、药物使用史等。虽然这可能是广泛的，但重点应该是心血管疾

病、高血压、哮喘、慢性阻塞性肺疾病、阻塞性睡眠呼吸暂停、糖尿病、肾上腺疾病、肾脏疾病和肝脏疾病的病史。虽然在本文的关注点之外，但任何这些共病都可能对患者的管理和围术期风险产生重大影响。

表 4–1　术前检查的常规建议

年龄＜ 50 岁，无其他医疗问题，不需要额外的测试
心电图 • 50 岁以上；重大心脏病病史；高血压
胸部 X 线（CXR） • 在过去 6 个月内出现近期症状变化或急性发作的主要肺部疾病
血清学 • 肾脏疾病；代谢紊乱；利尿药使用；化学治疗
全血细胞计数（CBC） • 血液病；血管手术；化学治疗
凝血检测 • 抗凝药；血管手术

阻塞性睡眠呼吸暂停会增加外科医生和麻醉师的风险。这些患者通常合并有肺和心脏等其他症状。此外，使患者易患阻塞性睡眠呼吸暂停的解剖结构可能导致气管插管和袋式面罩通气出现问题。由于阻塞性睡眠呼吸暂停综合征的病理生理学原因，这些患者的呼吸驱动力发生改变，导致对呼吸抑制药的敏感性增加。这种潜在的敏感性可通过降低咽部张力和抑制对缺氧的正常反应进一步加剧这些患者的解剖结构的阻塞。

虽然阻塞性睡眠呼吸暂停的诊断和严重程度分级应以睡眠研究为基础，但许多前来接受手术的患者不会将此作为术前检查的一部分。有打鼾、呼吸暂停、日间疲劳和身体体型增加的临床病史可能表明患者有患阻塞性睡眠呼吸暂停的风险。多种筛查问卷（如 STOP 问卷）[8]结合其他临床指标可用于快速筛查患者。这些患者应谨

慎使用镇静药和麻醉药，尤其是在无监护的环境下。

这些患者的插管应谨慎，并应使用具有有限呼吸抑制的短效药物。麻醉师使用先进技术进行有创气道控制的适应证应降低，因为这些患者插管困难的风险高出 8 倍。

麻醉师和手术医生都应该提高对这些患者的认识，尤其是在术后的 24h。虽然对这些患者没有明确的指南，但许多患者可以通过术后类固醇来减少术后气道水肿。在这些患者中，应在重症监护病房进行术后监测，并使用连续脉搏血氧饱和度仪。颅底手术患者使用持续气道正压通气（continuous positive airway pressure，CPAP）或双水平气道正压通气（bilevel positive airway pressure，BiPAP）存在潜在风险。有明显颅底和硬脑膜缺损的患者术后发生气胸的潜在风险很大。术后开始 CPAP 的决定由手术医生决定；在某些情况下，临时气管切开术可以规避一些与重建颅底相关的问题。在许多情况下，这些患者可以在术后即刻通过补充氧气和 24h 脉搏血氧饱和度监测进行管理。

非功能性垂体瘤患者可能有一定程度的垂体功能减退，甚至全垂体功能减退。相反，垂体瘤可能具有功能性，表现为垂体前叶激素过量的各种症状。除了标准的术前评估外，应对所有这些患者进行全面的内分泌评估，其中包括甲状腺、血清皮质醇、促肾上腺皮质激素、催乳素、胰岛素样生长因子 –1、睾酮（男性）、雌激素（女性）、黄体生成素和促卵泡激素。功能性肿瘤的类型，可能会影响他们的术前和术后观察，特别是低皮质醇患者围术期可能需要给予应激剂量的类固醇。

肢端肥大症患者面临着独特的挑战。由于生长激素的高分泌，这些患者可能出现巨舌症和软组织肥大，影响上呼吸道，导致插管困难。对于多数患者建议采用纤维光学或可视喉镜辅助插管。此外，这些患者通常有心肌肥大，增加了心血管并发症的风险。

（九）手术的设置（图 4-1）

患者的体位

麻醉诱导和插管后，患者通常从麻醉状态旋转 180°，以适应显示内镜系统和术中图像导航系统。为了减少鼻黏膜的静脉渗出，可以将患者放置在反特伦德伦堡位，或者头部抬高约 15° 的位置。头部每升高 2.5cm，收缩压就会降低 2mmHg[7]。值得注意的是，头部升高时，脑部血压与监测的血压变化不成正比。此外，头部抬高增加了罕见但已有报道的静脉空气栓塞风险。这种体位还可以减少下肢静脉回流，从而改善手术部位的止血效果。

在鼻窦或经鼻手术中，患者通常会从麻醉师处转过 90° 或 180°。因此，手术团队和麻醉团队之间的频繁沟通变得更加重要。麻醉团队应能够观察手术，以评估术中的变化，如出血或患者运动。手术团队应能看到心率和血压等生命体征，以了解患者的血流动力学状态（图 4-2）。

如果使用全静脉麻醉（TIVA），患者的麻醉深度取决于持续输注的异丙酚和瑞芬太尼等药物。使用至少两个 18 号针进行足够的静脉注射对于维持适当的镇静水平至关重要。此外，在某些颅底病例中，需要进行腰椎置管引流。手术组必须确保患者的位置使麻醉师能够轻松置入引流管。

（十）技术要点

对于简单、时间短的病例，手术可以在局部麻醉下进行[8]。外科医生和麻醉师需要考虑患者是否能够保持合作，是否有吸入或气道损伤的风险，是否有幽闭恐惧症病史。管理通常包括无论是否有麻醉监护下的局部麻醉及局部神经阻滞。这种注射技术根据鼻子的麻醉部位而有所不同。手术可能影响外鼻（包括软组织或鼻表面的重建）

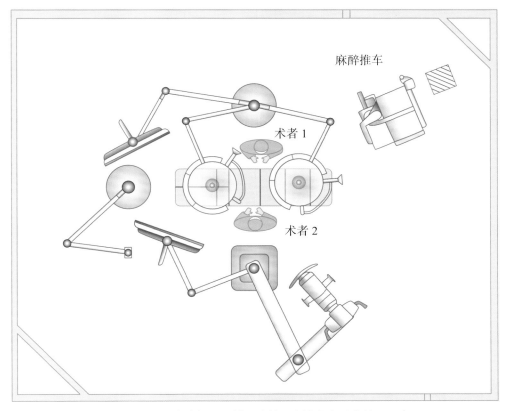

▲ 图 4-1　手术室设置：神经内镜 / 内镜鼻窦手术单元示意

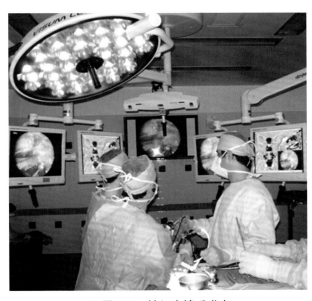

▲ 图 4-2　神经内镜手术室

或鼻黏膜，如球囊扩张术、鼻骨折复位术和鼻瓣膜矫正术。

外部麻醉是通过注射至各自的神经支配区

（图 4-3 ）。外鼻由三叉神经的眼支和上颌支支配。鼻外侧的神经支配来自眶下神经的鼻外支。鼻背本身由滑车上神经和滑车下神经支配，而鼻腭神经支配鼻小柱。眶下神经阻滞结合鼻背局部注射可提供良好的麻醉效果。眶下神经孔可近似位于瞳孔垂直面上。它位于眶下缘下方约 1cm 处。通常可使用 1.5～2cm 长的 25 号针进行浸润麻醉。还可以通过经皮、经鼻或经口进行。

在大多数内镜鼻窦和鼻腔手术中，黏膜也需要浸润麻醉。已经阐述了多种技术，但注射部位包括小柱、鼻中隔、中鼻甲浸润，注射方向为中鼻甲沿上颌线向前插入。

许多内镜外科医生提倡使用蝶腭浸润麻醉来增强止血效果。这可以经鼻或经口进行。经鼻部分通过接近蝶腭孔进行。通常使用 20 号 5 英寸（12.7cm）脊髓针弯曲 5mm 针尖约成 45°。在内镜下，中鼻甲和下鼻甲之间的中鼻道，可以看

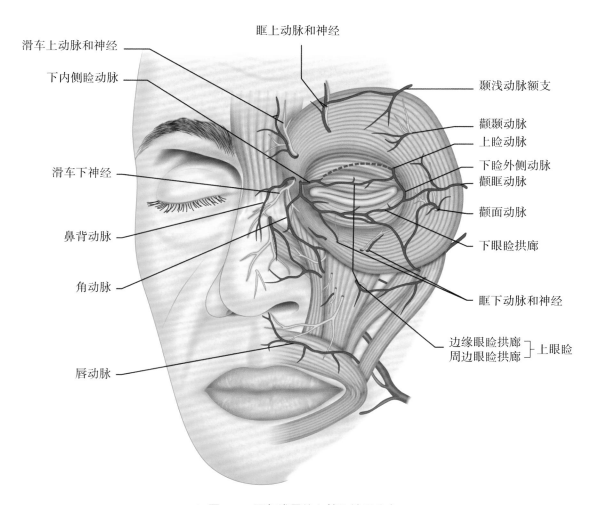

滑车上动脉和神经
下内侧睑动脉
滑车下神经
鼻背动脉
角动脉
唇动脉
眶上动脉和神经
颞浅动脉额支
颧颞动脉
上睑动脉
下睑外侧动脉
颧眶动脉
颧面动脉
下眼睑拱廊
眶下动脉和神经
边缘眼睑拱廊
周边眼睑拱廊 } 上眼睑

▲ 图 4-3　面部浅层的血管和神经分布

到要浸润的区域，近中鼻甲的附着处。针埋在侧面，大约打入 2ml 的药物。由于靠近大血管，建议注射前回抽，以确保不刺入大血管[9]。

替代方法是通过腭大孔经口麻醉（图 4-4）。通常位于硬腭后第二或第三磨牙的内侧。25 号 1.5 英寸（3.81cm）针头，远端 1.5cm 针尖弯曲成 45°。如前所述，在注射到孔中之前，应回抽注射器以避免全身注射。虽然这项技术非常有效，并发症发生率低，但也有报道称存在短暂性复视和眶下神经损伤的风险（图 4-4）[10]。术前通常采用局部血管收缩来减少出血和钝性的软组织水肿。通常采用局部给药和浸润相结合的方法。例如，去氧肾上腺素、可卡因、羟甲唑啉和肾上腺素。这种技术的潜在副作用是全身吸收这些药物，据报道这些药物会导致不稳定心律失常、高血压危象、卒中、心源性休克和心肌梗死。这项技术应该审慎的应用于心脏病患者。

（十一）手术条件的优化

器械和技术的巨大进步使内镜颅底手术成为可能；然而，外科手术的成功在很大程度上取决于手术视野的可视化能力。由于狭窄的解剖结构，少量的出血很快就会成为问题。通过黏膜的血流量决定了术中出血的强度。这通常受到多种因素的影响，其中包括平均动脉压和中心静脉压。平均动脉压被确定为全身血管阻力（SVR）和心输出量（CO）的乘积。其中任何一项的减少都会导致平均动脉压降低；然而，与降低 SVR

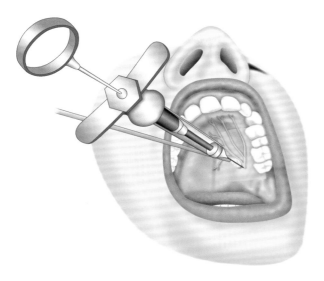

▲ 图 4-4　腭大神经阻滞麻醉

相比，降低 CO 的技术在改善手术操作环境方面更为有效[2]。

一般来说，SVR 的降低并未显示出改善手术视野的效果，除非患者血压明显降低（MAP＜50mmHg）[11]。此外，SVR 降低伴随的血管扩张可能促进毛细血管血流从而实际上加重术区的出血。β 受体拮抗药可降低心率和收缩力，数据显示，当 β 受体拮抗药用作降血压干预时，可增加

MAP 同时获得无血手术野。值得注意的是，在未接受治疗的患者中，围术期 β 受体拮抗药会增加患者发生心血管并发症的风险。

然而，降低 CO 已被证明可显著减少手术视野的出血。初步文献表明，心率下降与手术野出血减少之间存在相关性[2, 11]。

全静脉麻醉是颅底手术首选的麻醉技术；与吸入麻醉药相比，其应用可显著减少术中失血，改善手术条件。文献表明，与其他麻醉药相比，瑞芬太尼输注的使用提供了优越的手术条件[12, 13]。其机制目前尚不清楚，但与其他麻醉药一样，CO 的减少具有剂量依赖性。

三、总结

外科医生和麻醉师之间对围术期情况和可能的并发症的相互了解，以及明确的术前计划对于内镜颅底手术的成功至关重要。患者的体位、适当的监护、最佳麻醉药组合和给药途径的选择有助于患者的术中管理，以及预测和解决任何可能的并发症。

参 考 文 献

[1] Soler ZM, Smith TL. Quality of life outcomes after functional endoscopic sinus surgery. Otolaryngol Clin North Am. 2010;43(3):605–12.

[2] Thongrong C, Kasemsiri P, Carrau RL, et al. Control of bleeding in endoscopic skull base surgery: current concepts to improve hemostasis. ISRN Surg. 2013;2013:191543.

[3] Singh H. Bispectral index (BIS) monitoring during propofolin-duced sedation and anaesthesia. Eur J Anaesthesiol. 1999; 16(1):31–6.

[4] Miller JD, Stanek AE, Langfitt TW. Cerebral blood flow regulation during experimental brain compression. J Neurosurg. 1973;39(2):186–96.

[5] Denault A, Deschamps A, Murkin JM. A proposed algorithm for the intraoperative use of cerebral near-infrared spectroscopy. Semin Cardiothorac Vasc Anesth. 2007;11(4):274–81.

[6] Nakagawa I, Hidaka S, Okada H, et al. Effects of sevoflurane and propofol on evoked potentials during neurosurgical anesthesia. Masui. 2006;55(6):692–8.

[7] Kim SM, Kim SH, Seo DW, et al. Intraoperative neurophysiologic

monitoring: basic principles and recent update. J Korean Med Sci. 2013;28(9):1261–9.

[8] Chung F, Yegneswaran B, Lio P, et al. STOP questionnaire: a tool to screen patients for obstructive sleep apnea. Anesthesiology. 2008;108:812–21.

[9] Felisati G, Arnone F, Lozza P, et al. Sphenopalatine endoscopic ganglion block: a revision of a traditional technique for cluster headache. Laryngoscope. 2006;116(8):1447–50.

[10] Cohn SA. The advantages of the greater palatine foramen block technique. J Endod. 1986;12(6):268–9.

[11] Simpson P. Perioperative blood loss and its reduction: the role of the anaesthetist. Br J Anaesth. 1992;69(5):498–507.

[12] Eberhart LHJ, Folz BJ, Wulf H, et al. Intravenous anesthesia provides optimal surgical conditions during microscopic and endoscopic sinus surgery. Laryngoscope. 2003;113(8): 1369–73.

[13] Cafiero T, Cavallo LM, Frangiosa A, et al. Clinical comparison of remifentanil-sevoflurane vs. remifentanil-propofol for endoscopic endonasal transphenoidal surgery. Eur J Anaesthesiol. 2007;24(5):441–6.

第二篇

经眶和眶上入路

Transorbital and Supraorbital Approaches

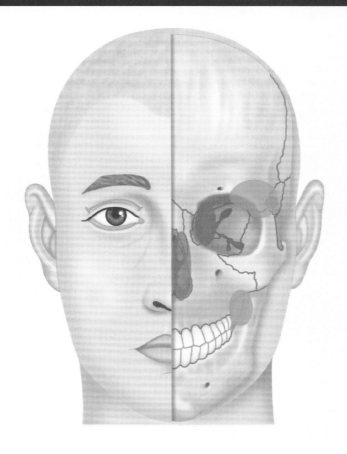

第 5 章　经眶入路至前颅底病变相关的
眼眶手术解剖
Surgical Anatomy of the Orbit for Transorbital Approaches to Anterior Skull Base Lesions

Jordina Rincon-Torroella　Ahmed Abd Elazim　Alfredo Quiñones-Hinojosa　Prem Subramanian　著

张亿乐　译　　邓兴力　校

一、概述

经眶入路是指那些穿过眶壁到达临近区域或结构的手术路径。经眶入路可以为前颅底和眼眶内容物病变提供手术入路。应用这些入路可能的适应证包括中线旁或更外侧的前颅底病变。经眶入路可以与经颅入路结合，以拓展视野，或者与经鼻入路结合，从上、下两端提供操作空间[1]。

传统的经颅手术治疗前颅底病变的入路包括额下入路、双额入路、额颞入路、额外侧入路，以及所有这些入路的改良入路。经颅手术入路通常需要相对广泛的皮肤和颅骨暴露[2-6]，因此增加了手术时间和术后并发症的风险，如感染、伤口裂开或外观畸形。此外，为了处理深层病变，往往需要进行脑组织牵拉和广泛的分离，这可能会造成医源性损伤。相比之下，经眶入路被认为是相对微侵袭的入路。应用经眶入路时会涉及在眼部整形手术中常规使用的皮肤小切口，其中包括眼睑上切口、眼睑皱褶切口和眉部切口。开颅时，或者切除颅骨时（包括应用锁孔入路手术时），最大限度地减少开颅手术的范围，以提供一个更直接的通向目标特定区域的通道，在不影响手术的目标前提下，减少对脑组织的牵拉，降低医源性损伤的风险。此外，经眶入路手术还可以有理想的美容效果[7-13]。

经鼻的手术也为颅前窝提供了一种微创的手术入路。然而，通过该路径进入颅前窝前部的区域，即蝶骨平台和筛板或更外侧的区域，如眼眶内容物，则具有更大的挑战性。要进入这些区域，需要在基本的鼻内入路基础上进行冠状或矢状延伸。该入路可用于侵犯和包绕深部神经血管结构且双手剥离费力的肿瘤，如扁平肥厚型脑膜瘤、嗅神经母细胞瘤、青少年鼻咽血管纤维瘤或鳞状细胞癌（squamous cell carcinomas，SCC）。尽管通过经鼻入路处理这些病变是可能的，但该入路手术可操作性受限，还需要进行重建，在技术上对术者颇具挑战，如果不是由经验丰富的内镜外科医生进行手术，会影响病灶的完整切除，并导致并发症的发生率增加。相对而言，经眶入路可以提供更多从平行方向和上方进入这些区域的机会，入路所需的关闭和重建过程也更为常规化，还可使用内镜视野辅助的显微技术进行手术。

2001 年，Cockerham 等介绍了经眶入路并将其分为四种[14]。

• 带有或不带有眶上缘截骨的前路开眶术。
  – 上方入路切口。
    ▪ 经眼睑。
    ▪ 经眶上（眉弓）。
    ▪ 经眉下。
  – 下方入路切口。
    ▪ 经结膜。
    ▪ 经下睑缘。
    ▪ 下眼睑切口。
• 外侧开眶术。
• 内侧开眶术。
• 内外联合开眶术。

Moe 等[1] 在 2010 年指出，"真正的经眶"入路可能不涉及去除眶缘或额骨（被认为是经颅手术的一部分），将其分为四类[1]：①泪阜前，至眼眶内侧区；②下眼睑眶隔前，至眶底；③上眼睑皱襞，至颅前窝底部和眶顶；④外侧后眼角，至颅中窝。

Moe 等还介绍了完全用内镜完成手术的入路，将其命名为神经内镜下经眶入路。因此，经眶入路手术可以在显微镜下、内镜下或在内镜辅助下进行。目前尚无对比性数据支持某一种入路比另一种入路更有优势。关于每种入路的命名和适应证的争议一直存在。我们对各种经眶入路进行了介绍并建议外科医生根据自身经验和受训经历及病灶特定的解剖位置关系审慎地选择特定的技术，而不是根据所谓的技术优势。

二、温故知新：眼眶解剖与手术对照

骨性眼眶呈锥形，包含眼球和其他眼眶内容物 [眼外肌、脂肪、神经血管结构（包括视神经，以及动眼神经、滑车神经和展神经等脑神经）]。眶壁包括几个孔和裂，并有作为肌肉、韧带和囊性结构附着点的嵴和裂[15]。结构上眼眶由上方的

顶部、下方向颜面骨开口的底部和四个壁（内壁、外壁、下壁和上壁）组成。眶顶和眶缘（基底）由较厚的骨构成，而眶壁则相对较薄。眼眶的最大高度通常为 35mm，边缘的宽度约为 40mm。从眶内侧缘到眶顶的深度约为 45mm，而从眶外侧缘到眶顶，约为 35mm[16, 17]。眼眶壁整体呈曲线形，眼眶的内侧壁与矢状面平行，而外侧壁则相对较短，呈凹陷内敛状。

眼眶由 7 块骨头组成。了解这些骨头的方向和位置，可以让外科医生清楚地认识经眶入路所提供的手术路径（图 5-1）。

• 眼眶内侧壁由蝶骨的小翼、筛骨、泪骨和上颌骨的额突组成。内侧眼眶切开术提供了通往视神经管的手术路径，可用于视神经减压和肌肉圆锥内肿瘤的切除[18]。眼眶内侧壁将筛窦和鼻腔与眼眶分开，可以通过经鼻入路暴露。眼眶内侧壁非常薄，切除时需小心，以避免过度破坏筛窦或甚至鼻窦的气室[6, 15]。在筛前动脉水平以上进行剥离，可能会导致不慎误入颅前窝。

• 眼眶外侧壁是由后方的蝶骨大翼和前方的额骨、颧骨组成。因此，通过外侧截骨可以进入球后空间和眶上裂，但不能进入位于蝶骨小翼的视神经管。过度剥离可能会导致外直肌轻瘫或眼

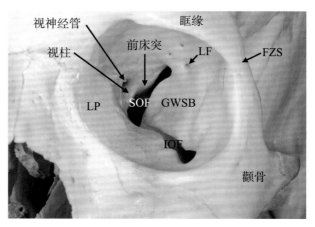

▲ 图 5-1　眼眶前面观，可见眼眶诸解剖结构
FZS. 额颧缝；LF. 泪孔；GWSB. 蝶骨大翼；SOF. 眶上裂；IOF. 眶下裂；LP. 筛骨眶板

眶出血。

• 眼眶下壁由蝶骨、腭骨眶突和上颌骨构成。

• 眼眶上壁由蝶骨和额骨构成。眶上入路可以为处理眼眶内容物、眶顶、颅前窝病变提供宽阔的视野，还可以为鞍区和鞍旁区域的病变提供手术路径。

眼眶上壁和外侧壁将颅前窝与眼眶分开。通过额颞开颅或眶上开颅经眶上外侧入路手术可以用来处理眶顶、眶上裂和侵及颅内的内侧眶隔病变。

眼眶上有一些孔洞、裂隙、结节和嵴。前后筛孔分别位于眼眶内侧缘后约 15mm 和 25mm 处。前后筛孔容纳了筛前和筛后动脉，它们可能是鼻出血和（或）眼眶出血的来源，并可为一些颅前窝肿瘤提供血流供应[16-17, 19-21]。可以结扎或电凝筛动脉，以便安全地沿眼眶内侧壁向后剥离。眶下裂位于下外侧眶缘后方约 1cm 处，连接翼腭窝和眶底。眶下裂的内侧由颧骨和上颌骨构成，其外侧由颧骨和蝶骨构成；在眶下裂内还有眶下神经穿过眶下管。眶上裂呈棒状，位于眶顶视神经管的外侧。它由蝶骨大翼、蝶骨小翼和上颌骨构成，除眼上静脉外，还包含动眼神经、滑车神经、三叉神经的第一支（眼支）和展神经的第一支。视神经管完全埋于蝶骨内，自颅前窝向内上方连接眼眶；其内有视神经和眼动脉通过（图 5-2）[15]。

眼眶的骨膜，被称为眶骨膜，眶骨膜与眶缘紧密相连，但不与眶壁相连。眶骨膜在眶缘和上下眼睑的睑板间反折形成眶隔，眶隔形成一个阻止浅表感染扩散到眼眶的屏障。在上眼皮的眶隔后面是前腱膜脂肪垫，紧接其后的是上睑提肌腱膜。这个脂肪垫是上眼睑手术中一个重要的解剖学标志，保持在该标志前方进行分离，可以避免对上睑提肌 /Muller 肌复合体的损害[15, 22]。

上眼睑被睑板和眶隔分为两层。上睑前层

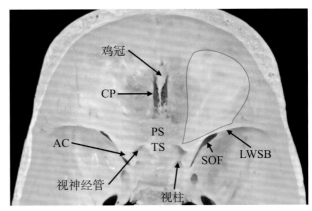

▲ 图 5-2　颅底上面观，图中黄色区域为眼眶

CP. 筛板；PS. 蝶骨平台；TS. 鞍结节；AC. 前床突；SOF. 眶上裂；LWSB. 蝶骨小翼

包含皮肤和眼轮匝肌，而上睑后层由上睑提肌腱膜、Muller 肌和睑结膜组成[22]。

眼角是上眼睑和下眼睑的交合点。内侧眼角形成一个泪液收集的区域，并作为眼轮匝肌和睑板的附着点[23]。外侧眼角将上眼睑和下眼睑的睑板固定在眼眶外侧壁的 Whitnall 结节上[15]。

眼眶及其内容物的血流供应来自颈内动脉和颈外动脉的分支。颈内动脉发出眼动脉，眼动脉的分支包括泪腺动脉、筛前和筛后动脉、眶上动脉、视网膜中央动脉和睫状动脉。眼睑由颈内动脉通过眼睑的眶上动脉供应血流。颈外动脉也通过面动脉前支（anterior facial）和眶下动脉供应部分眼睑。眼眶的静脉通过眼上静脉和眼下静脉引流，它们分别穿过眶上裂和眶下裂，并可与面静脉和翼状静脉丛相通。眼眶的静脉与海绵窦的毗邻关系为带来了眶周感染向颅内传播的潜在风险。

通过经皮切口和经结膜的切口可以显露眼眶。大多数高加索裔和非洲裔患者在上眼睑边缘上方约 8mm 处，有一皱褶与眼睑边缘平行，手术时可沿此皱褶切开菲薄的上眼睑皮肤；亚洲患者的上眼睑可能没有形成皱褶，但也可以做一个类似的切口。沿切口逐层切开皮肤和眼轮匝肌到达眶隔，根据手术需要，眶隔可以被打开或保留。显露眶隔后，可以沿着眶骨膜做一个切口，以暴露眶上缘。以 S 形将切口向外侧延伸，可以显露眶外侧壁和眶上外侧。通过结膜下穹窿的经结膜入路可用于显露下方和外侧的眼眶和眼眶壁。外眦切开术和下眦切开术可以起到"眼睑掀翻"的作用并提供了一条局限性较小的进入下外侧眼眶深面的入路。经泪阜切口位于半月襞和泪阜之间，可以根据手术需要延伸到上、下穹窿。经泪阜入路可以与经结膜入路相结合，以扩大手术的范围[15]。

三、患者的选择

手术入路的选择取决于需要达到的目标和可用的手术路径，以期在减少患者并发症的同时保留理想的美容效果[6]。在选择经眶入路治疗罹患前颅底疾病的患者时，应考虑到一些解剖学特点。术前应行计算机断层扫描检查评估以下因素。

• 额窦的大小、其侧方的范围和后部的界限[24]。操作时应避免破坏额窦和筛窦气室，除非这些结构已被病变侵袭。

• 筛板相对于眶上水平面的高度和筛骨小凹的解剖结构。扭曲的筛板会阻挡外科医生的视线，可能需要大范围骨质切除才能安全进入手术空间。筛板的外侧是颅底最薄和最脆弱的结构之一，不慎损伤这一区域会暴露蛛网膜下腔，增加术后瘘和脑脊液漏的风险。

• 蝶骨平台的角度和蝶窦的气化程度，这些因素也会影响显露和视野。

四、经眶入路的适应证

当单独应用时，经眶入路适用于中线旁的颅底小病变。该入路可用于处理不同的前颅底病变，其中包括前循环动脉瘤（破裂和未破裂）[9]、前颅底脑膜瘤、额部低级别胶质瘤、海绵状血管瘤、嗅神经母细胞瘤、青少年鼻咽血管纤维瘤和脑脊液漏[22]。经眶入路处理大型病变或向外侧扩展的恶性肿瘤很困难。在这些情况下，联合入路可能更易于实现切缘干净的完整切除[24]。

在决定采用单纯显微镜手术、单纯内镜手术或内镜辅助手术的方法时，术者应考虑到所选技术的局限性和手术团队的经验。手术方法的选择必须根据给定的病变、手术的目标（完整切除、减压、活检或修复）及对手术可操作性的需求来确定。

五、技巧荟萃

上眼皮褶是眶隔和皮肤—眼轮匝肌复合体之间自然间隙的一个标志。这使得上眼皮褶成为暴露眶缘的完美切口，因为它提供了一条经过无血管平面将眼睑从眶缘上剥离的手术路径。

操作时最好能避免破坏额窦，以减少鼻窦感染向颅内进展或形成黏液囊肿。在规划截骨手术时，术中神经导航可以有效避免对额窦造成不必要的破坏。

为了减少抖动，器械应放在稳定的平台上，如眶缘，特别是在手术通道深处靠近重要结构的地方进行操作时。这可以帮助避免因突然抖动或因组织压迫造成缺血而引起的并发症。

在经眶进入眶上内侧空间的过程中，一个重要的技术考量就是滑车的分离。剥离滑车可以更好地暴露和观察所关注的区域。然而，有报道称在进行这种操作时，上斜肌会出现短暂的功能障碍。因此，可能会出现术后复视，但通常无须进一步干预就能解决[25]。

经眶的方法为直接缝合硬膜提供了宽阔的视野和操作空间。

六、术后管理

为了减少眼眶周围的肿胀，患者应采取侧方 30° 卧位。应保持眼睑切口清洁并使用眼部抗生素。间断冰敷 2 天有助于减少眼睑肿胀和瘀血[26]。

经眶手术后的神经系统并发症较为罕见。通过术中对诸结构恰当的可视化，可以避免硬膜或神经血管损伤[27]。当怀疑有角膜擦伤时，应暂时用睑缝术来保护眼睛以有助于愈合。经常灌注人工泪液有助于润滑角膜。在术后随访中，应检查有无感染、泪道损伤、眼外肌麻痹或眼眶血肿及视神经病变的迹象。

七、示教案例

这个病例强调了在充分理解影像解剖和外科解剖的基础上为每个患者选择合适的手术入路的重要性。我们提供了一个完整的视频来说明这个病例（视频 5-1）。

患者，男性，58 岁，因右眉部的鳞状细胞癌复发来诊，原病灶已通过 Mohs 手术切除。

患者主诉 Mohs 手术后右额 / 头皮麻木。本次就诊时有局部肿块增大 2 个月，伴头痛和眼眶疼痛，但无视觉变化。全身正电子发射体层成像未见任何其他可能的病灶。

体格检查示右侧眶上皮损，在眶上切迹可触及肿块，与深层组织粘连（图 5-3）。

神经系统检查没有发现任何异常。神经影像学检查显示，病变沿右侧眶上神经向右侧海绵窦侵犯至颅底（图 5-4）。

建议采用右侧眶上入路开颅手术，并切除右眼眶上缘和眶顶。

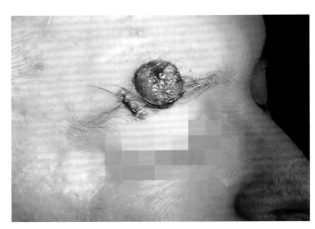

▲ 图 5-3　术前见眉部鳞状细胞癌

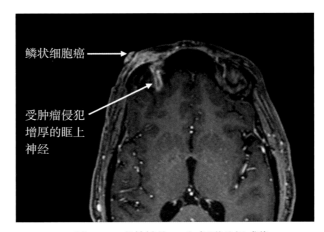

▲ 图 5-4　术前轴位 T_1 加权磁共振成像

手术过程

在病灶边缘皮肤标记出一个椭圆形切口（图 5-5）。

皮下注射丁哌卡因和 1% 肾上腺素止血，沿切口切开至骨膜水平，并将皮肤病变从下层骨组织剥离。

规划眶上入路开颅手术（图 5-7）。从额骨和眶顶分离并抬起 / 剥离骨膜。从颧骨和额骨的交界处切开骨膜，向内侧延伸至未分离的滑车区域（图 5-6）。在保护好眼眶内容物的情况下，行眶上入路开颅手术。将眶骨膜向眶内侧掀开后，行眶上颅骨切除术（图 5-7）。术中对额窦外侧稍有

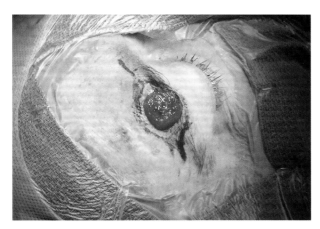

▲ 图 5-5　术中所见，皮肤切口标记

破坏。对这一区域的黏膜进行剥离、钻孔，并予以抗生素浸泡的明胶海绵、自体肌肉和纤维蛋白胶填塞（图 5-8）。识别增厚的眶上神经，并使用术中导航明确其走行。

受侵犯的神经与周围正常组织一起被游离至眶上裂处，锐性切断该神经。切缘冰冻病理检查在近海绵窦处仍呈阳性。截骨后的骨段沿眶缘被替换，并用钛板固定，逐层缝合皮肤缺损（图 5-9）。患者被转诊行上眼眶和海绵窦立体定向放射治疗。

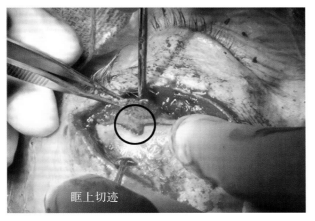

眶上切迹

▲ 图 5-6　术中所见，眶骨膜被抬起，眶上神经和眶上孔增厚

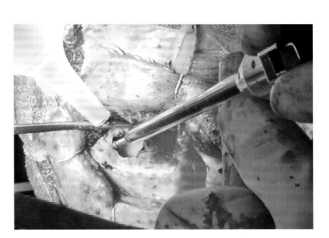

▲ 图 5-8　术中所见，额窦去上皮化

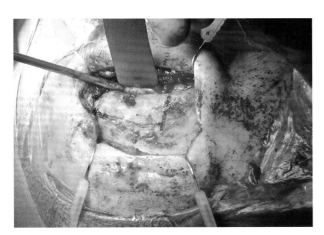

▲ 图 5-7　术中所见，标记眶上颅骨切除范围

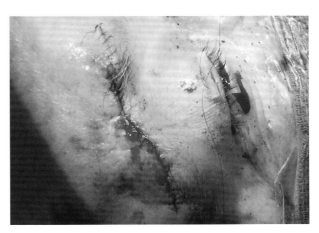

▲ 图 5-9　术中照片展示了最终的皮肤缝合，同时对右眼行暂时性睑缝术

八、总结

经眶入路可以进入多个颅底腔室，是一种用途广泛的技术。清楚地了解眼眶和眶周的软组织和骨性解剖结构对于挖掘这种入路的最大潜力至关重要。

九、视频说明

视频 5-1：经眶上入路切除鳞状细胞癌。这是一个右眉鳞状细胞癌复发的 58 岁男性患者。这个病例展示了微额眶入路（mininfrontoorbital）开颅术中需要显露的重要解剖标志。

参考文献

[1] Moe KS, Chris MB, Richard GE. Transorbital neuroendoscopic surgery. Neurosurgery. 2010;67(3):16–28.

[2] Goldberg RA, Kim AJ, Kerivan KM. The lacrimal keyhole, orbital door jamb, and basin of the inferior orbital fissure: three areas of deep bone in the lateral orbit. Arch Ophthalmol. 1998;116:1618–24.

[3] van Lindert E, Perneczky A, Fries G, et al. The supraorbital keyhole approach to supratentorial aneurysms: concept and technique. Surg Neurol. 1998;49:481–9; discussion 489–90.

[4] Reisch R, Perneczky A, Filippi R. Surgical technique of the supraorbital key-hole craniotomy. Surg Neurol. 2003;59: 223–7.

[5] Fukushima T, Miyazaki S, Takusagawa Y, et al. Unilateral interhemispheric keyhole approach for anterior cerebral artery aneurysms. Acta Neurochir Suppl (Wien). 1991;53:42–7.

[6] Ashish S, Anil N. Transorbital approach to the anterior cranial skull base. World Neurosurg. 2013;80(6):810–2.

[7] Czirjak S, Szeifert GT. Surgical experience with frontolateral keyhole craniotomy through a superciliary skin incision. Neurosurgery. 2001;48:145–50.

[8] Jallo G, Suk I, Bognár L. A superciliary approach for anterior cranial fossa lesions in children: technical note. J Neurosurg (Pediatr). 2005;103:88–93.

[9] Andaluz N, Romano A, Reddy LV, et al. Eyelid approach to the anterior cranial base. J Neurosurg. 2008;109:341–6.

[10] Ruszkowski A, Caouette-Laberge L, Bortoluzzi P, et al. Superior eyelid incision: an alternative approach for frontozygomatic dermoid cyst excision. Ann Plast Surg. 2000;44:591–5.

[11] Jho HD. Orbital roof craniotomy via an eyebrow incision: a simplified anterior skull base approach. Minim Invasive Neurosurg. 1997;40:91–7.

[12] Lindert EV, Perneczky A, Fries G, et al. The supraorbital keyhole approach to supratentorial aneurysms: concept and technique. Surg Neurol. 1998;49:481–90.

[13] Sánchez VMA, Barrera CP, Mejia VM, et al. Transciliary subfrontal craniotomy for anterior skull base lesions: technical note. J Neurosurg. 1999;91:892–6.

[14] Cockerham K, Bejjani GK, Kennerdell JS, et al. Surgery for orbital tumors. Part II: transorbital approaches. Neurosurg Focus. 2001;10(5):E3.

[15] Turvey TA, Brent AG. Orbital anatomy for the surgeon. Oral Maxillofac Surg Clin North Am. 2012;24(4):525–36.

[16] Ochs MW, Buckley MJ. Anatomy of the orbit. Oral Maxillofac Surg Clin North Am. 1993;5:419–29.

[17] Tessier P, Rougier J, Herrouat F, et al. Plastic Surgery of the Orbit and Eyelids: Report of the French Society of Ophthalmology. Wolfe SA, translator. New York: Masson Publishing; 1981.

[18] Koutourousiou M, Gardner PA, Stefko ST, et al. Combined endoscopic endonasal transorbital approach with transconjunctival- medial orbitotomy for excisional biopsy of the optic nerve: technical note. J Neurol Surg Rep. 2012;73(1):52–6.

[19] Hollingshead WH. Anatomy for Surgeons. Philadelphia: Harper and Row Publishers; 1982. p. 1.

[20] Romanes GJ. Cunningham's textbook of anatomy. Br J Surg. 1965;52(2):159–60.

[21] Rontal E, Rontal M, Guilford FT. Surgical anatomy of the orbit. Ann Otol Rhinol Laryngol. 1979;88:382–6.

[22] Abdel Aziz KM, Bhatia S, Tantawy MH, et al. Minimally invasive transpalpebral eyelid approach to the anterior cranial base. Neurosurgery. 2011;69(2):195–207.

[23] Robinson TJ, Strac MF. The anatomy of the medial canthal ligament. Br J Plast Surg. 1970;1:1–7.

[24] Raza SM, Quinones-Hinojosa A, Lim M, et al. The transconjunctival transorbital approach: a keyhole approach to the midline anterior skull base. World Neurosurg. 2012; 8(6): 864–71.

[25] Raza SM, See AP, Ho S, et al. The orbital angle: understanding the role of skull base topography in determining access to the midline via a supraorbital craniotomy. J Neurol Surg B. 2012;73:A115.

[26] Owusu Boahene KD, Lim M, Chu E, et al. Transpalpebral orbitofrontal craniotomy: a minimally invasive approach to anterior cranial vault lesions. Skull Base. 2010;20(4): 237–44.

[27] Prabhakaran VC, Selva D. Orbital endoscopic surgery. Indian J Ophthalmol. 2008;65(1):5–8.

第6章 经眶入路：前颅底微创入路

Transorbital Approaches: Minimally Invasive Access to the Anterior Skull Base

Holger G. Gassner Franziska Schwan Karl-Michael Schebesch 著

付 强 译   陈为为 校

一、概述

在过去的 10 年中，前颅底的微创入路变得日益重要。最常用到微创入路的是经鼻内镜入路。创新和发展扩大了经鼻内镜入路的适应证。遥远的解剖区域可以被达到，高级别的病变也能被治疗。尽管如此，经鼻内镜入路仍然存在严重的局限性。这些局限包括如何进入大部分额窦，以及前颅底的正前方和侧面。此外，这种入路通常要切除很大一部分鼻旁窦系统，尽管这部分并不受病变影响。

Moe 和 Raza 等在过去 10 年中发表了重要的出版物，为经眶前颅底入路的普及做出了贡献[1, 2]。经眶入路包括通过睑板上切口、冠状突前入路和外侧眼角周围或通过外侧眼角的入路。他们可以进入前颅底的前部，其中包括额窦的前壁和后壁。到手术目标的距离通常很短，通道通常足够宽，可以放置 2 或 3 个器械。

使用内镜可以增强可视化效果。此外，工作角度还是共面的，并且还可以极好地向后延伸到斜坡。侧向进入也是可实现的，工作角度平行于前颅底。这在放置密封材料时提供了生物力学优势。尤其在硬膜外基底上放置密封材料可以实现非常稳定的修复。此外，鼻旁窦黏膜的生理功能通常可以得到很大程度的保留。

专业仪器的引入，高性能内镜和图像引导系统的发展，以及跨学科团队的建立，都促使了前颅底手术中微创技术的巨大扩展。这一趋势一直由经鼻内镜技术主导。目前适应证已扩大到包括治疗远侧解剖区域，直至矢状窦和枕骨大孔[3]。然而，经鼻内镜技术的一些重要局限性仍然存在。这些限制包括如何进入前颅底外侧和最前面的有限通道[4]。此外，工作角度也不太受欢迎，因为它们从下方进到颅底，所以变得相当迟钝。健康的鼻旁窦系统经常被牺牲在手术入路上，这可能与硬脑膜修复特别相关，因为下部支持血管的组织层将有助于支撑用于封闭的移植物。

经眶神经内镜手术融合了一套方法。这些方法的共同之处是通过眼眶的手术通道。眶周切口提供通道，不会留下明显的瘢痕。硬脑膜是在眶顶薄颅骨处开颅后到达的，而不是厚颅骨处开颅后到达的。随后的进入基本上是整个前颅底，其中包括前和后额窦壁，以及前颅底的最外侧。这些入路的优点包括微创性质，距手术靶点的距离短，能够与前颅底共面工作，以及能够在保留鼻旁窦系统的同时将密封材料放置在颅底顶部。

二、解剖学

（一）眼睑附件

内眦肌腱由浅部和深部组成。浅表部分来自眼轮匝肌的头前部和前部的浅表头。它插入泪嵴的前部。内眦肌腱的深后部来自眼轮匝肌的较深部分，并附着于泪嵴的后部。只要后部附着点保持完好，前部松解通常是可以容忍的，没有功能缺陷。

外眼角肌腱起源于两侧睑板外侧，呈纤维肌性凝聚，插入 Whitnall 结节内。眶缘下外侧的重要骨膜插入形成前韧带，有时是非常坚固的[5-10]。

（二）骨解剖学

眶由额骨、泪骨、蝶骨、腭骨、颧骨和筛骨限制。从上面看，鸡冠矢状面分割前颅底的平坦平面。上矢状窦位于鸡冠中线的大脑镰。具有前床突的蝶窦支是前颅底中央部的后界。床突位于视神经的正侧面。嗅觉神经纤维穿过筛板，这些嗅觉神经纤维供给嗅球。额叶位于前颅底。直回位于嗅沟水平。硬脑膜附着在前颅底。黏附度的差异是显著的。尤其是沿前颅底中线和后缘，硬脑膜粘连紧密，在机械操作下容易穿孔。

三、技术

（一）定义和术语

在目前的讨论中，经眶入路被定义为允许通过眼睑外侧或内侧的切口进入眼眶而进入前颅底的方法。这些切口预计将在无明显瘢痕的情况下愈合。内镜的使用是一个重要方面，有助于优化这些技术的微创特性。手术通道穿过眼眶，进入前颅底。

开颅术是指暂时切除暴露硬脑膜的骨质部分。这在标准的神经外科手术中经常进行，当骨质被暂时切除后，再通过骨连接的方式重新固定。对于经眶入路，可以通过颅底本身的薄骨或额窦后壁进入硬脑膜。对于这些薄弱的骨段，通常不需要进行重建性的骨连接。因此，可以通过切除这些骨骼来获得通道。切除眼眶顶部大部分颅骨的一个可能的后遗症是搏动性眼球突出。然而，这种并发症通常在手术后的前几周发生且具有自限性。

Moe 等提出了一个系统的概念，根据入路的象限和各自的切口线对经眶入路进行分类。由于该系统具有教学价值，因此在本讨论中使用。相应的手术象限和切口线对如下（图 6-1）：①进入内侧象限，球前切口；②进入上象限，睑板上切口；③进入外侧象限，外侧后眼角经结膜切口；④进入下象限，下部经结膜切口。

（二）手术方法：外科技术

1. 上眼睑入路

在作者的实践中，上眼睑切口是最常用的方法。资深作者（HGG）修改了此入路的切口线。经典的描述是划定了一个上睑板皮褶的方法。我们的修改方案被称为"上睑板上切口线"（图

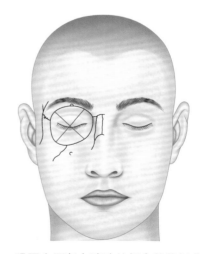

▲ 图 6-1　眼眶由两条在瞳孔处相交的线划分；这些线划分了眼眶的四个象限，分别由上眼睑切口（上象限）、眼眶前切口（内侧象限）、眼眶后侧切口（外侧象限）和经结膜切口（下象限）接近

6-2）。这代表了上眼睑成形术的上切口线，并允许在上侧和上内侧有更高的进入口和更广泛的暴露。由于这条切口线避开了眉毛的不同皮肤类型，所产生的瘢痕通常是看不见的[11]。

只要瘢痕不超过骨性眼眶边缘，将切口延伸到眼眶边缘的鱼尾纹上也与眼睑美容整形术中的做法相似，是可以接受的。本讨论不包括进一步向外延伸的切口，因为它们超出了建议的定义。

结合上睑板切口线的横向延伸，逆行松解外侧泪肌腱，并临时切除眶缘外侧缘的一段，可以使眼眶外侧壁暴露至眼眶尖。通过这一途径也可以实现眼眶外侧壁的有效减压。可以暂时切除部分外侧眼眶边缘以扩大暴露范围。在重新定位和植骨后，可以按照 Moe 和 Linder 先前的描述，即重新插入外侧管肌腱[12]。

在内侧看，松解滑车可以大大扩展暴露的范围。与剪断和横断眼眶动脉一起，这种方法可以广泛接触到眶顶和眶间走廊。通过简单的重新定位就可以实现滑车的重建；不需要进行缝合固定。Haug 和本讨论的作者提出了这样的看法：当严格在骨膜下完成松解时，可以安全地松解滑车，而不会对眼外肌的活动产生重大风险[13]。

暂时切除额窦底和前壁，可以很好地接触到额窦后壁和筛板，随后一直到齿状突后方。在眶上孔的水平上对额窦前壁和窦底进行矢状切开，可以完全切除额窦的限制，同时有效地保留眶上束。

2. 球前入路

球前入路打开了眼眶的内侧象限，可以接触到皮质、筛前动脉、筛后动脉，以及筛板和眶间通道。在插入角膜保护器和用泪道探针对泪道进行插管后，通过反牵引暴露这些结构（图 6-3）。

切口线沿结膜延伸，并沿其内侧切开隆突。切口经结膜向上方和下方延伸约 1cm。内侧的肌腱保持在前部并保持完整[14]。有些学者会进一步延长上切口线。眼眶骨膜的切口可以放在泪腺嵴的后面。颅底的水平由筛动脉的位置来表示。切断和横断这些动脉可以提高内镜的可视度。根据需要，可以实现部分切除外侧筛板和筛窦气室。在有选择地横断一些嗅觉神经纤维后，可以在基底以上放置密封材料。

3. 外眦后入路

在此入路中，切口线沿着在 Whitnall 结节处外眦肌腱插入后的结膜延伸（图 6-4）[15]。

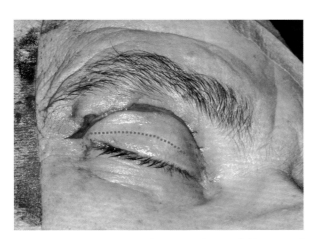

▲ 图 6-2　上睑板皮褶代表了上眼睑的经典位置（红虚线）；资深作者（HGG）对这一切口进行了修改，使其走向更高的方向；我们把它称为上睑板上切口线，它与美容眼睑整形术的上切口线平行；它可以延伸到外侧眼眶边缘的鱼尾纹，并且通常在愈合后没有明显的瘢痕

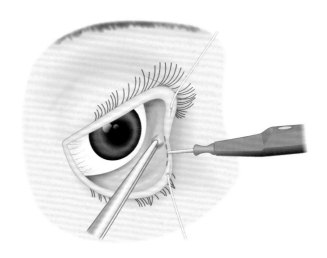

▲ 图 6-3　用可弯曲的泪腺探针插入泪道，暴露出泪囊；齿状的微型镊子从侧面引开眼球，利用细的单极针沿其内侧边缘游离眼球

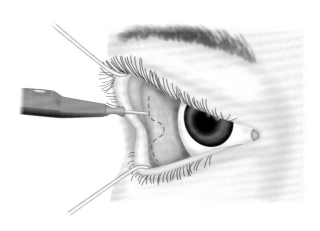

▲ 图 6-4　经结膜后侧切口位于 Whitnall 结节后方，保留外眦肌腱完整；它可以进入颧骨 – 额骨缝合线进行接骨，也可以进入眼眶外侧壁

例如，它允许暴露颧骨 – 额骨缝合线的骨折并进行骨连接，而不需要外部皮肤切口。通过同样的入路，也可以实现外侧眼眶壁的减压。Bly 等已经在解剖学和计算机模拟研究中表明，该入路可以到达包括海绵窦和颅中窝在内的解剖区域[16]。如下所述，对于许多外侧适应证，本讨论的作者倾向于采用上眼睑切口加外侧延伸。外眦肌腱松解也可以通过上眼睑切口来实现；但是，如果病理需要的话，临时移除眼眶外侧缘的一段更容易。在某些情况下，这可能会使上眼睑切口的用途更加广泛。

4. 经结膜入路

经结膜入路是进入眶底的主要途径。通常情况下，切口放置在睑板下方 2mm 处，横断睑囊筋膜，沿着眶中隔行进至眶缘。该切口常用于外伤，如眶底修复。向外侧和内侧延伸切口的能力超过了各自的斜肌腱，这是经皮切口的一个重要优势。就进入前颅底而言，这种入路的意义较小。

四、治疗管理的原则

（一）跨学科管理

对于前颅底复杂病变的患者，特别是颅底恶性肿瘤患者，跨学科的治疗方法已成为标准。患者经常需要广泛的诊断和多模式的治疗策略。涉及的学科可能包括神经外科、耳鼻咽喉头颈外科、眼科、颌面外科、肿瘤科、放射治疗、放射诊断等。颅底的团队方法体现在手术团队的跨学科组成上。事实证明，由肿瘤委员会推荐的治疗计划在很大比例的病例中得到贯彻执行[17]。

（二）围术期管理

1. 患者固定

颅底手术可能需要很长的手术时间。与患者定位有关的发病率风险情况是一个重要的考虑因素。一个基本问题是这些患者是否需要用 Mayfield 钳固定。从一开始就用 Mayfield 钳夹住患者的好处是，在术中遇到脑内出血等并发症时，可以缩短中转开放神经外科手术的时间。缺点是增加了手术时间，定位头部的能力有所下降，以及可能出现与 Mayfield 钳本身有关的并发症（脱发、瘢痕和出血）。作者根据病例的预期复杂性和其他与患者有关的因素，将这一决定个体化。

2. 神经导航

大多数颅底神经外科手术都采用了神经导航技术。这项技术为外科医生定位病变时提供了额外的信息，尤其是在难以到达的区域。同样，在计划手术时，应仔细权衡该方法的优点和缺点。对于容易到达的病变，特别是前颅底前段或额窦的病变，在有经验的人看来，通常不需要神经导航。颅腔内软组织肿瘤的精确定位给神经导航带来了重要的变数，因为继发于脑部移动，病变的相对位置在术中会发生变化。作者建议使用神经导航，特别是对于复杂的、位置较远的、与颈动脉或视神经等重要结构关系密切的病变。

3. 改行经颅入路

术中可能需要从内镜辅助的微创经眼眶入路改为开放的神经外科入路，通常是通过双额开颅手术。改用经颅开放式方法的选择应该是术前计划的一个组成部分。患者的位置和器械应该是可用的，以便在紧急情况下可以迅速地进行转换。在各种情况下，如出血、广泛的硬脑膜损伤和阅读目标病变的限制，可能需要改用经颅方法。当然，这种决策是高度独立的，不仅取决于与病变和与患者有关的因素，而且还取决于团队的经验和许多其他资源的可用性。Moe 等报道了 16 例接受了 20 次（双侧入路 5 例）经眶入路手术的患者。这些病例作者不需要在术中改用经颅入路。本报道的作者有类似的经验：16 例中有 0 例不得不改用经颅入路。16 例中有 1 例我们注意到不能充分减压视神经。由于情况稳定，延迟实施了经颅骨入路作为第二阶段。

4. 腰椎引流

降低颅内脑脊液（CSF）压力可降低术后顽固性脑脊液鼻漏的发生率。特别是对于大的硬膜缺损或需要牵拉额叶的情况，放置腰部引流管已被证明是有益的。必须将可能的缺点和风险与优点进行权衡。过于大幅度地降低 CSF 压力可能会在闭合的生物力学方面产生反作用。此外，腰部引流的风险包括医源性的脑膜炎和脑炎、颅内压低、硬膜下积液和血肿。中脑导水管、第四脑室或枕大孔引流受损是腰椎引流的绝对禁忌证，因为这可能导致致命性的小脑幕切迹疝或枕骨大孔疝。因此，必须对这些区域进行放射诊断以排除重建。

五、适应证

（一）累及额窦的病变

额窦的病变很难用经鼻内镜技术来处理。通过鼻内镜途径进入额窦的底部、顶部和侧面进行操作是特别具有挑战性。包括前台和后台骨折在内的病症经常通过双冠状切口进行处理。

图 6-5 至图 6-7 显示了通过上睑切口处理好的额窦颞部印痕骨折。在临时切除额窦前壁的一个侧部后，用钝性提升器将骨折缩小。利用微型钢板内固定技术对前壁节段进行复位，并对多段骨折进行固定。

很大一部分额窦的骨折可以通过延长的上睑切口进行处理。在需要放置骨架的情况下，可以通过上侧扩展来限制暴露的范围。经眼眶切口可作为探查选择，用于边缘适应证的病例。当经眼眶入路确实不够时，可以很容易地改用双额入路。

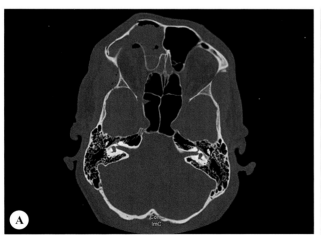
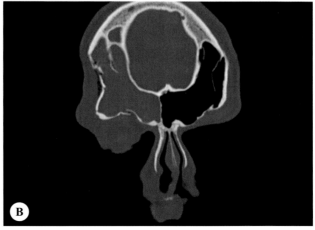

▲ 图 6-5 轴位和冠状位术前 CT 显示气化良好的额窦前台粉碎性骨折，后台完好无损，没有脑脊液漏的证据

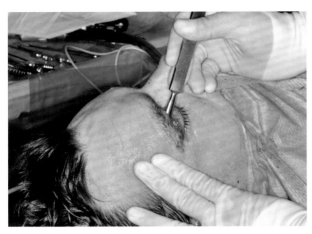

▲ 图 6-6 做上睑板上方的切口和临时切除前台外侧部分后，引入钝性牵开器，使骨折复位；接骨术是通过拼凑主要碎片沿眶缘放置微孔板从而实现；人们努力减少微孔板的数量和体积；在愈合的前 2 周，使用石膏将外部操作的风险降至最低

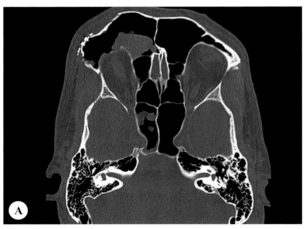

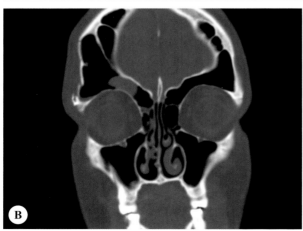

▲ 图 6-7 轴位和冠状位术后 CT 显示骨折充分复位；患者没有发现轮廓不规则，并发症极低，手术当天患者可以走动

（二）眶间沟和滑车的病变

切除累及滑车的病变是一个特殊的挑战。神经外科方法使滑车难以控制松解，因为骨膜下松解滑车最好从下方进行。最好使用踍上切口。识别并保护滑车上束后，在骨膜下平面仔细解剖滑车。增加筛前动脉和筛后动脉夹闭将会更好地暴露整个眶间通道。

图 6-8 至图 6-11 显示了广泛的单个骨纤维发育不良的切除。通过双额开颅手术切除侧面和后面；眶间通道通过眼睑切口切除。术后计算机断层扫描显示肿瘤完全切除；美容效果非常好。

（三）密封硬脑膜缺损

密封硬脑膜缺损是经眶入路的常见指征。多项研究分析了颅底修复的各种技术。影响颅底修复结果的一个基本参数是将密封材料放置在颅底的上方或下方。颅骨上方放置密封片在生物力学上更有利，因为脑组织会压迫和填塞缺损，从而有助于重建。原则上，经眶入路比经鼻内镜技术具有重要优势，因为按照常规，密封材料放置在骨颅底上方。此外，经眶入路通常允许保留鼻旁窦系统，这在修复底部提供了良好的血管基础。当处理筛板的瘘管时，存在额外的优点。通过单

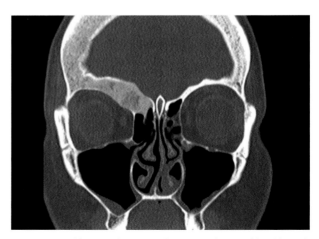

▲ 图 6-8 扩大的单纯骨纤维发育不良的术前影像，涉及大部分颅骨包括眶板及筛板；这位 24 岁的女性患者表现为进行性复视和突眼

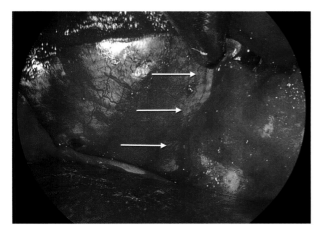

▲ 图 6-9　通过泪前小管切口暴露病变；纤维发育不良用动力器械和 **Kerrison** 磨钻打孔切除，右侧眶顶切除后暴露硬膜；手术继续切除增厚的筛板直到中线（箭）

侧方法，可以根据需要选择性地横切嗅觉纤维的一部分以接近缺损。因此，可以保留足够比例的同侧纤维，以及所有对侧的。当较大的缺陷需要放置密封材料时，双侧入路允许对鸡冠进行可控的进入和切除，并在中线放置密封材料。

在材料的使用方面，有多种选择。自体材料通常是首选，其中包括使用阔筋膜或颞深筋膜。涂有人凝血因子凝血酶和纤维蛋白原的胶原海绵也经常被使用，并且已经显示出产生与自体材料相同的结果。经常提倡使用纤维蛋白胶。图 6-12 至图 6-15 显示了用 Tachosil 气封硬膜下的额窦外侧后表骨折的微创治疗。

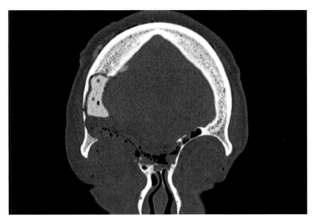

▲ 图 6-10　切除后 **1** 年早期术后 **CT**；复视和眼球突出完全解决；部分颅骨已经用聚甲基丙烯酸甲酯颅骨成形术重建

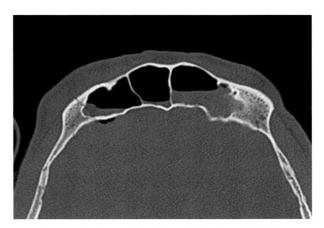

▲ 图 6-12　这位 **55** 岁的男性表现为额窦后台骨折；**CT** 发现硬膜下有空气

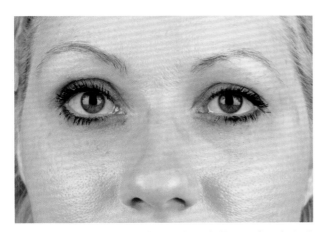

▲ 图 6-11　切除后 **1** 年患者的术后外观；眼睑开合和眼外肌功能无明显变化

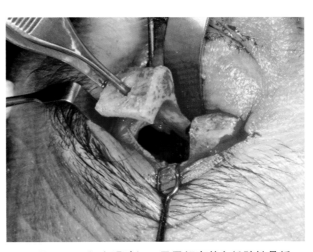

▲ 图 6-13　经上眼睑切口显露额窦前台粉碎性骨折

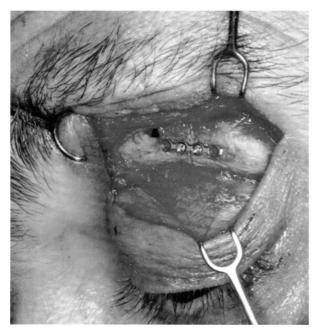

▲ 图 6-14　用微孔板接骨术重新固定前台部分

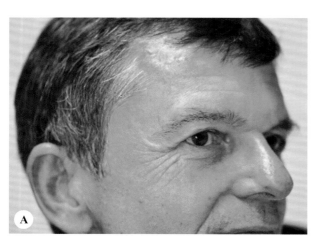

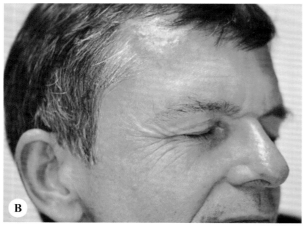

▲ 图 6-15　术后结果显示前颅骨轮廓不明显；切口愈合良好，瘢痕不明显；眼睑打开、闭合和眼外肌功能无缺陷

六、临床研究 / 文献综述

（一）鼻窦并发症

Lim 等分析了 13 例经眶入路鼻窦并发症的处理。其中 7 例患者的骨膜下或眶内脓肿被切开引流。其中 2 例患者同时进行了视神经减压。在这 13 例患者中，有 2 例患者的硬膜外脓肿被引流；通过上盖切口进入。颅骨切除术在眶顶的侧面进行。两例患者的筛窦和额窦都是通过经鼻内镜进行手术的。在 13 例患者中有 5 例黏液囊肿被引流，有 3 例鼻中隔被取下。所有患者均采用这些措施进行控制；CT 显示的结果与临床改善相关[18]。

（二）额窦肿瘤

Kopelovich 等描述了通过上眼睑切口切除一个内翻型乳头状瘤和两个额窦黏液囊肿。同时，经鼻内镜入路开放额窦。所有 3 例病例的病变切除均已完成，无并发症报道[19]。

Lim 等还描述了经眶入路到达额窦病变入路，无明显并发症[18]。正如 Timperley 等地充分展示的那样，经鼻内镜入路到达额窦的外侧、前侧和后侧范围非常有限。本报道的作者同意这样的观点，即通过上眼睑切口进入额窦的通道比内镜通道大得多，并且可以非常好地暴露额窦的所有重要方面。暂时保留额窦前壁和额窦后底部，沿着筛板和鸡冠进入眶间前通道是极好的[20]。

（三）硬脑膜缺损的处理

Moe 等在两项回顾性研究中描述了有症状脑脊液鼻漏的硬脑膜缺损的处理。这些作者区分了眶间和眶上通道的病变，并利用眶前入路进入眶间通道，而上睑切口是眶上通道的首选。作者认为，在以前的经鼻内镜技术失败的情况下，经眶入路尤其有利。然后，他们描述了使用细胞真皮（同种异体真皮）或两层自体筋膜，用纤维蛋白胶或生物胶固定。Moe 等的两项研究总共合并了22 例患者，其中包括手术的翻修和大面积创伤。22 例患者中有 21 例术后脑脊液鼻漏立即得到控制。1 例患者持续存在，但由于脑脊液鼻漏在增加保守治疗措施后停止，其中包括腰椎外引流，因此不需要二次手术[1, 21]。Raza 和 Boahene 报道了 1 例临时切除一部分额窦前壁和后壁后脑脊液漏修复的病例。总的来说，这些追溯系列中有限的案例限制了结论的有效性。然而，似乎可以合理地得出结论，经眶入路与经鼻内镜技术相比具有明显的优势，尤其是在暴露额窦和眶间通道的所有方面，以及密封材料在基底上放置的生物力学优势方面[2]。

（四）前颅底骨折的治疗

Moe 等报道了 8 例复杂前颅底骨折治疗的患者[1]，适应证包括复视和眼眶反视。这 8 例患者中有 7 例的骨折处理令人满意，没有继续进展。本报道的作者都认为经眶入路可以很好地治疗眼眶和前颅底骨折。上睑入路结合外侧管腔肌腱的松解、滑车的释放及两个筛动脉的夹闭和横断，提供了整个前颅底的几乎完全暴露。通过这些方法，放置密封材料以控制脑脊液鼻漏，以及放置聚二氧嘧啶箔或其他支架材料以治疗眶底骨折，变得易于操作。

七、讨论

在过去的 20 年里，前颅底外科手术有了显著的发展。特别是经鼻内镜技术的引入和进一步发展，极大地推动了微创手术的发展。现在令人震惊的解剖结构谱能被接近。Snyderman 等将冠状动脉手术通道的界限命名为眶顶、颅中窝底部和颈静脉孔。矢状通道从额窦延伸到第二颈椎[3]。

然而，一些重要的结构对于经鼻内镜入路来说仍然难以到达。这些包括额窦的大部分。头

颈部外伤处理的常规部分是前、后窦壁骨折的复位和固定。通常，双冠状入路用于这些病变。这会导致并发症包括脱发、感觉减退和面神经额支损伤的风险升高。其他经椎间孔入路会有可见瘢痕，如改良林奇切口或开放眉切口。上眼睑入路完全位于上眼睑的薄皮肤中，可以在外侧眶缘上摆动。本报道作者建议的切口线（上睑板上切口线）反映了美容性睑成形术的上切口线。如果操作正确，这不会导致明显的瘢痕。额窦的入路非常宽，特别是在内镜的帮助下，可以进行出色的操作。临时切除一部分或整个额窦前壁和底部可以获得更大的暴露。眶上神经可以通过分裂这一段并用微孔板将其重新定位为两部分而得以保留。滑车的释放及筛窦动脉的横断提供了筛板向后到鞍区非常广泛的暴露。选择性切断单个嗅觉纤维可以保留嗅觉。利用双侧方法的能力甚至引入了在筛板上铺设密封材料的选择。这当然需要牺牲嗅觉纤维，除非改变放置在球上的位置。

滑车神经松解是进入眶间通道许多方位的关键操作。Raza 等报道了 1 例滑车松解后短暂性复视[2]。本报道的作者常规使用滑车松解，没有负面遗留后遗症。他们认为，连同筛动脉的夹闭和横切，以及额窦壁和底部的临时切除，使颅底暴露很充分，并且视野极好便于操作。

八、总结

经眶入路是前颅底外科技术装备的重要补充。这些技术有可能填补鼻内镜技术无法到达的解剖通道和更传统的开放式神经外科经颅方法之间的空白。经眶入路在接近位于颅底最前部的目标病灶或缺损时特别有用。后额窦壁及筛板可以用所述技术增强。经眶技术的应用应在跨学科的团队中进行，并且在继续手术之前，应具备转换到开放神经外科手术的能力。

参 考 文 献

[1] Moe KS, Bergeron CM, Ellenbogen RG. Transorbital neuroendoscopic surgery. Neurosurgery. 2010;67:ons16–28.

[2] Raza SM, Boahene KD, Quinones-Hinojosa A. The transpalpebral incision: its use in keyhole approaches to cranial base brain tumors. Expert Rev Neurother. 2010;10:1629–32.

[3] Snyderman CH, Pant H, Carrau RL, et al. What are the limits of endoscopic sinus surgery?: The expanded endonasal approach to the skull base. Keio J Med. 2009;58:152–60.

[4] Guy WM, Brissett AE. Contemporary management of traumatic fractures of the frontal sinus. Otolaryngol Clin North Am. 2013;46:733–48.

[5] Botti GCM. Midface and neck aesthetic plastic surgery. Acta Medica Edizioni. 2012.

[6] Haubner F, Jagle H, Nunes DP, et al. Orbital compartment: effects of emergent canthotomy and cantholysis. Eur Arch Otorhinolaryngol. 2015;272(2):479–83.

[7] Parent AD, Das SK, Mallette RA, et al. Significance of the lateral canthal tendon in craniofacial surgery. Pediatr Neurosurg. 1993;19:73–7.

[8] Parent AD, Haines DE, Das SK. Neurosurgical considerations on the anatomy of the medial canthus in children. Pediatr Neurosurg. 1995;22:57–64.

[9] Myron Yanoff JSD. Ophthalmology. Mosby Elsevier;2009.

[10] Spinelli HM. Atlas of Aesthetic Eyelid and Periocular Surgery. Philadelphia: WB Saunders;2004.

[11] Hosemann W. Diseases of the paranasal sinuses and anterior skull base, oral presentations, Supplement 86th Annual Meeting of the German Society of Otolaryngology Head and Neck Surgery, Bonn. Laryngorhinootologie. S288–S305.

[12] Moe KS, Linder T. The lateral transorbital canthopexy for correction and prevention of ectropion: report of a procedure, grading system, and outcome study. Arch Facial Plast Surg. 2000;2(1):9–15.

[13] Haug RH. Management of the trochlea of the superior oblique muscle in the repair of orbital roof trauma. J Oral Maxillofac Surg. 2000;58(6):602–6.

[14] Moe KS. The precaruncular approach to the medial orbit. Arch Facial Plast Surg. 2003;5(6):483–7.

[15] Moe KS, Jothi S, Stern R, et al. Lateral retrocanthal orbitotomy: a minimally invasive, canthus-sparing approach. Arch Facial Plast Surg. 2007;9(6):419–26.

[16] Bly RA, Ramakrishna R, Ferreira M, et al. Lateral transorbital neuroendoscopic approach to the lateral cavernous sinus. J Neurol Surg B Skull Base. 2014;75:11–7.

[17] Lutterbach J, Pagenstecher A, Spreer J, et al. The brain tumor board: lessons to be learned from an interdisciplinary conference. Onkologie. 2005;28:22–6.

[18] Lim JH, Sardesai MG, Ferreira M, Jr., et al. Transorbital neuroendoscopic management of sinogenic complications involving the frontal sinus, orbit, and anterior cranial fossa. J Neurol Surg B Skull Base. 2012;73:394–400.

[19] Kopelovich JC, Baker MS, Potash A, et al. The hybrid lid crease approach to address lateral frontal sinus disease with orbital extension. Ann Otol Rhinol Laryngol. 2014;123(12):826–30.

[20] Timperley DG, Banks C, Robinson D, et al. Lateral frontal sinus access in endoscopic skull-base surgery. Int Forum Allergy Rhinol. 2011;1:290–5.

[21] Moe KS, Kim LJ, Bergeron CM. Transorbital endoscopic repair of cerebrospinal fluid leaks. Laryngoscope. 2011;121:13–30.

第 7 章　经眼睑眶额入路至颅内病变

Transpalpebral Orbitofrontal Approaches to Intracranial Lesions

Arnau Benet　Jordina Rincon-Torroella　Monirah Albathi　Prem Subramanian
Kofi Boahene　Alfredo Quiñones-Hinojosa　著
付　强　译　　张洪钿　校

一、概述

经眼睑眶额入路是一种皮肤切口在上眼睑能够到达前颅底和腹侧颅底的改良额眶开颅技术。这项技术起源于神经外科的早期阶段，当时 Fredor Krause 于 1908 年首次描述了额下入路。在《脑与脊柱的手术经验》（*Experiences in Surgery of the Brain and Spine*）一书中，Krause 博士描述了通过大切口和额部开颅术进入颅腔的经验。74 年后，John Jane 博士描述并系统总结了眶上入路。眶上入路是一种以眶缘上方额骨为中心的较小的开颅技术，骨窗范围包括颧骨额突和部分颞窝骨质。Jane 博士所提出的开颅技术改进不但提高了手术效率同时缩小了开颅范围。神经外科手术向微创开颅术的转变是 1988 年由 Alex Perneczky 博士提出的。他描述了眶上"锁孔"的概念，这大大缩小了颅骨切开的范围。他还介绍了内镜辅助显微手术的概念——在显微外科手术过程中的特定阶段使用内镜。Perneczky 博士强调了降低外科手术对美容影响的重要性，引入了将眉部切口作为眶上入路唯一的软组织暴露路径。然而，眉部切口会增加面神经额支损伤的风险，并可能遗留明显的手术瘢痕。

2012 年，Boahene 博士和 Quiñones 博士介绍了他们在经眼睑眶额开颅手术治疗颅底病变方面的经验。与经典的双额冠状入路、额下入路和眶颧入路相比，该入路有几个优点。眼睑切口位于皱纹中，愈合后无明显的瘢痕。该入路还可避免离断眶上神经，因此保留了额部的感觉功能。一般情况下，面神经额支的损伤是可以避免的。眶额开颅的骨窗位置精确，范围局限，可以在不需要过多牵拉额叶的情况下提供一个直接到达病变的较短手术通道。

经眼睑入路的方向近中线，平行于颅前窝底。此入路在处理位于鸡冠、蝶骨平台和蝶骨结节、鞍区和鞍上区、脚间池、眶上面和眶尖、额叶眶面皮质、颈内动脉、大脑中动脉蝶骨段、前循环复合体、额极和颞极及外侧裂的病变时，具有独特的优势。与内镜经鼻入路相比，经眼睑眶额入路对那些病变向外侧延伸至视神经眶内段、眶尖或脚间池，以及包裹大血管的肿瘤或血管性病变有良好的手术暴露。

经眼睑眶额入路能够为内镜手术、显微镜手术和直视下手术修复硬脑膜提供操作空间。因此，该手术入路综合了内镜经鼻入路的独特优势和经典开颅手术技巧。

二、适应证

经眼睑眶额入路迷你开颅术适用于以下疾病。

- 额窦病变。
- 额叶肿瘤。
- 眶内上部病变和眶尖病变。
- 前循环动脉瘤。
- 鞍区和鞍上病变。
- 嗅沟脑膜瘤。
- 颅前窝脑脊液漏。
- 颅前窝骨折修复。
- 终板病变。

三、术前评估

所有拟行经眼睑眶额入路的患者都应完善立体定向导航磁共振成像和计算机断层扫描。术前对每个病例的解剖特点进行研究是避免术中并发症的关键，明确病变与血管的关系、明确引导手术的解剖标志及明确肿瘤的体积和肿瘤占位导致的解剖结构移位，是非常重要的。此外，如果是脑血管病，需要进行诊断性血管造影检查，以确定病变的分级、穿支血管情况，以及病变起源于动脉瘤、血管畸形或血管变异。CT 可评估额窦的大小和气化程度对于眶额开颅术制订手术计划有帮助（图 7-2）。视力状况应记录保存。经眼睑入路需对上睑解剖有详细的了解。相关的解剖学知识已在第 5 章和第 6 章中介绍。

四、手术技术

（一）患者的体位和准备

在术前等待区，患者直立坐位，用无菌笔识别并标记上眼睑睑板皮褶。在睁眼时，应该看不到眼睑的手术标记。如果需要扩大暴露范围，眼睑切口可以沿自身皮褶向外侧延伸越过眼眶外缘（图 7-1）。

患者仰卧位，用三钉头架固定头部，单钉固定在对侧额骨。颈部伸展以便于静脉回流。接下来，根据病变的解剖位置，头部向手术对侧旋转 10°～60°。最后，头后仰 10°，最大限度地发挥重力对额叶的自然牵拉作用。

在切皮前，在眼球表面涂抹润滑药膏同时放置角膜护罩或临时眼睑缝合以保护角膜。面部消毒并铺盖无菌单，上眼睑局部麻醉。眶上神经阻滞可以减少术后疼痛。

对于脑深部病变的患者，放置腰大池引流管可释放脑脊液并降低颅内压。如果需要进一步减压，可给予甘露醇并过度通气降低二氧化碳分压。

（二）切开眼睑和暴露眶额骨

沿着之前标记在上眼睑皮褶的眼睑切口从内眦到外眦切开。切口在内眦处至少留有 3mm 的皮肤以防止形成皮肤赘皮。继续在这个平面上进行解剖直到眼眶边缘。接着，沿眶眶上缘和外缘锐利地弧形切开。如果开颅范围要向内侧延伸至眶上切迹，则应游离并保留眶上束。如果需要扩大暴露范围，可以将眶上神经从周围的软组织中分离并保护，更进一步牵拉软组织。

（三）微骨窗开颅术

根据病变的位置不同，开颅术也有差异。当拟行微骨窗开颅术时，导航探针有助于确定骨窗的范围，从而为手术直接操作提供最佳暴露。

对于颅底前部的缺损或病变，开颅范围限定于额窦前壁和眶上缘而不涉及额窦底部。这种类型的开颅术类似于经典的额窦骨瓣开颅（图 7-3A）。通过这一骨窗，需在额窦后壁再次开窗以暴露额部硬脑膜。这种微骨窗开颅术是处理额窦后壁硬脑膜撕裂所造成的创伤性脑脊液漏的理想方法。手术结束时用组织修复继发缺损。

为了获得更大的颅内暴露范围，眶额微骨窗开颅术需加以调整（图 7-3B 和 C）。理想情况下，额颞开颅或眶额开颅手术应避免开放额窦。但并

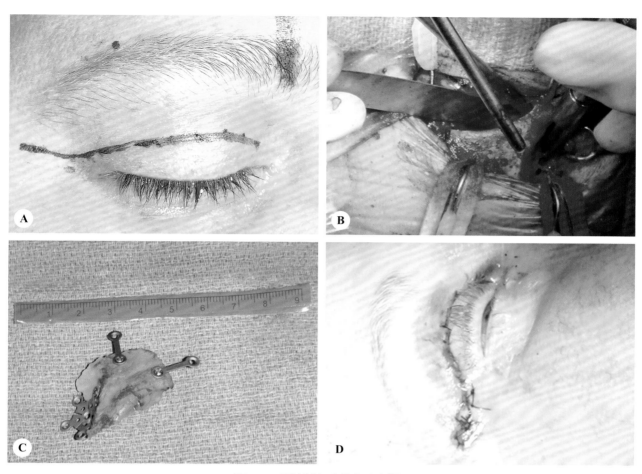

▲ 图 7–1 经睑板入路的上睑皮褶切口

A. 患者坐立位，切口标记在上睑板皮褶处，并可向外侧沿皮褶延伸至外眦；B. 扩大暴露眶上缘、额骨和颞窝，用棉片保护软组织并向外牵拉；C. 眶额开颅术骨瓣用钛板固定行颅骨重建；D. 仔细缝合眼睑各层达到良好的美容效果

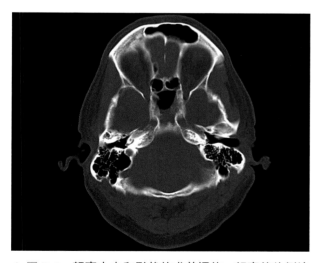

▲ 图 7–2 额窦大小和形状的术前评估；额窦的外侧边界是经眼睑眶额入路治疗颅内病变时的重要术前变量；在这张图像中，额窦左右不对称，左侧的气化度更高；这有利于在右侧实施开颅手术，以避免开放额窦

不能一概而论，开颅范围是否涉及额窦取决于额窦向外侧的气化范围。开颅范围侵及额窦侧隐窝时无须刮除额窦黏膜并填塞额窦。只要额窦流出道完整且功能正常，就可以将开放的额窦侧隐窝封闭，保留额窦功能。

实施眶额开颅术时，需在关键孔处钻孔以打通颅前窝和眼眶。通过此骨孔剥离硬脑膜。可以使用儿童铣刀开颅。铣刀头挡板伸向颅腔，向上 C 形铣开颅骨。当铣到眶上孔和眶缘时，铣刀柄角度向下向内倾斜以切开眶缘。再次从骨孔开始，骨瓣外侧面自颞骨和眼眶外侧缘处切开，形成一整块骨瓣（图 7–4）。重点在于额骨的骨窗上缘要比较高，以确保有足够的手术操作

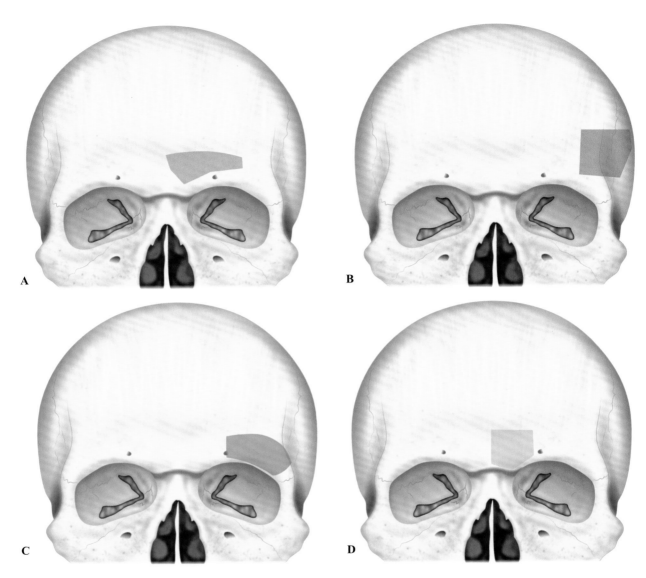

▲ 图 7-3　颅前部微骨窗开颅术的变异
A. 骨瓣；B. 额颞开颅术；C. 眶额开颅术；D. 额内侧开颅术

通道。眶顶需要用骨刀仔细切开，此处骨质通常很薄用骨刀轻敲便可离断。在取下骨瓣之前，先在颅骨切开线上放置薄钛板以选定固定位置，这样有助于在手术结束时进行骨的解剖重建。额颞（小翼点）开颅术特别适用于颅腔侧方位于外侧裂、额叶和颞叶表面的病变。这种开颅手术的方式类似于眶额开颅术，但骨窗延伸到翼点，术中需要磨除蝶骨嵴和前床突以达到手术最终暴露。

对于近前部中线鸡冠和嗅束的病变，开

颅骨窗应向内侧延伸至眶上孔，以便更好地暴露。这种开颅手术需要移动并保护眶上神经（图7-3D）。

（四）颅内病变的处理

内镜或显微镜均可提供术区照明与术野放大。内镜提供了手术通道的广阔视野，但需要两位外科医生协作，其中一位需操作内镜。手术显微镜允许一名外科医生进行双手操作器械，并提供了术野立体深度感观。三维显微镜与高清晰度

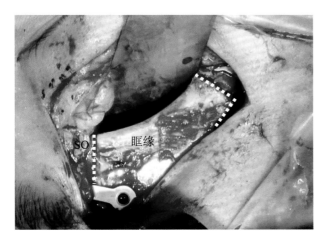

▲ 图 7-4　虚线标记眶额开颅术中的骨切开的位置；用骨凿在眶内将外侧与内侧骨切开线和内侧骨切开线相连通；术中眶内容物被牵拉

SO. 眶上束

可视化相结合，更是提供了精湛的解剖学和空间细节，这对解剖学习非常有价值。对于前颅底更靠后部的病变，可以安全地将硬脑膜从鸡冠到蝶骨平台进行剥离。对于单侧病变，仅行患侧的硬脑膜剥离可以保留嗅觉。对于硬脑膜下病变，可将硬脑膜剪成基底位于术野下方的半圆形硬脑膜瓣（视频 7-1）。通过腰大池引流管释放脑脊液、静脉滴注甘露醇或过多通气调整二氧化碳分压，可以对大脑进行减压以增加手术暴露。颅内手术进行标准的显微外科操作。

（五）重建

术后重建包括三部分：硬脑膜修复、骨重建和眼睑切口的美容缝合。硬脑膜重建是通过直接缝合，使用硬脑膜替代移植物、阔筋膜或带蒂骨膜瓣来完成的。在可行的情况下，进行一期缝合硬脑膜修补术。然后用组织密封剂加强修复（图7-5）。请参见视频 7-1。

必要时，可从上抬的额部皮瓣下切取狭窄的带蒂骨膜瓣。可以使用 30° 刚性内镜进行骨膜瓣制作。骨膜瓣切取技术将在第 27 章介绍。在硬

脑膜修复后，复位骨瓣用薄钛板固定（图 7-6）。眼睑切口需单层精细缝合。

五、术后护理

术后早期应经常检查视力。为了最大限度地减少眼眶周围组织肿胀和损伤，可将头部抬高垫以两个枕头，切口处外敷冰袋。人工泪液可以随意使用。每天清洗眼睑切口，并涂上眼用抗生素软膏。

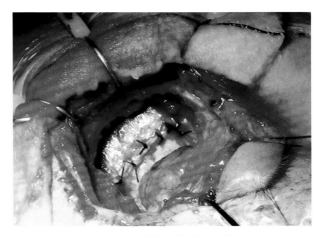

▲ 图 7-5　术中硬脑膜水密缝合

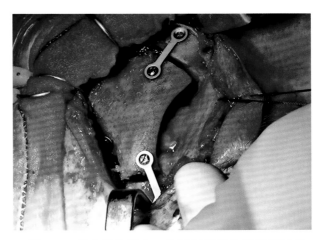

▲ 图 7-6　术中骨性闭合；骨瓣用微型钛板重新固定；为了获得更好的美容效果，颅骨和骨瓣之间的缝隙可以用骨水泥填充；在需要切除颅骨的情况下，眼眶边缘可用钛网重建

六、示教案例

视频 7-1 介绍了经眼睑眶额入路并重点强调开颅和关颅技术。

致谢

感谢 Bellvitge 大学医院 Gustavo A. Suárez 博士对视频 7-1 的编辑。

推 荐 阅 读

[1] Cavalcanti DD, Garcia-Gonzalez U, Agrawal A, et al. Quantitative anatomic study of the transciliary supraorbital approach: benefits of additional orbital osteotomy? Neurosurgery. 2010;66(6 Suppl Operative):205–10.

[2] Ditzel Filho LF, McLaughlin N, Bresson D, et al. Supraorbital eyebrow craniotomy for removal of intraaxial frontal brain tumors: a technical note. World Neurosurg. 2013; 81(2):348–56.

[3] Jane JA, Park TS, Pobereskin LH, et al. The supraorbital approach: technical note. Neurosurgery. 1982;11(4):537–42.

[4] Owusu Boahene KD, Lim M, Chu E, et al. Transpalpebral orbitofrontal craniotomy: a minimally invasive approach to anterior cranial vault lesions. Skull Base. 2010;20(4): 237–44.

[5] Reisch R, Perneczky A. Ten-year experience with the supraorbital subfrontal approach through an eyebrow skin incision. Neurosurgery. 2005;57(4 Suppl):242–55; discussion 242–55.

[6] van Lindert E, Perneczky A, Fries G, et al. The supraorbital keyhole approach to supratentorial aneurysms: concept and technique. Surg Neurol. 1998;49(5):481–9; discussion 9–90.

第 8 章　眶上锁孔开颅技术
Supraorbital Craniotomy Keyhole Technique

Varun Puvanesarajah　Eric W. Sankey　Sheng-fu Larry Lo　Jason A. Liauw　Michael Lim　著

云　强　译　　张洪钿　校

一、概述

眶上锁孔开颅是 1 个多世纪以来对早期眶上、额下开颅技术的改良。Fedor Krause 于 1908 年首次报道了这项术式，他将该入路描述为一种处理前颅底和鞍区/鞍旁区域轴外病变的方法[1]。Krause 采用此入路显露鞍上肿瘤，通过包含皮肤、骨膜和颅骨的一个瓣，在蝶骨嵴处打开硬膜。在第一次公开发表后的 10 年里，其他的神经外科先驱对该技术做出轻微改良，但显露范围一样[2-4]。

虽然 Krause 可能是第一个发表眶上额下开颅方法的学者，但 Dandy 和 Heuer 最早报道了临床结果[5, 6]。在 1922 年，Heuer 报道了一组 24 例视交叉病变患者进行的 30 例手术[5]，同期 Dandy 发表了 8 例额底脑膜瘤采用同样方法治疗的经验[6]。此时此刻，仍然需要大范围的暴露，以获得良好的照明，便于手术操作。不幸的是，这导致术后并发症的增加。

自从早期的开颅术以来，在颅内病变的影像学定位方面有了显著的进展，这样就能够采用更小的切口和精准的开颅。尽管影像学的改善确实有助于缩小手术切口的尺寸，但显微外科技术的进步更加改进了前颅底病变的入路。同时精密显微外科器械的应用，如刺刀状和带角度的双极电凝镊，使神经外科医生，尤其是 Yasargil 在 1975 年进一步缩小了颅骨切开的范围[7]，同时能充分暴露中枢神经病损。开颅骨瓣的逐渐缩小被认为可以减少住院时间和术后并发症，从而改善预后[8, 9]。

虽然"锁孔"手术的想法早在 1971 年就开始被尝试[8]，但它在眶上入路方面的应用由于 Reisch 和 Perneczky 的开创性工作，在 21 世纪才开始普及[6, 10]。这种微创入路的目的是为各种颅内病变提供充分的通道，同时将损伤限制在邻近的解剖结构。这项技术的益处包括缩短住院时间，减少术后疼痛，更早恢复，最终改善生活质量。尽管切口很小，现代的内镜设备仍然可以检查位于整个前颅底的病变。在这里，我们回顾该技术，重点是适应证和特殊的改良，可以解决各种常见的神经系统病变。

二、适应证

眶上锁孔开颅已经成功地用于治疗颅前窝的血管和肿瘤性病变[6]。但是，这项技术在进入鞍旁或鞍上区域时特别有效，并且在尸体标本研究中也被证明该入路为更复杂的技术提供了充分的显露[11]。从解剖学角度，可以有效地显示前颅底和颅中窝内侧。

虽然可以很容易地到达上述区域，但通过眶上锁孔入路有几个区域难以暴露。这些区域包括蝶鞍、嗅沟前表面、同侧视神经下方区域和蝶骨嵴下方区域。到达这些眶上锁孔入路难以显露的区域需要不同的入路。例如，通过翼点开颅术可以更好地处理延伸至蝶骨脊下方的病变。然而，需要注意的是，使用有角度的器械可以处理上述三个区域的病变[12]。

三、术前评估

除了常规的术前计划，通过高分辨率磁共振成像（MRI）仔细评估目标病变的形态及其与邻近解剖结构的关系，对于选择恰当的患者采取眶上锁孔入路至关重要。如果可行，无框架立体定向图像引导可以在切皮前为术者提供合适的手术通路中额外的洞察。在可行的情况下，应在非优势半球一侧进行开颅，以避免损伤优势半球额叶。

眶上开颅的位置很大程度上取决于额窦的大小和向外侧的范围，由于修复大的鼻窦裂口比较困难，因此额窦可能有明显开放的情况禁止使用该入路。大的黏膜破损也增加了术后脑膜炎或黏液囊肿形成的风险。如果开颅导致额窦侧面的一小部分开放，应得到患者的同意，并准备好取腹部脂肪移植或颅周皮瓣来覆盖缺损。此外，最好在轴位和冠状位 MRI 序列中辨别病变的位置和范围，这决定了选择眶上开颅是否合适。如果病变延伸到颅中窝，传统的翼点或小翼点开颅术可能更合适。病变向上的范围及其与蝶鞍和鼻窦的关系应通过 MRI 冠状和矢状位确定。明显延伸至颅盖骨上方的病变可采用经鼻蝶入路或更大的翼点、眶颧或半球间开颅术。同样，经鼻蝶入路可能更适合明显累及蝶鞍和（或）鼻窦的病变。如果眶上入路不能充分显示和（或）接近目标病变，那么对以上讨论的替代入路的深入理解是至关重要的[12]。

四、技术要点

眶上锁孔技术在以前的文献中已被广泛回顾，发现有很多细微的差别[6, 10, 12-24]。在这里，我们试图将这些观点整合为一个统一的概念，并将重点放在可选的眶截骨术上，这可能是传统锁孔入路很难切除的病变所需要的。

（一）体位

麻醉诱导后，用 Mayfield 三钉头架固定患者的头部。然后患者躯干略微抬高约 10°，头部过伸并抬高 15°～20°。这样的体位可以通过重力牵拉额叶离开前颅底。随后，根据病变的位置头部转向对侧 15°～60°。值得注意的是，位于外侧的病变只需要最小程度的旋转，而中线的病变需要更大程度的旋转来获得良好的术野和接近。特别是，同侧外侧裂病变通常旋转 15°，鞍上外侧病变需要旋转 20°，鞍上前方病变需要旋转 30°，嗅沟 / 筛状板病变需要旋转 60°[13]。此外，在手术过程中，还可以根据需要调整手术台，以更好地显示病变和邻近的颅内解剖结构。

（二）切口及皮下解剖

体位摆放合适后用胶带粘贴保护眼睑，在眉毛内用 15 号刀片做切口，相对于毛囊倾斜切开，防止术后眉毛脱落，获得最大的美容效果。切口最内侧部分至眶上神经血管束外侧，同时避免损伤眶上神经。切口外侧通常延伸到眉毛的外缘，但也可以沿面部皱纹向后延伸（图 8-1A，左图）。

切开后，皮下解剖眶上嵴上方的眼轮匝肌浅层、颅骨膜和颞筋膜。应该看得见额肌、颞肌和眼轮匝肌的交点。在这一步，眼轮匝肌必须得到有效的保护，因为任何损伤都会导致术后的闭合不良。如果需要，在此期间用一个小的 Richardson 或 Weitlaner 牵开器保持切口开放。然后沿着颞上线锐性切开额肌并钝性分离颞肌和筋膜，以暴露 McCarty 孔。同样，重要的是尽量减少颞肌的损伤，否则会影响咀嚼功能。此外，在此期间避免使用电凝，防止面神经额支受损。然后将眼轮匝肌从眶上脊至额颞缝向下方剥离以显露整个眶缘。

如果计划同时进行眶嵴截骨，则必须进行眼睑切口而不是上面所述的眉毛切口（图 8-1B，左图）。这个较低的切口是必要的，以使眶嵴充分暴露，以便随后的切除。用 15 号刀片沿上眼睑皮褶切开。通过润滑和临时眼睑缝合术保护角膜。切口通常只延伸到外眦内侧。眶隔是将眼睑组织与眶内容物分隔开的重要解剖结构，在随后的软组织分离过程必须完整保护。切开后，眼轮匝肌和腱膜锐性翻开，同时保护隔膜形成上睑瓣。一旦找到合适的平面，就可以从眶上孔到额颞缝显露眶嵴。

然后，从眶上切迹外侧点开始切开眶内脊骨膜。在眶顶上方和颞上线外侧以曲线方式剥离

骨膜。然后将由此产生的骨膜瓣向下牵开并缝合固定。

（三）眶上锁孔开颅

在颞肌下方切口外侧边缘钻一个 5mm 孔，正好位于额底部作为开颅的起始点（图 8-1A，右图）。骨孔在颞肌下可以达到更好的美容效果。这个孔在前后位上的确切位置取决于病变的位置。鞍区病变需要钻孔放置更靠前，这样从前向后上观察鞍区结构，而嗅沟病变需要横向的视角，这就需要钻孔放置更靠后外侧。然后用铣刀平行前颅底切开颅骨，从骨孔到眶上孔的最外侧或额窦的外侧边缘。要避免额窦开放。接下来，向上 C 形切开颅骨，创建一个 D 形骨瓣，宽度约 3cm，高度约 2cm。开颅手术必须尽可能向上方延伸，以最大限度地暴露。骨窗的范围要求在手术过程中能便捷操控显微器械。用高速磨钻磨平眶顶内壁的骨檐，保留外层骨质以利于术后

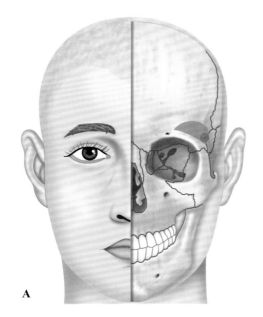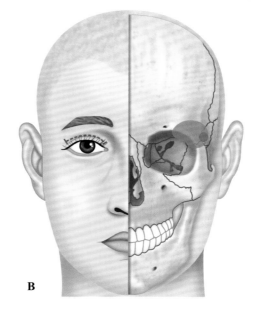

▲ 图 8-1　艺术家对最初切口和开颅术的描绘

A.（左侧）眉毛切口（红线）内侧到眶上切迹边缘，外侧到眉毛的外侧缘；如果需要，切口可以沿面部皱纹向后方延伸；（右侧）眶上开颅（蓝色 D 形区域），跨额颞缝在颞肌下钻孔（红圈）；前后轴向的确切位置依赖于病灶的位置；B.（左侧）如果需要去除眼眶，采取眼睑切口（红线），从内眦到外眦沿上眼睑皱褶切开；（右侧）向上弧形截取眶骨，以类似上述标准眶上入路的方式 C 形切开；向下切开应该接近眶嵴的上面；做单骨瓣颅骨切开术 / 眶嵴截骨术

美观。这样能更好地提供手术视角和额下手术通道，并最小程度地牵拉额叶。在磨骨过程中，用自动脑压板可防止意外的硬膜破损。

（四）眼眶截骨术

对于改良的眶骨切开术，McCarty 锁孔可同时进入颅前窝和眶。采用与上述标准眶上入路相似的方法，在颅内做一个上弯曲的 C 形颅骨切口，当切到眶上孔和眶峭时铣刀手柄向下向内拐。然后从骨孔开始再完成眶骨外侧切开。最终完成单骨瓣开颅 / 眼眶截骨（图 8-1B，右图）。

（五）硬脑膜开放及脑松弛

在打开硬脑膜之前，应将所有骨屑从术野内冲洗出来。如果开颅过程无意中打开额窦用抗生素冲洗。半圆形剪开硬脑膜成瓣状翻开，并小心地从眶顶分离（图 8-2A 和 B）。硬脑膜向下翻开，缝一针固定，使硬脑膜绷紧。打开视交叉池和视神经 - 颈动脉池和同侧外侧裂近端，以获得脑松弛。值得注意的是，对于那些较大肿瘤，可能阻碍早期打开这些脑池，应进行腰椎引流。

（六）开始手术

此时，准备好手术显微镜并移入术区。额叶用棉片保护并小心地牵拉。如果需要，牵开器置于额下牵拉可获得更大的空间。一旦脑脊液释放后脑组织充分松弛，接下来的手术使用显微镜、硬质内镜或两者结合可以安全地进行，而不需要固定持续的牵拉脑实质。

（七）关颅

手术完成后，使用 4-0 尼龙线或 5-0 聚丙烯缝线将硬膜缝合在一起，并用纤维蛋白胶加固切口线（图 8-2C）。然后回纳骨瓣并用钛片固定。这些钛片有助于恢复眶上脊和获得更好的美容效果。然后缝合骨膜和肌肉。可吸收缝线间断的皮内缝合真皮。眉毛切口分两层缝合，以保护肌肉 / 腱膜和皮下组织，而眼睑切口则使用更细的可吸收线进行单层缝合。为了减少帽状腱膜下水肿，术后第一天可以使用头套。

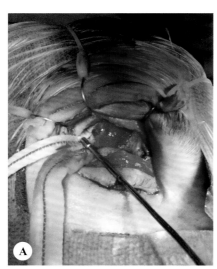 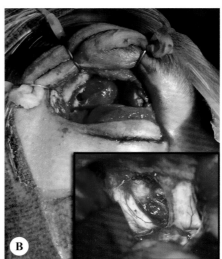 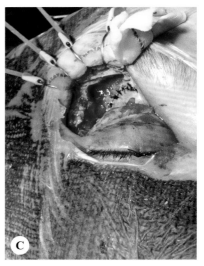

▲ 图 8-2　术中图像

A. 额中回轴内病变的右侧眶额开颅术；B. 硬脑膜瓣向下折叠的最终半月硬膜开口的部分开口；插图显示了轴内病变切除后基底额叶状态的显微镜视图；C. 使用中断的 4-0 尼龙缝合线闭合硬脑膜，此面板中包含的图像来自两个不同的患者

五、术后管理

通常，术后管理包括在神经重症监护病房对患者进行监护 1～2 天，然后转入神经外科普通病房。由于该手术的微创特点，必须监测的问题较少。但是，持续水肿可存在于眶周数周，导致上睑下垂。然而，这通常会在 1 个月内解决。此外，眶上神经的损伤会导致眉毛周围区域的感觉下降。除了这些与手术方法有关的问题外，对病变直接手术继发的神经功能障碍也必须在术后持续监测。

六、示教案病

虽然大多数病例涉及颅底肿瘤，但轴内肿瘤也可采用该技术。一例 19 岁男性患者在感恩节早上发生一次癫痫后发现右额叶病变。这个边界清楚的轴内病变大小估计为 2.1cm×1.8cm×1.5cm，部分囊性变（图 8-3A 和 B）。最终决定切除肿瘤以防止将来癫痫发作。

手术是通过眼睑切口进行的。采取眶额骨瓣，硬脑膜半圆形切开。先将肿瘤囊性部分轻轻减压。显微镜下完全切除肿物（图 8-3C 和 D），最终证实是神经节胶质瘤。

手术结束后，患者在重症监护室观察了 1 天，然后转到神经外科普通病房。术后第 2 天出院，无神经功能障碍。患者在手术后的 3 年时间内肿瘤没有复发，也没有癫痫复发。

致谢

感谢 Samuel Scharff 为图 8-1A 和 B 中的插图所做的贡献，这些插图都经过了修饰。

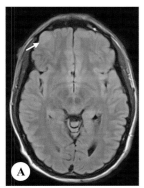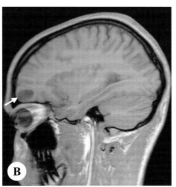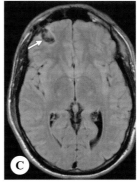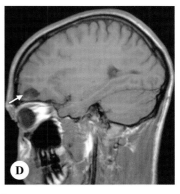

▲ 图 8-3　描绘病变位置和随后切除的磁共振图像（箭）

A 和 B. 术前轴向 T_2 FLAIR（A）和矢状位 T_1 磁共振图像显示病变部位；C 和 D. 切除后轴向 T_2 FLAIR（C）和矢状位 T_1 磁共振图像（D）

推 荐 阅 读

[1] Raza SM, Garzon-Muvdi T, Boaehene K, et al. The supraorbital craniotomy for access to the skull base and intraaxial lesions: a technique in evolution. Minim Invasive Neurosurg. 2010;53(1):1–8.

[2] Reisch R, Perneczky A, Filippi R. Surgical technique of the supraorbital key-hole craniotomy. Surg Neurol. 2003;59(3): 223–7.

[3] Reisch R, Perneczky A. Ten-year experience with the supraorbital subfrontal approach through an eyebrow skin incision. Neurosurgery. 2005;57(4 Suppl):242–55.

[4] Wilson DA, Duong H, Teo C, et al. The supraorbital endoscopic approach for tumors. World Neurosurg. 2014;82(1–2):e243–56.

参 考 文 献

[1] Krause F. Chirurgie des Gehirns und Rückenmarks nach eigenen Erfahrungen. Vol 1. Berlin: Urban & Schwarzenberg; 1908.

[2] McArthur LL. An aseptic surgical access to the pituitary body and its neighbourhood. JAMA. 1912;58:2009–11.

[3] Frazier CH. An approach to the hypophysis through the anterior cranial fossa. Ann Surg. 1913;1:145–50.

[4] Tandler J, Ranzi E. Surgical Anatomy and Operation Technology of the Central Nervous System [in German]. Berlin: Springer; 1920.

[5] Heuer GJ. Surgical experience with an intracranial approach to chiasmal lesions. Arch Surg. 1920;1:368–81.

[6] Reisch R, Perneczky A. Ten-year experience with the supraorbital subfrontal approach through an eyebrow skin incision. Neurosurgery. 2005;57(4 Suppl):242–55.

[7] Yasargil MG, Fox JL, Ray MW. The operative approach to aneurysms of the anterior communicating artery. In: Krayenbühl H (Ed). Advances and Technical Standards in Neurosurgery. Vol 2. Vienna: Springer Verlag; 1975. pp. 113–70.

[8] Wilson DH. Limited exposure in cerebral surgery. Technical note. J Neurosurg. 1971;34:102–6.

[9] Brock M, Dietz H. The small frontolateral approach for the microsurgical treatment of intracranial aneurysms. Neurochirurgia Acta (Stuttg). 1978;21:185–91.

[10] Reisch R, Perneczky A, Filippi R. Surgical technique of the supraorbital keyhole craniotomy. Surg Neurol. 2003r;59(3):223–7.

[11] Figueiredo EG, Deshmukh V, Nakaji P, et al. An anatomical evaluation of the mini-supraorbital approach and comparison with standard craniotomies. Neurosurgery. 2006; 59:ONS212–20; discussion ONS220.

[12] Wilson DA, Duong H, Teo C, et al. The supraorbital endoscopic approach for tumors. World Neurosurg. 2014;82 (6 Suppl):S72–80.

[13] Raza SM, Garzon-Muvdi T, Boaehene K, et al. The supraorbital craniotomy for access to the skull base and intraaxial lesions: a technique in evolution. Minim Invasive Neurosurg. 2010;53(1):1–8.

[14] Kung DS, Kaban LB. Supratarsal fold incision for approach to the superior lateral orbit. Oral Surg Oral Med Oral Pathol Oral Radiol Endod. 1996;81:522–5.

[15] Czirjak S, Nyary I, Futo J, et al. Bilateral supraorbital keyhole approach for multiple aneurysms via superciliary skin incisions. Surg Neurol. 2002;57:314–23; discussion 323–4.

[16] Andaluz N, Romano A, Reddy LV, et al. Eyelid approach to the anterior cranial base. J Neurosurg. 2008;109:341–6.

[17] Fatemi N, Dusick JR, de Paiva Neto MA, et al. Endonasal versus supra-orbital keyhole removal of craniopharyngiomas and tuberculum sellae meningiomas. Neurosurgery. 2009;64:269–84; discussion 284–6.

[18] McLaughlin N, Ditzel Filho LF, Shahlaie K, et al. The supraorbital approach for recurrent or residual suprasellar tumors. Minim Invasive Neurosurg. 2011;54:155–161.

[19] Hayhurst C, Teo C. Tuberculum sella meningioma. Otolaryngol Clin North Am. 2011;44:953–63.

[20] Jallo GI, Bognar L. Eyebrow surgery: the supraciliary craniotomy: technical note. Neurosurgery. 2006;59(1 Suppl 1): ONSE157–8.

[21] Lane CM. Cosmetic orbital surgery. Eye. 2006;20:1220–3.

[22] Mitchell P, Vindlacheruvu RR, Mahmood K, et al. Supraorbital eyebrow minicraniotomy for anterior circulation aneurysms. Surg Neurol. 2005;63:47–51; discussion 51.

[23] van Lindert E, Perneczky A, Fries G, et al. The supraorbital keyhole approach to supratentorial aneurysms: concept and technique. Surg Neurol. 1998;49:481–9; discussion 489–90.

[24] Jho HD. Orbital roof craniotomy via an eyebrow incision: a simplified anterior skull base approach. Minim Invasive Neurosurg. 1997;40:91–7.

第 9 章　眶尖内镜减压术
Endoscopic Decompression of the Orbital Apex

Josef Shargorodsky　Andrew Lane　著

林晓宁　译　　张祎年　校

一、概述

20 世纪 90 年代初期，Kennedy 等[1] 和 Michel 等[2] 首次描述了经鼻内镜眶尖减压术。随着技术的发展，增强的光学分辨率和改进的仪器使得沿眶尖充分并安全地去除骨质变得可能[3]。虽然有各种经面进入眶尖的手术方法[4]，但目前经鼻内镜入路已受到耳鼻咽喉科医生的青睐，因为它提供了无与伦比的直接通道进入眶尖，且无面部切口。

伴有视力丧失的压迫性视神经病变（CON）是格雷夫斯眼病的一种严重潜在后遗症。甲状腺功能障碍眼眶病变中的自身免疫性眼眶炎症，其特征是 T 细胞浸润和糖胺聚糖沉积增加，导致眼眶脂肪增多和眼外肌增大[5]。眶尖内压力增加导致 CON，有 2%～8.6% 的患者可发生[6, 7]。CON 患者的临床表现包括色觉障碍、视野狭窄、视力下降、视神经水肿和传入性瞳孔障碍。眶尖内镜减压的目的是通过减轻眼眶内容物对视神经的压迫来恢复视力。后内侧眶壁减压后可进入眶尖，这是神经受压的主要部位，也是眼外肌附着在 Zinn 环上的位置。暴露后切开眶尖使肌肉向内侧脱垂，从而减轻视神经的压力。

标准的双壁内镜眼眶减压术包括整个眶内侧壁的去除，从后方的眶尖至前方的上颌线。眶底去除至外侧的眶下神经（图 9-1A）。该手术方式适用于患有 CON 并伴有眼球突出或暴露性角膜炎的患者。然而，此手术存在术后复视的显著风险，据报道其发生率高达 80%[8, 9]。此外，眶内容物沿着整个眶内侧壁和眶底疝出，可能导致迟发性鼻窦流出道阻塞，引起鼻窦炎，高达 20% 的患者可出现[7, 10]。眶尖选择性减压，即从后方的环延伸至前方中鼻甲的基底板，在对眶尖减压的同时，也减少术后复视或鼻窦流出道阻塞的风险（图 9-1B）[3]。我们提倡对眼球突出最轻且无复视的孤立性 CON 患者采用该选择性减压术。在该患者群体中，选择性眶尖减压术不仅成功解决了 CON 症状，同时最大限度地减少了与标准眶下内侧减压术相关的风险。

二、适应证

与格雷夫斯眼病 CON 相关的视力丧失是内镜眼眶减压术的主要指征。对于视力丧失的患者，全身性类固醇和放射治疗可以在初期抑制症状，但这些患者的长期视力保留仍经常需要减压手术[11]。其他适应证包括角膜暴露的眼球突出，可能需要更广泛的眼眶减压。其他病变，如肿瘤、外伤和炎症，也可能导致眶尖受压。无论何种病理机制引起视神经周围受压，眶尖减压术均可用于治疗相关的视力丧失。

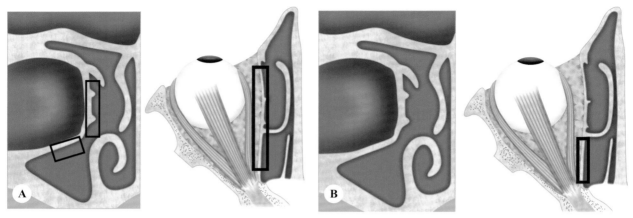

▲ 图 9-1　**A.** 从蝶窦表面到钩突插入部的眶内壁的去除，以及从外侧延伸至眶下神经的眶底的去除；**B.** 选择性眶尖减压需要去除眶内壁从蝶骨表面至中鼻甲基底板的部分，眶内壁的其余部分及眶底保持完整

经授权引自 Chu EA, Miller NR, Lane AP. Selective endoscopic decompression of the orbital apex for dysthroid optic neuropathy. The Laryngoscope. 2009;119(6):1236-1240. Copy Right 2009, John Wiley and Sons, Inc.

三、术前评估

所有患者都要接受术前完整的头颈部检查及全面的眼科检查。诊断性经鼻内镜检查可评估解剖并识别任何潜在的异常，如鼻中隔偏曲或炎症性鼻腔疾病。还要评估视觉敏锐度、视野、角膜外观、Hertel 测量和眼外肌活动性。完整的评估还包括眼眶和鼻窦的计算机断层扫描（CT），这有助于提前识别鼻腔异常或解剖变异，并可在必要时指导术中导航。

常规实验室检查包括完整的血常规、电解质和凝血因子，旨在识别可能影响手术或麻醉的任何全身异常。任何潜在的凝血异常必须在手术前识别。此外，所有格雷夫斯病的患者都要查甲状腺功能，并在麻醉开始前明确功能是否正常。对未发现甲状腺疾病的眼眶病变患者，也应进行甲状腺功能检查。

四、技术要点

用内镜检查鼻腔和鼻中隔，如果鼻中隔偏曲阻挡了中鼻道，则行鼻中隔矫正术。然后行钩突切除，并将上颌窦宽敞打开。随后全切筛窦，暴露整个筛板。上颌窦切开范围应达到窦的后壁和眶底。不需要切开蝶窦，因为在大多数情况下，蝶骨面与环处于同一水平。然而，如果影像显示环前方蝶窦气化，那么应行蝶窦切开以暴露整个眶尖。应注意辨别筛前后动脉并保留。接着将覆盖筛板的黏膜从蝶窦前壁至中鼻甲基底板水平剥离下来。之后用刮匙或镰状刀锐性进入筛板，并分离和去除眶周骨膜。在骨磨除完成之前，应小心避免破坏眶周骨膜。一旦眶尖骨膜充分暴露，用尖的镰状刀或蛛网膜刀作一系列水平切开，从后到前，从上到下。当存在 CON 不伴有突出时，可能只有眼外肌的增大，眶内脂肪极少参与。在这种情况下，内直肌可能邻近眶周骨膜，因此在切开时必须注意勿损伤该肌肉。之后眶内容物就可以突入鼻腔（图 9-2）。

如果有眼球突出和（或）暴露性角膜炎，应行完整的 2 或 3 个壁减压，而非局限的后部减压，尤其是已经存在复视的情况。在该过程中，去除从蝶骨面到上颌线及从颅底到眶底的整个内侧壁。眶底外侧去除至眶下神经。外部的外侧减压可以同时或以间隔的方式进行，有助于更大的眼眶后撤，从而使减压更均衡，以减少复视风险。

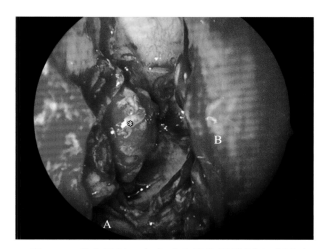

▲ 图 9-2　术中显示，在完成内镜选择性眶尖减压时，眶尖内容物（＊）突入到右后鼻腔；眶内容物见于大的上颌窦切口（A）后部；中鼻甲的外侧面（B）则位于内侧

该术式涉及眶外侧壁的去除，其中包括从上方的额颧缝至下方的眶下裂。

五、术后管理

术后早期评估视力。出院时应告知患者 2 周内避免提重物或搓鼻子。鼓励鼻腔盐水灌洗以尽量减少痂皮。常规护理还要求临床检查，在术后 1 周和 2 周内清除陈旧性血块和痂皮，以确保伤口愈合正常。完全的眶内下减压存在眶内容物向上颌窦和额隐窝疝出的风险，从而继发鼻窦阻塞。手术过程中应预料到此情况，并在术后监测。在选择性眶尖减压时，则不需要关注上颌窦或额窦流出道阻塞的问题。之后在 1 个月和 3 个月后再次检查患者，以评估最终结果。

六、示教案例

患者，男性，62 岁，格雷夫斯病病史 1 年，表现为双侧色觉和视敏度逐渐下降，无眼球突出、复视或其他眼科及神经改变。初始给予全身类固醇治疗，恢复正常视力。然而，随着类固醇剂量逐渐减少，色觉和视敏度再次开始恶化。行

颌面 CT（图 9-3），显示双侧眼外肌增大并压迫眶尖。由于视敏度丧失不伴有显著眼突或复视，予行选择性眶尖减压术（图 9-4）。术后，患者在 24h 内完全恢复了双眼色觉和视敏度，之后行常规的内镜下鼻腔创面清创，并在 6 周内对疝出的眶尖内容物完全再黏膜化。在后续的长期随访中，他的视力保持不变。1 年后，在一次非相关的神经检查时，患者接受了颌面 CT 检查，显示为眶尖减压术后（图 9-5）。

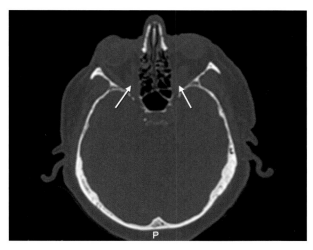

▲ 图 9-3　颌面 CT 轴位切面显示双侧眼外肌显著增大并压迫眶尖（箭）

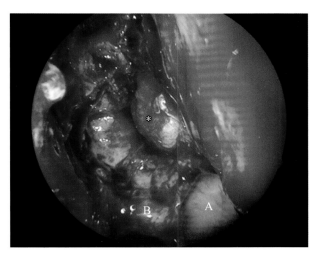

▲ 图 9-4　术中显示在完成选择性眼眶减压时，眶尖内容物（＊）突入到后鼻腔；行宽的上颌窦造口术（A），但眶内侧壁和眶底的剩余部分保留完整；减压的后界可见至中鼻甲的基底板（B）

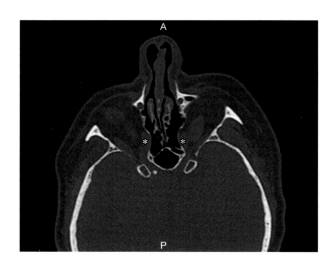

◀ 图 9-5 双侧内镜选择性眼眶减压术 1 年后，颌面 CT 轴位切面显示双侧眶尖减压从后部的蝶骨面延伸至前方的基底板，使眶内容物（*）释放到鼻腔后部，从而缓解对视神经的压迫

参 考 文 献

[1] Kennedy DW, Goodstein ML, Miller NR, et al. Endoscopic transnasal orbital decompression. Arch Otolaryngol Head Neck Surg. 1990;116:275–82.

[2] Michel O, Bresgen K, Russmann W, et al. [Endoscopicallycontrolled endonasal orbital decompression in malignant exophthalmos]. Laryngorhinootologie. 1991;70:656–62.

[3] Chu EA, Miller NR, Lane AP. Selective endoscopic decompression of the orbital apex for dysthyroid optic neuropathy. Laryngoscope. 2009;119:1236–40.

[4] Goldberg RA, Shorr N, Cohen MS. The medial orbital strut in the prevention of postdecompression dystopia in dysthyroid ophthalmopathy. Ophthal Plast Reconstr Surg. 1992;8:32–4.

[5] Metson R, Pletcher SD. Endoscopic orbital and optic nerve decompression. Otolaryngol Clin North Am. 2006;39:551–61, ix.

[6] Nadeau S, Pouliot D, Molgat Y. Orbital decompression in Graves' orbitopathy: a combined endoscopic and external lateral approach. J Otolaryngol. 2005;34:109–15.

[7] Graham SM, Carter KD. Combined-approach orbital decompression for thyroid-related orbitopathy. Clin Otolaryngol Allied Sci. 1999;24:109–13.

[8] Michel O, Oberlander N, Neugebauer P, et al. Follow-up of transnasal orbital decompression in severe Graves' ophthalmopathy. Ophthalmology. 2001;108:400–4.

[9] Roberts CJ, Murphy MF, Adams GG, et al. Strabismus following endoscopic orbital decompression for thyroid eye disease. Strabismus. 2003;11:163–71.

[10] White WA, White WL, Shapiro PE. Combined endoscopic medial and inferior orbital decompression with transcutaneous lateral orbital decompression in Graves' orbitopathy. Ophthalmology. 2003;110:1827–32.

[11] Mourits MP, van Kempen-Harteveld ML, Garcia MB, et al. Radiotherapy for Graves' orbitopathy: randomised placebocontrolled study. Lancet. 2000;355:1505–9.

第三篇

侧颅底入路解剖
Transnasal Approaches

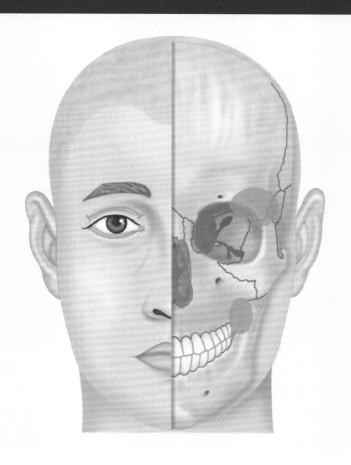

第 10 章　经鼻内镜颅底外科解剖学
Surgical Anatomy for Endoscopic Endonasal Skull Base Surgery

Arnau Benet　Kofi Boahene　著

王建村　译　　邓兴力　校

一、概述

鼻腔是通往中央颅底及侧方颅底的自然通道，也是内镜辅助颅底外科的中央通路。充分理解鼻内解剖是保障内镜下颅底解剖安全的必要条件。理解与鼻腔相连的颅内外解剖毗邻关系，形成清晰的三维立体解剖概念，在发展先进的内镜辅助颅底外科学专业技术过程中，至关重要。在此章节，我们概述了内镜辅助经鼻颅底外科学相关的解剖学知识。目前，经鼻内镜入路（EEA）存在多种方式，能顺利地应用于完成颅底腹侧几乎任何部位病变的手术。本章的重点是为读者提供该入路常用外科步骤及实用的解剖标志。此外，我们还将提供一些常用的解剖标志，用于各种扩展入路。这将在其他章节中进行详细阐述。更多的外科解剖将在每个章节中与手术技巧和手术入路一并进行详细介绍。

颅底结构被认为是一种颅内自然间隙的空间结构，因为颅骨的伸展，将各颅腔通过裂和孔相互连接（图 10-1）。当存在鼻腔和鼻旁窦等自然间隙时，可以自由引入内镜和解剖仪器。可以通过去除颅骨，创建辅助窗口以从一个腔室进入另一个腔室，来暴露待切除的靶病变。脑组织、神经、重要血管和肌肉之间的关系紧密，使得颅底解剖对手术技巧的要求非常高。我们将利用内镜，对各种经典的颅底单元进行操作，从而构建

内镜入路的解剖描述。

鼻孔是鼻腔的起始部，被认为是引入内镜和手术器械的自然通道。鼻孔的外侧界是柔韧的鼻翼缘，下面是坚硬的鼻梁，内侧是软骨的内侧脚。内镜温度过高或过度的拉伸均可造成鼻孔灼伤或撕裂。手术通道受限时，可通过对开放性鼻整形手术中常用的标准鼻小柱切口进行改良，松解和扩大鼻孔，易化手术操作。

穿过鼻孔，可见鼻中隔将鼻腔分隔成左右通道（图 10-2）。鼻中隔前部为膜性结构，后部为坚硬的骨性结构，限制了手术器械在水平面上的操作。坚硬的鼻中隔前份为软骨，后份硬质骨。鼻软骨呈四边形，在鼻底部与上颌骨的腭突相连，后部与筛骨垂直板相连。必要时，解离鼻中隔软骨与上颌骨冠顶的连接，并向外侧推移，可为手术器械的操作创造更多的鼻空间。

鼻中隔骨部由筛骨垂直板和犁骨组成。筛骨垂直板是筛骨的中央结构，向上与筛板和鸡冠相连。在筛骨垂直板以上对相连附件进行暴力操作时，会导致硬脑膜撕裂和脑脊液漏。犁骨向后延展，与蝶嘴融合。犁骨的翼部较厚，水平方向延展与蝶骨及内侧翼状骨的鞘突融合。犁骨的楔形部较薄，与筛骨垂直板相连。在尝试暴露蝶嘴时，此处是相对容易的进入点。剥开犁翼和蝶嘴的外侧黏膜，即可暴露蝶窦自然开口。即便是在使用影像引导的情况下，深部解剖斜坡和蝶窦

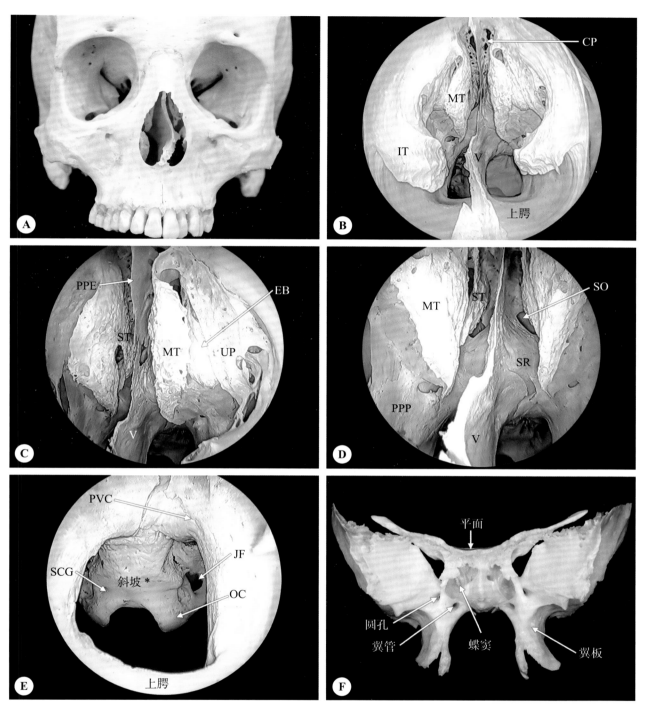

▲ 图 10-1 经鼻内镜入路的骨性解剖

A. 颅骨前面观的宏观视图；B 至 E. 颅内鼻通道的内镜视图；F. 蝶骨前面观的宏观视图；MT. 中鼻甲；IT. 下鼻甲；V. 犁骨；CP. 筛板；PPE. 筛骨垂直板；ST. 上鼻甲；EB. 筛泡；UP. 钩突；PPP. 腭骨垂直板；SR. 蝶嘴；SO. 蝶窦开口；SCG. 髁上沟；JF. 颈静脉孔；PVC. 腭鞘管；OC. 枕髁；For. 孔；绿色区. 鼻后孔（经授权引自 Dr. Arnau Benet）
*. 由颅骨的枕大孔向上至背鞍

时，蝶骨嘴和其上的犁骨是可作为中线部位安全探查的可靠骨性标志（图 10-2）。

鼻中隔可突向一侧，通过牺牲对侧为同侧

提供更大的操作空间。此外，鼻中隔的偏转和侧突可导致鼻通道的缩窄。因此，可能需要进行处理，以改善内镜通道。两侧鼻通道向后进入后鼻

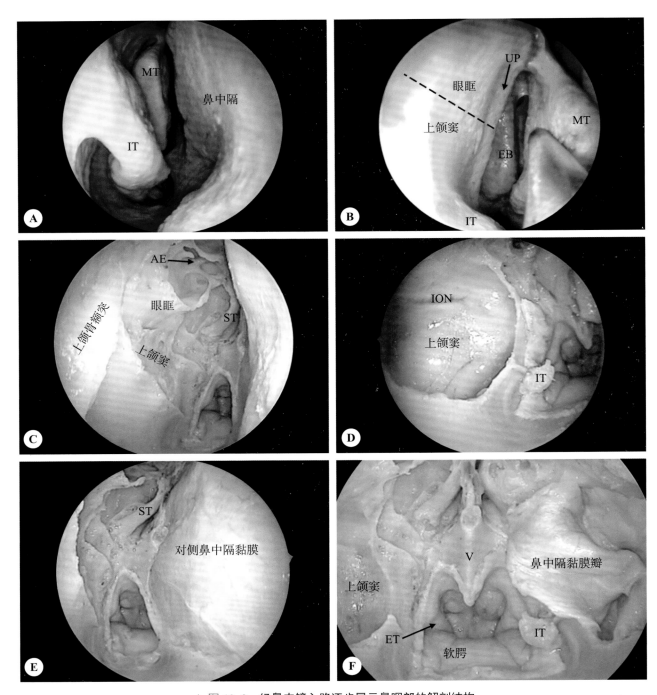

▲ 图 10-2　经鼻内镜入路逐步展示鼻咽部的解剖结构

A. 鼻道和鼻甲的初面观；B. 轻揉牵拉中鼻甲，暴露筛泡；C. 去除鼻腔黏膜和鼻甲后，鼻腔的外侧壁视图；D. 逐步切除上颌骨内侧壁，暴露上颌窦；E. 30° 内镜观察鼻中隔黏膜；F. 获取 H-B 鼻中隔黏膜瓣，并推向左侧上颌窦暴露腹侧颅底；MT. 中鼻甲；IT. 下鼻甲；UP. 钩突；EB. 筛泡；ST. 上鼻甲；AE. 筛前动脉；ION. 眶下神经；V. 犁骨；ET. 咽鼓管（经授权引自 Dr.Arnau Benet）

孔，汇聚于鼻咽腔。切除鼻中隔后部，可在鼻腔后部形成一个较大的空间，便于双鼻孔器械的操作和解剖分离。

鼻中隔骨部和软骨部被覆呼吸纤毛黏膜，这对鼻子的加湿和黏膜运输非常重要。过度的黏膜创伤可导致阻塞性黏膜粘连和鼻黏膜功能障碍。

这可能会损害术后的生活质量。鼻黏膜深处分别是软骨膜和骨膜。基于蝶腭动脉后中隔分支的黏膜瓣，可用于修复继发性颅底缺损。在黏膜下平面上掀开鼻中隔黏膜瓣，保留黏膜下软骨膜和骨膜有利于鼻中隔黏膜瓣暴露区的黏膜再生。

鼻内通道的外侧边界是犁状孔的骨性边缘，由鼻甲和鼻旁窦复合体组成（图 10-2）。内镜下观察鼻腔外侧壁时，首先暴露的是下鼻甲。下鼻甲是由独立黏膜覆盖的骨性结构，与上颌骨、泪骨、筛骨和腭骨相连。轻揉地将其离断，为内镜的进入提供更多的空间。下鼻甲的后部位于咽鼓管咽部开口的前面。鼻泪管开口于下鼻甲的内侧。下鼻甲的上方是中鼻甲。中鼻甲的骨部是筛骨复合体外侧隆起的终末端，是经鼻外科手术的关键解剖标志。中鼻甲与前颅底的连接方式各有不同。但它通常将鼻内走廊分成两个空间部分，分别为鼻中隔和中鼻甲之间的开放通道，以及眶内侧壁和中鼻甲之间的外侧开口。上颌窦向内开口于中鼻甲，汇入半月裂孔。前界为钩突，后界为筛泡。切开钩突，暴露上颌骨开口。半月裂孔的顶端是额凹，通向额窦。筛前动脉在此处穿过，予以动脉结扎可减少该区域的出血。筛窦气室向前进入内鼻道，向后经上鼻道进入鼻腔。筛骨纸板分隔眼眶与筛窦。完整去除筛前和筛后气室，可暴露筛骨纸板。

筛窦气室的顶部为筛凹，对应于颅前窝底。筛凹沿前后气室呈倾斜向下走行。注意这些颅底角度的变化，避免误入颅腔。筛凹向外与筛骨纸板相连，这一薄层骨质构成眶内侧壁。打开筛窦，即可通过筛骨纸板进入眼眶，进行眶内解剖。中鼻甲与颅底连接的内侧是筛板，有嗅神经的细丝穿过进入鼻腔。嗅丝延伸分布至上鼻甲、中鼻甲及鼻中隔的上附着部。对这些区域黏膜的剥离，可能会影响嗅觉。

扩大上颌窦开口，彻底去除上颌窦内侧壁。在上颌窦内，可见嗅神经沿眶底走行。

中鼻甲的后上方，可见上鼻甲。沿着上鼻甲，可找到蝶窦自然开口。在中鼻甲和上鼻甲附着点的后部之间，可见蝶腭动脉搏动。蝶腭动脉是上颌动脉的终末分支，分布于鼻腔后部。经鼻内镜颅内外科手术时，有必要使用血管收缩药或者直接结扎蝶腭动脉来减少出血。当计划行鼻中隔黏膜瓣时，应避免结扎蝶腭动脉。因为蝶腭动脉分支供应鼻中隔后份。上颌神经的后上鼻支伴行蝶腭动脉走行，可用作蝶腭神经阻滞。

中鼻甲后部附着点、上鼻甲及犁翼是经鼻内镜颅底外科手术的重要解剖节点。越过此处，经蝶窦和经翼入路进一步解剖时，需要移除骨质和借助导航辨识关键神经血管结构。在经鼻内镜颅底外科手术中，对这个区域的解剖关系形成一个良好的三维解剖概念至关重要。

后鼻孔的上拱可以作为内镜进入后鼻腔的参考点。上拱由犁骨翼部和内侧翼状骨构成。在蝶窦自然开口和上拱之间，蝶腭动脉的后中隔分支穿过犁翼至鼻中隔黏膜。在骨膜下平面将蝶骨嘴的黏膜向下推移，可保留鼻中隔后动脉，暴露蝶窦自然开口。安全地由中间向外扩大蝶窦开口至蝶骨嘴。进一步向外侧打开蝶骨嘴，可暴露蝶窦的外侧壁。此时，可见翼管神经穿翼管。在此处下方去除翼骨内侧，暴露翼腭窝。这是可显露腭大神经和腭小神经分别向下穿行腭大孔和腭小孔。腭骨黏膜病变可通过腭神经向颅内扩散。经翼入路的解剖描述详见经翼入路入颞下窝的相关章节。

翼管神经可通过两个地标进行定位：腭鞘神经血管束，或者后鼻孔的形态特点。锐性切开后鼻孔顶部黏膜，可见腭鞘神经血管束穿行蝶骨体和犁骨接合部，至蝶腭神经节。追踪蝶腭神经节，可见腭鞘束出翼管，朝向翼管神经。此外，翼管神经位于后鼻孔上约 1mm、内约 5mm 处。

一旦广泛打开蝶骨嘴，即可内镜下观察蝶窦腔的解剖结构和相应的颅内结构（图 10-3）。蝶

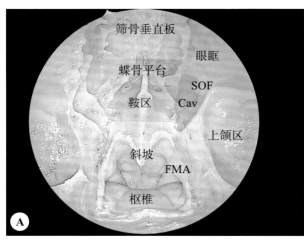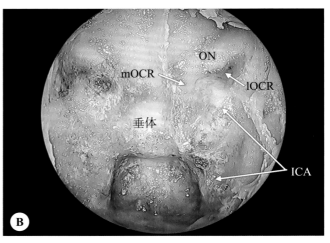

▲ 图 10-3 经鼻内镜暴露颅底腹侧的骨性标志

A. 彻底移除鼻咽部黏膜后，在颅底的内镜图片中彩色标注内镜下鼻内颅底解剖模块；B. 打开蝶窦，去除窦内分隔板和黏膜，暴露经鼻蝶鞍内镜入路的骨性标志；SOF. 眶上裂；Cav. 海绵窦；FMA. 远内侧入路；mOCR. 内侧视神经 - 颈动脉隐窝；lOCR. 外侧视神经 - 颈动脉隐窝；ICA. 颈内动脉；ON. 视神经（经授权引自 Dr. Arnau Benet）

窦顶壁也称为蝶骨平台，可通过 0°、30° 和 45° 内镜进行观察。内镜的角度取决于内镜口斜面的角度。蝶骨平台向前与筛骨的筛板相连。蝶骨平台的上方是视交叉。在经蝶骨平台入路行蝶骨平台、鞍结节和鞍上病变切除时，对此点的辨识至关重要。蝶窦被一个或多个隔板分隔成许多隔间。隔板可伸入颈内动脉管，移除隔板时需小心谨慎。蝶鞍处，蝶窦后壁呈现为一个从蝶鞍中线向后的凸起，对应为垂体窝。蝶鞍前方骨质增厚部位为鞍结节，向前延续为蝶骨平台。在颅内，鞍结节对应于视交叉池。蝶骨后壁的下部是斜坡压迹。切除此处斜坡骨质，暴露颅底硬膜，其被覆基底静脉丛。内镜下蝶窦的外侧壁可见颈内动脉 C_3 段和视神经的隆起。颈内动脉和视神经之间的凹陷是视神经颈内动脉间隙，通向翼状间隙。沿着蝶骨外侧壁的下份有时可见三叉神经 V_2 分支的凸起部分。蝶窦的气化程度存在差异性，蝶骨体没有气化，蝶骨翼气化程度较高。有时，筛骨后位气室可延伸至蝶窦上方，称作 Onodi 气室。计划进行内镜辅助颅底解剖时，每一个外科医生都需要审视影像，了解蝶骨及筛骨气化程度的差异性。去除蝶窦后外侧的颅骨和硬脑膜，呈

现垂体窝和海绵窦之间的结构关系。视交叉前方，可见垂体柄延伸至垂体腺体。颈内动脉（C_2、C_3、C_4）在海绵窦内侧急性弯曲。在咽鼓管的后方，再次陡弯入颈内动脉颅外咽段（C_5）（图 10-4）。

为了暴露颅后窝，经蝶窦入路向尾侧扩展至斜坡。斜坡的颅外观呈扁平状，轻微后斜至第一颈椎前椎弓，远离鼻咽部。斜坡将鼻咽部和颅后窝分开。斜坡的内侧毗邻脑干。解剖上，斜坡大体分为上、中、下三部分。上 1/3 位于蝶窦水平，对应于鞍背。中 1/3 是由枕骨基底部的吻侧构成，从鞍底延伸到蝶窦底。下 1/3 是由枕骨基底部的尾侧构成，从蝶窦底部延伸到枕骨大孔。岩斜裂位于斜坡的外侧，将斜坡上、中部与颞骨分开。

斜坡深部的硬脑膜由两层组成：骨膜层和脑膜层。基底血管丛穿行两层硬膜之间，暴力损伤后可引起大出血。当在该区域打开硬脑膜时，了解外展神经的走行非常重要。外展神经路经颅后窝（环池段），穿脑膜层，进入两层膜（膜内段）之间的通道，然后经 Dorello 管入海绵窦（虹吸段），再途经海绵窦上升入眶上裂。当打开斜坡中 1/3 硬脑膜时，存在损伤外展神经膜内段的风

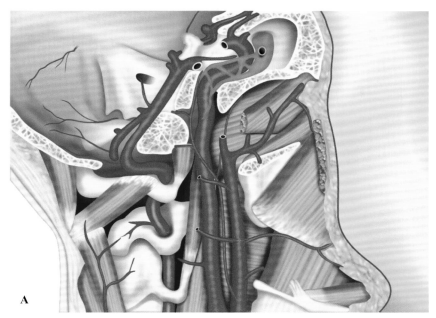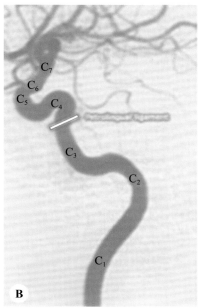

▲ 图 10-4　颈内动脉在咽喉部及颅底的走行

险。外展神经经过硬脑膜神经管（Dorello 管）时，被认为途经斜坡中 1/3 处。

下斜坡和枕骨基底部与 C_1 椎体和 C_2 齿突相连。该区域的手术导航需要深入了解椎动脉和下方脑神经的走行。

在下方，斜坡被覆头长肌和头直肌前部，位于颈枕韧带深面。颈枕韧带将斜坡与枕髁锚定在脊柱上。该肌肉上面被覆致密的咽颅底筋膜和鼻咽黏膜。在下斜坡骨质的腹侧面，这些肌肉形成两条明显的附着线，通常被称为斜坡上线（头长肌）和斜坡下线。切开肌肉内部连接结构，可暴露斜坡、枕髁、枢椎齿状突和寰椎前弓。

经斜坡入路手术时，有三个关键的解剖标志可指导此区的安全解剖：翼管神经、枕髁上沟和破裂孔。解剖斜坡时，首先需识别翼腭窝的翼管神经。翼管神经在破裂孔处向上弯转，朝向颈内动脉。在解剖斜坡时，可引导找到颈内动脉。沿着翼管神经后方可暴露颈内动脉破裂孔段。在岩骨区，岩深神经和岩浅大神经构成翼管神经。

切除咽颅底黏膜，暴露于头长肌。切除头长肌上部暴露头直肌。头直肌附着处命名为斜坡下线，外侧与破裂孔水平呈一直线。破裂孔被颈内动脉、咽鼓管和纤维软骨组织所占据。破裂孔为斜坡下线解剖的外侧界。

下斜坡开颅暴露寰椎和枢椎齿状突时，需要围绕枕髁谨慎操作，因为舌下神经管穿过枕髁。下斜坡开颅时，舌下神经管定位的一个关键坐标是髁上沟。髁上沟存在于咽结节下外侧约 1cm处，是定位舌下神经管的位置及外开口的可靠坐标，分别位于髁上沟的后方和外侧。

二、经鼻内镜入路适用于颅底腹侧开颅

正如本章前文所述，内镜辅助颅底腹侧入路是遵循自然鼻通道的手术路径，通过谨慎去除骨质和软组织可进行次级手术入路的演变。获取内镜颅底经验的合理方式是遵循模块化系统理念。而遵循模块化系统理念又是建立在一个又一个操作者经验基础上的。矢状位上，从鸡冠至 C_1 前弓：讲述了经筛入路，经蝶骨平台 / 鞍结节入路、经蝶鞍入路、经斜坡入路。经眶入

路、经上颌骨和海绵窦入路、经翼点和向外侧扩展至斜坡下 1/3 的入路，代表着手术入路在冠状面上的模块化扩展（图 10-3）。除了经鼻入路，从本文亦可见其他改良的内镜辅助开放入路。比如，经眶和口腔入路可作为进行颅底手术的次级通道。

推 荐 阅 读

[1] Kassam A, Snyderman CH, Mintz A, et al. Expanded endonasal approach: the rostrocaudal axis. Part I. Crista galli to the sella turcica. Neurosurg Focus. 2005;19(1):E3.

[2] Kassam A, Snyderman CH, Mintz A, et al. Expanded endonasal approach: the rostrocaudal axis. Part II. Posterior clinoids to the foramen magnum. Neurosurg Focus. 2005; 19(1):E4.

[3] Kassam AB, Prevedello DM, Carrau RL, et al. Endoscopic endonasal skull base surgery: analysis of complications in the authors' initial 800 patients. J Neurosurg. 2011;114(6): 1544–68.

[4] Patel MR, Stadler ME, Snyderman CH, et al. How to choose? Endoscopic skull base reconstructive options and limitations. Skull Base. 2010;20(6):397–404.

第 11 章　经鼻内镜辅助治疗颅底病变

Transnasal Endoscopic Assisted Transcribriform Approach to Skull Base Lesions

Thomas Kühnel　著

刘　超　译　　张洪钿　校

一、概述

鼻和鼻窦系统形成了通往前中颅底的通道。跨过了梨状孔所形成的狭窄处，去除了筛窦的气室将会产生一个较为宽敞的空间，从而允许完成一系列专业器械操作。过去的 30 年里，经鼻内镜手术操作已日臻成熟。现代视频技术的发展使得即使是鼻与鼻窦最微小的解剖结构也能实现体外高清可视。在诊断方面，亚毫米级的空间分辨率的断层图像成像技术为手术规划开辟了新的功能。上述技术的进步因此也为不断地接近颅底，扩展经鼻窦手术适应证提供了可行性依据。这些发展得益于所有医学专业人士对解剖学和病理学的新见解，以及认识到所有关注头部的医学专业之间跨学科合作的必要性。不同学科之间的协同合作而非因竞争而导致的各自为战，是成功实施复杂的颅底操作的关键。

锁孔手术是指把固定区域的操作空间从入口处经过尽可能扩大后的入路，需要辅以高度专业化的器械进行操作的一种术式。这种需求促进了许多新手术器械的研发。除了抓钳以外，能在任何角度进行切割的线性工具，使得经鼻手术更安全，组织损伤性更小。微型铣刀（动力器械）及其各种各样的附件需要特别注意。其不仅能切除较软的组织，还能在保持连续冲洗和抽吸的状态下对不易探及的骨性结构进行精准的处理。

内镜手术同样要求在一个狭窄的视野中保持能见度和可操作性之间的平衡。外科医生必须适应技术和普遍的空间要求，而不是期望手术空间符合经典的手术要求。在特定的解剖情况下，当肿瘤侵犯重要的结构时，耳鼻咽喉外科医生应该摒弃切除病变时力求到达正常组织边界的理念。相反，他们应该应用从其他肿瘤病理中获取神经外科知识，从肿瘤外部切除未必是正确的方法，而去体积、缩小和二期切除是更明智的（或确实是唯一可能的）选择。

经鼻内镜入路可在保障手术效果的基础上显著降低治疗并发症率。因为经此入路对脑组织的侵扰较轻，因此患者的功能预后往往比经典的入路更好。

耳鼻咽喉科医生通过个体化路径开展颅底手术是从鼻窦内鼻旁窦手术开始，然后逐步发展到涉及邻近结构的手术。只有在充分掌握了扩展额窦手术、上颌内切术、额基底硬膜瘘修复术和鼻内镜眶切开术的技术后，下一步才应该进行颅底手术。在这种情况下，与神经外科医生的配合实施脑垂体肿瘤的外科治疗，是一个特别重要的操作领域。

二、适应证

为了避免发生鼻源性脑膜炎，需要闭合硬脑膜瘘合并脑脊液（CSF）鼻漏。尽管文献中报道的发病率各不相同，但一些作者估计每年发生活动性脑脊液漏的概率是 10%。

额底硬脑膜瘘一般是由于颅脑损伤、骨折线通过筛状板和外侧板区域所在的前颅底。从作用力的物理学角度来看，筛动脉穿透的部位是一个弱点。由于前颅底（鼻）区域的硬脑膜特别薄并且牢固地附着在骨上，因此脑脊液漏特别容易发生在该部位。

在创伤急性期，病情一般比较紧急。脑脊液鼻漏的处理需要待到颅内压接近正常时进行。为了预防气颅，必须告知患者在此期间不要擤鼻子，并且必须停止经鼻正压通气治疗。

如果脑脊液鼻漏临床表现明显或能检测到脑脊液特异性蛋白质，则可以直接确定手术治疗的适应证（β 示踪试验：通过比浊法测定脑脊液中的 β 示踪比血清中的 β 示踪高约 30。检测值若为 6mg/L 表示存在 CSF）。在这种情况下，要注意寻找瘘口并尝试使用下面描述的一种技术进行闭合。

如果 CT 影像诊断显示颅内有积气，但没有脑脊液鼻漏，情况就更复杂了。创伤引起的黏膜水肿可能会堵塞瘘口，导致最初的伤口愈合阶段后期脑脊液鼻漏仍可能出现。颅内硬膜外气泡是相对的指征。如果没有脱位骨折，并且在鼻黏膜肿胀消退后，最初的脑脊液实验室化学检测结果仍然为阴性，则可以不用手术探查。颅内积气是硬脑膜缺损的证据。如果计算机断层扫描无法检测到骨折，则很难发现这种渗漏。在这种情况下，严密观察病情变化是合理的。如果 2 周后没有临床或实验室化学证据证明脑脊液鼻漏，可以给予埃利奥特试剂缓冲的荧光素溶液在鞘内对脑脊液染色。在蝶筛窦完全切除术后，通常可以根据硬脑膜的染色强度来识别骨折间隙。一些作者认为手术修复是必要的，因为病变附近的硬脑膜不能再生，愈合的黏膜对感染逆行和脑脊液持续搏动没有足够的屏障。有文献报道额底骨折后 20 年发生晚期脑膜炎的病例，提示即使脑脊液鼻漏已自发停止后仍可能需要手术治疗。适应证必须在每个个案中确定，并取决于患者的个体情况。使用荧光素时不应添加防腐剂。因为它还未被许可作为鞘内给药的药品，患者知情和同意过程必须严谨执行。术前 1 天使用荧光素。那时，必须采集脑脊液样本进行微生物诊断。在最大限度地解除充血后，应至少间隔 2h，并重复 2 次鼻内镜检查。为了避免误诊为假性脑脊液鼻漏，还应检查耳鼓膜。如果在鼻子中检测到染料，则需要进行手术。

自发性脑脊液漏在诊断上存在挑战。鼻漏是一种常见的症状，鼻分泌物中的脑脊液不能常规排除。如果患者描述突然意外出现一种与鼻炎不同的透明水样分泌物排出，记录病史可能会提供有用的线索。如存在质疑，可辅助以 β 微量或 β_2 转铁蛋白诊断。如检查阴性，必须加行 CT 诊断，并重复脑脊液检查。为了在样管中收集脑脊液，可以通过使患者头部朝下或积极鼓励其行瓦尔萨尔瓦（valsalva）动作来增加脑脊液压力。如果患者在诊所时未能成功留取标本，应让其带走取样管，并指示他们亲自收集可疑的分泌物。

医源性硬脑膜漏的修复方法与其他创伤性缺陷相同。他们的处理是部分经验丰富的耳鼻咽喉科医生的专长。但是，处理方面的具体情况也需要特别注意。在处理并发症一节中概述了需要采取的必要步骤。

脑膨出和脑膜膨出是非常罕见的事件，很难在蝶窦缝合线范围内治疗。在前鼻的区域，外科治疗在技术上更为直接。在这种情况下，诊断是决定治疗的关键步骤。这些囊肿很容易被误认为筛骨病变，如果不被发现，可能会导致传统筛骨手术的并发症。因此，骨基的缺损应注意脑膜或脑膨出的发生。脑膨出中的胶质组织通常是无功能的，应与脑膨出的囊一起切除。这两种病的手术原理是相同的。

任何可以想象到的肿瘤都可能发生在鼻旁窦，无论是此位置的原发肿瘤还是其他肿瘤的转移瘤。此类肿瘤的典型特征是，其在肿瘤晚期通常会出现症状。因此，它们很有可能已经到达甚至穿透颅底。典型颅内肿瘤可以通过转录手术切除，它们起源于嗅觉皮质或脑膜。这些肿瘤尤其是感觉神经母细胞瘤和嗅沟脑膜瘤。鼻部肿瘤最具代表性的是鳞状细胞癌。接触硬木粉尘被认为是腺癌的诱因，须在病史记录中体现[1]。

经鼻颅底肿瘤手术与开颅切除肿瘤的原则相同。如果病变可以通过经鼻安全地切除，则应首选此入路。如果不能，那么外科医生必须能够遵循传统入路。这种情形在神经外科医生起主导作用的情况下很常见。

制订手术计划时，必须明确一些基本问题，而多学科讨论正适用于此类颅底手术。重要的是检查硬脑膜是否浸润，是否被侵蚀，是否有颅内肿瘤扩散，以及肿瘤是否沿脑膜发出突起，这些突起可能会延伸到无法从鼻腔进入的区域。必需考虑重要血管与肿瘤的解剖关系，也必须考虑颅神经的走行。手术过程的关键策略需要在此阶段制订，即使在随后的操作中需要改变入路也要遵循这一基本原则。这意味着如果手术需要扩展到颅内，神经外科医生必须能立即接手。

术前需请麻醉科同事会诊以讨论麻醉方案，并为患者入住重症监护病房做准备。

术前需要核查的另一个重要问题为是否满足了所有的技术要求。建议准备一份由手术室人员共同制订，专门为特殊外科手术制订的核查表。

三、术前评估

血液供应

鼻腔和颅底的血管供应复杂，必须详细了解，以便能够准确地计划和安全地实施手术。

鼻由颈内动脉和颈外动脉的分支供应。对于经筛入路，眼动脉发出的筛窦动脉特别重要。必须仔细鉴别，以确保没有颅内出血或眶内出血的风险。

蝶腭动脉或其末端分支，即鼻后动脉，负责为带蒂鼻中隔黏膜瓣供血。这些血管构成了颈外动脉血管区域的一部分。

快速生长肿瘤的病理供血血管在术中更难评估和处理。为了确定准确的手术策略，所有病例术前均需要进行血管成像评估，在适当的情况下，应尝试对血供丰富的肿瘤进行栓塞。

电热疗法不能用于前颅底硬脑膜以凝固静脉腔隙；相反，应通过放置神经膜（neuropatty）或使用止血材料如羧甲基纤维素来实现。因为电热疗法可导致缺损迅速增大。不能在颅内使用单极电凝，因为其无法控制流向中性电极的电流。

四、技术要点

（一）局限性

鼻腔到达蝶窦平面的颅底仅占前颅底的 20% 左右。尽管绝大多数的损伤和肿瘤都位于这一狭窄区域，但确定经鼻入路目前无法触及的范围仍然很重要。

额窦涉及瞳孔中线外侧的任何部位。其可及性与筛窦的气化程度、宽度和前后径有关。

额窦的前缘取决于额骨的鼻突。通常进行内减压手术前会先开放额窦。最大限度地扩大其前后径，磨钻系统在此空间操作很方便。

在筛窦中，眼眶代表侧方边缘。它们沿着眶板从上颌骨 – 筛骨连接处延伸到颅底。

向背侧，强大的蝶窦平面是前颅底的一部分，在此骨性结构和硬脑膜形成了一个更强的屏障，以防止从鼻腔向颅内扩散。眶尖可以很容易地在上颌窦背侧的蝶窦附近找到。在这里可以确定视神经出口。在筛状板和侧板附近，骨质和硬脑膜都极薄。这个区域的硬脑膜牢固地附着在骨头上。因此，影响骨的损伤和病理过程也会累及硬脑膜，进而导致脑脊液鼻漏。嗅丝纤维穿过筛板孔，构成鼻腔肿瘤向颅内生长的入口，嗅沟肿瘤向鼻内生长。自然入口是由筛动脉形成的，筛动脉从眼眶发出，通常在入颅内前穿过筛骨。

（二）缺损修复

小的缺损可以用叠加技术有效地封闭。多年来，我们一直使用纤维蛋白胶涂层的胶原纤维网：这种方式能实现不透水封堵，而无须在鼻甲、鼻侧壁或鼻中隔制造缺陷来获取游离的黏膜移植[2]。

使用联合技术修复中等大小的缺损：首先，在硬脑膜和骨基之间填充衬垫，然后放置胶原纤维网覆盖层。被切成盘状的鼻中隔软骨非常适用。其边缘可以用手术刀削得极薄，这样就可以很容易地贴到缺陷处。弹性软骨在颅内展开，从而形成一个不透水的闭合。

若损伤涉及外侧板的时候常比较棘手。颅底的角度是这样的，无论软骨还是垂直板上的骨头，都无法放置坚实的衬底。在这种情况下，一种合适的方法是 PJ Wormald 最初描述的"浴塞"技术（"bath-plug" technique）。将移植的脂肪尽可能均匀且直径与缺损匹配地进行修剪，其长度不超过 2cm。沿着脂肪塞的长轴穿过一条可吸收的缝线，使移植物一旦放置在缺损下方，就可以向上拉入颅内，从而确保即使在难以操作的区域也能紧密闭合。

我们从未在颅底及蝶骨平面使用垫圈密封技术。在这项技术中，柔软的柔性材料，如颞肌筋膜或阔筋膜位于缺损的中心。然后用刚性移植物（如为适应缺损而塑形地骨块）将其压向颅内，

形成密封垫。其导致并发症地概率较大。以上所述的其他技术可以在不危及颅内结构的情况下实现比较可靠的闭合。

阔筋膜是修复较大缺损的主要材料。可使用单层或多层来修复颅内、硬膜内、硬膜外及颅外缺损。与皮下组织中获取脂肪，用于密封的过程类似，阔筋膜能以任何需要的尺寸进行修剪。然而，由于其较粗的结构，该脂肪组织不如耳垂脂肪。这个缺点被一个事实所抵消，即无论需要多少都可以根据需要进行获取[3]。单层的营养状况似乎是由脑脊液保证的。多层包被时，鼻中隔血管化移植是有帮助的。鼻中隔皮瓣蒂鼻后动脉（蝶腭动脉的分支）是沿前颅底封闭的标准皮瓣。它可以从鼻尖前部远至鼻小柱，从鼻底上方解剖，必要时甚至可以从鼻侧壁上方解剖，从颅骨上远至鼻顶解剖。这就产生了一种似乎适合覆盖所有缺陷的移植物[4]。由于颅前部的隔膜黏膜非常厚，由此产生的嫁接似乎适于覆盖所有缺陷，并且与软骨膜一起隆起，因此有卷起的倾向。当把它平铺在缺陷上并固定在这个位置时，可能会出现问题。在这种情况下，沿着皮瓣纵向轻轻地切开软骨膜是有益的。缺点之一是术后伤口愈合时间长。有时，大的去上皮区域可能需要几个月的时间，直到结痂消失，表面再次覆盖有功能的黏膜。此外，如果需要对伤口区域进行放射治疗，愈合阶段会进一步延长。克服这些问题的一个技术上直接和非常有效的方法是用对侧的隔膜黏膜覆盖软骨表面。手术过程包括牺牲垂直板（构成隔膜的一部分）和梨状骨，解剖黏膜，保持在鼻中隔前面，并将它转到隔膜背缘。然后将游离端缝合到缺损一侧的伤口边缘。

额脑疝可能发生在较大的额部基底硬脑膜的修复。已建议使用刚性移植物，如垂直板上的骨板来加强软组织移植物。如果这种骨连接能缩短缺损间的距离，那么闭合稳定性就可以得到改善。

外科医生必须考虑到修补材料的收缩性。移植物可能萎缩 30%，经过相当长的一段时间后导致脑脊液漏。迟发性闭合可能带来麻烦，特别是由于放射治疗导致的伤口愈合受损。详见视频 11-1 病例分享。

（三）脑膨出

在进行筛窦切除时常常会发生脑膜膨出或脑膜周围的基底部膨出。为了建立一个安全的移植床，要仔细清除缺损周围的骨黏膜。然后使用一个有角度的解剖器或盘刀将硬脑膜从颅骨内抬起，以便解剖用于下垫植骨的口袋。只有在这一点上囊肿蒂才能脱离。在非常大的囊肿中使用额外的颅内硬膜内软组织层的下垫层是合适的。最后，整个移植物区域覆盖一层黏膜移植物或胶原纤维网。详见视频 11-2 病例分享。

五、示教病例

肿瘤的暴露

脑膜瘤、嗅神经鞘瘤、脑膜脑膨出和皮样囊肿可以通过经鼻入路到达。恶性肿瘤的经鼻内镜手术主要关注肿瘤的侵袭程度，即有没有浸润到任何主要的脑组织[5]。在这些病例中，肿瘤学结果与手术入路的选择相匹配，而神经功能和美容效果都优于开颅入路[6]。神经外科早期提出的关于外科诱导感染发生率增加的担忧并未发生。在这方面，经鼻手术与开放式神经外科相当。

第一步是术区准备。其中包括鼻腔前庭消毒，刮除鼻毛，使用浸泡在肾上腺素中的纱布来缓解黏膜充血。鼻内肿瘤的外生性部分被切除，这一步导致的出血必须小心地加以控制。使用微型磨钻可以提高术野能见度。下一步是完成蝶筛窦切除术，这个程序为颅底重建的实际工作创建了条件。在随后的操作步骤中操作空间和可视性将由这一步手术决定，因此，应小心谨慎地止血

和完全清除筛窦气室。

根据气化的程度，可以在前颅底创建一条前后尺寸为 29～40mm，宽度为 20～30mm 的手术通路。鼻内肿瘤的外生性部分被切除，这一步引起的出血必须小心地加以控制。如果病变位于鼻底前部，则在额窦处放置正中引流（Draf Ⅲ 型）。即使使用带蒂鼻中隔黏膜瓣来覆盖缺损只是被认为是一种可能，在放置正中引流管的情况下，应该在切除颅中隔之前将其切开。下一个目标是使肿瘤周围的骨头变薄并确定其界限。用金刚钻打磨基底，使其与轨道平行并沿着轨道磨得很薄，这样就可以用圆盘刀将底座分离出来。理想情况下，在筛状板中产生一个断点，从而暴露鼻子中剩余的肿瘤[7]。分离出筛前和筛后血管，如果它们不能自由地穿过筛骨，用钻将它们从骨床中游离出来。然后小心地使其凝固或向眼眶侧面夹紧并横断。在不损伤硬脑膜的情况下，可以自由解剖鸡冠，并将其基底前部磨细。较为坚固的骨性结构处理完成后，在先前创建的断裂点的区域，可以用一个较锋利的解剖器从脆弱的硬脑膜上分离出骨板。在前颅底区域，识别大脑镰并以双极电凝止血。用微剪刀将其分离，从而使肿瘤能够进一步游离。嗅纤维也被横断。在颅底实际切除肿瘤的准备工作已经完成。用带角纤维剪刀切开硬脑膜，将肿瘤在鼻部的前后方向移动。嗅球并不是总容易识别的，特别是在它已经被肿瘤改变的情况下。其扁平的形状和微小的尺寸（只有 10mm 长，5mm 宽，2mm 厚）很难与直回区分。嗅束一般游离在肿瘤外[8]。

此种入路允许所有靠近颅底的病灶在上述范围内能被触及。在双侧手术中，嗅觉功能的丧失通常是不可避免的，应相应地告知患者。这不是手术的并发症，而是一种需要提前接受的后果。即使部分嗅黏膜和一个嗅球可以保留，术后瘢痕和放射治疗也会导致嗅觉功能的严重损害。详见视频 11-3 病例分享。

六、并发症处理

虽然在经鼻手术过程中发现的脑脊液鼻漏是一个必须严肃对待的并发症，但其并非灾难。如果处理得当，这种缺陷可以完全愈合而无后遗症。然而，如果外科医生无意中进行了颅内操作，情况就不同了。在这种情况下，患者有受到严重伤害的危险。为了避免这种情况的发生，也为了避免在对该案件进行法律程序时使自己处于被动的局面，应该注意以下几点：在发现操作失误后，立即通知可能牵涉的相关部门的同事，如果情况允许，通知更有经验的耳鼻咽喉科同事，并要求进行会诊。对所采取的所有步骤进行详细的书面记录。确保与麻醉科密切配合。安排术中CT检查，排除颅内出血。针对是否需要改变手术方式或转移到上级医院等问题，建议进行多学科讨论后再采取进一步的决策，同时通知在当班和在家值班的同事。最后还有至关重要的一点是积极与患者亲属进行病情知情和沟通。

颅底手术中出现的血管并发症具有潜在的生命危险，并可能导致功能上的致命后果。这尤其适用于鞍旁和鞍上血管。在鼻前病变，筛动脉在肿瘤清扫时可能出血。如果病变发生在中间部位，使用双极电凝可以完全控制出血。然而，如果出血导致眼眶内压力增加，眼球的功能可能有风险，迅速干预势在必行。如果筛窦切除术已经完成，可以通过切除眶板和打开眶周来缓解眼窝腔室综合征的压力。如果通路仍不完整，必须立即行侧眦松解术以降低压力。

如果患者术后主诉头痛加重或颅底手术后出现神经功能不良，必须进行头颅CT检查。原因可能是张力性气脑症，在这种情况下经常可以看到富士山征象。硬脑膜下的空气挤压大脑的额尖，导致大脑半球间空间的扩大。横断面CT图像就像富士山的轮廓（图11-1）。

在肿瘤手术后发生的脑脊液漏是很难治疗的：如果需要放射治疗，那么在可能的情况下，不应该超过从手术到放射治疗开始之间的6周时间窗。早期漏口需要进行翻修，因其可能影响治疗的成功效果。如果脑脊液漏发生较晚，伤口愈合会因为抗增殖治疗而受到影响。轴向血管化移植物为血管供应提供了成功的最佳前景。

虽然经鼻神经外科手术后的感染并不比颅面外科手术后更常见，但脑膜炎的危险仍然存在。我们在鼻腔填塞期间会静脉使用抗生素，如果硬脑膜已被打开，我们将这种预防措施持续5天。

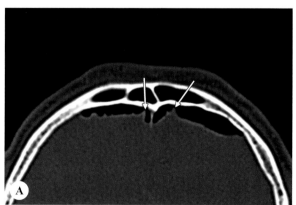
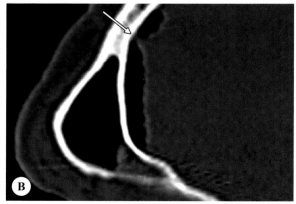

▲ 图 11-1　CT 显示富士山标志

A. 轴位 CT 显示额叶塌陷，半脑间隙增宽，双侧硬膜下低密度区；B. 矢状位 CT 显示硬膜下空气压迫额叶。白箭表示额叶受压

定期和频繁监测体温，检查脑膜炎的神经体征，每天实验室监测炎症标志物，将有助于早期识别并发症。

七、术后管理

当颅内操作已成为手术过程的一部分时，我们会将患者转移到重症监护室一晚，并在次日进行术后颅 CT 检查。腰大池脑脊液引流在文献中是一个有争议的话题。目前还不能确切地说明这种措施是否能降低术后脑脊液漏的发生率。即使腰椎外置脑脊液引流本身可能导致并发症，我们也将其用于翻修手术、非常大的缺损，以及为了降低缺损部位的脑脊液压力而提高颅内压的病例。必须注意确保病房的护理人员具有使用这些引流系统的经验。如果对这个问题有任何疑问，那么培训相关的神经外科专业知识。

术后第 1 天去除鼻腔填塞物。如果它能使移植物保持原位，则可以保留到术后第 4 天。因为鼻腔填塞的时间越长，感染的风险就越高，所以不应该留得太久。大的创腔意味着相当大的结痂持续了很长一段时间。常规的鼻腔冲洗用温暖的等渗盐水溶液可以补充一个湿润的腔室，患者可以自己做一个非过敏性的膏药条放置在鼻孔上，从而防止鼻腔呼吸。

6 周后，即使没有脑脊液鼻漏的临床证据，我们也例行进行脑脊液随访检查。这说明已经考虑到这一潜在的复杂性，并已采取措施加以应对。

手术后 3 个月或放射治疗结束后 3 个月，我们会进行 MRI 随访。在这个阶段，即使是经验丰富的神经放射学专家也发现很难区分瘢痕和肿瘤残留或者肿瘤复发。因此即时诊断价值不大。这次随访作为后续随访的基线发现。随着时间的推移，瘢痕已经形成一种变小的趋势，而肿瘤则趋向于增加体积。所有接受过颅底肿瘤切除的患者均由外科医生或具有适当专业知识的专家进行随访。随访时间取决于肿瘤体积大小，至少会继续直到患者 5 年或 5 年后无肿瘤复发，以腺样囊性癌为例，终身不治。鼻内镜检查和超声检查主要用于颈部淋巴结探查，MRI 在手术后的最初几年尤为重要。

八、视频说明

请参阅随附的视频，以了解本章讨论的技术示例。视频 11-1 为复发脑膜瘤通过经鼻内镜切除。视频 11-2 为筛板脑膨出的鼻腔修复。视频 11-3 为鼻内减压和创伤性视神经病变的修复。

参 考 文 献

[1] Simmen D. Practical Rhinology. 1st edition, Jones N (Ed). London: Hodder Arnold. 2010;73–82.

[2] Wormald PJ. Endoscopic Sinus Surgery. Anatomy, Three-Dimensional Reconstruction, and Surgical Technique. 3rd edition. New York: Thieme; 2013;254–71.

[3] Harvey RJ, Parmar P, Sacks R, et al. Endoscopic skull base reconstruction of large dural defects: a systematic review of published evidence. Laryngoscope. 2012;122(2):452–9.

[4] Schick B, Ibing R, Brors D, et al. Long-term study of endonasal duraplasty and review of the literature. The Annals of otology, rhinology, and laryngology. 2001;110(2):142–7.

[5] Harvey RJ, Winder M, Parmar P, et al. Endoscopic skull base surgery for sinonasal malignancy. Otolaryngologic clinics of North America. 2011;44(5):1081–140.

[6] Pinheiro-Neto CD, Ramos HF, Peris-Celda M, et al. Study of the nasoseptal flap for endoscopic anterior cranial base reconstruction. Laryngoscope. 2011;121(12):2514–20.

[7] Lund VJ, Stammberger H, Nicolai P, et al. European position paper on endoscopic management of tumours of the nose, paranasal sinuses and skull base. Rhinology Supplement. 2010 (22):1–143.

[8] Snyderman CH, Pant H, Carrau RL, et al. What are the limits of endoscopic sinus surgery?: the expanded endonasal approach to the skull base. The Keio journal of medicine. 2009;58(3):152–60.

第 12 章　经鼻经蝶窦及蝶骨平台内镜入路
Endoscopic Endonasal Transsphenoidal and Transplanum Approach

Timothy R. DeKlotz　Eric W. Wang　Carl H. Snyderman　Juan C. Fernandez-Miranda　Paul A. Gardner　著

闫惊涛　译　　朱蔚东　校

一、概述

经鼻通道已被证明是一种用于处理颅底广泛病变的很重要的入路，在过去的数十年里，处理鞍区单一的病变已从显微镜下经口和经鼻逐渐发展过渡到经鼻内镜入路（EEA）。内镜具备高分辨率、高清晰度的光学系统，多角度的视野，动态可视化等特点，使用内镜不仅处理鞍区病变得心应手，而且可以扩展至处理至鞍区邻近区域如：颅底腹侧、眼眶、上颈椎。它的安全性[1]和有效性已经得到了普遍认可。有关鼻内镜最早及最重要的质疑之一主要是围绕怎样进行颅底缺损的重建，从而分开颅腔和鼻腔。这个问题通过引入鼻中隔黏膜瓣（NSF）得到了解决[2, 3]，NSF提供了一个大而带血供的组织用于重建缺损的颅底[4]。

蝶骨平台是蝶窦上方的骨性平顶结构，水平面向两侧视神经管延伸，向前延伸至蝶筛骨交界，向后至视交叉前沟。经鼻内镜入路可通过此结构到达鞍上处理病变，如有必要该入路可以和其他入路结合，如经鞍底、经鞍结节等。该入路的一个弊端是术后潜在的已经被诸多病例证实的脑脊液（CSF）漏的问题[5]。重建颅底的挑战在于术中进入鞍上池后对高流量脑脊液漏的处理，有效的重建需要精细的手术技术和带蒂黏膜瓣的应用。

二、适应证

经鼻经蝶骨平台内镜入路可处理鞍上病变，这种入路通常和其他通道如经鞍底、经鞍结节等结合，这要视病变范围而定。常见的病变如：垂体大腺瘤、颅咽管瘤、鞍结节脑膜瘤、颅颊裂囊肿等，尽管偶尔也会有其他囊肿（图12-1）[6]。向鞍上生长的垂体腺瘤通常可以采用标准的经蝶鞍入路处理，但如果鞍上部分超过40%则需要经蝶骨平台来处理肿瘤[7]。如肿瘤向鞍上一侧生长并侵袭重要的血管及神经结构，则被认为不适合单独使用经鼻入路进行处理，可能需要结合经颅相关入路才能对肿瘤进行全切除。

三、术前评估

所有的患者均需进行多学科的术前评估。需要采用经蝶骨平台的病变为典型的颅内病变，并且通常首先经神经外科评估。如果已决定手术，需要到耳鼻咽喉科进行评估是否影响鼻内手术相关的入路及重建（如进行过鼻中隔成形术、进行过蝶窦手术则可影响鼻中隔黏膜瓣的制作），同时任何活动性鼻窦疾病的表现征象在颅底外科手术前需要进行治愈。使用鼻内镜检查进行解剖评估，以及发现是否有鼻内感染征象。如果有垂体及垂体柄受累，则必须进行内分泌的评

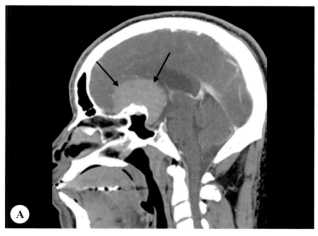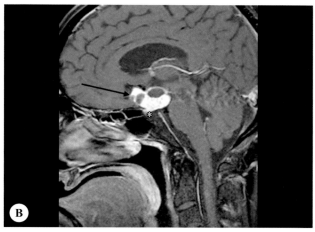

▲ 图 12-1　需要内镜下经蝶骨平台的病种举例

A. 蝶骨平台脑膜瘤；B. 颅咽管瘤；疾病的累及程度决定了暴露的范围，有可能需要其他入路辅助来共同切除肿瘤；
（箭 . 肿瘤，*. 垂体）

估，如果病变侵犯了视路或者有视力改变的征象，强烈建议到眼科进行视野、视觉通路断层扫描的评估。根据患者的年龄及健康状况，全麻前需标准的心肺检查、实验室检查、心电图、胸部 X 线等检查。抗凝血药在术前需要停止至少 10 天。

影像学检查是术前评估重要的组成部分，需要进行 CT 血管成像（CTA）及基于导航的 MRI 检查，这就可以了解到病变的范围及周围神经血管的受累情况。CTA 有助于鉴别颅内血管疾病，从而直接指导手术的进行。如果术前病变不是典型的颅内病变，那么 MRI 及 CTA 通常会结合病变的位置、周围结构受累情况影像学特征来进行诊断。极少数情况下，有可能会进行血管造影来评估。

四、技术要点

（一）一般技术

由经验丰富的耳鼻咽喉头颈外科医师和具有丰富经鼻经验的神经外科医师组成的团队，来进行经鼻内镜入路的颅底手术。这两个专业拥有独立的知识架构和经验，在手术入路、肿瘤切除、颅底重建等方面进行互补。患者仰卧于手术床上，头部放入可固定颅骨的装置内，轻微右转同时颈部伸展，床采用合适的头低脚高卧位以利于止血，鼻腔内使用 0.05% 羟甲唑啉浸泡的棉花，以减轻鼻腔黏膜充血，进行术前导航定位和放置体感诱发电位的电极，根据病变的范围也可进行脑神经的监测。鼻子、上唇、鼻孔等部位使用聚维酮碘消毒，尽管很少会用到腹部脂肪和肌肉，但是最好在术前对腹部进行外科消毒准备，以便术中血管损伤后使用腹部脂肪及肌肉进行修补。两个屏幕分别放在两位术者面前舒适的视野位置。

（二）鼻入路

鼻入路通常开始于左侧中鼻甲的偏侧化，切除右侧中鼻甲，从而使得鼻内镜和器械获得足够的空间，但在某些少数病例，中鼻甲不会被切除而被保留。由于有些病变经蝶骨平台入路需要打开鞍上池和三脑室底部，因此通常会造成高流量的脑脊液漏，最可靠的补漏方法是使用带有血管的组织也就是带蒂鼻中隔黏膜瓣，所以鼻腔入路要提前做鼻中隔带蒂黏膜瓣，通常采用针状电极对鼻中隔黏膜进行标准的平行切割。黏膜瓣的切口下方首先从鼻咽部上方开始切，沿着鼻中隔后方一直向前至鼻腔和鼻中隔的交界；黏膜瓣的切口上方从蝶窦开口至鼻中隔内侧一直向前切（至少与颅底保持 0.5～1cm 的距离以保护嗅觉）。当切口到达前方与中鼻甲的连接处时，可以延伸至上缘以获得更大的黏膜瓣；连接上下黏膜瓣切口的垂直方向切口沿着皮肤和黏膜交界处获得。然后使用骨撬或 7 号吸引器就可以轻易地将黏膜瓣（注意保持软骨膜和骨膜的完整）分开放置在鼻咽部待用。对于蝶骨平台的修补，黏膜瓣通常不需要延伸至鼻腔底部，如果没有出现需要皮瓣的预期的脑脊液漏，则可以做保留一侧带血管蒂的黏膜瓣（图 12-2）。

继续解剖并打开两侧蝶窦，即便无法通过鼻中隔黏膜瓣确认蝶窦前壁，但仍然可以通过自然骨孔（蝶窦开口）来确定蝶窦前壁（图 12-3）。另外，也可通过上鼻甲来找蝶窦，需要切除其下半部分来获取手术视野。打开对侧蝶窦有两种方法，一种方法是扩大蝶窦开口，逐渐打开两侧蝶窦，剥离蝶窦前壁后方的蝶窦黏膜，逐渐形成 1cm 大小的骨窗；另一种方法是烧灼对侧的鼻中隔黏膜。蝶窦前壁逐渐扩大至鼻中隔黏膜瓣边缘，去除蝶窦的黏膜，直到可以辨认颅底正常骨性标志，两侧蝶窦被广泛打开，移除中间的蝶窦分隔，然后再去除蝶窦后方的分隔，对于经蝶骨平台入路，需打开上至蝶骨平台，下至蝶窦底部（图 12-4）。两侧至视神经顶端的内侧，可以切除后组筛窦以获取更大的暴露和手术空间。基于这一点，所有的蝶窦分隔都用磨钻磨除，去除蝶窦中心的黏膜，帮助暴露和辨认蝶鞍、斜坡隐窝、颈内动脉、视神经（图 12-5）。这些标志可以通过导航系统来确认。

（三）手术切除

颅内病变的切除首先从去除颅底骨质开始，骨质去除的范围由病变的范围决定，经蝶

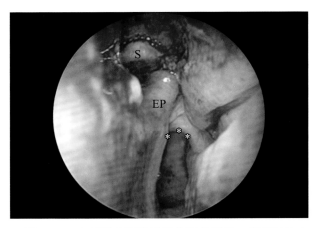

▲ 图 12-2　左侧鼻中隔黏膜瓣的制作演示；蝶窦已被广泛打开，鼻中隔黏膜瓣的根可以看到鼻中隔后动脉得以保留；如果需要的话，肿瘤切除完毕，鼻中隔黏膜瓣将会被使用

S. 蝶鞍；*. 鼻咽部

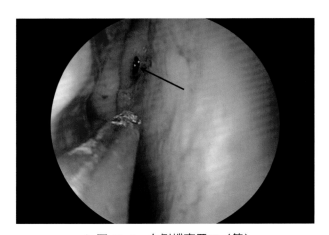

▲ 图 12-3　右侧蝶窦开口（箭）

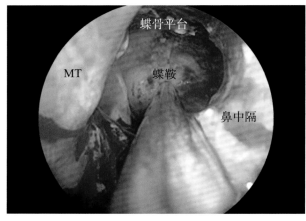

▲ 图 12-4　蝶窦已被广泛打开，鼻中隔后部也去除了；去除蝶骨平台的骨质至蝶窦顶，外侧抵达视神经管顶端的内侧，以达到最大暴露

MT. 中鼻甲

骨平台入路通常从去除鞍底开始逐渐扩展至鞍结节及蝶骨平台。骨质被磨除成蛋壳厚度，使用 Kerrison 或 Cottle 咬骨钳去除并显露颅底硬膜（图 12-6）。如果有需要，使用自带冲洗的高速磨钻给视神经减压。下方的病变决定了下一步该怎么进行，如果是鞍结节或蝶骨平台脑膜瘤，则使用双极电凝硬膜然后切除肿瘤；如果鞍底鞍结节的暴露需要扩展至鞍上，则使用一把可伸缩

的刀打开海绵上间窦（SIS）的上方后下方的硬膜，然后使用内镜下双极烧灼中线部分的海绵上间窦（SIS），这样海绵上间窦就从中央被锐性离断，进入了视交叉前池。这样，使用 McElveen 剪刀或带角度的显微剪刀打开前方额外的硬膜就进入了蝶骨平台区域（图 12-7）。然而，值得注意的是，过度的前方暴露超过肿瘤的边缘应该避免，因为一旦这样会导致额叶的下沉而产生视野缺损。

内镜下颅内肿瘤的切除要求采用标准的内镜下神经外科技术，如果肿瘤在视野中心且不大，质地软，可以使用边吸引边剥离的技术，而采用超声吸引器来切除质地较韧的肿瘤（图 12-8），接下来进行锐性囊外剥离（图 12-9），必须时刻注意避免损伤周围重要的神经血管结构，如大脑前动脉系统、视神经、垂体柄及颈内动脉。

（四）重建

经蝶骨平台入路术中脑脊液漏很常见，需要使用带血管蒂的组织进行可靠的重建。采用多层重建技术，先放置胶原基质，然后是移植物（图 12-10），因为打开了鞍上池，甚至到三脑室底

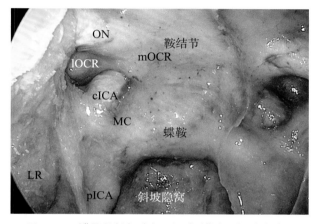

▲ 图 12-5　蝶骨骨性标志识别；如蝶鞍、斜坡隐窝、外侧隐窝（LR）、外侧视神经 – 颈动脉隐窝（IOCR）、视神经（OA）、海绵窦段颈内动脉（cICA）、斜坡旁段颈内动脉（pICA）、鞍结节、蝶骨平台等，这些都较容易识别；内侧视神经 – 颈动脉隐窝（mOCR）、中床突（MC）则较难识别

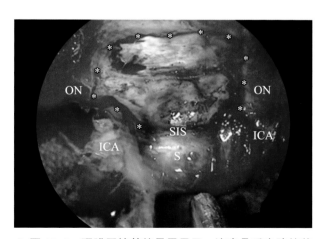

▲ 图 12-6　硬膜开放前的暴露显示；注意骨质去除的范围：蝶骨平台、右侧视神经、鞍结节、鞍上间隙

S. 蝶鞍；SIS. 海绵上间窦；ON. 视神经；ICA. 颈内动脉；*. 蝶骨平台骨质去除边缘

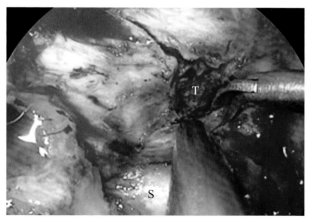

▲ 图 12-7　使用熔炉盖方式打开硬膜，使用可伸缩的刀先切开颅底硬膜，再使用弯头的显微剪刀打开硬膜

S. 蝶鞍；T. 肿瘤

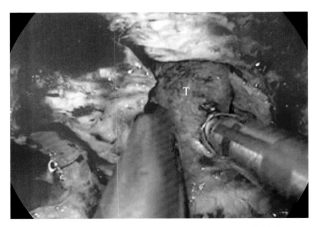

▲ 图 12-8　质地坚韧的脑膜瘤，使用 CUSA 或等离子刀清除肿瘤中央部分
T. 肿瘤

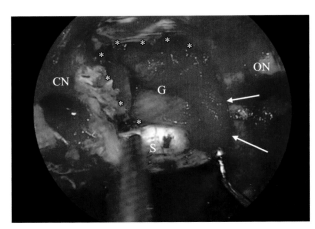

▲ 图 12-10　胶原基质修补物的放置（G）
ON. 视神经；S. 蝶鞍；*. 骨窗边缘；箭. 修补物周边的皱褶

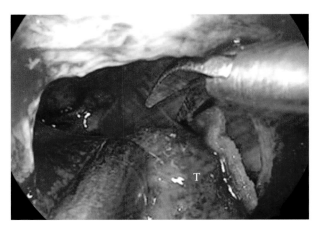

▲ 图 12-9　使用弯的显微剪刀锐性分离肿瘤周围
T. 肿瘤

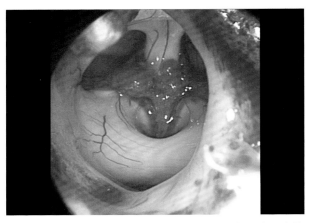

▲ 图 12-11　颅咽管瘤切除术后，使用 45° 鼻内镜观察第三脑室，打开鞍上池和第三脑室会导致高流量的脑脊液漏，需要使用带蒂黏膜瓣可靠修补

部，脑脊液漏属于高流量（图 12-11），因此可以考虑使用非血管性的支撑物来修补。尤为重要的是，所有这些移植物的修补需要和骨及硬膜周边充分贴合，以确保充分愈合。基于这一点，先前制作好的鼻中隔黏膜瓣需要转换至颅底缺损的部分（图 12-12），以确保能更好地贴合颅底骨质和硬膜。黏膜瓣的周边使用氧化纤维素（Surgicel）止血，然后再使用硬膜密封胶封好。再使用凝胶泡沫覆盖将其分层，形成非黏附屏障，最后使用不可吸收的填塞物进行填塞，如导尿管气囊、鼻腔填塞海绵等（Merocel 卫生棉条）。如果术中视

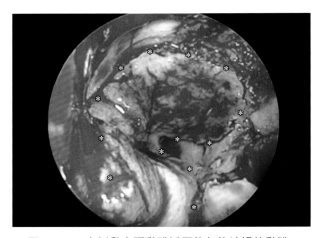

▲ 图 12-12　右侧鼻中隔黏膜瓣原位复位缺损的黏膜
*. 瓣的边缘

神经需要减压，考虑到对视神经压迫的风险，因此不建议使用球囊。不建议使用任何带有骨质、软骨的硬性物进行重建，腰大池引流可根据个人经验来使用，并非明确必须使用。如果有证据表明颅内压增高，则可考虑放置腰大池引流。

一旦颅底修补完毕，就可以从切除的中鼻甲（如果必要的话）获得黏膜用于鼻中隔缺失的黏膜加速其生长，可以使用可吸收线固定（图12-13），然后将硅胶甲板放置在鼻中隔两侧，再使用不可吸收线将其和鼻中隔固定。

五、术后管理

手术后，患者被送往重症监护室或加护病房，这样可随时进行神经系统检查。术后需行头颅 CT 扫描评估是否有颅内出血和张力性气颅，同时获取 CT 结果，以便接下来再次检查时进行对比。监测电解质和内分泌评估根据需要进行检查，内镜术后该采取标准的措施和提纲见表12-1。患者术后第 1 天进行生理盐水的雾化，并且可以下地活动。患者一旦病情稳定就可以出院回家，这通常见于术后第 2 天或第 3 天无明显并发症的病例。

表 12-1 标准的鼻内镜下术后的注意事项

- 不要擤鼻涕
- 张嘴打喷嚏
- 不要正压通气
- 如果需要放置胃管，则需在内镜下留置
- 床头抬高 > 30°
- 使用止吐药
- 不要移动及过分使劲
- 肠内营养

患者离院后需要术后 1 周和 3 周到耳鼻咽喉科随访，分别取出鼻腔内的填塞物和硅胶甲夹板。接下来在病房进行鼻腔清理术，直到鼻腔中结痂都被清理。术后 3～4 周使用大量盐水冲洗鼻腔，术后要避免早期、过度清创，以免发生医源性脑脊液漏。患者定期需到神经外科随访，并且每次需进行影像学扫描检查。

六、示教案例

患者，女性，34 岁，主诉头痛及间断性眩晕，MRI 和之后的 CTA 提示鞍上有一个 1.5cm 大小的占位，和右侧视神经关系密切，提示可能是蝶骨平台脑膜瘤（图12-14）。神经系统体格检查都正常，眼科及内分泌评估也都正常。她从医生那里得到治疗方案的建议，最终选择经鼻内镜下手术治疗。

患者进行了上面提到的导航定位及术前准备。手术开始后，先进行左侧鼻腔的鼻中隔黏膜瓣，制备好后放置在鼻咽部备用颅底重建。之后进行标准的内镜经鼻入路：右侧中鼻甲切除、蝶窦两侧切除、鼻中隔后方切除，使用扩大经蝶窦经鞍结节入路，肿瘤累及的右侧视神经进行减压，必要的骨质去除后，双极电凝肿瘤累及的硬膜，以断掉肿瘤血供。使用可伸缩的刀片和弯曲

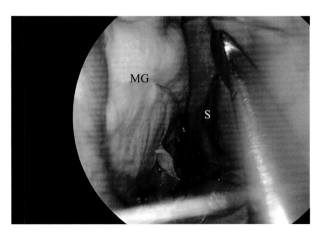

▲ 图 12-13 左侧鼻中隔缺损修补复位；中鼻甲黏膜移植物（MG）修补鼻中隔缺损黏膜，侧方可见被拉开的硅胶夹板（S）

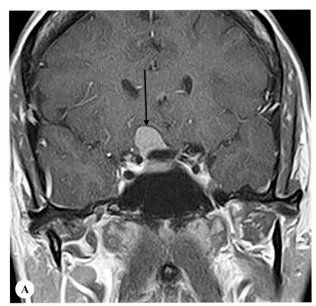
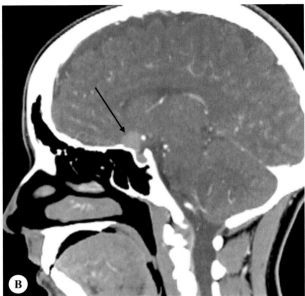

▲ 图 12-14　术前影像提示蝶骨平台脑膜瘤

A. T₁ 增强扫描；B. 矢状位增强 CT。箭 . 肿瘤

的显微剪刀像开熔炉盖一样打开颅底硬膜。打开后发现肿瘤质地韧，使用微型肿瘤抽吸器（Nico Myriad system）先切除肿瘤中心（图 12-8），之后，锐性分离肿瘤周边，达到全切肿瘤（图 12-15）。使用人工胶原基质修补颅底缺损，最后覆盖上鼻中隔黏膜瓣。使用不可吸收的卫生棉填塞到鼻腔内以支撑鼻腔。从切除的中鼻甲获得黏膜用于修补鼻中隔缺失的黏膜，再将硅胶甲板鼻中隔固定。

患者术后无任何并发症，并于术后第 2 天出院。术后第 1 周和第 3 周分别取出鼻腔内的填塞物和硅胶甲板，术后复查可以看到肿瘤全切除（图 12-16），患者需要定期随访行影像学检查，以防止复发。

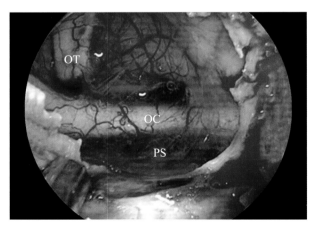

▲ 图 12-15　肿瘤切除后的残腔；镜头下可见视交叉（OC）和垂体柄（PS）；尤其可看到右侧嗅束和额叶

OT. 嗅束

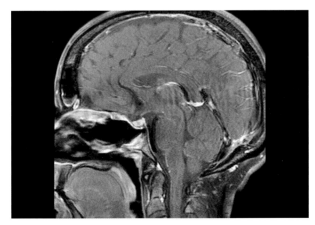

▲ 图 12-16　术后 MRI 显示肿瘤完全切除，可见鼻中隔黏膜瓣的增强

参 考 文 献

[1] Kassam A, Snyderman CH, Mintz A, et al. Expanded endonasal approach: the rostrocaudal axis. Part I. Crista galli to the sella turcica. Neurosurg Focus. 2005;19:E3.

[2] Hadad G, Bassagasteguy L, Carrau RL, et al. A novel reconstructive technique after endoscopic expanded endonasal approaches: vascular pedicle nasoseptal flap. Laryngoscope. 2006;116:1882–6.

[3] Kassam AB, Thomas A, Carrau RL, et al. Endoscopic reconstruction of the cranial base using a pedicled nasoseptal flap. Neurosurgery. 2008;63(1 Suppl 1):ONS44–52; discussion ONS52–53.

[4] Harvey RJ, Parmar P, Sacks R, et al. Endoscopic skull base reconstruction of large dural defects: a systematic review of published evidence. Laryngoscope. 2012;122:452–9.

[5] Eloy JA, Shukla PA, Choudhry OJ, et al. Challenges and surgical nuances in reconstruction of large planum sphenoidale tuberculum sellae defects after endoscopic endonasal resection of parasellar skull base tumors. Laryngoscope. 2013;123: 1353–60.

[6] Mascarenhas L, Moshel YA, Bayad F, et al. The transplanum transtuberculum approaches for suprasellar and sellar-suprasellar lesions: avoidance of cerebrospinal fluid leak and lessons learned. World Neurosurg. 2014;82(1–2): 186–95.

[7] Paluzzi A, Fernandez-Miranda JC, Stefko ST, et al. Endoscopic endonasal approach for pituitary adenomas: a series of 555 patients. Pituitary. 2014;17(4):307–19.

第 13 章　经鼻经翼突内镜入路
Endoscopic Endonasal Transpterygoid Approaches

Ali Jamshidi　Edward Kerr　Daniel M. Prevedello　Bradley A. Otto
Leo Ditzel Filho　Ricardo L. Carrau　著
付　尧　译　　陈立华　校

一、概述

通过经鼻内镜入路（endoscopic endonasal approach，EEA）至腹侧颅底，可直抵正中矢状线附近的病变，为颅底外科医生提供了经侧方开颅及经面部入路以外的选择[1, 2]。此外，随着新的外科技术的发展，重建策略的进步，以及由于外科医生经验的积累和经鼻入路操作的舒适性，EEA 可以安全而有效地处理鼻腔通道范围以外的侧方病变[1, 4-9]。经鼻内镜手术，需要一个与传统侧方经颅入路不同的角度去理解神经与血管的解剖。

Bolger[7] 描述了首例经鼻经翼突内镜入路于蝶窦外侧隐窝修复脑膜膨出和脑脊液漏的手术。经鼻内镜手术的一个主要原则是，通过并发症较低的解剖性通道安全地入路至颅底病变；扩大翼突入路可进入颅中窝、颞下窝及颅后窝（图 13-1）。因此，三叉神经所在的 Meckel 腔及其所在的孔道和分支，海绵窦，咽旁段、岩骨段及鞍旁段颈内动脉（internal carotid artery，ICA），颈静脉孔，翼腭窝，颞下窝及 Rosenmüller 窝（鼻咽）均可经此入路抵达。为了进入这些区域，将遭遇并穿过上颌窦与翼腭窝，部分或完全去除翼突，故而得名"经翼突入路"。

翼突是蝶骨体与蝶骨大翼连接处向下垂直延伸的骨性突起。翼突是成对的（存于双侧），其由向下突出的内侧板和外侧板，以及共同的前壁和基底部组成。在翼突的上部（即其基底部），有两个重要的孔道：圆孔及翼管。上颌神经自圆孔出颅；翼管将节前副交感神经纤维及来自岩深神经的突触后交感神经纤维传递到蝶腭神经节。翼突外侧板（lateral pterygoid plate，LPP）的前面位于上颌窦后壁的后面，两者之间有一间隙，称为翼上颌裂。这个裂隙连接翼腭窝与颞下窝，并与眶下裂相延续，借此沟通上述两窝一眶。

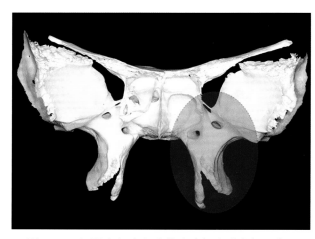

▲ 图 13-1　经翼突入路意味着磨除部分或全部翼突，以进入邻近区域（阴影所示）

二、适应证

如前所述，经鼻经翼突内镜入路最初用以抵近蝶窦侧方的病变[7]。随后，其他的经翼突入路方式相继描述了处理起源于翼腭窝、岩尖、Meckel 腔和海绵窦前面、颞下窝及中颅底内侧面的病变[8, 10-12]。脑膜瘤、脊索瘤、软骨肉瘤和三叉神经鞘瘤是累及这些区域的常见肿瘤，在适合的情况下，均可通过经鼻内镜入路切除。不太常见的病变包括部分腺样体来源的鼻窦癌，青少年鼻咽纤维血管瘤，侵袭性垂体大腺瘤，以及转移性肿瘤。是否选择经鼻内镜入路或其他的入路方法，取决于手术的目标（治愈 vs. 大部切除 vs. 减瘤 / 减压）、病变与神经血管结构的关系（切除病变一定不必越过重要的脑神经或血管）、预期的后遗症，以及手术团队的专业水平与经验。

三、术前评估

一旦确定将手术作为颅底病变治疗的一部分，在选择和实施一个复杂入路之前需考虑诸多因素。术者应详尽地解释相关风险，建立对预后的理性期望，并预估和计划手术的预期结局与潜在并发症所带来的社会、经济及心理影响。患者的症状与伴发疾病，再加上病变的组织病理学和影像学特征，是确定手术目标和评估潜在后遗症和风险的最重要的决定因素[9]。

尽管良性肿瘤的手术目标通常是完全切除，但偶尔，如若激进的手术切除预期将造成严重的并发症及神经损害风险，部分切除则更为可取。此外，最好联合多种并发症发生率较低的入路，而不是试图以更容易出现并发症的单一入路完成切除。同样，当切除恶性病变时，术者应该争取扩大切除范围。然而，当肿瘤累及重要结构影响切除，可能需行次全切除，随后进行辅助治疗。无论如何，最重要的是通过某个入路，最大程度且最为安全地完成切除。术者应根据肿瘤的组织病理学和累及范围选择合适或可以灵活调整的手术入路，而不是根据手术入路去选择病变；因此，不应因手术入路的不充分而影响到肿瘤的切除。

此外，颅底肿瘤常需要综合性的治疗。当有神经周围播散，以及骨与硬脑膜受侵证据时，需要辅助肿瘤细胞减灭性化学治疗和（或）放射治疗。偶尔可能出于对眶、视神经或视交叉减压的需要而进行姑息性切除或减积手术。那么残余的肿瘤可能不得不接受辅助治疗。因此，这些患者的多学科治疗中有肿瘤放射医生与肿瘤内科医生的参与至关重要。

手术准备过程中，应根据病变在磁共振及CT 中所呈现的信号特征及起源位置进行鉴别诊断。这些额外的研究为评估经鼻内镜入路的可行性和适当性，以及重建的可能性提供了信息。磁共振图像尤其有助于确定肿瘤与周围软组织间的界面，鉴别肿瘤与分泌性或炎症性鼻窦疾病，评估神经周围肿瘤播散的存在及程度，判断硬脑膜受累的程度及肿瘤向脑实质或眶内播散[9]。全身的正电子发射体层成像（positron emission tomography，PET）扫描，或者融合的 PET-CT 可以排除恶性肿瘤患者的区域扩散与远处转移。除此以外，对将接受经翼突入路的患者还需获得高分辨的计算机断层扫描脑血管成像（computed tomography angiogram，CTA）。CTA 图像可评价颈内动脉及其颅内分支的行程，评估颅底骨性解剖，提高术中导航的精确度。值得注意的是，可将 MRI 与 CT 相融合，以便使用术中导航软件实现术前规划手术入路。所有扫描均采用 2mm 甚至更薄的层厚；如此方可获得高分辨率的图像，进行可满足立体定向导航精度的高分辨重建[13]。

虽然极为罕见，但有时肿瘤的确会包裹颈内动脉并使其管腔紧缩。如果需要手术切除，基于术中血管损伤的极大风险，应考虑牺牲颈内动脉。为评估患者损失一侧颈内动脉的耐受性及血流损失的程度，可行脑血管造影及球囊闭塞试验，随后行氙CT或单光子发射CT（single photon emission CT，SPECT）检查[13]。如果在后续的影像学随访中发现低灌注区域，应考虑行颅外—颅内血管旁路移植或血管内支架[13]。在这种情况下，除了非手术治疗，也可以考虑有意的次全切除和辅助治疗。对于那些患有良性病变可接受择期手术的患者，才有可能从颈内动脉支架这一保护性措施中获益。考虑到其需要至少6～12周的抗血小板治疗；因此对于罹患恶性肿瘤的患者而言，颈内动脉支架并非一个实用的方法。

除此以外，对体感诱发电位的术中神经电生理监测是非常明智的，因为任何经翼突的入路操作都有损伤颈内动脉的风险。对相关的脑神经亦应进行电生理监测。

四、手术技术

（一）基本概念

无论疾病进程如何，颈内动脉是经鼻经翼突内镜入路过程中需要考虑的最重要的结构[1]。因此，根据相对于颈内动脉的解剖关系，可将中斜坡与颞下窝之间的区域分成5个不同的解剖区（图13-2）[1]。颈内动脉（ICA）岩骨段向斜坡旁段移行处的后方，对应着内侧岩尖或被称为第1区；将岩骨段或水平段ICA下方的区域定为第2区（亦即岩骨下区）；岩骨段ICA上方的区域为第3区（岩上区），此区域包括海绵窦下方的颅中窝（四边形空间）；海绵窦上方的路径为第4区。第5区对应着颞下窝。此外，当经矢状界面向颅后窝入路时，枕髁内侧区域即为第6区（经此区域入路，可于后方实现对椎动脉近端的控制）；第7区对应着颈静脉孔。入路的目标区域反过来决定着内镜经鼻入路的不同方式，并可按需进行联合

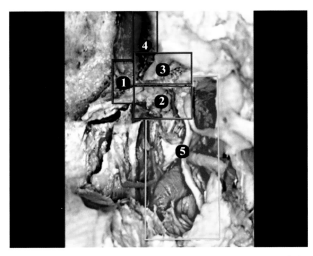

▲ 图 13-2　经翼突水平冠状切面的尸体头部解剖；内侧岩尖入路（1区）；岩斜入路（2区）；经四边形空间入路（3区）；上海绵窦入路（4区）；经翼突入路至颞下窝（5区）

入路以覆盖特定病变的全部范围。除了经常通过蝶窦进行入路的第1区（特别对于病变延伸至斜坡旁颈内动脉内侧的病例），所有这些基于解剖划分的手术区域均需要经翼突入路。

经翼突入路首先是充分分离正中的鼻窦通道。在冠状面上向侧方的分离程度，取决于病变的位置、延伸方向及组织病理学。所有的经翼突入路达翼管外侧时，需穿过上颌窦，对上颌窦内侧、外侧及后壁与黏膜的切除程度，同样取决于处理病变过程中所需的显露程度。

在进入这些区域处理相关病变的时候，必须识别并控制关键的神经血管结构，其中包括颌内动脉（internal maxillary artery，IMAX）及其终末支、翼管神经、翼腭神经节、V_2的眶下支和前文提及的颈内动脉。颅底外科医生必须习惯借助解剖标志，定位关键的神经血管结构，以避免医源性损伤。手术导航系统是对解剖标志的补充，但永远不能取而代之。对任何手术而言，无论在术前影像（用于手术计划）与术野（用于术中使用）中，理想的解剖标志必须易于辨识。在计划经翼突入路至腹外侧颅底时，我们采用了两个这样的解剖标志：翼（咽）管与圆孔。在术中，若咽颅

底筋膜在破裂孔中与颈内动脉骨膜融合，则我们也会使用咽颅底筋膜。

手术前，可以通过这些孔道在冠状界面上描记假想的垂直线，将该区域划分成不同的解剖分区（图 13-3）：内侧的鼻窦通道；颅中窝，对应着颅底与外侧的颞下窝；翼腭窝及中间的翼突。不止于此，描绘通过圆孔下部水平与翼管的假想水平线，大致对应着颅中窝、颞骨岩部（包括岩骨段颈内动脉）及颞下窝的位置。假想垂直线之间的空间被通过翼管的水平线分成两个部分：蝶

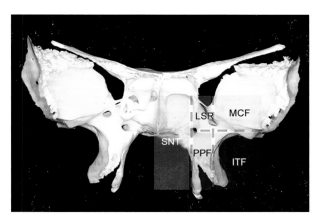

▲ 图 13-3　垂直和水平线将翼突附近区域划分为清晰且可规划的解剖区域

LSR. 蝶窦外侧隐窝；ITF. 颞下窝；MCF. 颅中窝；PPF. 翼腭窝；SNT. 鼻窦

窦外侧隐窝 – 翼突的气化基底，位于这条假想水平线上方，而翼腭窝在线的下方。因此，将病变的高度和宽度与相关的标志物进行对照，有助于外科医生估计暴露程度和暴露病变所需的通道。

我们将依照由内侧向外侧，游离的范围和难度逐渐增加的顺序，对显露这些区域所需的技术进行探讨。一般来说，在完成最初的鼻窦通道后，即可辨认蝶腭孔并分离颌内动脉的终末支（蝶腭动脉及鼻后动脉）。以双极电凝并分离这些血管，循其近端进入翼腭窝，去除窦腔后壁（蝶腭孔的前壁）。上颌窦后壁及窦腔内黏膜的充分切除对于显露翼管及圆孔，并循翼管至岩骨段颈内动脉是非常关键的（图 13-4）。

（沿着翼管）磨除翼突的内侧面，可提供位于翼管内侧的结构的显露，包括斜坡旁颈内动脉和岩尖内侧面。除了上颌窦通道外，进入蝶窦外侧隐窝需要磨除翼管外侧的翼突基底部。蝶窦外侧隐窝意味着翼突基底部气化；因此，去除此区域的骨质相当于开放了外侧隐窝的前壁。

当计划切除位于圆孔外侧的病变时，可以使用假想的水平线提供颅中窝、颞骨岩部外侧面（包括岩骨段颈内动脉）和颞下窝的大致位

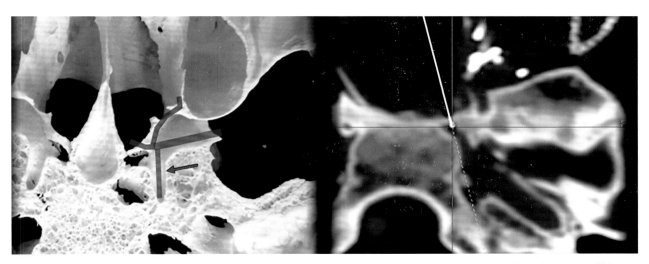

▲ 图 13-4　颅骨轴位断层及 CT 图像显示翼管在矢状方向上与岩骨内颈内动脉管相连；注意形成 90° 的翼管与蝶腭动脉（颅骨轴位断层中红色阴影指示蝶腭动脉；红箭指示翼管）

置。经鼻腔通往这些区域，需要向侧方扩展上颌窦通道，联合窦腔后壁与外侧壁的切除，形成宽敞的鼻上颌窦窗（适用于位于翼管水平以上的病变）或联合上颌窦内侧壁切除（适用累及翼管水平下方的病变）。扩大由翼上颌裂提供的自然通道，可在翼腭窝与颞下窝之间达成更为宽敞的交通（图 13-5）。

若进入如咽鼓管（Eustachian tube，ET）或 Rosenmüller 窝等更为深在的后部区域，需要磨除整个翼突（包括其基底与翼板）。这意味着需要通过切除上颌窦内侧壁及完全切除上颌窦后壁来显露整个翼突。当入路至鼻咽或颞下窝外侧时，咽旁颈内动脉是需要重点考虑的因素。其与 V_3 和咽鼓管的关系，有助于识别和保护这一段颈内动脉（图 13-6）。

此外，经鼻入路进入侧方的颞下窝或颅中窝同样需要向外侧较大程度地扩大上颌窦通道，其中包括额外的 Denker 术式或 Sturman-Canfield 术式进行上颌窦内侧壁的扩大切除（前侧扩大包括去除梨状孔和上颌骨前部切除；图 13-7）。后一种改良术式提供了朝向上颌窦外侧壁和颞下窝内

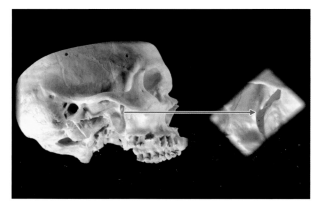

▲ 图 13-5　翼上颌裂沟通翼腭窝与颞下窝，并与眶下裂相延续，从而与眶相通

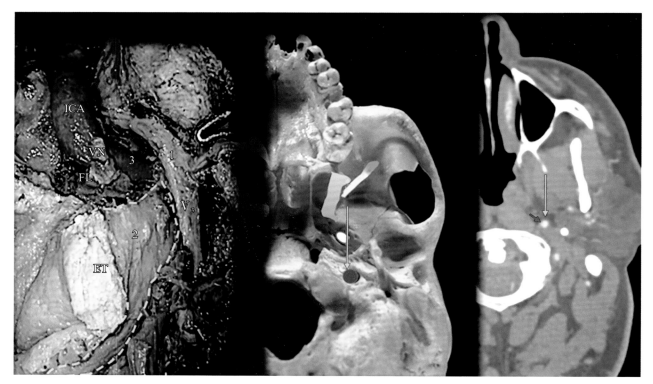

▲ 图 13-6　尸体头部解剖（左侧）的内镜照片（30° 倾角向上）展示了 V_3、咽鼓管（ET）、破裂孔（FL）、翼管神经（VN）及颈内动脉（ICA）之间的关系；图中数字表明了在内镜经鼻入路过程中遭遇上述结构的顺序；自前向后：V_3、咽鼓管、颈内动脉；颞下颅底的轴位图及 CT 图像显示了这些结构之间的相互关系，并且它们在矢状界面上近乎完美地排成直线；图中黄箭指示翼突外侧板与咽旁段颈内动脉（短红箭）的对应关系

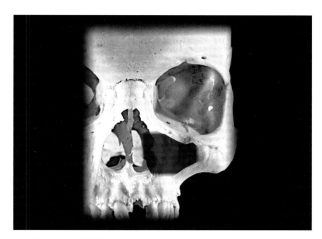

▲ 图 13-7 阴影区域显示内镜下 Denker 入路的开窗区域，该入路去除了梨状孔（上颌骨鼻突）及上颌窦前壁，以增加上颌窦内侧壁切除的侧方显露

结构的延伸视线，亦有延伸至下颌骨的可能。表13-1 总结了入路至上述区域的经翼突经上颌窦的解剖需要。

表 13-1 不同类型翼突入路的显露程度

目标解剖区域	所需的鼻窦解剖	翼突切除
鼻窦径路（岩尖病变）	无需经上颌窦通道	翼突内侧基底
蝶窦外侧隐窝	鼻上颌窦开窗，牺牲上颌窦后–上壁，保留或不保留翼管神经	前 ± 内侧翼突基底部
翼腭窝	鼻上颌窦开窗或上颌窦内侧壁切除，上颌窦后壁	无
颅中窝	鼻上颌窦开窗，牺牲上颌窦后–上壁，保留或不保留翼管神经	翼突基底部
颞下窝	上颌窦内侧壁切除，上颌窦后壁 ± Denker 截骨	部分或全部切除

（二）技术步骤

手术首先以 0.5% 羟甲唑啉收敛鼻腔；而后

以 1% 利多卡因和肾上腺素的标准溶液浸润中鼻甲、中鼻道及蝶筛隐窝。进镜，切除钩突；通常情况下，以反向咬骨钳及显微切割吸引器完成钩突切除。随后暴露上颌窦自然开口，向窦腔后壁及下鼻甲方向将其扩大。

此时，以显微切割吸引器去除前、后组筛窦，识别并保留纸样板与前颅底。根据显露后组筛窦或器械操作的空间需要，不同程度地去除筛窦气房。

因脑脊液漏的风险及显露颈内动脉的需要，于对侧制备带蒂鼻中隔黏膜瓣。于同侧制备"反向"黏膜瓣，随即将其覆于鼻中隔黏膜瓣的供区部位（裸露的鼻中隔）。最好用硅胶夹板对这个黏膜瓣施以保护，以免通过的器械将其损伤或撕脱。

通常情况下，经翼突入路同侧的中鼻甲将被切除；这样于入路侧可以充分抵近蝶嘴，并提供游离黏膜瓣，重建过程中可以与鼻中隔黏膜瓣一起使用。也有其他的方法可以进入蝶窦。切除上鼻甲的下半即可显露蝶窦的自然开口，而后以Kerrison 咬骨钳向内侧将其扩大。向上方和外侧扩大开放蝶窦，显露蝶窦顶壁与外侧壁。亦可选择在鼻中隔与蝶嘴交界处进入蝶窦。无论使用哪种技术，其目标是开放双侧蝶窦以便有足够的空间放置器械并可自如操作，同时恰当地显露解剖标志（鞍底、颈内动脉和视神经）。随后，可将咽颅底筋膜自蝶窦下壁剥离，再向斜坡凹陷及侧方的破裂孔方向磨除蝶窦底壁。

一旦完成双侧蝶窦的开放，于蝶腭孔处可显露鼻后动脉及蝶腭孔相关的动脉。去除蝶腭孔前方的骨性突起，即筛骨嵴，再连同上颌窦后壁，即可进入翼腭窝。在此处，蝶腭动脉与鼻后动脉均为颌内动脉（IMAX）的终末分支，将其游离，并以双极电凝。值得注意的是，翼腭窝前部的血管层包含 IMAX 及其终末支；后方的神经层容纳蝶腭神经节、翼管神经、腭大神经与腭小神经、眶支（传递交感神经与副交感神经纤维至泪腺），以及连接蝶腭神经节与眶下神经的交通支。必须谨慎操作以免对这些结构造成意外伤害。

去除上颌窦后壁，即可确认翼突内侧板的内侧面、翼管和三叉神经上颌支（V₂）及圆孔。分离翼突内侧板，并循由尾侧至喙侧的方向将其磨除，以免损伤岩骨内颈内动脉的水平段。使用3mm粗金刚砂钻头向颅中窝方向磨除翼突内侧板。可环绕翼管进行磨除，直至破裂孔。应注意的是，可能需要角度内镜（通常使用45°和70°内镜）在此区域进行分离操作。如果需要，可以进一步向外侧分离，以尾侧至喙侧的方向磨除翼突外侧板（lateral pterygoid plate，LPP），直至其与颅中窝及卵圆孔相平。这一基础的经翼突通道可根据手术的需要进行扩大或缩小。

五、术后管理

对于经过恰当筛选的患者，经鼻内镜入路是行之有效的，同时限制了传统开放手术遭遇的并发症及相关死亡率[14, 15]。除此之外，经鼻内镜入路有着更短的住院时间及更低的手术并发症发生率。然而无论采取何种入路，围术期的密切监测对于及早发现并发症尤为重要。

经鼻经翼突内镜入路手术后，绝大多数患者需要在重症监护病房度过术后的第一个24h，或者在术后立即行非增强头部CT排除颅内并发症后进入病情进展监护室（progressive care unit）。因为这些患者存在与脑脊液流失、神经血管操作及电解质与酸碱失衡相关的术后即刻并发症的风险，高频次的神经功能评估是其所需的高敏感性护理的关键组成部分。急性颅内出血虽然罕见但也可发生于幕上、幕下区域；亦曾有张力性气颅的报道[16, 17]。

为了避免炎性伪影妨碍对影像扫描的判读，除了头部CT，我们在手术后24h内进行增强或不增强的脑磁共振扫描。这一磁共振扫描的主要目的是评估肿瘤的切除程度；其次是评估重建皮瓣的位置和活力。

应密切监测患者术后脑脊液漏的存在，因其可能与严重的并发症相关，如气颅及脑膜炎。清澈的鼻腔溢液及喉部可觉成咸液体，应立即进行检查。一线的评估包括"挑战"患者坐位前倾，并将下颌向下贴近胸部，保持至少1min，观察有无脑脊液流出。需要注意的是，经鼻腔手术后，脑脊液可能略带血色，而非清亮。应行头部CT检查，明确气颅的程度。与术后即刻完成的CT比较，增加的硬膜下气体提示存在脑脊液漏，需要立即进行处理。使用β₂转铁蛋白与β微量蛋白有助于确定脑脊液漏的存在，但在笔者所在机构并不实用，因为这两项检测并不能按需进行（每周只完成1次）。尽管术后感染和脑脊液的发生率分别为2%以下和6%，但任何术后出现脑脊液漏的患者都应立即接受探查与修复手术[18]。为避免这一并发症的发生，应指导患者避免任何增加腹腔、胸腔或颅内压力的动作。

亦应从系统的角度对患者进行密切的监测。密切注意血压，维持收缩压在160mmHg以下（按需留置动脉导管）。如果怀疑有潜在的内分泌疾病，应进行相关的血清学检查。比如，尿崩症是严重的内分泌疾病，需要至少每6小时监测1次血清钠、血清渗透压及尿比重。除了密切监测电解质以外，还应该记录每小时的液体入量和出量。

有睡眠呼吸暂停病史、需要持续正压通气的患者，术后只能通过面罩吸氧，对其进行心脏及脉搏血氧饱和度监测是非常明智的。我们建议患者咳嗽和打喷嚏时张开嘴，避免俯身、抬举重物、用力及下蹲动作；使用大便软化剂，以免因便秘或用力排便而提升腹压。

除了在术后24～48h静脉预防性应用抗生素（如第三代头孢菌素），我们的做法是在鼻腔填塞在位的情况下，接续口服广谱抗生素。除非存在绝对禁忌，在术后第 1 日我们就开始动员患者活动，并给予深静脉血栓的药物预防。除非出现并发症，否则患者在出院前将在院 2～3 晚。

六、示教案例

（一）病例 1

患者，女性，59 岁，因进行性平衡失调、听力下降和双眼颞侧偏盲 2 年就诊。体格检查显示 Brun 眼球震颤，但并无其他运动感觉障碍或脑神经异常。头部磁共振图像显示左侧岩尖扩张性病变向左侧脑桥小脑角延伸，对脑干造成明显的占位效应（图 13-8）。她接受了经鼻内镜入路至前外侧颅底的手术。

向外侧翻折双侧下鼻甲，随后作为上颌窦内侧壁切除术的一部分切除左侧下鼻甲。此外，左侧中鼻甲的最下部亦应被切除，并于左侧切除部分筛窦，以便进入上颌窦腔。完成宽敞的鼻上颌窦开窗，去除上颌窦后壁，循蝶腭动脉进入翼腭窝。而后，分离并电凝蝶腭动脉与鼻后动脉。

切除右侧中鼻甲及钩突，以及前、后组筛窦。随后，于右侧确定蝶窦的自然开口，将其作为鼻中隔黏膜瓣上缘切口的起点，再将黏膜瓣翻开。

完成后方骨性中隔的切除以后，显露对侧的黏膜骨膜，并保持其完整。随后做两处矢状切开：一处在嗅裂下方 2cm，另一处在鼻中隔黏膜瓣下缘切口上方 4～5mm。在蝶嘴前方做一垂直切口，于后方连接上述两处切口。而后将这一基底位于前方的"反向"黏膜瓣翻转覆盖在鼻中隔黏膜瓣的供区；并将其缝合至鼻小柱上，黏膜瓣接近鼻中隔处，以 3-0 铬制缝线跨黏膜做褥式缝合。

此时，我们切除了蝶窦的前壁充分地开放蝶窦。在确认腭鞘管与翼管后，彻底去除蝶窦底

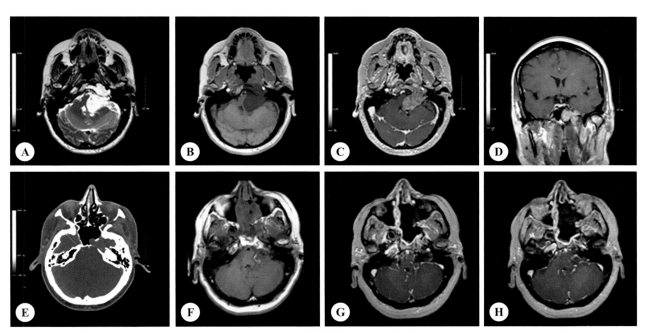

▲ 图 13-8　病例 1 的 MRI

A. 轴位 T_2 磁共振图像显示累及斜坡的高信号病变，并延伸至颅后窝，压迫延髓与第四脑室；B 和 C. 轴位 T_1 磁共振平扫及增强图像显示占位与岩骨斜坡软骨结合处相关；D. 增强扫描的冠状位 T_1 磁共振图像；E. 术前头部 CT 平扫显示左侧岩尖受累；F. 术后轴位 T_1 磁共振图像显示延髓压迫解除；G 和 H. 术后轴位 T_1 磁共振增强图像显示肿瘤切除情况

壁。而后，为了抵近肿瘤的外侧部分，我们牺牲了左侧的翼管动脉与神经，以便向下方和侧方移动翼腭窝内的软组织。上颌神经、腭大神经和腭降动脉完好保留。然后切除翼突内侧板及部分翼突外侧板，显露腭帆张肌和腭帆提肌。电凝后切除这些肌肉，暴露咽鼓管。以多普勒超声确定颈内动脉咽旁段及岩骨段的位置后，切除最内侧1/3的咽鼓管。循翼管向后，可达斜坡旁与岩骨段颈内动脉的接合处。

　　磨除颅中窝底的颞骨，显露硬脑膜。磨除鞍区与破裂孔之间的蝶骨与颞骨，轮廓化岩骨段颈内动脉。这对于颈内动脉的侧方显露及移动至关重要，颈内动脉的侧向移位是抵近被其遮挡的肿瘤成分的必需选择。随后，向颈内动脉内侧（第1区）磨除斜坡。即可显露位于枕骨大孔水平颈内动脉后方的斜坡肿瘤。循自下而上的方向（第2区）彻底切除肿瘤。起初，因部分肿瘤已越过中线，遂显露并磨除右侧髁上区（第6区）。通过角度内镜，自右侧颅后窝硬膜外切除占位。随后将注意力转向左侧，肿瘤的后下方，自脑桥延髓交界的腹外侧将其切除。在45°内镜辅助下，吸除位于岩骨段颈内动脉后方的肿瘤。成角磨钻对于完成岩骨段颈内动脉后方双侧岩斜软骨结合部（枕骨及岩骨的骨性部分已被去除）的磨除非常关键。一旦完成了此区域的肿瘤切除，将遭遇穿过岩尖并行向 Dorello 管的第Ⅵ对脑神经。因为咽鼓管阻碍了向外侧的进一步分离，因此打开破裂孔，将颈内动脉与咽鼓管分离，并切除内侧1/3的咽鼓管。随后我们辨认了左侧枕髁、舌下神经管及颈静脉孔的位置，后者已被肿瘤湮没。我们切除了硬膜外的肿瘤，并循肿瘤经颈静脉孔进入了颈部的软组织。当切除舌下神经管内的肿瘤时，我们注意到病变已侵及硬膜下。

　　按照预案打开颅后窝的硬脑膜，显露脑池与肿瘤。保留后组脑神经，并仔细将肿瘤自其游离。冲洗创面，确切止血，以取自腹部的游离脂肪填充硬脑膜缺损，随后，我们使用胶原基质嵌体移植物及带蒂鼻中隔黏膜瓣，以标准方式重建颅底缺损。

　　术中冰冻切片和后期固定组织的病理学分析明确了软骨肉瘤的诊断。在补充进行了经乙状窦后及经口入路手术，切除经鼻入路不可及的残余肿瘤之后，患者接受了辅助质子束治疗。在第1个月、第2个月及第9个月随访时，患者无脑脊液漏，无面部无力，无视野缺损（经 Goldmann 视野检查确认），术前已有的左侧听力损失也没有恶化。

（二）病例2

　　患者，男性，66岁，主诉进行性突眼及复视1年。他的眼科医生确认其左眼突出伴上睑下垂，但眼压正常。随后患者出现了左侧外展神经麻痹，左侧面部感觉减退，尤其在 V₂、V₃ 分布区域。磁共振图像显示左侧海绵窦肿物，约 $27mm \times 17mm \times 38mm$，向后延伸至左侧桥前池及环池，以及左侧脑桥小脑角区，脑桥轻度受压（图13-9）。

　　计划以经鼻内镜入路至 Meckel 腔及颅中窝。向外侧翻折双侧下鼻甲，对右侧中、上鼻甲施以同样的操作以进入蝶筛隐窝。于左侧行中鼻甲及钩突切除。以显微切割吸引器去除前、后筛窦，辨认并扩大蝶窦的自然开口。由于采取左侧翼突入路，因此制备右侧的带蒂鼻中隔黏膜瓣。

　　去除蝶窦腹侧壁，确认翼管并保留其内容物后，磨除蝶窦左侧的底壁。随后，切除左侧下鼻甲、左侧上颌窦内侧壁及鼻腔外侧壁剩余的部分（即：上颌窦内侧壁切除术）。再切除部分上颌窦后壁显露翼腭窝。电凝蝶腭动脉与鼻后动脉，将翼腭窝内的软组织内容物向下方及侧方移位。

　　平行于斜坡旁颈内动脉磨除左侧斜坡，小心磨除翼突，使翼管神经轮廓骨架化。保留并移动

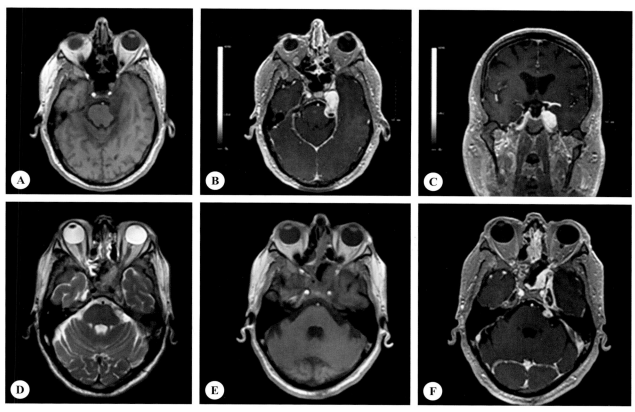

▲ 图 13-9　病例 2 的 MRI

A. 轴位 T_1 磁共振图像显示左侧颞叶内侧非强化肿物；B. 轴位 T_1 磁共振增强图像显示一不均匀强化的、后部有囊性部分的肿物；C. 冠状位 T_1 磁共振增强图像显示肿物累及 Meckel 腔；D 至 F. 术后轴位 T_2 及 T_1 磁共振图像及增强图像显示肿物的切除情况

翼管神经，以提供抵近岩骨段颈内动脉的通道。在蝶窦外侧壁，同样将三叉神经第二支（V_2）轮廓骨架化并移动。自眶上裂向三叉神经第三支显露颅中窝内侧壁。向后切开覆盖 V_2 的骨膜层硬脑膜，直至显露半月神经节与肿物。术中活检冰冻切片提示与符合神经鞘瘤的诊断，最终的病理报告确认了这一诊断。肿瘤被彻底切除，以可吸收胶原基质与鼻中隔黏膜瓣完成重建。术后 14 个月，患者遗留左侧面部麻木及第 Ⅵ 对脑神经麻痹。

参考文献

[1] Kassam AB, Gardner P, Snyderman C, et al. Expanded endonasal approach: fully endoscopic, completely transnasal approach to the middle third of the clivus, petrous bone, middle cranial fossa, and infratemporal fossa. Neurosurg Focus. 2005;19(1):E6.

[2] Buhring U, Herrlinger U, Krings T, et al. MRI features of primary central nervous system lymphomas at presentation. Neurology. 2001;57(3):393-6.

[3] Kassam AB, Thomas A, Carrau RL, et al. Endoscopic reconstruction of the cranial base using a pedicled nasoseptal flap. Neurosurgery. 2008;63(1 Suppl 1):ONS44-52; discussion ONS-3.

[4] Fortes FS, Carrau RL, Snyderman CH, et al. Transpterygoid transposition of a temporoparietal fascia flap: a new method for skull base reconstruction after endoscopic expanded endonasal approaches. Laryngoscope. 2007;117(6):970-6.

[5] Kassam AB, Prevedello DM, Carrau RL, et al. The front door to Meckel's cave: an anteromedial corridor via expanded endoscopic endonasal approach–technical considerations and clinical series. Neurosurgery. 2009;64(3 Suppl): ons71-82; discussion ons82-3.

[6] Al-Sheibani S, Zanation AM, Carrau RL, et al. Endoscopic endonasal transpterygoid nasopharyngectomy. Laryngoscope. 2011;121(10):2081–9.

[7] Bolger WE. Endoscopic transpterygoid approach to the lateral sphenoid recess: surgical approach and clinical experience. Otolaryngol Head Neck Surg. 2005;133(1):20–6.

[8] Hosseini SM, Razfar A, Carrau RL, et al. Endonasal transpterygoid approach to the infratemporal fossa: correlation of endoscopic and multiplanar CT anatomy. Head Neck. 2012;34(3):313–20.

[9] Kasemsiri P, Solares CA, Carrau RL, et al. Endoscopic endonasal transpterygoid approaches: anatomical landmarks for planning the surgical corridor. Laryngoscope. 2013;123(4):811–5.

[10] Prevedello DM, Pinheiro-Neto CD, Fernandez-Miranda JC, et al. Vidian nerve transposition for endoscopic endonasal middle fossa approaches. Neurosurgery. 2010;67(2 Suppl Operative):478–84.

[11] Theodosopoulos PV, Guthikonda B, Brescia A, et al. Endoscopic approach to the infratemporal fossa: anatomic study. Neurosurgery. 2010;66(1):196–202; discussion 202–3.

[12] Ong BC, Gore PA, Donnellan MB, et al. Endoscopic sublabial transmaxillary approach to the rostral middle fossa. Neurosurgery. 2008;62(3 Suppl 1):30–6; discussion 7.

[13] Grindle CR, Curry JM, Kang MD, et al. Preoperative magnetic resonance imaging protocol for endoscopic cranial base image-guided surgery. Am J Otolaryngol. 2011;32(6):451–4.

[14] Hanna E, DeMonte F, Ibrahim S, et al. Endoscopic resection of sinonasal cancers with and without craniotomy: oncologic results. Arch Otolaryngol Head Neck Surg. 2009;135(12): 1219–24.

[15] Castelnuovo P, Lepera D, Turri-Zanoni M, et al. Quality of life following endoscopic endonasal resection of anterior skull base cancers. J Neurosurg. 2013;119(6):1401–9.

[16] Mammis A, Agarwal N, Eloy JA, et al. Intraventricular tension pneumocephalus after endoscopic skull base surgery. J Neurol Surg A Cent Eur Neurosurg. 2013;74(Suppl 1): e96–9.

[17] Dallan I, Lenzi R, Muscatello L, et al. Subdural haematoma after endoscopic skull base surgery: case report and lesson learned. Clin Neurol Neurosurg. 2011;113(6):496–8.

[18] Kassam AB, Prevedello DM, Carrau RL, et al. Endoscopic endonasal skull base surgery: analysis of complications in the authors' initial 800 patients. J Neurosurg. 2011;114(6): 1544–68.

第 14 章　经鼻内镜辅助至中颅底和颞下窝入路

Transnasal Endoscopic Assisted Approach to the Mid-Cranial Base and Infratemporal Fossa

Carl H. Snyderman　Paul A. Gardner　Eric W. Wang　Juan C. Fernandez-Miranda　著

张卫民　译　　张洪钿　校

一、概述

鼻内至腹侧颅底入路是基于其在矢状面和冠状面的方向进行分类[1]。矢状面模块从额窦延伸到颅颈交界处。冠状平面模块对应于颅窝（前、中和后）。中颅底（中间冠状面）从蝶窦向外延伸，由其与颈内动脉（ICA）的关系定义。岩上至颅中窝入路在 ICA 的岩段和 ICA 斜坡旁及海绵窦段的外侧上方（图 14-1）。

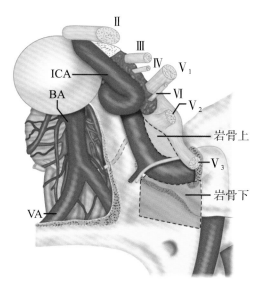

▲ 图 14-1　至颅底的岩上入路和岩下入路根据它们与颈内动脉（ICA）岩段的关系来定义

BA. 基底动脉；VA. 椎动脉；Ⅱ. 视神经；Ⅲ. 动眼神经；Ⅳ. 滑车神经；V₁. 眼神经；V₂. 上颌神经；V₃. 下颌神经；Ⅵ. 外展神经

经翼突入路是经鼻入路至中颅底的先决条件。正如 Bolger[2] 最初描述的那样，经翼突入路提供了至蝶窦外侧隐窝来治疗脑脊液（CSF）漏的通道。该入路的后续改良留出了更大的进入颅底通道[3]。经翼突入路有助于限定岩骨 ICA 的重要标志。关键标志包括翼突内侧板、翼管（翼管神经）和圆孔［上颌神经（V₂）］（图 14-2）。

二、适应证

发生在中间冠状平面的病变可能起源于颅外、颅底或颅内（表 14-1）。颅外病变包括良性和恶性鼻窦肿瘤。血管纤维瘤起源于翼基部的鼻外侧壁，可浸润翼基部的骨质。它们可以直接侵蚀骨质或经骨孔（眶下裂、眶上裂和圆孔）延伸进入颅中窝（图 14-3）。经翼突入路对于去除翼基部内的所有肿瘤残留物是必不可少的，并为从硬脑膜分离肿瘤提供充分的通道。鼻窦癌也可直接侵犯翼基部；某些肿瘤（鳞状细胞癌和腺样囊性癌）也倾向于沿三叉神经的分支侵犯神经周围（图 14-4）。鼻腔恶性肿瘤手术的目标需要与肿瘤的生物学行为相平衡。切除范围通常是 ICA、Meckel 腔的三叉神经节和外侧海绵窦。

源于骨质内的肿瘤，如脊索瘤和软骨肉瘤，在这个部位很少见；它们更有可能涉及斜坡区和

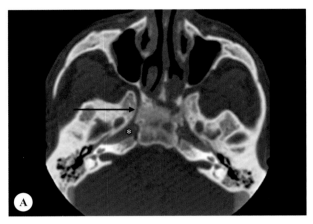

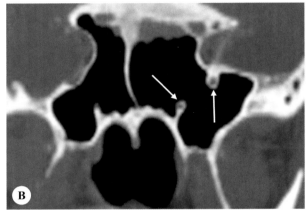

▲ 图 14-2　**A.** 计算机断层（**CT**）轴位扫描显示翼管（箭），这是颈内动脉（**ICA**）岩段的重要标志（*）；**B.** 冠状面 **CT** 扫描显示一个气化良好的外侧隐窝，将翼管神经和上颌神经（V₂）分开（箭）

表 14-1　中间冠状面的颅底病变

颅外的	颅骨的	颅内的
• 血管纤维瘤	• 脊索瘤	• 神经鞘瘤
• 胆固醇肉芽肿	• 软骨肉瘤	• 脑膜瘤
• 鼻窦恶性肿瘤	• 转移瘤	
– 鳞状细胞癌		
– 腺癌		
– 腺样囊性癌		

岩斜区。颅内肿瘤包括三叉神经鞘瘤和脑膜瘤（图 14-5）。手术的目标是在保留神经功能的情况下实现最大限度的肿瘤切除。如果肿瘤浸润外侧海绵窦，除非患者已经丧失功能，否则不会切除这部分肿瘤。同样，部分切除三叉神经鞘瘤可以

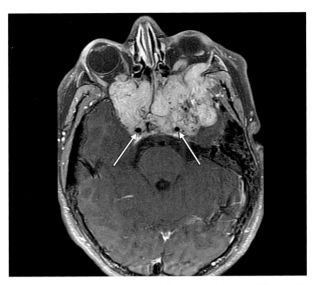

▲ 图 14-3　大血管纤维瘤包裹双侧颈内动脉（箭）并通过左侧颅中窝底部向颅内延伸

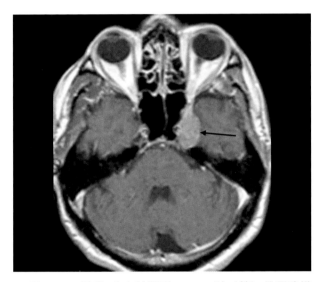

▲ 图 14-4　沿 V₂ 分支扩散到 Meckel 腔（箭）的腭腺样囊性癌

保留残余的感觉和运动功能；残留的肿瘤可通过放射外科治疗。

经翼突入路至颅中窝的解剖学局限性由神经和血管结构限定。如果需要移动神经或血管以接近肿瘤，那么应该考虑另一种方法。例如，三叉神经下颌支（V₃）外侧的肿瘤最好使用外侧颞下颅底入路。

应考虑的重建因素也可能与选择手术入路有

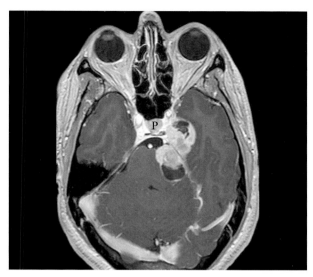

▲ 图 14-5　颅中窝和颅后窝受累的大肿瘤

P. 垂体

关。如果需要血管化组织来覆盖颅底缺损并且鼻内皮瓣不是一种选择，外部入路提供了额外的选择：颅骨皮瓣、颞顶筋膜瓣和颞肌瓣。

三、术前评估

由于位置和组织学的不同，中间冠状面的肿瘤可能表现出不同的症状。肿瘤可能无症状或出现头痛等一般症状。鼻腔肿瘤常与鼻塞和鼻出血有关。眼眶受累可能与眼球突出、复视或视力丧失有关。面部麻木是神经受压或神经周围浸润的征象。咀嚼肌无力或萎缩导致咬合无力和扭曲。咽鼓管阻塞可能导致听力损失。

病史和体格检查需包括鼻内镜检查和脑神经功能的评估。鼻内镜检查可能会发现可用活检方式处理的鼻窦肿瘤；根据检查和影像学诊断血管纤维瘤。鼻窦炎可能需要在手术前特别是在计划经硬膜手术时，用抗生素或手术治疗。海绵窦外侧的脑神经可能受肿瘤影响出现眼外肌麻痹。特别是外展神经在从脑干经 Dorello 管到海绵窦外侧壁的整个行程中都存在风险。三叉神经受累可导致面部感觉减退和咀嚼肌运动无力（收缩减少，

张开时下巴偏移）。

放射成像学包括用于导航的计算机断层扫描血管造影和磁共振成像（MRI）。计算机断层扫描（CT）提供了骨质侵蚀的证据和更好的 ICA 走行可视化。磁共振成像在肿瘤软组织浸润和沿神经周围延伸方面具有优势。

四、技术要点

（一）常规设置

鼻内颅底手术在专门用于内镜手术的房间内进行，外科医生和工作人员有多个观察显示器。患者取仰卧位，床与麻醉团队和患者右侧的外科医生（惯用右利手的外科医生）成合适的角度。头部用 Mayfield 头架固定，颈部伸展，头部转向外科医生。导航系统使用术前 CT 和 MRI 进行注册，并进行神经生理学监测。体感诱发电位提供皮质功能和脑灌注的监测。脑神经（Ⅲ、Ⅳ、V_3和Ⅵ）的运动功能使用针状电极按指示执行。最后，将患者置于头高足低卧位，以尽量减少静脉充血和出血。如果对脑灌注有任何担心的话，可通知麻醉团队将血压维持在 80～85mmHg 的平均动脉压。鼻周的皮肤用碘溶液做好手术的准备，鼻腔用 0.05% 羟甲唑啉解除充血。抗生素预防包括具有脑脊液渗透性的第三代或第四代头孢菌素。

（二）鼻腔入路

使用 0° 内镜进行鼻内镜检查。在肿瘤的一侧，切除中鼻甲的下半部分。如果预计要用血管化皮瓣重建，则在经翼突入路侧的对面抬高鼻中隔皮瓣。这可能包括来自鼻底的黏膜以形成更宽大的皮瓣。使用 Cottle 提升器将后中隔从蝶骨嘴上脱离，并进行广泛的双侧蝶骨切开术。切除横断的中隔膜后缘 1cm，以改善双侧通路和可视化。

在肿瘤侧进行中鼻窦造口术，并在蝶腭孔（中鼻甲后附着点水平的上颌窦后上角）处识别蝶腭动脉。用 1mm 成角的 Kerrison 咬骨钳扩大该孔，去除上颌窦后壁的骨质以暴露翼腭间隙。牺牲蝶腭动脉（鼻外侧动脉和中隔后动脉）的远端分支，从蝶骨切开术的下缘抬高骨膜以暴露斜坡和翼骨的内侧面。

然后将翼腭间隙的内容物由外侧向内侧方向分离，以暴露下面的翼基部骨质。上颌内动脉的一个分支，即腭蝶血管，穿过蝶骨中的一个小管，必须牺牲掉；它经常与翼管动脉混淆。分离受限于翼管中的翼管神经（和动脉，如果存在）和圆孔处的上颌神经（图 14-2）。圆孔总是在翼管的上外侧。在这些标志之间突出了一个气化良好的外侧隐窝；气化程度的增加与分离度的增加有关。降腭神经血管束垂直向深部行至窦造口术后缘的蝶腭动脉处，多数情况下可以保留；牺牲掉可导致同侧腭麻木。现在额外的骨质可以被咬除以完全暴露外侧隐窝的边界。气化良好的鼻窦中的可见标志包括蝶鞍、斜坡隐窝、ICA 的斜坡旁和海绵窦段、沿外侧隐窝底部的翼管及外侧壁上走行的上颌神经（图 14-6）。

（三）切除

如果需要完全进入 Meckel 腔和岩段 ICA，则横断翼管神经，磨除时留下一个短的残端作为可见标志（图 14-7）。翼管神经向外上方走行，跨过岩段 ICA。正因为如此，它是确定岩段 ICA 深度的有用标志。使用 3~4mm 粗金刚石钻沿管道周围环形仔细磨除；动脉下面的神经最容易受到损伤。覆盖上颌神经的骨质也被磨除至圆孔。在圆孔下方，磨除骨质以暴露卵圆孔处的下颌神经。下颌神经位于岩段 ICA 的浅表和咽旁段 ICA 的内侧。处理斜坡旁段 ICA 的外侧和岩段 ICA 上方时，小心去除变薄的骨质以暴露 Meckel 腔的硬膜（图 14-8）。如有必要，可以完全去除覆盖斜坡旁段 ICA 上的骨质，以便分离动脉的内侧（内侧岩尖）和外侧（Meckel 腔）。眶上裂和海绵窦外侧壁可以在海绵窦段 ICA 的外侧显露。

内镜多普勒探头用于在去除骨质后确认 ICA 的走行。使用可伸缩的镰状刀和显微解剖剪在 Meckel 腔上切开硬膜（图 14-9）。更重要的是，Meckel 腔以外展神经为界，因为它离开 Dorello 管并穿过眶上裂（图 14-10）。它定义了海绵窦外

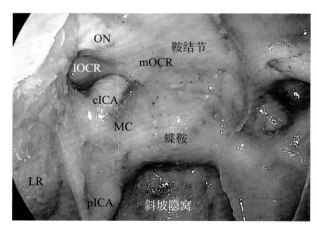

▲ 图 14-6　蝶窦的表面标志包括蝶鞍、斜坡隐窝、外侧隐窝（**LR**）、海绵窦段颈内动脉（**cICA**）、斜坡旁段颈内动脉（**pICA**）、外侧视神经 – 颈动脉隐窝（**lOCR**）、内侧视神经 – 颈动脉隐窝（**mOCR**）、视神经（**ON**）、中床突（**MC**）和鞍结节

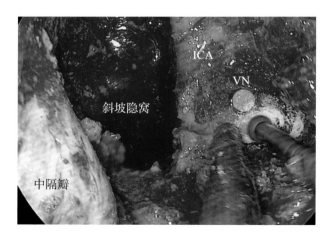

▲ 图 14-7　磨除横断的翼管神经（**VN**）残端下方的骨质，以显露颈内动脉（**ICA**）的岩段

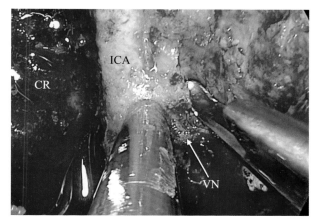

▲ 图 14-8　覆盖 Meckel 腔上方的骨质用磨钻磨薄，然后用 Kerrison 咬骨钳去除以暴露硬脑膜

ICA. 颈内动脉；CR. 斜坡隐窝；VN. 翼管神经

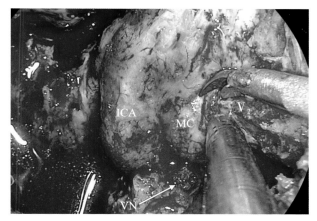

▲ 图 14-9　在斜坡旁段颈内动脉（ICA）外侧和岩骨段 ICA 上方切开硬膜以暴露 Meckel 腔（MC）；在圆孔处的上颌神经（V₂）可以被追踪并进入 Meckel 腔

VN. 翼管神经

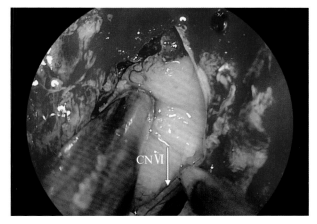

▲ 图 14-10　第Ⅵ对脑神经（CNⅥ）在颅后窝上外侧方向走行，在斜坡旁段颈内动脉中点后方进入 Dorello 管

侧壁的下界。根据手术的需要，使用 Kartush 神经刺激器分离肿瘤以确定运动脑神经的位置（图 14-11）。由于存在神经损伤的风险，在海绵窦外侧壁内分离肿瘤的指征很少。

进入颅中窝的通道受三叉神经分支的限制。如果被肿瘤累及，横断 V₂ 和 V₃ 提供进入颅中窝底部的通道。回想一下，ICA 的第一膝（咽旁段和岩骨段的交界处）比第二膝（岩骨段和斜坡旁段的交界处）位于更深的平面上。如果需要进入岩骨段 ICA 的下方（岩骨的下表面），则需要在坡裂孔处横断内侧咽鼓管和纤维软骨。这应该在完全可视化 ICA 走行的情况下使用弯曲的内镜鼻窦剪刀来完成，并在膝部留下合适的纤维软骨边缘。

（四）重建

如果存在硬膜缺损，则先使用内嵌胶原蛋白或筋膜移植物，然后用转位的带血管隔膜瓣以多层方式修复（图 14-12）。该瓣除覆盖硬膜缺损外，还可以对暴露的 ICA 提供保护。再用氧化纤维素、合成胶或纤维蛋白胶和明胶海绵覆盖，并用 Merocel 止血棉条支撑。鼻中隔供体部位暴露的软骨用游离的黏膜移植物覆盖，并放置 Silastic Doyle 鼻夹板固定。可选用腰椎引流来降低 CSF 的压力。

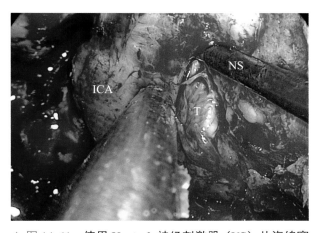

▲ 图 14-11　使用 Kartush 神经刺激器（NS）从海绵窦外侧壁下缘的第Ⅵ对脑神经分离肿瘤（T）；（ICA. 斜坡旁段颈内动脉）

五、术后管理

患者在重症监护病房或降级病房中观察直至病情稳定。只要存在鼻腔填塞物，就应继续使用抗生素预防。24h 后，静脉注射抗生素改为口服抗生素（头孢菌素）。在 12h 内获得脑部 CT（非对比剂增强）以排除过多的颅腔积气或出血所致的占位效应。如果需要对残留肿瘤进行评估，则需要行术后早期 MRI 检查。

术后评估脑神经功能，必要时提供眼睛保护。这对于失去角膜感觉（V_1）的患者尤其重要。由于咀嚼肌（翼状肌）炎症引起的暂时性牙关紧闭症很常见，它对抗炎药和下颌伸展运动反应良好。

住院时间的长短取决于多种因素，其中包括患者的并发症和手术切除程度。术后限制活动数周以避免脑脊液漏，并指示患者大量使用盐水鼻腔喷雾剂以防止鼻腔干燥。如果进行了硬膜修复，则术后 5～7 天去除鼻腔填塞物并用盐水冲洗。隔膜夹板维持 3 周以保护隔膜并促进黏膜化再形成。必要时提供常规鼻腔卫生。

六、示教案例

患者，男性，37 岁，因左侧头痛、面部麻木和感觉异常 3 个月就诊。除了左侧面部三叉神经 $V_{1～3}$ 分布区出现轻度感觉减退外，体格检查正常。磁共振成像显示一个大的左桥前池肿瘤毗邻海绵窦段 ICA，压迫脑干，Meckel 腔扩大，最符合三叉神经鞘瘤（图 14-5）。手术由经鼻内镜入路至左颅中窝（Meckel 腔）和颅后窝（经斜坡）构成。手术时，从颅后窝的第Ⅵ对脑神经（经斜坡入路）（图 14-10）和颅中窝的第 V 对脑神经（图 14-13）中分离出肿瘤。最终的缺损包括颅中窝和颅后窝至 ICA 的环形通道（图 14-14）。手术缺损用内嵌筋膜移植物和外贴右侧鼻中隔皮瓣

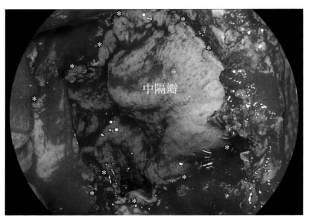

▲ 图 14-12　可见用于重建进入左侧颅中窝开口的右侧鼻中隔瓣的边缘（*）

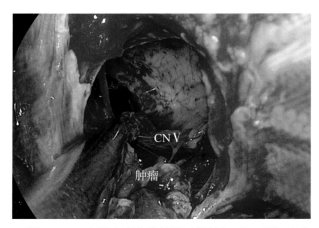

▲ 图 14-13　左颅中窝内从第 V 对脑神经（CN V）上分离肿瘤

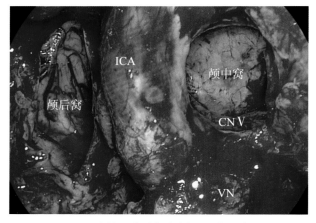

▲ 图 14-14　最终的手术缺损包括至颈内动脉（ICA）两侧的颅中窝和颅后窝通道；保留了第 V 对脑神经（CN V）和第Ⅵ对脑神经

VN. 翼管神经

重建（图 14-12）。

术后早期 CT 扫描显示骨质去除的程度（图 14-15）。术后早期 MRI 显示肿瘤切除部位有一个空腔，上面覆盖着一个存活的鼻中隔瓣（图 14-16）。术后，患者的病程因可能的癫痫发作和抗利尿激素分泌失调综合征（SIADH）的发展而变得复杂。术后第 11 天出院。面部

V_1 和 V_2 区感觉减退；他出现了新的左第Ⅵ对脑神经麻痹。最终病理显示为透明细胞脑膜瘤（WHO Ⅱ 级；Ki-67 8%）。在随访中，他出现左侧面部疼痛并因神经痛接受治疗。左侧第Ⅵ对脑神经麻痹继续消退。4 个月时复查 MRI 显示沿 ICA 的岩段和海绵窦前段有微小的残留肿瘤。

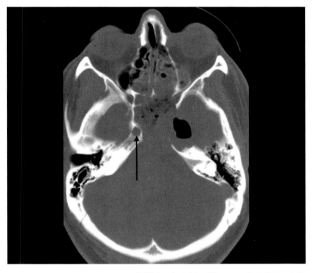

▲ 图 14-15 术后早期计算机断层扫描显示左侧骨质去除的程度；右侧颈内动脉周围的骨质保持完整（箭）

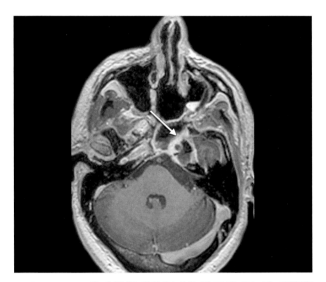

▲ 图 14-16 术后早期磁共振成像显示肿瘤切除后增强的鼻中隔瓣（箭），提示瓣的血管化形成

推荐阅读

[1] Gardner PA, Snyderman CH. Suprapetrous approach to Meckel's cave and the middle cranial fossa. In: Snyderman CH, Gardner PA (Eds). Masters Techniques in Otolaryngology— Head and Neck Surgery: Skull Base Surgery Volume. Philadelphia: Wolters Kluwer, 2015.

[2] Shin SS, Gardner PA, Stefko ST, et al. Endoscopic endonasal approach for nonvestibular schwannomas. Neurosurgery. 2011;69:1046–57.

参考文献

[1] Snyderman CH, Pant H, Carrau RL, et al. Classification of endonasal approaches to the ventral skull base. In: Stamm AC (Ed). Transnasal Endoscopic Skull Base and Brain Surgery. New York: Thieme; 2011. pp. 83–91.

[2] Bolger WE. Endoscopic transpterygoid approach to the lateral sphenoid recess: surgical approach and clinical experience.

Otolaryngol Head Neck Surg. 2005;133:20–6.

[3] Gardner P, Kassam A, Carrau R, et al. The endoscopic endonasal transpterygoid approach. In: Anand V, Schwartz T (Eds). Practical Endoscopic Skull Base Surgery. San Diego: Plural Publishing; 2007. pp. 163–75.

第 15 章　海绵窦病变的内镜治疗方法

Endoscopic Approaches to Lesions in the Cavernous Sinus

Shaan M. Raza　Theodore H. Schwartz　著

张卫民　译　　陈立华　校

一、概述

涉及海绵窦（CS）的病变，由于一些因素包括关键神经血管结构，以及邻近的颅内和颅外结构，对手术管理提出了一个严峻的挑战。在颅底手术方面，基于海绵窦病变，已经花费了大量的精力来制订有效地管理策略进展。开放性的颅底技术专注于通过"由外侧到内侧"入路至海绵窦的技术比如 Dolenc 入路[1]。从经鼻内镜技术的角度来看，涉及的手术策略主要基于"由内侧到外侧的入路"，这将在本章中讨论。与所有的技术一样，必须在多学科治疗范例（如放射治疗）的背景下理解手术的目标。

二、解剖学注意事项

海绵窦是一成对结构，为颅内深静脉系统的一部分，走行在蝶鞍两侧的硬脑膜内。海绵窦的硬膜周缘包膜是静脉汇合处，接收来自眶、侧裂和前、中颅底多组静脉的引流[2]。此外，海绵窦与基底丛、岩上窦和岩下窦及海绵间窦相互沟通。海绵窦内的神经血管结构包括：颈内动脉（ICA）、交感神经丛、第Ⅲ对脑神经、第Ⅳ对脑神经、第Ⅵ对脑神经，以及三叉神经的第一和第二分支。此外，通过主要窦间隔，ICA 的海绵窦段动脉分支行至海绵间段的脑神经、天幕、垂

体、三叉神经节、圆孔和背侧斜坡。

理解海绵窦和鞍旁区域的硬膜排列对于理解进入该区域的方式（经肿瘤或经手术进入）是必不可少的。硬脑膜有两层：脑膜层和骨膜层[3]。脑膜层形成隔膜，面向颅内空间，而骨膜层形成海绵窦的顶壁、后侧壁和外侧壁。海绵窦的顶壁由两个部分组成——前部和后部。顶壁的前部围成了前床突和 ICA 床突段之间的床突三角[4]。后部被几个褶皱分开。前岩床突褶皱由相应的从岩尖至前床突的韧带形成，这形成了海绵窦顶壁和外侧壁之间的边界。后岩床突褶皱连接后床突和岩尖。海绵窦内侧壁的结构组成不同于其余的边界，分为上、下两部分。上内侧壁与蝶鞍有关，由鞍膈的脑膜层组成，其向下延伸并包围垂体囊。另外，下内侧壁与蝶窦有关，仅由骨膜层形成。

对于选择正确的手术入路很重要的解剖学原则是 ICA 将海绵窦分为外侧和内侧隔室。神经结构位于外侧隔室内；除第Ⅵ对脑神经外，所有脑神经均以可预测的几何学构型沿海绵窦外侧壁走行。第Ⅵ对脑神经在 ICA 外侧的海绵窦内走行。内侧隔室面向蝶鞍和垂体；侵袭性垂体腺瘤经常涉及该结构。前壁与眶上裂相融合，Ⅲ～V_1通过眶上裂进入眶内。海绵窦的前壁可以通过蝶窦可视化，这取决于蝶窦的气化程度。

在扩大内镜技术进步之前，传统入路包括经

颅技术，其通过海绵窦外侧壁上的切口提供"从外侧到内侧"的路径[5]。这极大地增加了沿该壁的脑神经在术后脑神经功能缺损的风险，同时限制了充分切除所需的暴露，特别是对于位于内侧海绵窦的病变。这些因素在一定程度上解释了文献中报道的海绵窦病变经颅入路的巨大发病率。

因此，经鼻内镜入路提供了一种"从内侧到外侧"的途径，将海绵窦内关键神经血管结构放置在手术暴露的最外侧。对于通过内侧隔室进入海绵窦内的肿瘤，此类技术提供了更安全的至海绵窦通路。该区域内的成角度化内镜提供的直接可视化进一步弥补了这一点。

三、入路选择的注意事项

在对海绵窦内的病变进行手术选择之前，重要的是要考虑干预的目标，以及辅助治疗的存在和相对有效性。靶向和剂量的改进使得立体定向放射外科手术在治疗良性病变（如海绵窦脑膜瘤）方面有效[6]。同时，在治疗高级别颅底恶性肿瘤时，相对于辅助放化疗而言，在海绵窦内手术切除只会增加发病率，而没有提高生存率的益处。因此，必须在多学科计划中来考虑手术的目标。

多种恶性和良性病变可主要涉及或继发侵犯海绵窦。良性病变如垂体腺瘤或恶性肿瘤如脊索瘤和软骨肉瘤，可继发侵犯海绵窦。原发性海绵窦病变包括海绵状血管瘤、淋巴瘤、血管外皮细胞瘤和脑膜瘤。理想情况下，应明确定义海绵窦受累的解剖范围，以计划适当的手术干

预。Knosp-Steiner 分类提供了确定相对于海绵窦段 ICA 的浸润程度的系统方法[7]。KS 分级系统主要设计用于垂体腺瘤，其中包括五个类别（图 15-1）[7]：无浸润（0 类）、所有病变在海绵窦段颈动脉（CCA）内侧、浸润延伸至但不超过 CCA 内侧（1 类）、浸润延伸至但不超过 CCA 外侧（2 类）、浸润超过 CCA 的外侧面但未完全填充海绵窦（3 类）和完全填充海绵窦 CCA 的内侧和外侧（4 类）。无论术前 KS 分类如何，仅那些术中确认海绵窦浸润的病例被纳入研究。在以大体全切除为目标的情况下，局限于内侧隔室的病变可通过经筛、经蝶窦入路处理。通过在中鼻甲外侧操作或移除中鼻甲，一旦打开筛窦，就可以获得额外的侧向暴露。另外，海绵窦外侧存在的肿瘤需要经翼突入路直达 ICA 外侧。

四、经蝶窦内镜入路至海绵窦

我们之前已经发表了使用两名外科医生采用双通道技术的经鼻内镜入路的基本原则[8]。这里只讨论细微差别。所有涉及海绵窦的患者都做了磁共振成像和计算机断层扫描血管造影（CTA）；CTA 提供有关海绵窦段 ICA 解剖与目标病变的详细信息。每种入路都涉及在麻醉诱导后行腰椎引流或穿刺，用于鞘内注射荧光素，以协助检测术中脑脊液（CSF）漏。除此以外，这种入路的鼻腔阶段包括后鼻中隔切除术；根据需要将中鼻甲侧切或切除以获得足够的器械操作空间。进行筛窦切除术以最大限度地增加必要的侧方通道。

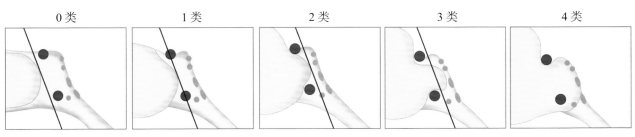

0 类　　1 类　　2 类　　3 类　　4 类

▲ 图 15-1　**Knosp-Steiner（KS）分类**

在所有可能使用的情况下，都会获取鼻中隔瓣并将其储存在鼻咽中，通常从受累海绵窦的对侧进行，因为暴露可能会使蝶腭动脉处于危险之中。

海绵窦的经蝶窦入路与内镜下垂体瘤切除术有明显重叠；这一点之前已描述过[9]。获得蝶窦全景（可视及后筛窦切除术后的蝶骨平台，变平的蝶骨膝和侧方暴露扩展至双侧上鼻甲）后，切除前鞍面。蝶鞍开口的程度与蝶鞍的病变程度相适应。这个骨性开口延伸到海绵窦的前壁和海绵窦段 ICA 的前膝上方。在这个过程中，多普勒被广泛用于识别海绵窦和 ICA。在该骨操作结束时，暴露的范围至少应从鞍结节的下方延伸到蝶鞍底；进而通过去除蝶骨平台向上和通过去除斜坡向下延伸，可以获得进一步的暴露。从内侧到外侧，内侧视神经颈动脉隐窝（OCR）/ 中床突变平，应暴露海绵窦段 ICA 的前膝；单纯经蝶窦入路将难以向眶上裂方向暴露 ICA 外侧。这种关键的颅底部分切除是通过三维金刚钻、0.5mm 和 1mm Kerrison 穿孔器和骨刮匙的相互配合来进行的。

最初的硬脑膜开口以蝶鞍为中心，并延伸到 ICA 的边缘；除了海绵窦和 ICA 外，在使用可伸缩镰刀状刀片切开之前，通过多普勒确认上、下海绵窦的位置。在这一点上，活检蝶鞍内的病变并用标准的显微手术技术切除。一旦鞍内病变被完全切除，就会探查海绵窦的内侧壁。切换到30° 内镜可以看到蝶鞍开口以外的海绵窦内侧壁。使用有角度的器械切除所有残留的肿瘤；这可以通过弯曲成"曲棍球棒"状的成角环形刮匙或使用可延展的仪器来完成。由于移除了海绵窦段 ICA 的前膝上的骨质，因此可以轻轻地向外侧牵拉该动脉以增加通路。在切除海绵窦疾病的过程中，必须记住与神经血管结构相粘连的任何疾病都应留在原位，通过辅助治疗（即术后放射外科手术）或观察来解决。

五、经翼突内镜入路

经上颌经翼突入路适用于进入海绵窦外侧隔室中的病变[10]。在开始任何鼻部操作之前，应注意必须在入路对侧获取鼻中隔瓣，因为将牺牲同侧蝶腭动脉。除了标准的经蝶窦入路外，这种入路还需要切除中鼻甲，通常还需要切除下鼻甲的上半部分。钩突切除术之后，行宽大的上颌窦造口术以暴露筛嵴和蝶腭孔（图 15-2）。这个上颌窗在前后方向上应该从鼻泪管的后方延伸到上颌后壁，在头尾方向上从眶下壁延伸到下鼻甲的上侧。这与颞下窝入路不同，后者必须移除整个下鼻甲才能进入到上颌窦底[11]。在分离并牺牲蝶腭动脉后，用高速磨钻磨薄眶突和腭骨的垂直板，并用 Kerrison 穿孔器移除上颌后壁暴露翼腭窝（PPF）的内侧面。重要的是要记住，血管结构（即上颌内动脉和远端分支）位于 PPF 的前半部分，而神经结构（即 V₂ 的远端分支，翼腭神经节）位于后半部分。

对于至海绵窦的入路，PPF 的内容物仅用 Freer 刀从侧面清扫，翼管及其神经血管内容物暴露于蝶窦底。一旦确定，在翼管神经的上内侧磨除翼状楔骨（翼突内侧板和翼突外侧板的前结合处）钻孔。如果这种暴露是必要的，翼管可以被骨化至斜坡旁和破裂孔段 ICA 的连接处。与岩尖入路相反，经翼突暴露至海绵窦不需要完全骨化翼管神经或暴露破裂孔段 ICA，除非需要行近端血管控制时。通过用 4mm 金刚钻磨除翼状楔骨的上侧，蝶窦的最外侧面与眶上裂一同暴露，眶上裂位于海绵窦段 ICA 的前膝外侧。一旦移除蝶骨外侧的黏膜，就从内侧向外侧方向进行移除海绵窦段 ICA 和海绵窦前膝的骨质；眶上裂（SOF）的内容物限制了这种外侧暴露的程度范围。在从前到后的方向上，重要的是沿着 ICA 的外侧面移除骨质直至延伸到与斜坡旁段 ICA 的交界处。这

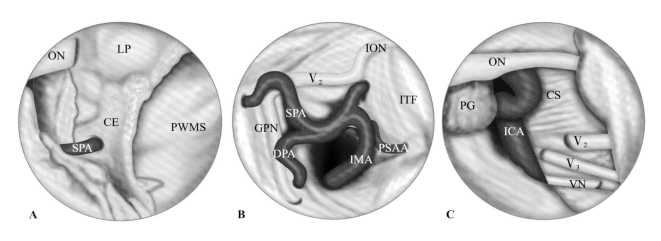

▲ 图 15-2 经翼突解剖

插图展示了经翼突入路的基本步骤和解剖；A. 在钩突切除术、筛窦切除术和蝶窦切开术完成后，行上颌窦造口术以暴露后壁；蝶腭动脉（SPA）出现并穿过其在筛嵴（CE）中命名的孔；视神经（ON）可在与纸板（LP）相邻的视野上方看到；B. 翼腭窝（PPF）内有发出 SPA 的上颌内动脉（IMA）、腭降动脉（DPA）及后上牙槽动脉（PSAA）；腭大神经（GPN）和三叉神经第二支（V₂）的交汇处可发现翼腭神经节；外侧可看到眶下神经（ION）和颞下窝（ITF）；C. 去除翼突和 CE 还提供了被蝶窦外侧壁覆盖的 PPF 内后方区域的暴露；去除该处骨质会显示出被蝶窦外侧壁覆盖的 PPF 内后方区域，显示海绵窦（CS）的内侧壁、三叉神经的第二支（V₂）和第三支（V₃）分支及翼管神经（VN），通常用作识别岩段颈内动脉（ICA）的一个标志（PG. 垂体；PWMS. 上颌窦后壁）

将确保整个海绵窦底的显露。

　　一旦该骨质移除完成，即用多普勒来验证 ICA 的位置，然后可以沿底部外侧切开一个切口。将此切口向前朝 SOF 延伸时，操作中应予以注意，应随着脑神经Ⅲ、Ⅳ、V₁、Ⅵ在该区域沿 ICA 前膝的外侧面通过。在处理海绵窦外侧的病变时，静脉通道充满肿瘤；随着切除的进行，可能会遇到快速的静脉出血，可以使用止血剂如明胶海绵（Pfrizer, New York, NY）或 FloSeal（Baxter, Deerfield, IL）处理。最后，随着切除的进行，应识别和保护外展神经，以避免过度操作。其余的脑神经沿外侧壁走行，不太容易损伤。一些机构行术中肌电图监测以帮助保护这些神经结构。

六、重建

　　基于病变、涉及的解剖间隙、切除程度和术中遇到的脑脊液漏程度对患者采取个体化的颅底重建。仅在海绵窦和（或）蝶鞍内，以及硬膜内或硬膜外的病变被认为术后渗漏的风险较低，尤其在术中未观察到荧光素的时候。在这些患者中，简单地在手术腔内放置 FloSeal 或凝血酶浸泡的明胶海绵即可闭合。否则，由切除海绵窦病变造成的硬脑膜和蛛网膜缺损可能会导致大型侧方空腔，重建可能是个挑战。一般来说，大多数海绵窦病变都是硬膜外的，CSF 漏不是一个大问题。然而，如果发生脑脊液漏，通常是低容量漏，因为大部分病变是硬膜外的。用阔筋膜放置在骨质缺损上，再用 Medpor 沉放在缺损内的垫片密封式闭合，由于没有骨性边缘，通常是不可能的。因为海绵窦是一个杯状的壁样结构，如果 CSF 漏进去，可以在里面放入脂肪，并直接用 Duraseal 覆盖固定。如果有鼻中隔瓣，可以将其直接放置在修复物上并用 Duraseal 固定。对海绵窦入路的一个具体考虑因素是暴露的颈动脉的管理。这种暴露不仅消除了有助于放置刚性支撑物的骨性支架，而且如果将来需要放射治疗，还需要覆盖[12]。当涉及动脉暴露时，暴露的血管用脂肪或非细胞真皮覆盖，并用组织密封剂支撑。此外，为避免医源性狭窄或理论上对 ICA 外膜的长期侵蚀，应对刚性支撑进行修改或放弃。最后，术后进行 24～48h 的腰椎引流，以利于在多层闭合处的瘢痕形成。这尤其适用于术中大量脑脊液漏或颅底缺损扩大的情况[13]。

七、血管注意事项

在进行海绵窦病变的手术治疗之前，手术团队不仅要易于接受先进的内镜技术，而且还要有制订管理潜在血管并发症的策略，这一点很重要。该隔室的手术可能涉及静脉或动脉出血。随着肿瘤填塞静脉通道，静脉出血通常会在切除的后期阶段遇到，这可以使用止血剂如 FloSeal 或明胶海绵轻松控制。

虽然使用经鼻内镜技术很少发生动脉损伤，但在入路过程中涉及颈动脉操作和切除较硬肿瘤（如软骨肉瘤）或先前接受过放射的病变时存在更高的风险[14]。对于海绵窦段 ICA，损伤部位不仅包括血管主干，还有与其相关的分支垂体下动脉和前外侧干。为了降低手术风险，不仅必须要全面了解 ICA 的过程，而且还必须要了解 ICA 的潜在变异。使用 CTA 进行术前评估并了解患者危险因素（如先前放射治疗、肿瘤与 ICA 的关系、动脉粥样硬化疾病）也有助于术中规划。术中，除导航确认以外，颈动脉突起的视觉识别和声学多普勒可以帮助指导安全的手术解剖。如果 ICA 损伤确需控制，那么近端和远端控制的基本原则通常会很困难。这一点在海绵窦段 ICA 的前膝尤其如此，该处近端硬脑膜环（当海绵窦段 ICA 过渡到床突段时）限制了远端通路。操作器械的进入受限及脆弱的病变血管壁，使得通过缝

合或夹闭来直接修复受损伤血管具有挑战性。最终，有效的修复包括精准透视化下填塞损伤部位。一旦术中控制，术后的立即处理应包括常规血管造影行血管评估。由于高度怀疑即刻或延迟假性动脉瘤的形成，如果初始血管造影结果为阴性，则应进行重复血管成像。随着技术的进步，血管内修复可以通过支架重建或弹簧圈栓塞技术进行，这取决于损伤的程度及是否可以挽救主干血管。

八、示教案例

以下用两个病例（图 15-3 和图 15-4）来说明内镜辅助入路至海绵窦（视频 15-1）。

九、总结

海绵窦病变安全有效的内镜管理需要了解目标病变与该区域内相邻关键神经血管结构的解剖关系。CCA 为确定手术路径提供了粗略的指南。动脉内侧的病变（如垂体腺瘤）通过经蝶窦窗有效处理，并通过"由内侧到外侧"方法切除。海绵窦外侧隔室内的病变需要经翼突入路，并骨化海绵窦段 ICA。神经导航和术中多普勒超声辅助尽量使动脉损伤的风险最小化，同时用先进内镜技术处理术中问题的信心是必要的，尤其是在骨化 ICA 时。与所有手术方法一样，必须在多模式治疗方案中明确定义手术目标，因为应根据辅助治疗的选择来权衡相对风险 / 收益。

十、视频说明

视频 15-1：经鼻经翼突切除海绵窦内一肿块。使用内镜辅助经翼突入路切除引起第Ⅵ对脑神经麻痹的海绵窦内一囊性肿块。

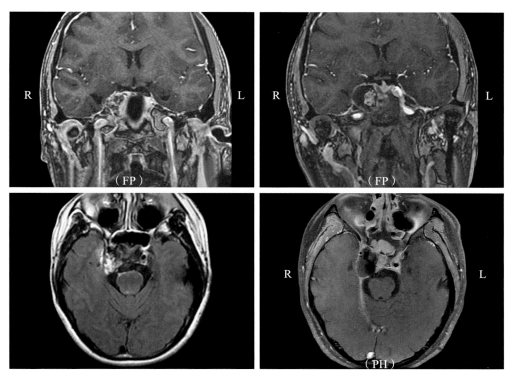

▲ 图 15-3　病例 1：患者表现为右侧第Ⅵ对脑神经麻痹的亚急性发作；磁共振成像显示右侧海绵窦内有一个不均匀增强的肿块；计算机断层扫描血管造影显示海绵窦段颈内动脉向外侧移位；骨窗影像进一步显示右侧岩尖侵蚀；鼻内入路由右侧经翼突入路组成；切除的关键步骤在随附的视频中突出显示；该图中显示了术前和术后图像

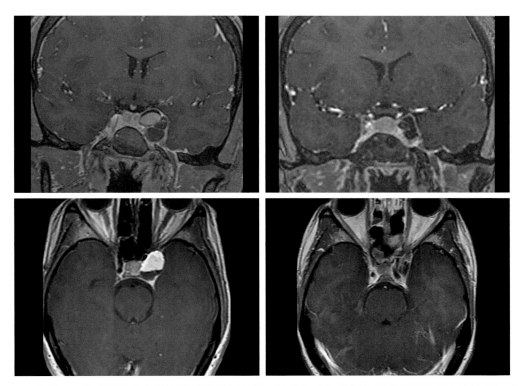

▲ 图 15-4　病例 2：患者表现为左侧第Ⅵ对脑神经麻痹；磁共振成像显示左侧海绵窦外侧隔室内有一个外周增强的囊性肿块；计算机断层扫描血管造影显示病变内侧的海绵窦段颈内动脉向外侧移位；采用了左侧经翼突入路的鼻内入路；切除的关键步骤在随附的视频中突出显示；该图中显示了术前和术后图像

参 考 文 献

[1] Dolenc VV. Surgery of vascular lesions of the cavernous sinus. Clin. Neurosurg. 1990;36:240–55.

[2] Inoue T, Rhoton AL, Jr., Theele D, et al. Surgical approaches to the cavernous sinus: a microsurgical study. Neurosurgery. 1990;26:903–32.

[3] Campero A, Campero AA, Martins C, et al. Surgical anatomy of the dural walls of the cavernous sinus. J Clin Neurosci. 2010;17:746–50.

[4] Yasuda A, Campero A, Martins C, et al. Microsurgical anatomy and approaches to the cavernous sinus. Neurosurgery. 2008;62:1240–63.

[5] el-Kalliny M, van Loveren H, Keller JT, et al. Tumors of the lateral wall of the cavernous sinus. J Neurosurg. 1992;77: 508–14.

[6] Pollock BE, Stafford SL, Link MJ, et al. Single-fraction radiosurgery of benign cavernous sinus meningiomas. J Neurosurg. 2013;119:675–82.

[7] Knosp E, Steiner E, Kitz K, et al. Pituitary adenomas with invasion of the cavernous sinus space: a magnetic resonance imaging classification compared with surgical findings. Neurosurgery. 1993;33:610–7; discussion 7–8.

[8] Fraser JF, Mass AY, Brown S, et al. Transnasal endoscopic resection of a cavernous sinus hemangioma: technical note and review of the literature. Skull Base. 2008;18:309–15.

[9] Schwartz TH, Anand VK. The endoscopic, endonasal transphenoidal approach to the sella. In: Anand VK, Schwartz TH (Eds). Practical Endoscopic Skull Base Surgery. San Diego, CA: Plural Publishing; 2007. pp. 89–104.

[10] Hofstetter CP, Singh A, Anand VK, et al. The endoscopic, endonasal, transmaxillary transpterygoid approach to the pterygopalatine fossa, infratemporal fossa, petrous apex, and the Meckel cave. J Neurosurg. 2010;113:967–74.

[11] Kasemsiri P, Solares CA, Carrau RL, et al. Endoscopic endonasal transpterygoid approaches: anatomical landmarks for planning the surgical corridor. Laryngoscope. 2013;123:811–5.

[12] Lau WY, Chow CK. Radiation-induced petrous internal carotid artery aneurysm. Ann Otol Rhinol Laryngol. 2005;114:939–40.

[13] McCoul ED, Anand VK, Singh A, et al. Long-term effectiveness of a reconstructive protocol using the nasoseptal flap after endoscopic skull base surgery. World Neurosurg. 2012;81(1):136–43.

[14] Gardner PA, Tormenti MJ, Pant H, et al. Carotid artery injury during endoscopic endonasal skull base surgery: incidence and outcomes. Neurosurgery. 2013;73:261–9; discussion 9–70.

第 16 章　岩尖病变的内镜治疗

Endoscopic Management of Petrous Apex Lesions

Sergei Terterov　Jasvinder Nangiana　Garni Barkhoudarian　Isaac Yang　著

沈　杰　译　　张祎年　校

一、概述

岩尖是最具挑战性的颅底内侧手术区域之一，周围环绕着众多的神经血管结构，是多种炎症和肿瘤病变发生的部位。最常见的是胆固醇肉芽肿，其次是胆脂瘤、岩尖炎、软骨肉瘤、脊索瘤、脑膜瘤、浆细胞瘤，内淋巴囊肿瘤和转移瘤[1, 2]。由于岩尖位置深在，与重要的神经血管结构关系密切，即使是经验丰富的颅底外科医生，手术入路也一直是个挑战。传统的岩尖开颅手术入路分为两大类：颞下颅中窝入路和经颞入路，根据听力保护的需要，经颞入路又存在几种不同的变异，即经颞耳前入路、经迷路入路、经耳蜗入路、迷路下入路和耳蜗下入路[3]。开颅手术入路有明显的并发症。颅中窝入路通常需要颞叶牵拉，这会导致静脉性梗死和颞叶癫痫。经颞入路对前庭耳蜗和面神经有损伤的危险，在颞骨气化不良的情况下更为困难[4-6]。开颅手术入路的一个主要缺点是在治疗胆固醇肉芽肿时无法形成永久性引流通道[7]。考虑到开颅手术入路的显著并发症率，在过去数十年中，人们共同努力开发一种微侵袭颅底技术，以到达和治疗岩尖病变。

Montgomery 在 1977 年第一次描述了经蝶窦入路到达岩尖[8]。在那个病例中，切口靠近内眦，通过经筛经蝶窦入路切除岩尖胆固醇肉芽肿（petrous apex cholesterol granuloma，PACG）。Fucci 等于 1994 年描述了第一个真正的经鼻内镜下的岩尖入路[9]。在随后的几年中，多个其他系列文章发表描述内镜下经蝶窦的岩尖入路治疗 PACG[10-23]。也有一些使用内镜作为岩尖开颅手术的辅助手段，与传统显微镜相比，显示出更宽广的视角[24-26]。

二、适应证

岩尖有许多病变需要手术治疗，其中包括炎症和肿瘤性病变[1, 2]。最常见的是 PACG，占岩尖病变的 80% 以上[3]。现代假说认为，这些囊性病变是由于血液代谢产物中胆固醇结晶的肉芽肿性炎症反应所致；然而，岩尖部血液代谢产物的来源仍有争议[3]。岩尖胆固醇肉芽肿可分为两大类型：侵袭性和非侵袭性。非侵袭性 PACG 通常是偶然发现的，并且通常在解剖学上与患者的症状无关（如果有症状的话）。这些病变不需要手术干预，通常通过多次影像复查的保守治疗以记录稳定性。侵袭性 PACG 是指那些表现出生长的 PACG，通常表现为与其解剖位置有关的临床症状[23]。PACG 有三种常见的症状群。第一种表现为感音神经性耳聋、眩晕和耳鸣，与前庭蜗神经受累有关。第二种表现为头痛，与颅后窝硬脑膜受压有关。第三种表现为复视和面部疼痛，与

Meckel 囊和外展神经受累有关[23]。以前发表的一系列文献中，最常见的 PACG 症状是头痛，平衡障碍和复视[7]。有症状的 PACG 通常通过手术治疗。手术的重点在于 PACG 囊肿的衬里是纤维构成的，无细胞的。因此与胆脂瘤或岩尖的肿瘤性病变不同，不需要完全切除以达到治愈的目的[7]。PACG 的这一特点适合微侵袭颅底技术，对囊肿开窗将其减压到附近的鼻窦可以很容易地实现。因此，它一直是岩尖内镜入路发展的工作模型。虽然也有其他类型岩尖病变（如胆脂瘤）的内镜治疗报告，但大多数可用的文献和经验都集中在 PACG 上[18, 27]。因此，本章的重点将是 PACG 的内镜技术治疗。

三、术前评估

高质量的术前影像是手术必要的准备。1mm 层厚的磁共振成像与磁共振血管造影（magnetic resonance angiography，MRA）用于术前计划和术中神经导航定位。MRA 检查了解病变和颈内动脉（internal carotid artery，ICA）走行的解剖结构关系。薄层 CT 扫描对于显示面部鼻窦的骨性解剖和血管结构上的潜在骨裂是必要的。

Paluzzi 等提出了一种基于"V 角"测量的 PACG 术前放射学分级系统，用来帮助选择最佳的手术入路[7]。测量目的是模拟内镜视角与病变的关系。为进行测量，需要轴位的 MRA 或 CT 血管成像（computed tomography angiography，CTA）图片。角的顶点位于病变对侧梨状孔的外侧面。外侧线是从顶点指向 ICA 的破裂孔段，因为这一段无法移动。内侧的这条线是通过 PACG 的内侧边界画出来的。由此产生的两条线之间的夹角被称为"V 角"。在回顾性分析中发现 V 角 >5°（A 型）的病变可采用简单的内镜下经斜坡入路，可能需要移动岩骨段 ICA 的垂直段。V 角为 0°~5°

的病变（B 型）需要内镜岩下入路。对于具有负 V 角（C 型）的极外侧 PACG，作者建议开颅的岩尖入路手术。

四、技术说明

内镜入路至岩尖处有几种不同变异。岩尖病变的经鼻内镜入路骨质去除范围和复杂性完全取决于病变相对于岩段 ICA 的垂直（斜坡）段的位置。Zanation 等提出了一种经鼻内镜入路到达岩尖的三级分类方案。内侧经蝶窦入路用于向斜坡段 ICA 内侧显著延伸至蝶窦的 PACG（图 16–1）。对于没有明显内侧延伸的病变，内侧经蝶窦入路因向侧方移位斜坡段 ICA 而扩大化了。对于极外侧病变，采用经翼突岩下入路[28]。

无论选择的入路如何变化，最初的核心步骤是相同的，随后是必要时的模块化的添加。头部用三钉头架固定以实现神经导航定位的刚性固定。鼻腔准备用羟甲唑啉鼻内喷雾，随后用 1% 利多卡因和 1∶100 000 肾上腺素注射中鼻甲以收缩黏膜血管。不常规准备鼻中隔黏膜瓣，除

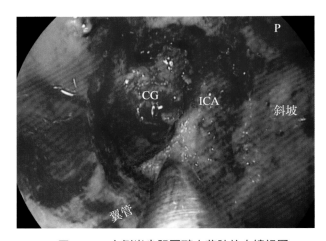

▲ 图 16–1　右侧岩尖胆固醇肉芽肿的内镜视图

这张 45° 内镜下的侧方图像显示了颈内动脉的前膝及其与岩尖 CG 的关系；在这张图中没有看到翼管神经，但它的走行在图中被标记出来。CG. 胆固醇肉芽肿；P. 垂体；ICA. 颈内动脉

非预计出现大量脑脊液（CSF）漏。中鼻甲黏膜瓣足够覆盖 CSF 漏处的骨缺损。使用双鼻孔四手技术和 0° 内镜，建议行后鼻中隔切除术和双侧蝶骨切开术以在后方创造一个大的工作空间。对于向内侧突出的 PACG，这种范围的骨切除通常足以磨除覆盖囊肿的骨质，将其向蝶窦开窗。

对于更侧方的病变，需要向翼突扩展。这种方法最初由 Kassa 及其同事描述，随后被别人采用[28-30]。它是通过扩大上颌窦口和完全的单侧筛窦切除术开始的，将颅底从蝶窦内侧暴露到筛骨纸板的外侧。扩大上颌窦切除术以识别筛骨嵴区的蝶腭动脉（sphenopalatine artery，SPA）。电凝并切断 SPA 和鼻后动脉。随后切除周围骨质（上颌窦后内侧壁，连同腭骨眶突）暴露翼腭窝（pterygopalatine fossa，PPF）。在冠状面上，PPF 在概念上可分为两个部分：前部被脂肪组织和血管占据，而后部包含神经成分。在 PPF 的后部，翼管神经（vidian nerve，VN）出现在三叉神经上颌支（V_2）的内侧（图 16-1）。一旦确定，翼管动脉和神经被用作确定 ICA 第二膝（海绵窦段后曲）的可靠标志[31]。Kassam 等提出的"钟面类比"在概念化这一步时很有用。一个钟面被设想为以翼管为中心。首先，使用金刚砂钻头，对患者的左侧操作时，在 9 点钟和 3 点钟之间逆时针磨除骨质（相对于翼管先内下，然后外下）直到翼管动脉进入岩段颈动脉。一旦确定了岩段颈动脉的深度，在左侧操作时，从 3 点钟到 9 点钟之间逆时针方向磨除骨质（先 VN 的上外侧，最后 VN 的上内侧），露出 ICA 的前膝。这一操作降低了颈动脉损伤的可能性，因为研究表明，岩段颈动脉永远不会在翼管水平以下[31]。在前膝暴露的情况下，覆盖在斜坡段 ICA 垂直段上的骨质可以在直视下磨除。斜坡段 ICA 可以侧方移动以增加岩尖侧方的暴露。随着暴露范围的扩大，可以通过

神经导航识别 PACG，然后通过磨除 PACG 上覆盖的骨质将囊肿向蝶窦开窗（图 16-2）。

对于更偏侧的病变，可采用岩下经翼突扩展。对于这种暴露，咽鼓管之间的咽部软组织被切开，并从斜坡分离。磨除蝶骨底，直到它与斜坡表面齐平。咽鼓管的远端通常被切除。将 PPF 的软组织向侧方牵拉，以先前暴露的翼管动脉和神经为导向，必要时切除外侧斜坡、翼板的内外侧的骨质，以充分暴露病变[28, 29]。

术后处理

内镜下岩尖入路与标准经鼻入路有相似的并发症，也有一些是这种特殊技术所独有的。常见的鼻窦并发症包括结痂、鼻窦炎和粘连。更为严重和特殊的并发症来自于 PPF 内容物和 VN 的损伤，其中包括干眼症、面部和牙齿失神经、上颌内动脉损伤和颈动脉损伤。脑脊液漏是相对少见的，因为大多数的病变是硬膜外的。然而，当它发生时，修复技术取决于漏的大小和流量，从简单的脂肪移植和密封胶填塞到鼻中隔黏膜瓣或中鼻甲黏膜瓣转位术。

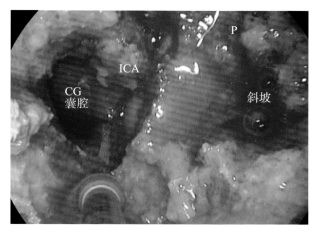

▲ 图 16-2　右侧岩尖胆固醇肉芽肿切除后囊腔的内镜视图

45° 内镜下切除后的囊腔显示 CG 进入岩尖的走行；留下这个囊腔以便直接向蝶窦引流，有助于防止病变复发。CG. 胆固醇肉芽肿；P. 垂体；ICA. 颈内动脉

推荐阅读

[1] Kassam AB, Vescan AD, Carrau RL, et al. Expanded endonasal approach: vidian canal as a landmark to the petrous internal carotid artery. J Neurosurg. 2008;108(1):177–83.

[2] Paluzzi A, Gardner P, Fernandez-Miranda JC, et al. Endoscopic endonasal approach to cholesterol granulomas of the petrous apex: a series of 17 patients: clinical article. J Neurosurg. 2012;116(4):792–8.

[3] Zanation AM, Snyderman CH, Carrau RL, et al. Endoscopic endonasal surgery for petrous apex lesions. Laryngoscope. 2009;119(1):19–25.

参考文献

[1] Chapman PR, Shah R, Curé JK, et al. Petrous apex lesions: pictorial review. AJR Am J Roentgenol. 2011;196(3 Suppl):WS26–37; Quiz S40–3.

[2] Arriaga MA, Brackmann DE. Differential diagnosis of primary petrous apex lesions. Am J Otol. 1991;12(6):470–4.

[3] Isaacson B, Kutz JW, Roland PS. Lesions of the petrous apex: diagnosis and management. Otolaryngol Clin North Am. 2007;40(3):479–519, viii.

[4] Gherini SG, Brackmann DE, Lo WW, et al. Cholesterol granuloma of the petrous apex. Laryngoscope. 1985;95(6):659–64.

[5] Giddings NA, Brackmann DE, Kwartler JA. Transcanal infracochlear approach to the petrous apex. Otolaryngol Head Neck Surg. 1991;104(1):29–36.

[6] Brackmann DE, Toh EH. Surgical management of petrous apex cholesterol granulomas. Otol Neurotol. 2002;23(4): 529–33.

[7] Paluzzi A, Gardner P, Fernandez-Miranda JC, et al. Endoscopic endonasal approach to cholesterol granulomas of the petrous apex: a series of 17 patients: clinical article. J Neurosurg. 2012;116(4):792–8.

[8] Montgomery WW. Cystic lesions of the petrous apex: transsphenoid approach. Ann Otol Rhinol Laryngol. 1977;86 (4 Pt 1):429–35.

[9] Fucci MJ, Alford EL, Lowry LD, et al. Endoscopic management of a giant cholesterol cyst of the petrous apex. Skull Base Surg. 1994;4(1):52–8.

[10] Dhanasekar G, Jones NS. Endoscopic trans-sphenoidal removal of cholesterol granuloma of the petrous apex: case report and literature review. J Laryngol Otol. 2011;125(2): 169–72.

[11] Georgalas C, Kania R, Guichard JP, et al. Endoscopic transsphenoidal surgery for cholesterol granulomas involving the petrous apex. Clin Otolaryngol. 2008;33(1):38–42.

[12] Griffith AJ, Terrell JE. Transsphenoid endoscopic management of petrous apex cholesterol granuloma. Otolaryngol Head Neck Surg. 1996;114(1):91–4.

[13] Jaberoo MC, Hassan A, Pulido MA, et al. Endoscopic endonasal approaches to management of cholesterol granuloma of the petrous apex. Skull Base. 2010;20(5):375–9.

[14] Oyama K, Ikezono T, Tahara S, et al. Petrous apex cholesterol granuloma treated via the endoscopic transsphenoidal approach. Acta Neurochir. 2007;149(3):299–302, discussion 302.

[15] Presutti L, Villari D, Marchioni D. Petrous apex cholesterol granuloma: transsphenoid endoscopic approach. J Laryngol Otol. 2006;120(6):e20.

[16] Prabhu K, Kurien M, Chacko AG. Endoscopic transsphenoidal approach to petrous apex cholesterol granulomas. Br J Neurosurg. 2010;24(6):688–91.

[17] McLaughlin N, Kelly DF, Prevedello DM, et al. Endoscopic endonasal management of recurrent petrous apex cholesterol granuloma. Skull Base Rep. 2011;1(1):27–32.

[18] Xu R, Zhang QH, Zuo KJ, et al. [Resection of petrous apex cholesteatoma via endoscopic trans-sphenoidal approach]. Zhonghua Er Bi Yan Hou Tou Jing Wai Ke Za Zhi. 2012; 47(1):30–3.

[19] Sade B, Batra PS, Scharpf J, et al. Minimally invasive endoscopic endonasal management of skull base cholesterol granulomas. World Neurosurg. 2012;78(6):683–8.

[20] Qiu Q, Liang M, Yang D, et al. [Trans-sphenoid sinus-clivus endoscopic management of petrous apex cholesterol granuloma]. Lin Chuang Er Bi Yan Hou Tou Jing Wai Ke Za Zhi. 2013;27(14):745–6, 750.

[21] Emanuelli E, Ciorba A, Bianchini C, et al. Transnasal endoscopic management of petrous apex and clivus selected lesions. Eur Arch Otorhinolaryngol. 2013;270(5):1747–50.

[22] Terranova P, Karligkiotis A, Gallo S, et al. A novel endoscopic technique for long-term patency of cholesterol granulomas of the petrous apex. Laryngoscope. 2013;123(11): 2639–42.

[23] Park KC, Wong G, Stephens JC, et al. Endoscopic transsphenoidal drainage of an aggressive petrous apex cholesterol granuloma: unusual complications and lessons learnt. J Laryngol Otol. 2013;127(12):1230–4.

[24] Pichierri A, D'Avella E, Ruggeri A, et al. Endoscopic assistance in the epidural subtemporal approach and Kawase approach: anatomic study. Neurosurgery. 2010;67(3 Suppl Operative):ons29–37, discussion ons37.

[25] Gagliardi F, Boari N, Roberti F, et al. Extradural subtemporal transzygomatic approach to the clival and paraclival region with endoscopic assist. J Craniofac Surg. 2012;23(5): 1468–75.

[26] Shimanskiĭ VN, Karnaukhov VV, Sergienko TA, et al. [Endoscopically assisted removal of posterior fossa meningioma combined with microvascular decompression of trigeminal nerve root (early experience)]. Zh Vopr Neirokhir Im N N Burdenko. 2011;75(4):70–4, discussion 74.

[27] Tarabichi M, Nogueira JF, Marchioni D, et al. Transcanal endoscopic management of cholesteatoma. Otolaryngol Clin

North Am. 2013;46(2):107–30.

[28] Zanation AM, Snyderman CH, Carrau RL, et al. Endoscopic endonasal surgery for petrous apex lesions. Laryngoscope. 2009;119(1):19–25.

[29] Hofstetter CP, Singh A, Anand VK, et al. The endoscopic, endonasal, transmaxillary transpterygoid approach to the pterygopalatine fossa, infratemporal fossa, petrous apex, and the Meckel cave. J Neurosurg. 2010;113(5):967–74.

[30] Snyderman CH, Kassam AB, Carrau R, et al. Endoscopic approaches to the petrous apex. Oper Tech Otolaryngol Head Neck Surg. 2006;17(3):168–73.

[31] Kassam AB, Vescan AD, Carrau RL, et al. Expanded endonasal approach: vidian canal as a landmark to the petrous internal carotid artery. J Neurosurg. 2008;108(1): 177–83.

第 17 章 经鼻内镜辅助至斜坡区及颅颈交界区的入路

Transnasal Endoscopic Assisted Approach to the Clivus and Craniocervical Junction

Eric W. Wang   Paul A. Gardner   Juan C. Fernandez-Miranda   Carl H. Snyderman   著

张嘉靖 译   邓兴力 校

一、概述

经鼻通道可直接到达斜坡区及颅颈交界区，同时能最小限度地切除正常组织。内镜在利用经鼻通道方面的优势已被充分报道[1]。从矢状位看，经鼻内镜入路可处理的病变范围从后斜坡至枕骨大孔区及颈椎上段。从冠状位看，内镜入路需解剖颈内动脉，但可达岩骨尖、颈静脉结节及枕骨髁[2]。虽然经鼻内镜入路需要在颈动脉周围进行

结构解剖，但不必像远外侧入路那样进行脑神经操作，也不必像经口入路去进行软腭软组织牵拉移位。在处理位于颅后窝中央区的病变时，经鼻内镜入路具有最大操作空间同时对正常解剖结构进行最少破坏。

斜坡区分为上、中、下三个区域（图 17-1）。上斜坡区位于鞍区后方（包括后床突）。其外侧界为海绵窦。中斜坡区位于鞍底水平线和蝶窦底面水平线之间。下斜坡区位于蝶窦底面水平线和

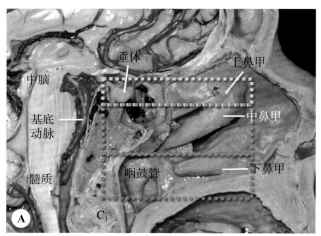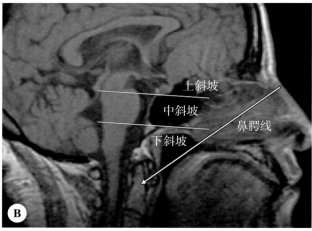

▲ 图 17-1 斜坡的解剖分区

A. 硅胶注射解剖标本的矢状位图：黄色显示上斜坡（包括蝶鞍和后床突）；矢状位上斜坡和中斜坡之间的分界线为鞍底平面；中斜坡从蝶鞍底部延伸到蝶窦底部平面，用绿色线标出；其外侧界为斜坡旁颈内动脉；下斜坡前部为鼻咽部黏膜和筋膜覆盖；它从蝶窦底部延伸到 C_1 椎弓，为紫线勾勒范围；B.T$_1$ 矢状位磁共振成像显示上、中、下斜坡之间的关系；上斜坡和中斜坡为鞍底平面分界；中、下斜坡被蝶窦底面隔开（引自 ©2012 年 UPMC 颅底手术中心）

枕骨大孔之间。下斜坡前方为鼻咽部和腺样体。冠状面上看,下斜坡区由上至下的边界为岩斜软骨联合,颈静脉结节和枕髁。枕髁与第 1 颈椎（C_1）的侧块相连。鼻咽部紧邻第 1、2 颈椎椎体前方,咽鼓管限制了侧方通道。C_1 环位于硬腭水平,在齿状突表面。

斜坡不同的区域均有重要的神经血管结构（表 17–1）。上斜坡区的外侧界为颈内动脉海绵窦段。中斜坡区内有外展神经穿行,走行于岩旁颈内动脉深处,进入海绵窦内的 Dorello 管。下斜坡区内有椎动脉及椎 – 基底动脉交界。外展神经起始于椎 – 基底动脉交界处,后组脑神经（Ⅸ、Ⅹ 和 Ⅻ）也位于下斜坡区。舌下神经管位于枕髁和颈静脉结节之间（图 17–2）。

二、适应证

位于斜坡和颅颈交界处的中央位置的病变最适合经鼻内镜进入颅后窝。斜坡区常见的病变为肿瘤。脑膜瘤是斜坡区内镜下手术最常见的适应证。尤其是岩斜坡区脑膜瘤,可累及斜坡的三个分区和岩骨。脑膜瘤是一种具有典型的硬膜尾部特征的富血管病变。虽然颅底脑膜瘤是典型的生长缓慢的肿瘤,但需手术干预的适应证包括脑神经麻痹、中脑压迫和脑积水。脑膜瘤的手术目标通常是减压,而不是完全切除。

源自斜坡骨质和软骨的肿瘤相对罕见,但通常也是该手术方式的适应证。虽然纤维结构不良等特征性病变可以用定期影像监测,但脊索瘤和软骨肉瘤经常需要手术干预。脊索瘤是具有转移潜能的局部侵袭性肿瘤,T_2 加权磁共振成像显示典型的高信号,呈溶骨性,位于中央区[3]。

软骨肉瘤通常位于岩斜坡软骨联合的中线外,外观呈不均质表现。应尽可能进行完整的手术切除。脊索瘤常有肿瘤细胞在颅后窝硬脑膜的层间浸润。

颅外肿瘤最常累及斜坡的是源于鼻咽黏膜的鼻窦恶性肿瘤。组织学类型包括未分化癌、鳞状细胞癌、腺癌和腺样囊性癌。斜坡浸润提示预后较差。虽然活检对指导治疗是必要的,但手术切除主要适应证为放化疗后复发或持续性病变。

炎性骨病也可累及斜坡和上颈椎。严重的骨关节炎、类风湿关节炎和先天性异常可导致颈椎退行性变,并导致炎性关节翳和齿状突基底部凹陷。虽然这些患者中的大多数可以通过单独的后路融合成功处理,但无法复位的压迫可能需要再进行前路减压。经鼻内镜入路提供了最直接的途径,并避免了经口入路的并发症。经鼻内镜入路的下端边界是 C_2 的椎体[4]。

三、术前评估

建议所有患者术前接受耳鼻咽喉科和神经外科的多学科评估。鼻腔内镜检查可了解是否存

表 17–1 上、中、下斜坡的解剖结构

	上斜坡	中斜坡	下斜坡
骨性结构	鞍底;鞍背;后床突	斜坡隐窝;蝶窦底面;斜坡旁颈内动脉管	枕骨基底部;颈静脉结节;内侧髁;枕骨大孔
颈内动脉分段	鞍旁段（床突旁和海绵内）	斜坡旁段	破裂孔;岩骨;咽旁段
动脉	基底动脉尖（PCA 和 SCA）	基底动脉干（AICA）	椎动脉（PICA）
脑神经	动眼神经	展神经	舌下神经

PCA. 大脑后动脉;SCA. 小脑上动脉;AICA. 小脑前下动脉;PICA. 小脑后下动脉

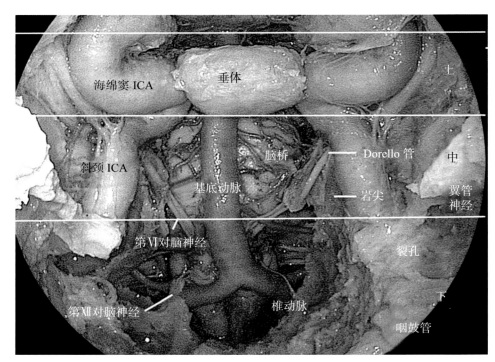

▲ 图 17-2　与上、中、下斜坡相关的神经血管结构

在这个硅胶注射的尸体标本中，斜坡骨质被完全切除；上斜坡（S）以海绵状段颈内动脉（ICA）为边界；Dorello 管包含第Ⅵ对脑神经（CN），是中斜坡（M）最内侧的 CN；在该神经附近的硬脑膜操作或磨除岩尖时可导致第Ⅵ对脑神经麻痹；斜坡旁 ICA 是中斜坡的外侧边界；椎动脉和椎基底交界位于下斜坡（L）的后方；舌下神经管与下斜坡相连（引自©2012 年 UPMC 颅底手术中心）

在解剖变异和需要术前治疗的炎性疾病。斜坡病变由于邻近第Ⅵ对脑神经，可能影响其功能，导致侧视复视。如果有视力损害或复视的迹象或症状，强烈建议进行规范的眼科检查。应询问患者是否存在垂体功能减退的症状。

影像学研究对斜坡病理的完整评估至关重要。术前评估和术中影像引导均建议使用高分辨率 CT 血管造影和 MRI（加钆或不加钆）。这些辅助手段可以准确描述疾病的范围，是否累及重要的神经血管结构，以及活检不可行时明确病理诊断。如果肿瘤累及蝶鞍或垂体，也应进行内分泌学评估。

需要经鼻内镜入路的病变通常会毗邻斜坡旁颈内动脉。如果预计颈内动脉受累可能导致重大风险，应请介入神经放射医生会诊，评估侧支脑循环并进行颈内动脉球囊闭塞试验。球囊闭塞试验的结果可能限制手术的目标，导致需变更治疗策略。另外，可以考虑采取其他手术措施来减少颈动脉损伤的风险：近端控制颈部颈内动脉；血管旁路移植；术前血管支架。

四、技术要点

（一）手术准备

患者的体位是最大限度地提高手术效果的一个关键方面。尽管手术团队在外科医生的位置、设备和稳定器（如 Mayfield 头夹）的使用上存在差异，但应坚持几个原则。反 Trendelenburg 体位（头高脚低位）可减少静脉充血，减少术中出血量。外用肾上腺素（1∶1000）或羟甲唑啉浸膏用于鼻内黏膜外用可缓解鼻腔充血和促进止血。对于上斜坡入路，颈部过伸位得以允许器械清除棘部，尤其是肥胖患者。中下斜坡区入路，由于操作器械入路较低，需要更自然中立的位置。这也能让上段颈椎相对高于硬腭的平面。

推荐使用第三代或第四代带硬膜渗透能力的头孢菌素（如头孢曲松或头孢吡肟）进行抗生素预防。皮质类固醇用于特定的适应证，其中包括垂体功能减退（氢化可的松）、视神经损害（甲泼尼龙）或脑神经剥离（地塞米松）。维持正常麻醉（平均动脉血压＞80mmHg）以防止脑或神经缺血。当术前视神经功能受损时，这是至关重要的。

在经鼻内镜入路进入颅后窝时，强烈提倡使用图像引导进行导航。此外，还建议对皮质功能（体感诱发电位）和脑神经（肌电图）进行神经生理学监测[5]。如果计划从脑干剥离硬膜内肿瘤，也进行脑干听觉诱发反应监测。术中使用神经刺激器进行脑神经的解剖和识别是非常重要的。微型多普勒可用于定位颈动脉，特别是在破裂孔附近。这些方法有助于术中切除病变和保护重要的神经血管结构。

（二）经斜坡入路

经斜坡上入路用于探查蝶鞍背和垂体后方的病变。该手术入路需要垂体移位。经鼻入路与蝶鞍经蝶窦入路相似，其中包括双侧蝶窦切开和鼻中隔后部少量切除，以实现双侧入路。为了使脑下垂体移位，建议对蝶鞍进行广泛的骨减压（包括切除蝶鞍底），至少暴露于海绵窦的内侧边缘。在气化不良的蝶窦内，可磨除部分斜坡隐窝以进入鞍底。切除蝶鞍结节和鞍后平台，可使垂体向上活动。脑垂体可经硬脑膜外、硬脑内或硬脑膜间隙移位。硬膜外移位术将鞍硬膜从鞍底和鞍背剥离，垂体活动度有限，建议进行硬膜内剥离[6]。首选硬脑膜内双侧切开海绵窦，用 Floseal 或 Surgifoam 浸润控制出血。海绵窦的硬脑膜层被分离，垂体和海绵窦颈内动脉间平面剥离。切除垂体下动脉后，垂体可向内侧活动，进入后部

斜坡。这种方法需要对海绵窦前方进行充分的骨性减压，包括颈动脉的鞍旁部分。切除 1 条或 2 条垂体下动脉可显著改善进入后斜突的通路，对垂体功能无不良影响（图 17-3）。相反，硬脑膜下垂体转位[7]需要进行显著的垂体周围组织剥离，牺牲垂体下动脉供应，并且切断静脉引流，所有这些综合因素都有导致显著的垂体功能障碍风险。现在可以将垂体向鞍上空间移位，将覆盖鞍背的硬脑膜暴露出来，通过仔细磨除邻近骨质离断后床突。为了避免损伤颈内动脉，应避免后床突骨质的旋转离断动作，因为尖锐的骨性突起甚至钙化的硬膜环可能向海绵窦段颈内动脉的后方延伸。

经中斜坡入路常与上、下斜坡入路联合使用。此外，该入路还可用于探查位于岩尖内侧的病变，如胆固醇肉芽肿。经鼻入路进入中斜坡常常容易累及蝶腭动脉后隔支的位置。当有必要进行血管重建时，鼻中隔皮瓣应在蝶骨底切除前提起，或者可牺牲此血管。蝶窦切开范围应充分向下伸展以进入蝶窦底面。识别斜坡旁 ICA 的走行对避免损伤该血管和确定斜坡暴露的宽度很重要。在气化良好的蝶窦中，骨性结构轮廓清晰，但可能被蝶窦内的小分隔部分遮挡。在气化不良的蝶窦中，可通过将硬脑膜从鞍底抬高，寻找斜坡旁 ICA 进入到海绵状段的位置来确定解剖结构。翼管神经及其骨管也是定位破裂孔附近的斜坡旁 ICA 有用的标志（图 17-4）。翼管将横向穿过岩骨水平段的颈内动脉外侧，并与岩质浅大神经和岩深神经相延续。一旦辨识清楚斜坡旁 ICA、破裂孔和翼管，即可去除鞍下、斜坡旁 ICA 内侧的斜坡骨质，以显露岩尖（图 17-5）。诸如胆固醇肉芽肿等扩张性生长的病变，常延伸至斜坡隐窝并形成潜在的手术通道[8]。第Ⅵ对脑神经走行于 Dorello 管上外侧，位于斜坡旁 ICA 的后方，该区域进行骨质磨除时易损伤该神经（图 17-6）。对侧斜坡旁 ICA 骨管的内侧和前部

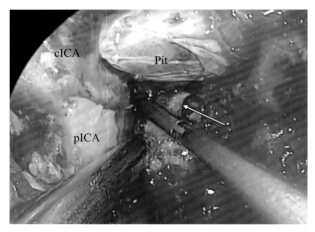

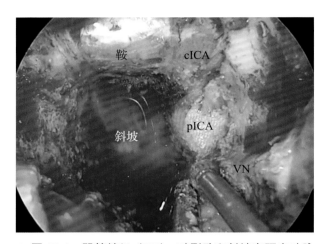

▲ 图 17-3　上斜坡区行硬膜内剥离，切除右侧后床突；在蝶鞍和海绵窦前壁完全骨性减压后，可通过硬膜内经海绵窦入路到达上斜坡的后床突（箭）；仔细磨除后，用 **Kerrison** 咬钳去除后斜突；经常会遇到垂体下动脉，离断垂体下动脉不会对垂体功能产生不良影响

Pit. 垂体；cICA. 海绵窦颈内动脉；pICA. 斜坡旁颈内动脉

▲ 图 17-4　翼管神经（**VN**）、破裂孔和斜坡旁颈内动脉（**pICA**）的关系；翼管神经的识别对于鉴定邻近破裂孔的斜坡旁颈内动脉（**pICA**）是一个有用的标志；从翼腭窝延伸出来的翼管神经在 ICA 的岩骨水平段上走行，它起源于岩浅大神经

cICA. 海绵窦颈内动脉

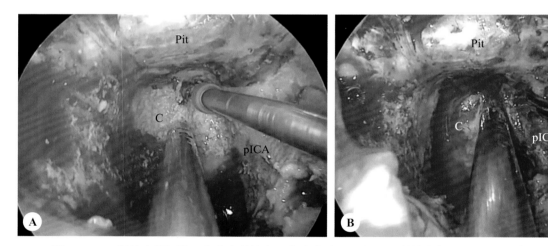

▲ 图 17-5　**A.** 斜坡中部切除：在确定斜坡旁颈内动脉（**pICA**）后，斜坡中部骨质（**C**）可安全切除；其内可充满骨髓和静脉丛，应予以控制性止血，减少失血；**B.** 显露左侧斜坡旁 ICA：在某些病例中，必须将斜坡旁 ICA 周围的骨性管道切除，以拓宽手术入路；在识别出关键标志后，包括海绵窦、静脉神经和破裂孔的岩石斜坡软骨联合的软组织，可以使用高速磨钻打孔小心地磨薄颈动脉管表面的骨质；骨质可以仔细地从颈动脉分离出来

C. 斜坡区；Pit. 垂体

进行减压，可使 ICA 走行移位，拓展其外侧入路空间。

下斜坡入路常与中斜坡入路联合使用，用于多种肿瘤切除术式的入路，如脊索瘤、脑膜瘤和鼻咽癌。除了进行广泛的蝶窦切开，切除鼻咽黏膜及深面的头直肌和头长肌，以暴露紧贴斜坡骨质的致密的咽基底筋膜。长针尖的电凝有利于软组织的切除。咽旁 ICA 的位置应通过图像导航进行验证，以避免在 Rosenmüller 窝侧外侧损伤 ICA。通过在斜坡的皮质骨表面磨钻打孔来游离致密的筋膜。然后进行骨质磨钻打孔，以外上方的斜坡旁颈内动脉为磨除界限。舌下管为外下方的磨除界限。当切除斜坡内层皮质骨时，由于斜坡广泛的静脉丛，止血控制（使用 Floseal 或 Surgifoam 的浸润）是必需的，以保证术野清晰。如果需要硬膜内切除操作，应根据术前影像和多普勒超声定位，进行硬膜切口，以避免损伤基底动脉（图 17-7）。硬膜内肿瘤可使第 Ⅵ 对脑神经前移，切口尽量靠近中线，避免损伤该神经。使用神经刺激探针（Kartush）的术中肌电图有助于定位骨移除后和硬脑膜打开前的神经位置。

经齿状突入路主要用于颅底凹陷的治疗[4]，也可能适用于枕骨大孔前方的罕见肿瘤。虽然 C_1 和 C_2 齿状突都可以通过经鼻入路到达，但这些结构在颅底凹陷时位置更靠上。从咽鼓管之间和从蝶喙到软腭平面切除鼻咽的软组织。单纯的经齿状突入路无须打开蝶窦。但是，如果需要切除下斜坡的骨质，开放蝶窦则有助于观察斜坡旁 ICA 的骨性标记。走行扭曲的咽旁 ICA 可向 Rosenmüller 窝内侧走行，并增加侧方组织剥离的风险。为了充分显露腭平面双侧空间，需要切除鼻中隔后缘，并在硬腭的上颌嵴后方磨除骨质。充分暴露 C_1 前环，用磨钻和咬骨钳去除至寰椎侧块。在骨质磨除接近横突时，进一步的向外侧的磨除操作可能会使椎动脉处于危险之中。齿状突紧靠 C_1 环后方，当发生严重变性时，这些结构之间的连接处可能难以区分。用高速磨钻去除齿状突的中心部分后，将剩余的皮质从韧带附着体上剥离。钻孔时应牢记，不要将齿突尖端与 C_2 体断开，因为这样会留下一块可移动的骨头与这些附着的韧带连接断开。用锐性分离或超声吸引器小心地切除下面的关节面，直到发现从下面的覆膜或硬脑膜传导性脑搏动。无须完全切除关节面至硬脑膜，因为这样有脑脊液漏的危险。

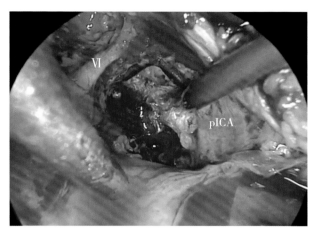

▲ 图 17-6　在中斜坡区的第 Ⅵ 对脑神经（CN Ⅵ）；硬脑膜切开后，可以识别出 CN Ⅵ，因为它起源于脑干；经过颈动脉（吸引器牵拉处）的后方向外上走行，随即进入位于岩尖的上方 Dorello 管；图 17-2 显示了 CN Ⅵ 和斜坡旁颈内动脉（pICA）之间的关系，同样在内镜视图中可以看到左侧 CN Ⅵ 通过 ICA 后方；这条神经的位置靠内使它在经斜坡内镜入路时有损伤的风险

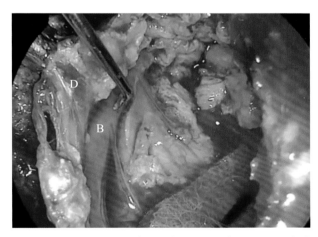

▲ 图 17-7　从左侧斜坡中下部切开硬脑膜后，硬脑膜（D）向内侧牵开，显露基底动脉（B）和脑干；硬脑膜切开时应小心，避免损伤椎 - 基底动脉系统血管；多普勒超声和图像引导系统都有助于定位基底动脉

（三）结构重建

术中无脑脊液漏的硬膜外剥离不需要重建，手术区覆盖纤维蛋白胶以保护手术部位并促进组织愈合。硬膜缺损用硬膜内胶原或筋膜移植和带血管的鼻中隔黏瓣修复（图 17-8A）。斜坡深部缺损需要一个更宽的鼻中隔瓣修补，鼻底与传统

的鼻中隔皮瓣保持连续性，形成更宽的、水平方向皮瓣，以提供缺损区的完全覆盖[9]。然而，由于斜坡缺损较深，皮瓣的覆盖范围有限，可以通过先用脂肪组织填充斜坡缺损（图17-8B），然后用鼻中隔皮瓣覆盖（图17-8C）来提高覆盖范围。在有较大的斜坡和硬脑膜缺损的病例中，可出现脑桥组织疝入缺损处[10]，我们建议在带血管的鼻中隔皮瓣下常规添加脂肪组织移植以减少这种情况的发生率。最后，用不可吸收的鼻腔填充物或用盐水充气的球囊导管进行重建。

在血管供应受损或鼻中隔皮瓣修补失败时，带血管的下鼻甲皮瓣可作为中、下斜坡缺损重建的一种选择[11]。蝶腭动脉的下鼻甲分支为该皮瓣提供了血管供应，由于鼻甲骨的紧密粘连，皮瓣获取很有挑战性。下鼻甲皮瓣的大小和范围可以

包括鼻底和鼻中隔的黏膜。其他的重建选择组织包括脂肪组织和阔筋膜，或者颞顶筋膜瓣。

五、术后管理

如果进行了颅内病灶切除手术，患者术后会被送入重症监护室，或者进行较小手术患者可转入二级病房，需进行多次神经功能检查。腰池引流并不常用，但是，如存在较大的硬脑膜缺损、蛛网膜池暴露、既往放射治疗史和病态肥胖，应进行腰池引流3～5天。进行头颅非增强CT检查，以评估术后并发症，如颅内出血等。只要鼻腔内存在填塞物，就应给予抗生素预防性治疗，术后第1天后可转为口服。鼻腔填充物可保留7天，可在门诊复诊取出。如果进行了鼻中隔皮瓣

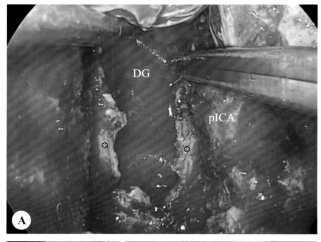

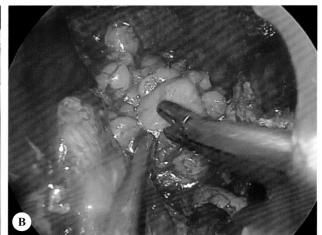

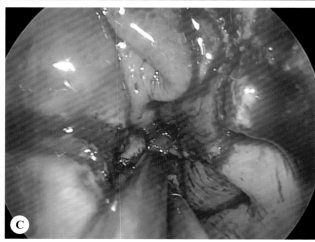

▲ 图 17-8　在完整的经斜坡硬膜内切除病变后，进行多层重建

A. 在硬脑膜边缘（*）下放置胶原基质的硬脑膜补片（DG），并完全覆盖缺损；B 和 C. 显示用脂肪组织和带血管的皮瓣重建经斜坡术后的颅后窝缺损；由于缺损的深度和脑桥疝的可能性，脂肪组织移植物通常放置在重建层（B）和鼻中隔瓣（C）之间（pICA. 斜坡旁颈内动脉）

重建，应将硅胶夹板保留 3 周，期间不需要继续使用抗生素。患者在术后第 1 天开始鼻腔内喷盐水。经齿突入路的患者可在术后第 1 天恢复经口进食。

门诊管理包括术后 1 周和 3 周与耳鼻咽喉科医生的随访预约，分别进行填塞和移除夹板。术后第 3 周开始大容量低压盐水冲洗。每月进行 1 次门诊清创有助于愈合和减轻鼻塞和流涕等鼻窦症状。暴露的脂肪组织需要较长的时间来愈合，随访的第 1 个月内不处理结痂组织。定期的神经外科随访应进行一系列的影像学检查。

六、示教案例

患者，女性，33 岁，在过去 1 年中出现过几次视觉幻觉、先兆样症状和左侧耳鸣。神经检查正常。磁共振成像显示脑桥前和脚间窝的表皮样囊肿（图 17-9）。行经斜坡入路，垂体移位（图 17-10）术式。除附着于血管和第Ⅵ对脑神经的少量残余部分外，囊肿完全切除（图 17-11），并用脂肪组织和带血管的鼻中隔瓣和胶原补片重建缺损。术后，患者出现左侧第Ⅵ对脑神经部分麻痹，术后 1 个月恢复。

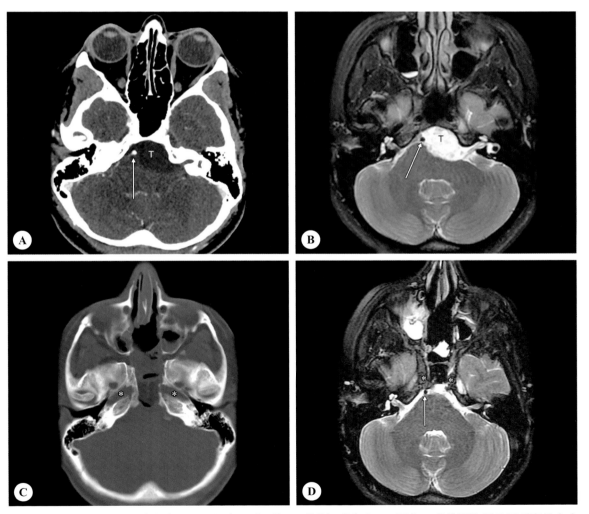

▲ 图 17-9　**A** 和 **B.** 颅后窝表皮样囊肿伴脑干受压的 T_2 磁共振成像和 **CT** 图像；术前影像显示颅后窝的表皮样肿瘤（**T**），其位置偏向左侧；用箭标出基底动脉；**CT** 显示斜坡隐窝气化良好；**C. CT** 显示经内镜入路术后的骨性缺损；**D.** 术后 T_2 磁共振成像显示肿瘤完全切除并且脑干减压充分

*. 颈内动脉

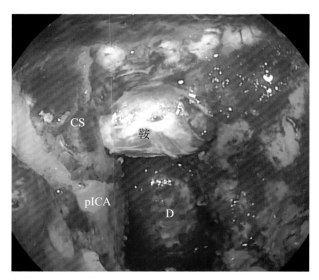

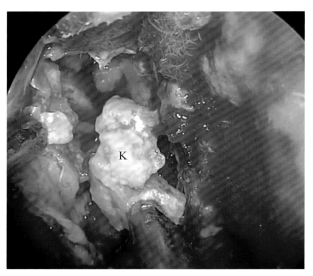

▲ 图 17-10　硬脑膜切开前完全经斜坡入路的内镜视图；显露蝶鞍和双侧海绵窦（**CS**）；同样，可见从海绵窦段到破裂孔的左侧斜坡旁颈内动脉（**pICA**）；去除斜坡骨质可显露中下斜坡后面的颅后窝硬膜（**D**）

▲ 图 17-11　切开颅后窝硬膜后，仔细从基底动脉中分离出表皮样肿瘤中典型的角蛋白碎片（**K**）

推荐阅读

[1] Fernandez-Miranda JC, Gardner PA, Rastelli MM, et al. Endoscopic endonasal transcavernous posterior clinoidectomy with interdural pituitary transposition. J Neurosurg. 2014;121:91–9.

[2] Fernandez-Miranda JC, Morera VA, Snyderman CH, et al. Endoscopic endonasal transclival approach to the jugular tubercle. Neurosurgery. 2012;71(1 Suppl Operative):146–58; discussion 158–9.

[3] Koutourousiou M, Snyderman CH, Fernandez-Miranda JC, et al. Skull base chordoma. Otolaryngol Clinic North Am. 2011;44:155–71.

参考文献

[1] Paluzzi A, Gardner P, Fernandez-Miranda JC, et al. The expanding role of endoscopic skull base surgery. Br J Neurosurg. 2012;26:649–61.

[2] Snyderman CH, Pant H, Carrau RL, et al. Classification of endonasal approaches to the ventral skull base. In: Stamm AC (Ed). Transnasal Endoscopic Skull Base and Brain Surgery. New York: Thieme, 2011. p. 83–91.

[3] Koutourousiou M, Snyderman CH, Fernandez-Miranda JC, et al. Skull base chordoma. Otolaryngol Clinic North Am. 2011;44:155–71.

[4] Kassam AB, Snyderman C, Gardner P, et al. The expanded endonasal approach: a fully endoscopic transnasal approach and resection of the odontoid process: technical case report. Neurosurgery. 2005;57(1 Suppl):E213; discussion E213.

[5] Thirumala PD, Kassam AB, Habeych M, et al. Somatosensory evoked potential monitoring during endoscopic endonasal approach to skull base surgery: analysis of observed changes. Neurosurgery. 2011;69(1 Suppl):64–76.

[6] Fernandez-Miranda JC, Gardner PA, Rastelli MM, et al. Endoscopic endonasal transcavernous posterior clinoidectomy with interdural pituitary transposition. J Neurosurg. 2014;121:91–9.

[7] Kassam AB, Prevedello DM, Thomas A, et al. Endoscopic endonasal pituitary transposition for transdorsum sellae approach to the interpeduncular cistern. Neurosurg. 2008; 62(3 Suppl 1):57–60.

[8] Paluzzi A, Gardner P, Fernandez-Miranda J, et al. Endoscopic endonasal approaches to cholesterol granulomas of the petrous apex: a series of 17 patients. J Neurosurg. 2012; 116:792–8.

[9] Peris-Celda M, Pinheiro-Neto CD, Funaki T, et al. The extended nasoseptal flap for skull base reconstruction of the clival region: an anatomical and radiological study. J Neurol Surg B Skull Base. 2013;74:369–85.

[10] Koutourousiou M, Filho FV, Costacou T, et al. Pontine encephalocele and abnormalities of the posterior fossa following transclival endoscopic endonasal surgery. J Neurosurg. 2014;121:359–66.

[11] Choby GW, Pinheiro-Neto CD, de Almeida JR, et al. Extended inferior turbinate flap for endoscopic reconstruction of skull base defects. J Neuro Surg B Skull Base. 2014;75:225–30.

第四篇

经口入路
Transoral Approaches

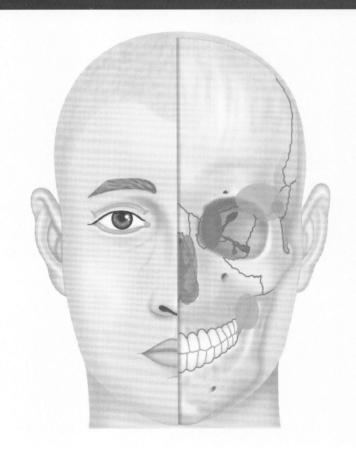

第 18 章　内镜辅助经口入路至咽旁间隙

Endoscopic Assisted Transoral Approach to the Parapharyngeal Space

Iacopo Dallan　Mario Turri-Zanoni　Paolo Battaglia　Veronica Seccia

Augusto Pietro Casani　Stefano Sellari-Franceschini　著

王小峰　译　　张祎年　校

一、概述

咽旁间隙（PPS）位置较深，且与重要结构密切相关，是神经外科手术极具挑战的区域。PPS 位于咽侧边，充满了脂肪和结缔组织，其空间结构可描述为倒金字塔，底端位于颅底，顶端在舌骨大角，上至颞骨下至舌骨，后至椎前筋膜及肌肉，内侧至咽上缩肌，外侧至下颌支、腮腺深叶和翼内肌等。从茎突延伸到腭帆张肌的筋膜将 PPS 分为茎突前和茎突后间隔。茎突前间隙包括腮腺深叶、脂肪、淋巴结、小血管和神经。茎突后间隙包括颈动脉鞘和颈内动脉（ICA）、颈内静脉（IJV）、第Ⅸ～Ⅻ对脑神经和淋巴结[1]。

对于这一区域病变的解剖学和外科方面的诸多挑战，涉及本身复杂的解剖和难以抵达的术区。理想的手术入路应该是安全且尽可能少地破坏正常结构，又能满足足够广泛的暴露，以确保完全切除病变，同时避免重要血管神经损伤。文献中描述 PPS 的不同入路反映了进入整个解剖复杂区域是十分困难的。PPS 的常见入路包括以下几种单独或联合方法：经颈部、经腮腺、经口、经咽和颞下入路[2]。在特定的病例中，为了增加手术暴露有必要行下颌骨切开。入路方式的选择取决于病变的大小和位置，以及周围结构和生物学行为（良恶性）。

经口入路至 PPS 的做法引起了很多争议。其倡导优点为：美学良好、入路短且直接，以及最小的操作侵入；而暴露受限、肿瘤播散风险增加及神经血管损伤可能是这种方法的主要缺点[3]。近来，内镜和机器人技术的广泛使用重新引起了术者对经口微创入路的兴趣[4]。而通过经口入路分析 PPS 的手术解剖学是在该区域安全有效地实施内镜或机器人辅助手术的关键前提。

二、适应证与术前评估

涉及 PPS 的病变有三种：原发肿瘤、邻近区域病变和转移性疾病。恶性肿瘤可从鼻咽、口咽、下颌、上颌、口腔甚至腮腺侵犯 PPS。各种原发肿瘤起源于 PPS 内的解剖结构。其中约 80% 为良性肿瘤，20% 为恶性肿瘤[2]。最常见的良性肿瘤是多形性腺瘤，其次是副神经节瘤和神经源性肿瘤。涎腺癌是最常见的原发性恶性肿瘤。原发性咽旁肿瘤可以通过颈静脉孔或颅底的其他孔向颅内扩散，还可以侵犯或扩展到邻近其他空间，如咽后间隙或颞下窝。

临床上受 PPS 病变影响的患者在最初阶段

基本无症状，这可能是延误诊断的主要原因。患者在最初可能会以模糊的咽部症状为主诉，通常与咽侧壁向内侧移位相关，这可能会导致部分上呼吸道阻塞，并伴打鼾、阻塞事件、吞咽困难或构音障碍。神经源性和副神经节瘤病变可能表现为单一或多个脑神经麻痹（Ⅸ～Ⅻ及交感神经），而大肿瘤甚至可能导致咽鼓管功能障碍，导致中耳炎并渗出性耳炎。当有疼痛、痉挛和脑神经病变，尤其是伴有小肿块时，应怀疑其恶性行为。

PPS 是一个很难进行临床检查的区域，因此，影像学检查在这些患者的术前评估中至关重要。放射评估的目的是确定病变范围，评估其可切除性，描述其与颈动脉、颈静脉的关系，以及颅内延伸的可能性。磁共振成像（MRI）和计算机断层扫描（CT）均能提供出色的 PPS 成像。鉴别茎突前、后肿瘤，确定可能的腮腺起源（深叶），评估血管化［如副神经节瘤和（或）神经鞘瘤］，对于指导进一步的检查和手术入路的选择很重要。术前评估中血管磁共振或血管造影也可能很必要。细针穿刺活检也可能必要，但常需影像引导方可准确执行。

是否进行手术干预的决定应始终根据病变生物学行为、位置、症状和主要血管出血风险，谨慎权衡。如选择临床观察的治疗模式，还应考虑疾病进展和随后发病率的风险。

三、手术技术说明

经口入路的手术解剖

在手术开始前，口内置入封口器并将舌头下压，以便为器械腾出空间。除非其他原因，否则建议不要常规切除扁桃体。手术开始于黏膜切口，通常从软腭区上方延伸到扁桃体中部外侧区下方。特定病例中也可将切口进一步向下延伸，以便打开通向下 PPS 通路。识别咽上缩肌并切开

以显露 PPS，则可应用 4mm 的 0° 内镜以便于进一步解剖（放大功能）。首先要识别位于手术窗上外侧边界的翼内肌（MPM），MPM 和咽上缩肌之间的区域是进入茎突前间隙的入口。轻柔分离脂肪和扁桃体周围的小血管，以排空茎突前隙中的内容物，并与茎突横膈（SD）一起暴露茎舌肌（SGM）腹侧。SD 是一层厚厚的灰色筋膜，包裹着 SGM 和后内侧的茎咽肌（SPM）。通过观察 SGM 和 SPM 的肌纤维方向可区分 SGM 和SPM。SGM 位于较外侧且略偏前的平面上，通过一条连接茎突与舌根的假想线可见较前向后的方向。自茎突内侧向延伸至咽外侧壁时，SPM 的定位更加水平，呈上一下内侧方向[3]。在 SGM/SPM 和咽上缩肌之间的间隙，外科医生必须注意咽丛潜在的静脉出血。需要双极凝固或使用止血剂控制出血。

为了识别和保存重要的血管，解剖应该沿着咽上缩肌表面的内侧进行（图 18-1）。在进行更深层次的解剖之前，SGM 和 SPM（只要有可能）应总被识别和显露。颈内动脉（ICA）、颈内静脉（IJV）和后组脑神经穿过茎突后间隙（图18-2），在 SGM 和 SPM 后面，咽上缩肌外侧（图 18-2），ICA、IJV 和后组脑神经穿过茎突后间隙。当解剖进入这一区域时，颈外动脉和颈外动脉（ECA）系统的分支易受损，导致即时或迟发性出血，可能危及生命。因此，手术医生应该熟悉它们之间的解剖关系，以避免潜在并发症。腭升动脉是 ECA 的一个重要分支，进入茎突前PPS 穿过 SGM（67% 的病例），或者在 SGM 和 SPM 之间（17% 的病例）[5]。咽升动脉起源于颈内动脉起始部附近的内侧（约占 75% 病例），但8% 的病例起源于颈内动脉或枕动脉，而另有 8% 的病例未见咽升动脉。一般来说，这条动脉在颈内动脉和外侧咽之间垂直上升到颅底，沿着头长肌到达颅底，但在 25% 的病例中，它可以在 ICA和 IJV 之间上升[5]。后组脑神经的可视化并非易

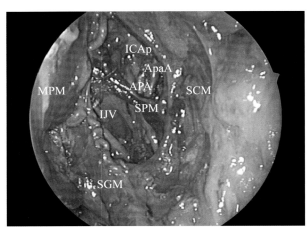

▲ 图 18-1　经口内镜下所见右侧咽旁间隙解剖

ApaA. 腭升动脉；APA. 咽升动脉；ICAp. 颈内动脉咽旁段；IJV. 颈内静脉；MPM. 翼内肌；SGM. 茎舌肌；SPM. 茎咽肌

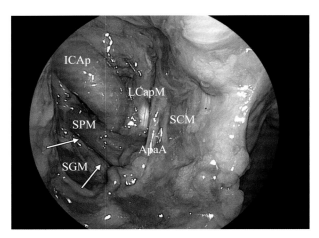

▲ 图 18-2　经口内镜下所见的右侧咽旁间隙解剖，描述茎咽肌和茎舌肌作用，注意颈内动脉在茎突肌平面前方的曲折

ApaA. 腭升动脉；ICAp. 颈内动脉咽旁部分；LCapM. 头长肌；SCM. 咽上缩肌；SGM. 茎舌肌；SPM. 茎咽肌；白箭指示舌咽神经

事，需要仔细解剖。舌咽神经位于 SPM 的外侧表面。而更多的手术中可见颈内动脉和 IJV 之间的第Ⅸ～Ⅻ对脑神经。

MPM 是经口咽入路的重要解剖标志，可将其作为一个解剖分水岭，将上外侧路径向咀嚼间隙和颞下窝从下内侧向中、下 PPS 分开。

MPM 上方的解剖暴露了颞下窝、颊脂肪垫、蝶下颌肌（颞肌的深层）和韧带，以及位于后上方的翼外肌的下侧。通过这种方法，甚至有可能到达下颌升支的内表面，位于棘突的舌部周围。

MPM 下方路径暴露出 PPS，有可能在 SGM 下方解剖至舌骨大角和二腹肌肌腱。用光滑的手术器械很容易触及舌骨外侧。舌下神经和舌血管与舌骨大角关系密切。

四、缺点和可能的受限因素

应用经口入路治疗 PPS 病变是有争议的。一些术者不建议采用，因为肿瘤播散、暴露受限、潜在出血、脑神经损伤和感染的风险可能增加。肿瘤播散发生在肿瘤包膜被侵犯时，无论选择哪种入路，肿瘤播散都可能发生。为了防止经口入路的肿瘤播散，应通过直接内镜可视化加强囊外剥离。此外，还应创造一个足够路径供肿瘤取出，而这对于任何一种手术方案都是必要的。一些术者主张剥离大型肿瘤的中心部分以便取出[6]。这种做法仍然存在争议，需要长期的随访数据来判断预后。

与需要面神经、腮腺和下颌升支广泛分离的传统 PPS 和颞下窝开放外侧入路相比，经口入路暴露 PPS 有限。因此，选择这种入路应根据具体患者而定，并了解可能需要的问题，通过联合其他内镜入路或改用开放入路来扩大暴露范围。仔细研究术前影像研究和立体定向导航可有助于预测切除特定肿瘤所需的暴露限度。累及 PPS、颞下窝和颅内间隙的大型恶性病变最好采用扩大开放入路。

神经血管损伤是这项技术的一个缺点。但这是处理任何含有神经血管结构的手术区域的潜在风险。与 PPS 的经颈外侧入路一样，经口入路无法便利地控制颈内动脉 C_1 段的远端，对特定病例进行术前栓塞，保持增强内镜可视化的最佳视野，并能安全手术、持续了解颈动脉的位置。术中多普勒有助于描记血管走行，尤其是正常解剖结构被肿瘤推挤时。经鼻内镜手术的双手解剖技术，使手术与开颅入路相似。与传统开颅入路相比，经口入路的面神经损伤风险并非严重问题，但在处理侧向延伸的大病灶时也可出现，因此建议术中面神经监测。

缺乏深度感知是传统二维（2D）内镜技术的一种限制，新一代三维（3D）内镜有助缓解。然而，经口入路可使手术医生肉眼直视术野，以获得额外的深度知觉和方向。就像在鼻腔手术中很好地记录一样，熟练且有良好导向的手术医生能够轻松弥补"2D 缺陷"。最近，经口机器人辅助手术的应用进一步强调了经口入路的多功能性。经口机器人手术（TORS）被引入用于治疗口咽部的良、恶性肿瘤，目前正在扩大到 PPS 病变的治疗。经口机器人手术通过 30° 或 0° 内镜范围的 3D 视野，能够提供放大高分辨率视图。TORS 入路治疗 PPS 肿瘤的缺点包括无法完整切除肿瘤包膜，也无法在病变周围进行精细钝性分离。此外，缺乏触觉反馈，操作空间及血管控制均受限，以及侧向解剖进入 PPS 时的立体困难，这些都是这项技术广泛应用的真正受限因素。随着机器人技术的进步，大部分限制因素可被解决。

如果口腔伤口闭合严密，并预防性使用抗生素，那么由于唾液污染引起的颈部深部感染很少见。为了促进愈合，还可在术腔内放置游离脂肪移植物，以覆盖关键结构，并将继发性伤口愈合困难问题降至最低。考虑到所有这些关键点和潜在并发症，经口手术应该只在特定病例中进行，并在必要时由能够改用开颅入路的经验丰富的外科医生开展。

五、文献回顾

已有部分术者发表了在经口治疗 PPS 方面

的经验，显示出一些优点和局限性。Goodwin 和 Chandler 首次报道了经口入路治疗临床表现为口咽占位的一系列多形性腺瘤患者[7]；Ducic 等报道了 8 例患者（神经鞘瘤 3 例，畸胎瘤 2 例，神经纤维瘤 1 例，淋巴上皮瘤 1 例，脂肪瘤 1 例），肿瘤大小平均 3.3cm（1.5～7cm），位于 PPS 的内侧上方。这些术者得出结论，仅靠这个入路可能无法完成恶性病变切除，特别是那些侵犯颅内的病变或位于更下方或更侧方的病变[8]。Betka 等报道了一系列 23 例患者，单纯经口入路切除未经治疗的肿瘤，其中 4 例为腮腺深叶肿瘤，11 例影像表现提示茎突前间隙有一小涎腺肿瘤，2 例神经鞘瘤，1 例神经纤维瘤和 1 例淋巴管瘤。在术前诊断为良性多形性腺瘤的病例中，有 2 例术后证实为涎腺癌。肿瘤大小 2～11cm，平均 6.1cm。值得注意的是，在这一系列中，所有肿瘤均被根治性切除，在平均 77 个月的随访中无复发证据[9]。Bozza 等描述了 2 例引起扁桃体区域肿胀的 3cm 多形性腺瘤患者，通过经口入路完全切除肿瘤，使用了不同手术技术治疗 12 例 PPS 肿瘤患者[10]。如 Iseri 等证明，在经口入路中加入内镜放大技术非常有用，其中 4 例为咽旁良性肿瘤（平均大小 4.2cm）。作者指出，内镜辅助经口入路可以安全地根治性切除咽旁神经血管结构的病变[11]。在过去的两年中，使用内镜经口入路治疗 4 例患者，其中 1 例联合经口与经鼻入路。在临床研究中包括 1 例复发鼻咽癌，肿瘤范围太小，无法进行单纯的鼻腔内治疗，增加经口途径后可再向下操作。在一病例中，从茎突后 PPS 切除了一个 2cm×3cm 的转移乳头状甲状腺癌（图 18-3）。在另一病例中，对 1 例术前放射学评估不确定的鼻咽癌疑似复发病例进行活检诊断（图 18-4）。也对 1 例晚期口底癌相关的顽固性疼痛进行选择性下牙槽神经和舌咽神经离断术（图 18-5）。

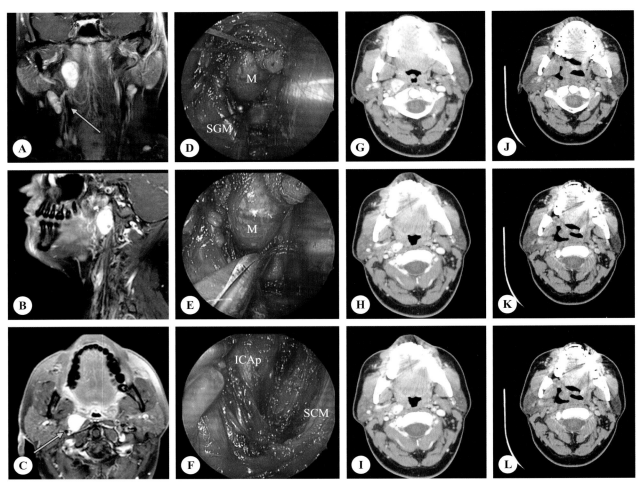

▲ 图 18-3　甲状腺乳头状癌右侧咽旁转移，经口内镜辅助手术切除；为了抵达目标，通过咽上缩肌外侧表面的一条内侧路径

SCM. 咽上缩肌；SGM. 茎舌肌；ICAp. 颈内动脉咽旁段（磁共振扫描黄箭所示）；M. 转移

六、示教案例

1 例已知甲状腺乳头状癌病史的患者在 MRI 上发现右茎突后 PPS 有一孤立肿块（图 18-3），神经系统检查正常。采用经口内镜辅助下 PPS 入路，实现病变完全切除，无并发症。组织学评估证实肿块为甲状腺乳头状病变，提示为转移性病变。

七、总结

经口入路可直接触及咽旁间隙病变，并具有避免传统入路需要腮腺、经颈淋巴结清扫和下颌骨切开术的并发症。PPS 中重要神经血管结构的复杂解剖和紧凑布局要求完全熟悉经口解剖和合适病例。经口入路在咽旁病变治疗中的广泛应用具有争议。一些术者建议将经口入路限制在颈部

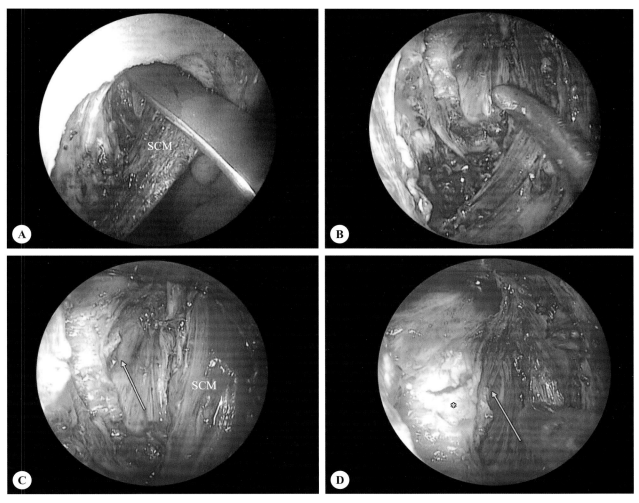

▲ 图 18-4　疑似鼻咽未分化癌复发并向上咽旁间隙延伸的患者，行内镜辅助下经口腔穿刺活检；（SCM. 咽上缩肌；黄箭指示颈内动脉咽旁段；*.疑似组织）

或腮腺无法触及且起源于茎突前间隙 PPS 的良性小肿瘤（直径＜3cm）[11]。考虑经口入路的手术医生必须能熟练采用开颅入路，如果遇到意想不到的困难，应立即转换手术方案或将其结合继续完成手术[3]。对于疑似原发恶性肿瘤、病变广泛、肿瘤移位至颈动脉外侧、肿瘤累及颈静脉孔及高度血管性肿瘤，应采取传统的开颅入路；如果肿瘤延伸至 PPS 内侧以上，则可联合经口暴露。安全实施经口手术最重要的方面是掌握 PPS 的三维解剖学知识，使手术医生能够在综合肉眼直视、放射学和触觉的基础上实现术中定位。神经导航的使用虽能提供额外的定位，但永远不应取代解剖学和手术相关知识。如前所述，术中主要解剖标志必须始终可见，以保证安全进入深层结构。咽上缩肌、茎舌肌和茎咽肌是该入路定位的关键标志。

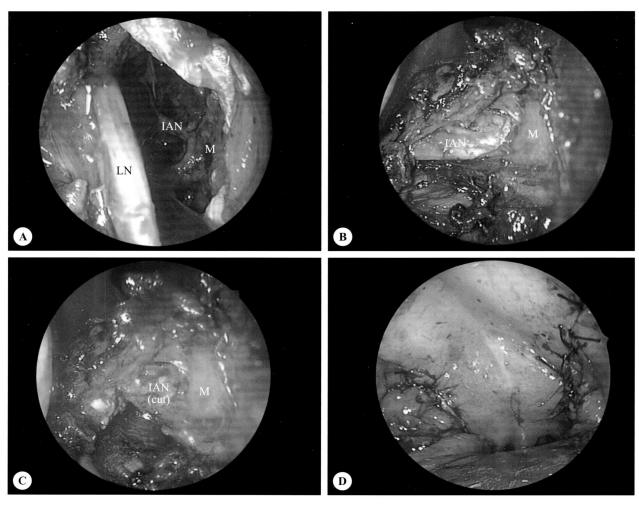

▲ 图 18-5　经口入路 – 翼内侧肌上方延伸；上方入路可进入咀嚼间隙和颞下窝的下侧延伸

IAN. 下牙槽神经；LN. 舌神经；M. 下颌

参 考 文 献

[1] Castelnuovo P, Dallan I, Tschabitscher M. Surgical Anatomy of the Internal Carotid Artery: An Atlas for Skull Base Surgeons. Berlin, Germany: Springer-Verlag Gmbh; 2013.

[2] Bradley PJ, Bradley PT, Olsen KD. Update on the management of parapharyngeal tumours. Curr Opin Otolaryngol Head Neck Surg. 2011;19(2):92–8.

[3] Dallan I, Seccia V, Muscatello L, et al. Transoral endoscopic anatomy of the parapharyngeal space: a step-by-step logical approach with surgical considerations. Head Neck. 2011;33(4):557–61.

[4] Battaglia P, Turri-Zanoni M, Dallan I, et al. Endoscopic endonasal transpterygoid transmaxillary approach to the infratemporal and upper parapharyngeal tumors. Otolaryngol Head Neck Surg. 2014;150(4):696–702.

[5] Wang C, Kundaria S, Fernandez-Miranda J, et al. A description of arterial variants in the transoral approach to the parapharyngeal space. Clin Anat. 2014;27(7):1016–22. doi: 10.1002/ca.22273.

[6] Chan JY, Tsang RK, Eisele DW, et al. Transoral robotic surgery

(TORS) of the parapharyngeal space: a case series and systematic review. Head Neck. 2015;37(2):293–8. doi: 10.1002/hed.23557.

[7] Goodwin WJ, Jr., Chandler JR. Transoral excision of lateral parapharyngeal space tumors presenting intraorally. Laryngoscope. 1988;98:266–9.

[8] Ducic Y, Oxford L, Pontius AT. Transoral approach to the superomedial parapharyngeal space. Otolaryngol Head Neck Surg. 2006;134(3):466–70.

[9] Betka J, Chovanec M, Klozar J, et al. Transoral and combined transoral-transcervical approach in the surgery of parapharyngeal tumors. Eur Arch Otorhinolaryngol. 2010;267(5):765–72.

[10] Bozza F, Vigili MG, Ruscito P, et al. Surgical management of parapharyngeal space tumours: results of 10–year followup. Acta Otorhinolaryngol Ital. 2009;29(1):10–5.

[11] Iseri M, Ozturk M, Kara A, et al. Endoscope assisted transoral approach to the parapharyngeal space tumors. Head Neck. 2015;37(2):243–8. doi: 10.1002/hed.23592.

第 19 章　内镜辅助下颌旁入路至颞下窝和咽旁间隙

Endoscopic Assisted Paramandibular Approach to Infratemporal Fossa and Parapharyngeal Spaces

Monirah Albathi　Kofi Boahene　著

杨悦凡　译　　朱蔚东　校

一、概述

颞下窝（infratemporal fossa，ITF）和咽旁间隙（PPS）关系密切，它们均位于侧颅底，具有复杂的神经血管解剖结构。由于该区域解剖结构复杂、周围骨性结构空间狭窄，因此该区域的病变通常难以显露。颞下窝和咽旁间隙的经典经外侧入路需要游离颞肌、腮腺和面神经，以及根据不同情况截取下颌骨和眶颧骨[1]。ITF 外侧入路适用范围广泛，但也带来了严重的风险和潜在的发病率。尽管经颈入路可充分显露 PPS 下部，但当该区域的病变向颅底上方延伸或需要对神经血管结构进行精细操作时，它的作用较为有限。唇下经颌入路是显露上部 ITF 的极佳入路，同时避免了留下外部切口瘢痕，但是对 PPS 下部的显露有限。经鼻经上颌内镜入路则是 ITF 一种功能强大的替代入路，需要进行内侧上颌骨切除术和翼骨磨除[2]。目前硬质内镜已逐渐成为颅底外科手术中的一种重要器械。内镜辅助下手术在经颅底到达目标病变的过程中极为有用，尤其是在存在自然光学工作通道或可以术中创建通道的结构[2-4]。下颌支内侧存在进入 ITF 和 PPS 上部的潜在窗口。下颌旁窗被黏膜覆盖，在不去除骨性结构的情况下，它是进入 ITF 更为直接的捷径。我们在去除所有软组织的颅骨模型中可更好地显露进入 ITF 的下颌旁窗（图 19-1）。

二、适应证

对于那些计算机断层扫描导航技术无法到达的深部病变来说，内镜经下颌旁入路是显露 ITF 的理想方法。此外，这种入路还适用于 ITF 区的唾液腺肿瘤、神经鞘瘤、幼年型血管纤维瘤等良性或低级别病变的大体全切手术。这种入路还可与其他入路联合使用，以便为 ITF 提供明确的肿瘤边界。若病变位于颈动脉前方和翼板外侧，用这种入路切除会更加安全。若病变紧密包绕颈动脉，则应该采用能充分显露大血管下部和上部的入路以得到更好的治疗效果。在术前应通过冠状位和矢状位图像来评估这种入路的可行性，并注意病变与翼状肌和颈动脉的关系。病变的大小不应该成为使用这种入路的障碍。对于较大的良性病变通常可采用该入路进行处理，因为病变通常会推挤翼状肌和其他重要结构，使其更容易暴露。我们应当谨慎地或避免采用这种方法切除

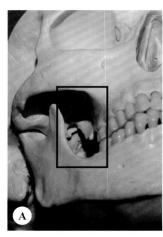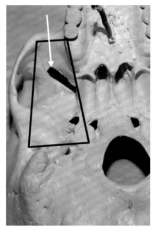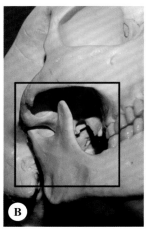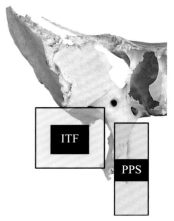

▲ 图 19-1　经下颌旁窗进入颞下窝和咽旁间隙；下颌旁窗的内侧与上颌结节接壤，外侧与下颌升支接壤

ITF. 颞下窝；PPS. 咽旁间隙（经授权引自 Chan JY, Li RJ, Lim M, Hinojosa AQ, Boahene KD. Endoscopic transvestibular paramandibular exploration of the infratemporal fossa and parapharyngeal space: a minimally invasive approach to the middle cranial base. Laryngoscope. 2011;121:2075-80.）

PPS 中的巨型多形性腺瘤，因为存在破坏包膜及囊液渗漏的风险。

三、术前评估及注意事项

ITF 和 PPS 中的病变通常能够进展多年而没有明显的症状，通常是由于不相关的指征进行头颅影像学检查时偶然发现。需要仔细询问病史可以发现既往被忽略的体征。需要记录与三叉神经、迷走神经或交感神经链压迫相关的症状。较大的病变常伴有疼痛，以及由翼状肌受累所引起的牙关紧闭。对于考虑使用内镜辅助下经下颌旁入路进行 ITF 病变切除的患者应使用立体定向手术导航方案进行高分辨率对比增强 CT 扫描和（或）磁共振成像（MRI）。通过对影像学资料的仔细评估以确定理想的手术入路。从下颌旁窗中点向病灶中心画一条线，如果这条线不被大血管中断，则认为此入路可行（图 19-2）。此外，该入路包含颈内动脉，因此在使用该入路时要谨慎地评估安全性。与开放外侧入路一样，包含颈动脉不再是应用经下颌旁入路的禁忌证。每名外科医生应当评估自己将肿瘤从颈动脉安全分离方面

的专业知识储备及熟练性。若肿瘤与颈动脉关系密切，则可能需要将全切的手术目标改为次全切除，然后进行辅助治疗。颈动脉血管造影有助于观察 PPS 病变的三维结构及病变增大引起的颈动脉和颈静脉的移位情况。若肿瘤累及神经，我们应告知患者术中潜在的神经损伤发病率。在这种入路中遇到的重要神经包括负责下压槽和唇部感觉的下牙槽神经（IAN），负责舌特殊感觉的舌神经和鼓索，负责颊和咬肌感觉的颊神经，负责咬肌和颞肌感觉的颞深神经。我们还应当告知患者，术后所有患者都会不同程度地发生牙关紧闭，这与术中切除翼状肌的程度相关。牙关紧闭在大多数情况下可消退，无须任何干预。组织诊断应考虑在 CT 引导下对深部病变活检。然而，由于该区域的复杂骨性结构将阻碍影像引导下活检针的进入，故而难以实现。对于高度血管化的病变，如青少年血管纤维瘤，应考虑进行 CT 血管造影和术前进行栓塞。

高质量的影像学检查常常可得出可靠的术前诊断。在 ITF 和 PPS 中，三叉神经、迷走神经或交感神经链的神经鞘瘤并不少见。在 CT 扫描中，与周围脑组织相比，神经鞘瘤通常表现为等高信

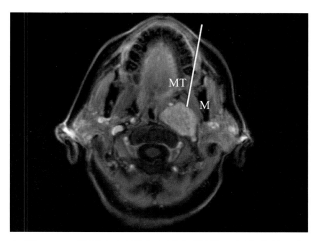

▲ 图 19-2　评估经下颌旁入路切除颞下窝肿瘤的可行性；如果从下颌旁窗中点到靶病变中心可以不受阻碍地绘制代表解剖和仪器矢量的直线，则该方法是可行的

MT. 上颌结节；M. 下颌骨

号，边缘清晰，静脉给予对比剂后显著地均匀强化。有时可观察到囊性改变。在 MRI 上，神经鞘瘤在 T_1 加权像呈低信号，T_2 加权像呈高信号，静脉给予 Gd 后明显均匀强化。孤立于 ITF 的外周三叉神经鞘瘤可扩大圆孔或卵圆孔。迷走神经的神经鞘瘤常发生在颈内动脉和颈静脉之间可将这两支血管分隔开来。极少一部分迷走神经鞘瘤可使颈动脉和颈静脉向后移位，而不使其分开。交感神经链神经鞘瘤使颈动脉和颈静脉向前移位。ITF 和 PPS 中常见的其他病变的图像特征见第 2 章。

四、技术说明

手术解剖：ITF 上方邻近蝶骨大翼的孔性结构（卵圆孔、圆孔、蝶骨棘孔）及颧弓；下方为内侧翼状肌（MPM）的肌束；内侧，以翼突、腭帆张肌和 MPM 纤维的前半部分（及其筋膜）为界；外侧，以下颌升支的内侧面为界；前方，以上颌结节为界；后方，以腮腺的前表面、MPM 的后纤维和内侧翼筋膜层为界（图 19-3）。PPS 的上界是颅底，前内侧是咽上缩肌，外侧是 MPM，下界是舌骨大角，后内侧是椎前肌。茎突前 PPS 内包含有腮腺的下颌后部分、脂肪和淋巴结。茎突后 PPS 内横穿过颈动脉鞘内容物及多根脑神经（图 19-3）。

手术入路：进入 ITF 和 PPS 的下颌旁内镜手术通道起始于下颌支和上颌结节之间的骨窗（图 19-1）。在该病例的整个手术过程中我们一直使用校准后的 CT 和 MRI 立体定向导航。患者的头部向病变一侧弯曲和旋转，以实现最符合人体工程学的体位（图 19-4）。在导航系统的支持下，不一定需要使用头钉来固定头部。不固定头部的好处是可以在深部 ITF 病变切除过程中进行调整以获得最佳的手术路径。使用 1% 利多卡因与 1∶100 000 肾上腺素浸润后，沿下颌支升部做一个 2～3cm 的垂直黏膜切口，向上延伸至上颌

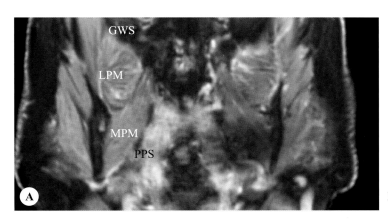

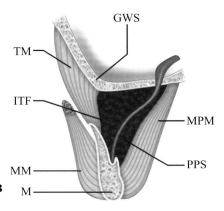

▲ 图 19-3　颞下窝和咽旁间隙的通道及下颌旁窗手术解剖示意

M. 下颌骨；MM. 咬肌；GWS. 蝶骨大翼；MPM. 翼内肌；PPS. 咽旁间隙；ITF. 颞下窝；TM. 颞肌；LPM. 翼外肌

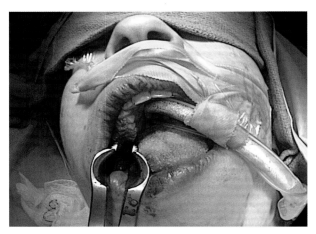

▲ 图 19-4　内镜辅助经下颌旁入路至颞下窝和咽旁间隙的手术患者体位和手术室配置

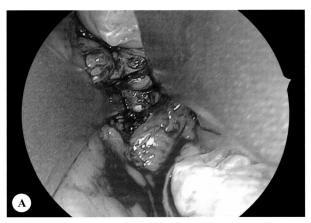

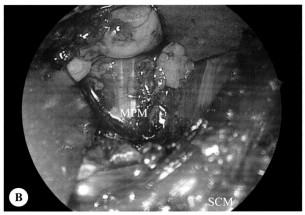

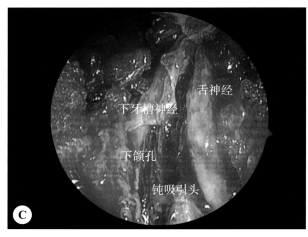

▲ 图 19-5　A. 入路切口的术中视图；B. 放置内镜牵开并保持光学腔；C. 翼内肌、下牙槽神经和动脉、舌神经的关系

MPM. 翼内肌；SCM. 咽上缩肌

结节（图 19-5）。下颌支的内侧在整个手术过程中提供了可靠的横向参考点。自冠状突的内侧表面至下颌支上的颊肌线，钝性分离以显露颞肌韧带。然后引入长的 Killian 鼻内镜以提供用于引入内镜的空间。

如果黏膜切口延伸得太高，颊脂肪可能会脱出并遮挡光学通道。当发生这种情况时，将脱垂的脂肪还纳后原位缝合即可。我们应避免切除颊脂肪，因为这可能引起脸颊的不对称性凹陷。通过 Killian 鼻内镜引入 Hardy 内镜有效地撑开周围的软组织并保持宽阔的光学通道。当软组织向外侧收缩时，可以看到颊神经朝向颊肌走行于内侧（图 19-5）。内镜下识别的第一个可靠结构是 MPM（图 19-5）。可以看到 MPM 的纤维从翼外板和上颌结节向下颌角向后内侧延伸。MPM 较大的一头起源于外侧翼板内侧表面，而较小的一头起源于上颌结节。两头会聚在下颌角的内侧表面。MPM 侧面上方是 ITF 上的内容物。PPS 位于其内侧面。在内镜下首先看到 MPM 的外侧面。沿着 MPM 的外侧筋膜表面仔细分离以暴露下牙槽神经。下牙槽神经是内镜下的关键解剖标志性结构，斜行穿过光学通道，它可作为参考结构来识别 ITF 中的其他神经血管结构。下牙槽动脉是颌内动脉的一个分支，它沿着 IAN 走行。舌神经

是需要识别的第二个重要神经。

舌神经走行于内侧，与下牙槽神经平行。在下牙槽神经的外侧可以看到一个较小的神经分支，这支神经配下颌舌骨肌。我们通常将支配下

颌舌骨肌的神经向外侧牵开，因此没有必要显露该神经。在舌神经的内侧可以看到颊神经向颊肌的走行段，它负责脸颊内面及外面的感觉输入。在上方，颊神经走行于翼状肌的两头之间，它可作为该区域内病变的导向标志。累及 MPM 的巨大肿瘤通常不会包绕这些 ITF 神经，而是将它们向外周推移。我们可以用内镜安全地牵开这些神经，从而进行更深部的肿瘤切除。在翼外肌（LPM）下头的下方，舌神经和下牙槽神经向 ITF 的更深部走行。两条神经向上走行至卵圆孔汇合，汇入半月神经节[5]。

LPM 占据 ITF 上部的大部分区域（图 19-6）。LPM 和 MPM 之间的三维结构关系评估对于 ITF 深部病变的内镜手术导航至关重要。LPM 和 MPM 的结构形成了两个相邻的三角形窗口，它们是进入深部 ITF 的内镜门户（图 19-6）。LPM 的上头和下头起源于蝶骨的大翼和翼外板的外侧面，连接至下颌髁突的颈部。MPM 较大的头部起源于翼外板的内侧面，走行于 LPM 下头的下方。肌肉和骨骼的解剖结构关系形成了两个相邻的三角形，下颌支和翼板形成三角形的外侧缘和内侧缘（图 19-6）。自卵圆孔出来后，下牙槽

神经和舌神经从 LPM 下头下两个三角形的下方穿过。颊神经通过 LPM 下头上方的上三角。为了暴露 ITF 的骨顶部，必须牵开、分离或切除 LPM。这首先需要处理 LPM 周围丰富的静脉丛。在内镜直视下，可选择性烧灼翼丛静脉以减少出血。还可使用止血材料控制静脉出血，如胶原纤丝和 FloSeal 止血基质（Baxter, Deerfield, IL）。上颌动脉自 LPM 的外侧向内侧浅表走行穿过 ITF。它转向上方走行于神经的表面，伴随该神经穿过翼状肌三角区（图 19-7）。在下牙槽神经的外侧，上颌动脉发出脑膜中动脉（MA），MA 深入 LPM 而后进入棘孔。上颌动脉最终汇入蝶腭动脉，蝶腭动脉经上颌结节后方进入鼻内。当进入 ITF 深部进行病变切除时，可以清楚地显露并结扎上颌动脉。若 ITF 内的肿瘤将 MA 推向前方，在切除病变的初始阶段就可能会见到 MA。当肿瘤中心位于 MPM 上方时，通常将上颌动脉推向后方，使其远离手术通道。

分离 LPM 显露蝶骨大翼和翼外板（图 19-8）。这为观察 V₃ 出卵圆孔区提供了极佳的视角。V₃ 外侧可见到脑膜中动脉进入棘孔。耳颞神经在此点越过脑膜中动脉向外侧走行。我们可以磨除

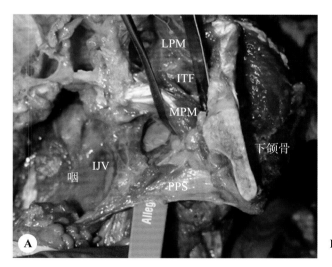
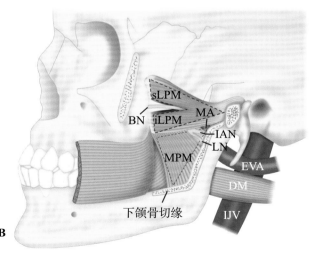

▲ 图 19-6　颞下窝翼内、外侧肌的结构可归纳为两个相邻的三角形，各种神经通过它们走行

IJV. 颈内静脉；DM. 二腹肌；MPM. 翼内肌；EVA. 颈外动脉；LN. 舌神经；IAN. 下牙槽神经；MA. 脑膜动脉；sLPM. 翼外肌上头；iLPM. 翼外肌下头；BN. 颊神经；PPS. 咽旁间隙；ITF. 颞下窝

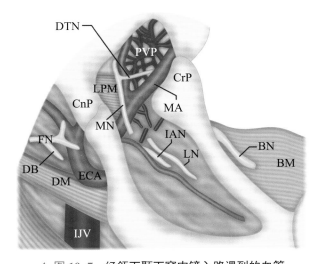

▲ 图 19-7　经颌下颞下窝内镜入路遇到的血管

BN. 颊神经；LN. 舌神经；BM. 颊肌；IAN. 下牙槽神经；IJV. 颈内静脉；DM. 二腹肌；DB. 面神经深支；DTN. 颞深神经；ECA. 颈外动脉；FN. 面神经；MN. 咬肌神经；CnP. 髁突；MA. 脑膜动脉；CrP. 冠状突；PVP. 翼静脉丛；LPM. 翼外肌

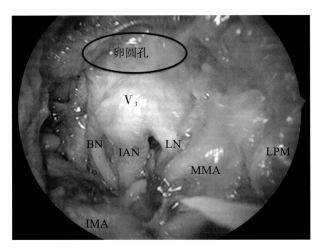

▲ 图 19-8　经颌旁窗解剖颞下窝颅顶及咽旁间隙

BN. 颊神经；IAN. 下牙槽神经；V_3. 三叉神经下颌支；LN. 舌神经；MMA. 脑膜中动脉；LPM. 翼外肌；IMA. 脑膜内动脉

翼外板，显露圆孔和翼管。如果磨除翼板的工作角度太窄，则需要使用细长型延长钻头进行磨除。我们认为 Sonopet 超声骨吸引器（Stryker, Kalamazoo, MI）是切除方面极佳的工具。如果手术中计划广泛磨除翼板，我们建议采用经上颌或鼻内经翼点入路。经上颌或鼻内经翼点入路可联

合下颌旁入路更加全面地暴露 ITF。

　　PPS 上部位于 ITF 后方，我们可以通过下颌旁窗和 ITF 通道进入 PPS 上部。PPS 的外侧与 MPM、下颌支、腮腺深叶和二腹肌后腹相接。因此，只有穿过 MPM 才能显露 PPS。茎突前 PPS 内大多包含有腮腺深叶、翼状肌及上述相关的神经血管结构。茎突后 PPS 包含颈动脉鞘、颈交感神经链、第Ⅸ～Ⅻ对脑神经，以及多个淋巴结。下颌旁入路探查 PPS 区的两个最常见手术适应证为独立于腮腺深叶副腺的唾液腺赘生物和茎突后间隙的神经源性肿瘤。切除茎突前 PPS 中的病变步骤与 ITF 病变切除的步骤类似，但是要进行仔细地评估，若切除肿瘤的风险超过了获益则尽量不做手术。我们可切开或者牵开 MPM 肌肉纤维以显露茎突后病变，内镜向前穿过肌肉，显露更深部的光学通道。打开牵开器使腭帆张肌、咽鼓管、咽上缩肌和咽基底筋膜牵向内侧。我们可在术腔后内侧触及翼板，它摸起来像坚硬的椎板。磨除翼板将更好地显露咽鼓管的软骨部分和腭帆张肌。此处可观察到颈动脉 C_1 段在后内侧的搏动。在术腔后方可直接观察到茎突的三块肌肉，茎突咽肌、茎舌肌和茎突舌骨肌，它们起源于茎突。颈内动脉在这些肌肉的深部和内侧走行（图 19-9）。

　　在 ITF 和 PPS 内进行内镜辅助肿瘤切除时，可以根据不同的手术目标采取不同的手术方式。ITF 内的巨大肿瘤具有紧密累及 LPM 的倾向，并通过 MPM 延伸至 PPS。翼状肌的肌肉纤维常被肿瘤拉伸变薄。分离肌纤维使得肿瘤向前方进入术野。在恶性病变中保留翼状肌结构，它可作为肿瘤上方的边界。对于边界清楚且具有包膜的病变，采用 Frazier 吸引器沿着包膜或假包膜边界钝性分离病变，然后将肿瘤作为一个整体完整地剥离。我们发现腹腔镜超声刀（Ethicon）联合腹腔镜凝固剪刀头非常适合对不太明确的病变进行翼状肌分离和电凝血管的操作。我们主要采

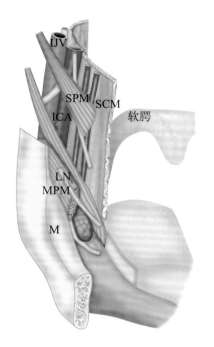

▲ 图 19-9　显示茎突肌、咽鼓管、腭帆张肌及其与颈动脉关系的咽旁间隙解剖示意

IJV. 颈内静脉；SPM. 输卵管咽肌；SCM. 上缩肌；ICA. 颈内动脉；LN. 舌神经；MPM. 翼内肌；M. 下颌骨

用 Sonopet（Stryker, Kalamazoo, MI）超声吸引器进行截骨和精确地软组织切割。对于巨大的良性病变，可先切除肿瘤中心的组织，进行肿瘤内减压，使得周边肿瘤塌陷，方便沿着边界进行剥离。对于疑似迷走神经或交感神经链神经鞘瘤，我们推荐对肿瘤采取囊内切除的方法以保留神经功能。对于青少年血管纤维瘤，仔细地沿着肿瘤边缘进行剥离，以确保完全切除。

完成肿瘤切除后，要仔细检查术区的残留空腔，以确定肿瘤切除的完整性。可用手指直接触摸术腔进行检查。应用止血材料确保彻底地止血。较大的血管应当在直视下进行结扎或电凝。该入路不需要进行任何的重建。应一期水密缝合黏膜切口以防止感染。

五、术后管理

患者可在术后 24h 内开始流食。建议术后

1 周行半流食，尤其是对那些进行了广泛翼状肌的患者。即使保留下牙槽神经，部分患者也会主诉口唇麻木。这种麻木通常可消退。所有患者均会出现一定程度的牙关紧闭，通常为轻度，无须干预即可消退。重度牙关紧闭需要积极的物理治疗，可能需要使用牙间拉伸器械，如 DynaSplint（DynaSplint, Severna Park, MD）。

六、示教案病

患者，女性，22 岁，有手术切除颅后窝脑膜瘤的病史，术后常规复查 MRI 进行随访。检查时发现右侧 ITF 病变。在此检查之前，患者没有与该肿块相关的症状。使用立体定向导航的方法行头颅 CT 检查（图 19-10）。计划采用右侧经下颌旁入路进行深部 ITF 病变切除术。患者采取头部轻度后伸并转向病变侧的体位。头部摆好体位后不用头架固定。导航系统定位后，确认通过下颌旁窗直接到达肿瘤的分离矢量。放置牙垫进行初始显露。手术计划的黏膜切口在下颌支前方，采用利多卡因与肾上腺素浸润麻醉。将剩余的利多卡因和肾上腺素浸润至 ITF 深部。牵开面颊，触诊下颌骨升支，在骨内侧做 3cm 垂直黏膜切口。用止血钳在下颌支和上颌结节之间的潜在空间内进行钝性分离。颊神经在颊肌表面向内侧走行可以快速识别出来。注意保留该神经。放置自固定 Hardy 内镜用以显露进入 ITF 的光学通道。

接下来，辨别 MPM。识别下牙槽神经和动脉，并牵向外侧。然后将内镜推进到 MPM 上方更深的位置。撑开内镜将咽上缩肌偏侧化以扩大光学通道。在 IAN 内侧可辨别舌神经将其牵向内侧。发现 LPM 向前凸出。使用导航探针确认 LPM 后的肿瘤。采用吸引电凝器仔细电凝翼状肌纤维。用 Frazier 头吸引器钝性分离翼肌纤维。随着肌纤维的松解，肿瘤团块落入到光学腔。仔

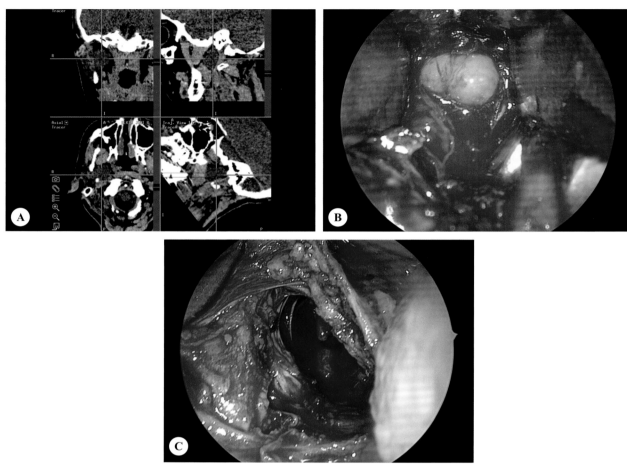

▲ 图 19–10　使用内镜经下颌旁窗切除 ITF 肿瘤的病例插图

经授权引自 Chan JY, Li RJ, Lim M, Hinojosa AQ, Boahene KD. Endoscopic transvestibular paramandibular exploration of the infratemporal fossa and parapharyngeal space: a minimally invasive approach to the middle cranial base. Laryngoscope. 2011;121:2075-80.

细保护肿瘤的包膜，并将其与周围肌肉组织钝性分离。将肿瘤完全剥离后，使用爪镊夹住肿瘤包膜，轻轻牵引肿瘤从下颌旁窗取出。然后使用立体定向导航探针检测切除腔以评估切除范围。然后用手指对切除腔进行触诊，以确保没有肿瘤残留。应用 FloSeal（Baxter）对切除腔进行冲洗。取出内镜，闭合黏膜切口。患者于次日出院，并能够经口进食。下唇感觉减弱的症状在数周内缓解。患者出现轻度牙关紧闭，未经主动干预完全消退。病变诊断为多形性腺瘤。此后 5 年无复发。

七、总结

内镜经下颌旁窗入路为 ITF 和 PPS 上部特定病变的手术治疗提供了一种直接的微创手术方法。彻底了解该通道的三维内镜解剖结构对于该新型方法的临床应用是必不可少的。对于特定的病变，与传统经外侧和经前路入路相比，这种入路的手术具备明显的优势，它能缩短和减少患者症状，恢复更快，同时避免可见的瘢痕。翼状肌的结构及其与 IAN、舌神经、卵圆孔、咽鼓管、腭帆张肌和茎突肌的关系形成了导航这一复杂颅底区域的三维基础。

推 荐 阅 读

[1] Chan JY, Li RJ, Lim M, et al. Endoscopic transvestibular paramandibular exploration of the infratemporal fossa and parapharyngeal space: a minimally invasive approach to the middle cranial base. Laryngoscope. 2011;121(10): 2075–80.

[2] Kim SH, Kim NH, Kim KR, et al. Schwannoma in head and neck: preoperative imaging study and intracapsular enucleation for functional nerve preservation. Yonsei Med J. 2010;51(6):938–42.

[3] Naidich TP, Lin JP, Leeds NE, et al. Computed tomography in the diagnosis of extra-axial posterior fossa masses. Radiology.

1976;120:333–9.

[4] Saito DM, Glastonbury CM, El-Sayed IH, et al. Parapharyngeal space schwannomas: preoperative imaging determination of the nerve of origin. Arch Otolaryngol Head Neck Surg. 2007;133(7):662–7.

[5] Wanibuchi M, Friedman AH, Fukuhima T. Atlas of anatomy for lateral skullbase surgery: anatomy and exploration of the infratemporal fossa. Photo Atlas of Skull Base Dissection. Thieme; 2009.

参 考 文 献

[1] Isolan GR, Rowe R, Al-Mefty O. Microanatomy and surgical approaches to the infratemporal fossa: an anaglyphic three-dimensional stereoscopic printing study. Skull base: official journal of North American Skull Base Society... [et al.]. 2007;17(5):285–302.

[2] Theodosopoulos PV, Guthikonda B, Brescia A, et al. Endoscopic approach to the infratemporal fossa: anatomic study. Neurosurgery. 2010;66(1):196–202; discussion 202–193.

[3] Hartnick CJ, Myseros JS, Myer CM, 3rd. Endoscopic access to the infratemporal fossa and skull base: a cadaveric study. Archives of Otolaryngology—Head and Neck Surgery. 2001;

127(11):1325–7.

[4] Herzallah IR, Germani R, Casiano RR. Endoscopic transnasal study of the infratemporal fossa: a new orientation. Otolaryngology—head and neck surgery: official journal of American Academy of Otolaryngology—Head and Neck Surgery. 2009;140(6):861–5.

[5] Abuzayed B, Tanriover N, Canbaz B, et al. Lateral sublabial endoscopic approach to foramen ovale: a novel endoscopic technique to access infratemporal fossa. The Journal of craniofacial surgery. 2010;21(4):1241–5.

第20章 经口机器人辅助入路至颅底的发展

Evolution of Transoral Robotic-Assisted Approaches to the Skull Base

Jeremy D. Richmon 著

彭 程 译　张洪钿 校

一、从开颅技术到机器人技术的发展

颅底位于一个非常狭窄的区域，并且被许多重要解剖结构所环绕，这使得进入其中进行手术非常具有挑战性。在过去，由于手术的并发症和死亡率不能被人们所接受，所以这一区域被认为是"无人区"。在 20 世纪 80 年代，侵袭性外科手术入路得以开展，但这些手术的复杂性和高并发症率则限制了它们的发展。虽然这些入路仍在一些特殊情况下被使用（如复发鼻咽癌），但包括经颞经颈、经面、经上颌、经口经上颌窦及经腭在内的传统手术入路均需要大的手术切口、骨瓣切除和肌肉断离。最终，手术显微镜的使用，提高了复杂颅底解剖的可视化程度。在过去 20 年里，得益于内镜技术的进步，微侵袭性经鼻技术已越来越多地应用在进入并成功切除鼻旁窦和颅底的良、恶性病灶。因此，开颅 / 显微手术入路的圆锥形视野已经发展为内镜的全景和动态视野。这些手术入路不需要外切口，它们是通过高清晰度的光学仪器和专用的窦及颅底器械来完成手术。这些技术的成功表明了一类新兴外科专业和外科医生的发展：颅底外科医生。

然而，经鼻内镜入路（EEA）仍有其值得注意的局限性。当前的内镜可以提供高清晰度的二维影像。在颅底这个有许多重要神经血管结构的狭窄区域进行操作时，深度感知的缺乏使许多神经外科医生感到约束和不安。新一代的 3D 影像可克服这一问题，但目前还未被广泛应用。更重要的是，外科医生需要用一只手来控制内镜，所以单独一名外科医生就不可能进行双手操作。一种"四手操作"技术可以解决这一难题：可以由一名外科医生控制内镜，同时另一名外科医生则可以双手完成手术[1]。这样就可以同时操作三个手术器械。但是，这项技术有一陡峭的学习曲线，需要两名有经验的外科医生，并且工效学意义较差。另一种解决这一缺陷的方法是使用自动内镜系统的最佳定位（automatic endoscopic system for optimal positioning，AESOP）。早期的达·芬奇机器人系统（Intuitive Surgical, Inc., Sunnyvale, CA）的前身可以做到无须手持且精确和稳定的声控内镜移动，避免了手的颤抖，可应用于鼻窦手术[2]和鞍区手术[3]入路。它还可存储 3 个位置信息，外科医生可以根据需要返回定位。

近来，已经有越来越多的颅底机器人手术入路。主要目的是解决上文提到的经鼻内镜入路的两种主要缺陷。现今，在美国市面上唯一可以购买的机器人就是达·芬奇手术系统。达·芬奇机器人由几个关键部分组成：外科医生控制台、床旁机械臂系统、成像系统、Intuitive 专有的具有 7 个自由度的内腕器械。外科医生控制台的放置要远离患者，其可提供高清晰度的 3D 手术视野图像，还可以控制机械臂和内镜成像（图 20-1A）。成像系统包括一个 3D 高清晰度 0° 或 30° 内镜，其与一个图像处理塔、手术室人员和助手监视器相连。床旁机械臂系统放置在患者旁边，其包括传递所需手术器械和内镜视频在内的 3 或 4 个机械臂（图 20-1B）。这是一个主从机器人系统，所有机械臂的运动都需要外科医生来操作。

与经鼻内镜入路不同，机器人系统并不会受到视线问题和单手手术的限制。腕式器械有颤抖过滤、运动缩放和 7 个自由度等特点。主刀外科医生可通过机械臂操纵手术器械来精确的处理组织，床旁助手外科医生也可以用双手操作器械以完成"四手操作"手术。

但是，达·芬奇机器人并不是为头颈部手术设计的，所以它在颅底的应用具有重要缺陷。所设计的机器人手术系统是为了在大空间进行工作，而非小手术通道内。机器人手术系统本身是非常大的，操纵手术器械的机械臂需要平行进入颅底，这可能会导致这种大工作臂的冲突和碰撞。实际上，不可能通过鼻腔来放置所有器械，所以设计了各种扩大入路以到达颅底。机器人也不会提供触觉反馈，在颅底区分软组织和骨质时

会是一个特别重要的问题。最重要的是，达·芬奇机器人没有适合用来切除骨瓣的器械（如咬骨钳、钻和刮匙），这就极大限制了单独使用机器人系统所能完成的手术范围。所以，使用达·芬奇机器人进行颅底手术就好比把一根方形楔子放入一个圆洞。因此，为达·芬奇机器人设计不同的颅底入路就不足为奇了，所有的这些方法都有其固有的优点和缺点，我们将在下文进行讨论。

二、至颅底入路

除非另加特殊说明，否则下面这些至颅底入路技术均使用达·芬奇机器人手术系统。

（一）单独经口入路（经口机器人手术）

1. 技术方法

机器人设置同口咽部病灶的经口机器人手术（transoral robotic surgery，TORS）。摄像头采用 0° 或 30° 视野范围，以口为中心，两侧各有一个机械臂（图 20-2）。用红色橡皮导管向前牵拉上腭或采用腭裂入路。中线[4] 和外侧[5-7] 腭裂入路均已阐述。外侧入路为进入鼻咽外侧和咽旁脂肪提供更好的入路[5]。这项技术已被证明可彻底切除有限复发的鼻咽癌，并且可成功移植黏膜[4]。

2. 优点

该入路利用的是天然孔道，不需要额外切口。可进入咽旁间隙、颞下窝、颅中窝和颅颈部脊柱。经口机器人 - 经腭手术入路可更好地进入斜坡和前颅底。

3. 缺点

这种入路限于上鼻咽部水平，经常需要分离上腭，有其固有的一些并发症。通过这种入路，不可能到达颅前窝的中部和前部，也不可能进行颅内操作。虽然能看到完整的鼻咽部，但不熟悉方向，也可能从下方基础视角开始就迷失方向。作者提示，不可能实现恶性肿瘤的广泛切除，并

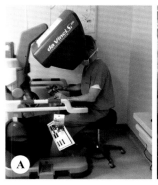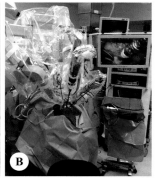

▲ 图 20-1　**A.** 外科手术医生在达·芬奇外科医生控制台前操纵主控制器；**B.** 带有 **3D** 内镜（中间）的床旁机械臂系统和位于两侧经患者口置入的操纵手术器械的机械臂

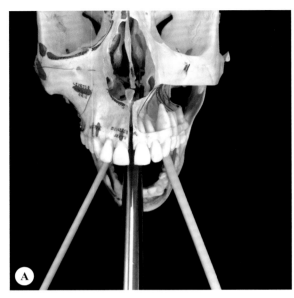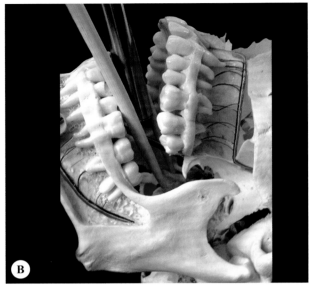

▲ 图 20-2　单独经口入路至颅底的冠状位（**A**）和矢状位（**B**）视图

且进入颈动脉分叉部下方也受限，所以需要一个开放性入路来完成颈部淋巴结清扫[8]。因为机器人不能处理骨瓣，所以报道有一种联合技术：经口置入钻头来移除颅底，然后复位机器人去探查视交叉[9]。

在咽旁间隙内处理多形性腺瘤时应当小心谨慎。近来，一篇回顾性综述指出术中包膜意外破裂或肿瘤碎裂的发生率约为 24%[10, 4-13]。

（二）经口经鼻联合手术

1. 技术方法

这项技术与 TORS 入路相似，但是摄像头是通过鼻置入而非口，这样可更加直视鼻咽部（图 20-3）。

2. 优点

这种经口经鼻联合手术（combined transoral transnasal procedure，CTTP）入路可提供鼻咽部的广泛视野，而不需要分离上腭。它提供了沿蝶骨底区域的一个向上方的改良视野，这对于单纯 TORS 入路而言是一种挑战。

3. 缺点

与 TORS 入路相同，CTTP 入路受限于如何经口置入机械臂来进行向上剥离[14]。

（三）经鼻内镜和经口机器人手术联合入路

1. 技术方法

EEA/TORS 根据两种入路各自的相关优点有序地进行使用。这样做，可规避各自的重要缺陷。窦旁和骨质操作时可通过标准的 EEA，而通过 TORS 技术可完成双手机器人入路相关操作。EEA 最下方限于咽鼓管水平，接近 TORS 入路的上限。通过这种联合入路可成功挽救伴蝶骨骨质受累的复发鼻咽癌[15]。首先用 TORS 技术分离软组织，然后用 EEA 技术切除斜坡和蝶骨的骨质。

2. 优点

这种技术具有 EEA 和 TORS 的共同优点，可顺利进入整个鼻咽部、颅底、咽旁和颞下窝。

3. 缺点

从 EEA 转变到 TORS 时，需要机器人的对接和分离，反之亦然。这项技术需要分离上腭。机械臂进行操作的上限在咽鼓管水平，虽然经口可以看到蝶鞍和鞍结节，但是无法通过机械臂到达这两个区域[15-17]。

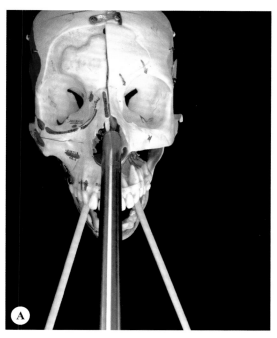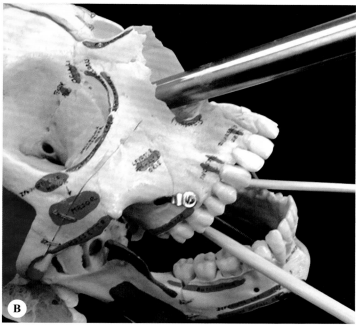

▲ 图 20–3　经口经鼻联合入路的冠状位（A）和矢状位（B）视图

（四）经颈 – 经口机器人手术

1. 技术方法

经颈 – 经口机器人手术（cervical-transoral robotic surgery，C-TORS）技术的开展是为了解决 TORS 入路在进入中线和前颅底的缺陷之处。摄像头以口 [18-19] 或鼻 [20] 为中心指向颅底。两个

机械臂都可以向下移动，通过在颌下腺后方的下颌骨内侧小切口到达两边的下咽部（图 20-4）。机械臂朝向头侧，使长的手术通道与颈椎平行。

2. 优点

这项技术增加了颅底上方和前方的显露，这是 TORS 入路所不能做到的。通过很好地显示前颅底，运用这项技术可以进入鼻咽部、斜坡、蝶

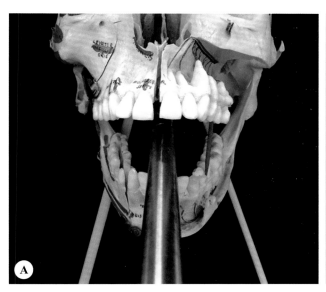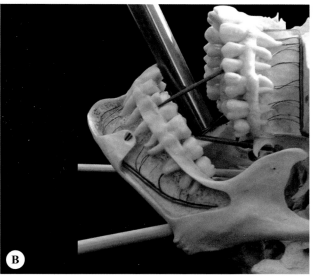

▲ 图 20–4　经颈 – 经口联合入路的冠状位（A）和矢状位（B）视图

骨、垂体、蝶鞍、鞍上和鞍旁区域、颅前窝、平台和嗅沟。相比于上述方法，它可以提供向上的活动范围，并且易于器械操作。

3. 缺点

这项技术具有侵袭性，需要用套管针从颈部向下咽部进行盲穿，这可能会导致此前在颅底手术中还未出现的潜在并发症（包括脑神经和颈外动脉系统在内的侧颈部损伤风险，以及咽喉部水肿或出血）。该技术依旧不能进行钻孔和处理较大病灶，并且由于硬腭的阻挡，向前显露受限。在桶状胸患者中，机械臂的摆放位置可能会受到限制[18-20]。

（五）舌骨上端经口机器人手术

1. 技术方法

其中一个机械臂通过舌骨上正中切口进入骨沟，可进入双侧颅底的广泛区域（图20-5）。用红色橡皮导管牵开上腭，另一个机械臂和内镜则经口进入。

2. 优点

与 C-TORS 入路不同，这种入路的潜在颈部神经血管损伤较少。此入路还可使神经血管结构可视化，从而进入双侧颞下窝。

3. 缺点

与 C-TORS 相同，这种入路具有侵袭性，有会厌前间隙和声门上肿胀的风险[21]。

（六）经上颌入路

1. 技术方法

现已有单侧或双侧经上颌入路（transmaxillary approach，TMA）。上方前庭切口与经面中部翻揭入路的切口相同。行截骨术或整块切除上颌骨前壁。一种颞下窝入路，通过去除上颌骨后壁完成，并且通过上颌窦来对接摄像头和两个机械臂[22]（图20-6A）。为了到达前颅底，一个机械臂穿过上颌窦，镜头和另一个机械臂则穿过扩大的鼻通道（图20-6B）。另外，已有双侧 TMA 的报道，其行双内侧窦开窗术并且移除鼻中隔后部[23-24]。摄像头经鼻腔进入，机械臂则经上颌窦进入鼻咽部（图20-6C）。

2. 优点

该入路可进入颞下窝、前颅底和颅底中央区，包括筛板、筛凹、眶内侧、蝶骨平台、鼻咽部、翼腭窝和斜坡，还有蝶鞍及鞍上和鞍旁区域。颅底重建可采用皮瓣植入，此时可以进行双手缝合操作。

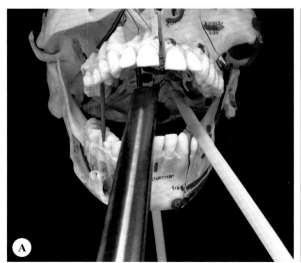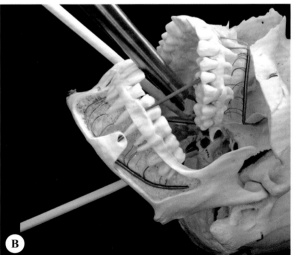

▲ 图 20-5　舌骨上端经口入路的冠状位（A）和矢状位（B）视图

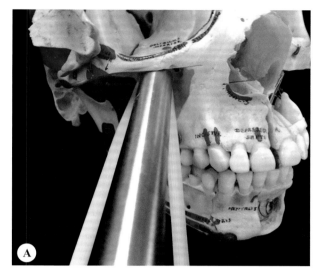

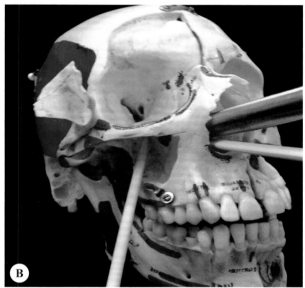

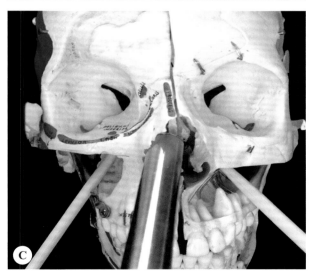

▲ 图 20–6　各种经上颌入路：单侧上颌（**A**）、单侧上颌
＋鼻（**B**）和双侧上颌＋鼻（**C**）

3. 缺点

这是一种侵袭性入路，需要行唇下部切口，并且有眶下神经损伤风险。不能进入前筛窦和中鼻道。

（七）经眶入路

1. 技术方法

在试着用大的机械臂将操作器械尽可能近地平行放入颅底进行操作时，上述各种入路都不同程度地受限于"狭窄漏斗效应"。这受限于机械臂的移动和可能发生的碰撞。此外，下方入口的陡峭入路通道对进入颅底前部也造成了挑战。为了克服这些限制因素，开展了一种经眶入路，该入路经鼻置入内镜，并且机械臂是穿过眶内中间部位[25]（图 20-7）。同样，眶上锁孔入路也被用于颅底手术[26]。

2. 优点

双侧经眶入路提供了更大的手术入路角度，而非一个陡峭的手术通道，这样更利于手术器械的操作。

3. 缺点

在一种新型试验性机器人 Raven（BioRobotics Laboratory, Seattle, WA）中介绍了这项技术，它使用了达·芬奇手术器械，但这种新型机器人并未在市面上流通。该入路有造成双侧眼眶损伤的可能。

三、挑战与未来方向

有如此多的机器人手术入路都可应用于颅底手术，其中许多并未在患者中进行试验，显然没有一种入路是理想的，但是这一领域也正在飞速发展。这也说明了在使用达·芬奇机器人完成一件未曾设计的任务时的难度。Schneider 等[27] 描述了理想的颅底机器人需要具备以下特征。

• 小巧灵活，并配有强大的器械。

• 同一视野内能够容纳多个手术器械和内镜。

• 允许简单的器械交换。

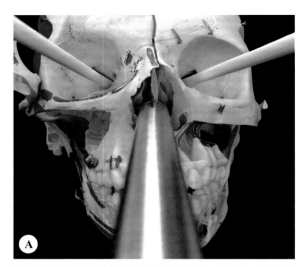

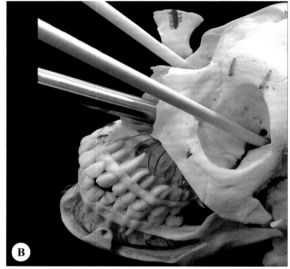

▲ 图 20-7　经眶入路的冠状位（**A**）和矢状位（**B**）视图

- 兼容影像导航。
- 整个系统是经鼻的。
- 系统操作不能烦琐。
- 提供触觉反馈。

这些指导原则已经成为许多研究团队的助力，而这些研究团队都致力于研究专用于颅底的新型机器人技术。颅底手术所需的"锁孔"入路的解决办法包括机器人控制的内镜支架[28-30]、具有互联冗余导航的半自动机器人[31, 32]、器械移动限制在手术安全区域内[33, 34]及研发一种同心管连续体机器人[27, 35]。对技术发展的全面回顾超出了本章的范围，如果读者感兴趣，笔者希望读者参

阅该领域的几篇综述文章[36-38]。

四、示教案例

这里讲述一个机器人辅助入路治疗咽旁间隙病灶的案例。一名年轻男性患者主诉右侧口咽部饱胀感。影像资料提示是一个大的囊性肿块，位于腮腺深部，占据了咽旁间隙。通过机器人辅助技术，经口显露并切除肿物（图 20-8）。有关技术细节，请参见相关视频（视频 20-1）。

五、总结

颅底手术领域现在已经由病变部位大的开放性手术发展为小的非侵袭性显微手术、内镜辅助下、单纯内镜下，以及现在的机器人技术。虽然现在机器人技术在颅底手术中的应用还不是"黄金时间"，但它有潜力成为颅底外科医生日益增长的外科设备中的一部分。机器人有能力在有限空间内去进行精确的、无颤抖的双手手术，其准确性和精确度超过了人手的能力。但是目前市面上流通的机器人并不满足理想的颅底机器人所需的全部标准，许多研究者开发出各种各样的手术通道来到达鼻旁窦、颞下窝、咽旁间隙、颅底及颅窝，并且已经将这些技术应用于患者。我们继续期望技术的改进，使颅底外科医生越来越容易掌握机器人技术并对其越来越青睐。

信息披露：无。

六、视频说明

视频 20-1：机器人辅助切除右侧咽旁肿物。这是一个病例演示视频，讲述机器人辅助切除咽旁囊性肿块。在咽侧部作直切口，行囊外分离以完全推动和切除肿块。机器人辅助缝合黏膜切口。无神经血管损伤。

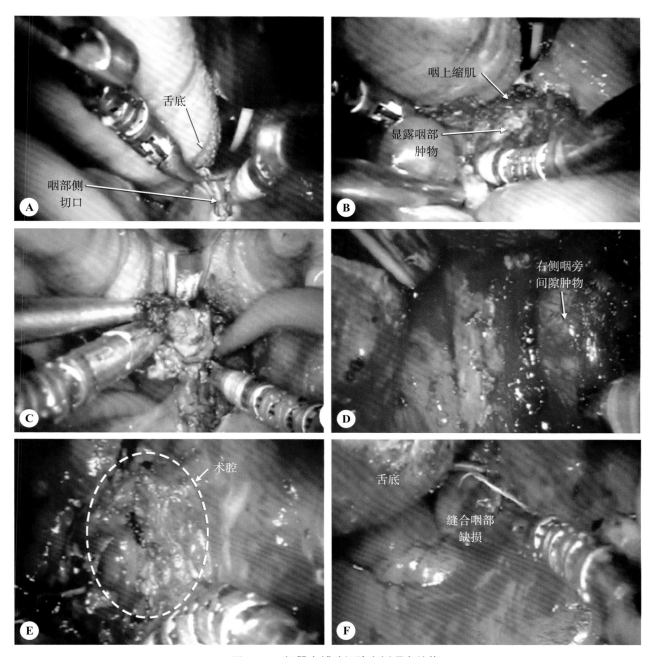

▲ 图 20-8　机器人辅助切除右侧咽旁肿物

A. 机器人辅助咽部侧切口进入咽旁间隙；B. 咽旁肿物的囊外剥除；C. 机器人辅助切除腭扁桃体进入咽旁间隙；
D. 显露咽旁间隙肿物的中间部；E. 切除术后腔隙；F. 机器人辅助缝合黏膜切口

参考文献

[1] Castelnuovo P, Dallan I, Battaglia P, et al. Endoscopic endonasal skull base surgery: past, present and future. Eur Arch Otorhinolaryngol. 2010;267(5):649-63.

[2] Obando MA, Payne JH. The future application of the robotic arm (Automatic Endoscopic System for Optimal Positioning or AESOP) with voice recognition in sinus endoscopic surgery. Oper Tech Oto Head Neck Surg. 2003;14(1):55-7.

[3] Nathan CO, Chakradeo V, Malhotra K, et al. The voicecontrolled robotic assist scope holder AESOP for the endoscopic approach to the sella. Skull Base. 2006;16(3):123-31.

[4] Wei WI, Ho WK. Transoral robotic resection of recurrent nasopharyngeal carcinoma. Laryngoscope. 2010;120(10):2011–4.

[5] Tsang RK, Mohr C. Lateral palatal flap approach to the nasopharynx and parapharyngeal space for transoral robotic surgery: a cadaveric study. J Robot Surg. 2013;7(2):119–23.

[6] Kim GG, Zanation AM. Transoral robotic surgery to resect skull base tumors via transpalatal and lateral pharyngeal approaches. Laryngoscope. 2012;122(7):1575–8.

[7] Tsang RK, Ho WK, Wei WI, et al. Transoral robotic assisted nasopharyngectomy via a lateral palatal flap approach. Laryngoscope. 2013;123(9):2180–3.

[8] O'Malley BW, Jr., Weinstein GS. Robotic skull base surgery: preclinical investigations to human clinical application. Arch Otolaryngol Head Neck Surg. 2007;133(12):1215–9.

[9] Fernandez-Nogueras FJ, Katati MJ, Arraez Sanchez MA, et al. Transoral robotic surgery of the central skull base: preclinical investigations. Eur Arch Otorhinolaryngol. 2014;271(6):1759–63.

[10] Chan JY, Tsang RK, Eisele DW, et al. Transoral robotic surgery of the parapharyngeal space: a case series and systematic review. Head Neck. 2015;37(2):293–8.

[11] Ozer E, Waltonen J. Transoral robotic nasopharyngectomy: a novel approach for nasopharyngeal lesions. Laryngoscope. 2008;118(9):1613–6.

[12] Lee JY, Lega B, Bhowmick D, et al. Da Vinci Robot-assisted transoral odontoidectomy for basilar invagination. ORL J Otorhinolaryngol Relat Spec. 2010;72(2):91–5.

[13] Lee JY, O'Malley BW, Newman JG, et al. Transoral robotic surgery of craniocervical junction and atlantoaxial spine: a cadaveric study. J Neurosurg Spine. 2010;12(1):13–8.

[14] Dallan I, Castelnuovo P, Montevecchi F, et al. Combined transoral transnasal robotic-assisted nasopharyngectomy: a cadaveric feasibility study. Eur Arch Otorhinolaryngol. 2012;269(1):235–9.

[15] Yin Tsang RK, Ho WK, Wei WI. Combined transnasal endoscopic and transoral robotic resection of recurrent nasopharyngeal carcinoma. Head Neck. 2012;34(8):1190–3.

[16] Ozer E, Durmus K, Carrau RL, et al. Applications of transoral, transcervical, transnasal, and transpalatal corridors for robotic surgery of the skull base. Laryngoscope. 2013; 123(9):2176–9.

[17] Carrau RL, Prevedello DM, de Lara D, et al. Combined transoral robotic surgery and endoscopic endonasal approach for the resection of extensive malignancies of the skull base. Head Neck. 2013;35(11):E351–8.

[18] Lee JY, O'Malley BW, Jr., Newman JG, et al. Transoral robotic surgery of the skull base: a cadaver and feasibility study. ORL J Otorhinolaryngol Relat Spec. 2010;72(4):181–7.

[19] O'Malley BW, Jr., Weinstein GS. Robotic anterior and midline skull base surgery: preclinical investigations. Int J Radiat Oncol Biol Phys. 2007;69(2 Suppl):S125–8.

[20] Dallan I, Castelnuovo P, Seccia V, et al. Combined transnasal transcervical robotic dissection of posterior skull base: feasibility in a cadaveric model. Rhinology. 2012;50(2):165–70.

[21] McCool RR, Warren FM, Wiggins RH, 3rd, et al. Robotic surgery of the infratemporal fossa utilizing novel suprahyoid port. Laryngoscope. 2010;120(9):1738–43.

[22] Blanco RG, Boahene K. Robotic-assisted skull base surgery: preclinical study. J Laparoendosc Adv Surg Tech A. 2013;23(9):776–82.

[23] Hanna EY, Holsinger C, DeMonte F, et al. Robotic endoscopic surgery of the skull base: a novel surgical approach. Arch Otolaryngol Head Neck Surg. 2007;133(12):1209–14.

[24] Kupferman ME, Demonte F, Levine N, et al. Feasibility of a robotic surgical approach to reconstruct the skull base. Skull Base. 2011;21(2):79–82.

[25] Bly RA, Su D, Lendvay TS, et al. Multiportal robotic access to the anterior cranial fossa: a surgical and engineering feasibility study. Otolaryngol Head Neck Surg. 2013; 149(6):940–6.

[26] Hong WC, Tsai JC, Chang SD, et al. Robotic skull base surgery via supraorbital keyhole approach: a cadaveric study. Neurosurgery. 2013;72(Suppl 1):33–8.

[27] Schneider JS, Burgner J, Webster RJ, 3rd, et al. Robotic surgery for the sinuses and skull base: what are the possibilities and what are the obstacles? Curr Opin Otolaryngol Head Neck Surg. 2013;21(1):11–6.

[28] Nimsky Ch, Rachinger J, Iro H, et al. Adaptation of a hexapod-based robotic system for extended endoscopeassisted transsphenoidal skull base surgery. Minim Invasive Neurosurg. 2004;47(1):41–6.

[29] Strauss G, Hofer M, Kehrt S, et al. [Manipulator assisted endoscope guidance in functional endoscopic sinus surgery: proof of concept]. HNO. 2007;55(3):177–84.

[30] Eichhorn KW, Bootz F. Clinical requirements and possible applications of robot assisted endoscopy in skull base and sinus surgery. Acta Neurochir Suppl. 2011;109:237–40.

[31] Wurm J, Dannenmann T, Bohr C, et al. Increased safety in robotic paranasal sinus and skull base surgery with redundant navigation and automated registration. Int J Med Robot. 2005;1(3):42–8.

[32] Steinhart H, Bumm K, Wurm J, et al. Surgical application of a new robotic system for paranasal sinus surgery. Ann Otol Rhinol Laryngol. 2004;113(4):303–9.

[33] Xia T, Baird C, Jallo G, et al. An integrated system for planning, navigation and robotic assistance for skull base surgery. Int J Med Robot. 2008;4(4):321–30.

[34] Kazanzides P, Xia T, Baird C, et al. A cooperatively-controlled image guided robot system for skull base surgery. Stud Health Technol Inform. 2008;132:198–203.

[35] Gilbert H, Hendrick R, Remirez A, et al. A robot for transnasal surgery featuring needle-sized tentacle-like arms. Expert Rev Med Devices. 2014;11(1):5–7.

[36] Trévillot V, Garrel R, Dombre E, et al. Robotic endoscopic sinus and skull base surgery: review of the literature and future prospects. Eur Ann Otorhinolaryngol Head Neck Dis. 2013;130(4):201–7.

[37] Trévillot V, Sobral R, Dombre E, et al. Innovative endoscopic sino-nasal and anterior skull base robotics. Int J Comput Assist Radiol Surg. 2013;8(6):977–87.

[38] Dallan I, Castelnuovo P, Vicini C, et al. The natural evolution of endoscopic approaches in skull base surgery: roboticassisted surgery? Acta Otorhinolaryngol Ital. 2011;31(6):390–4.

第五篇

选择性颅底病变的处理
Management of Selected Skull Base Lesions

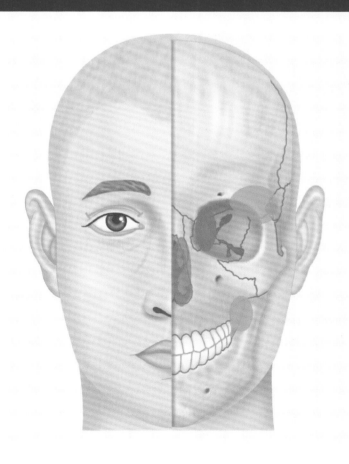

第 21 章　经蝶窦内镜入路切除垂体病变
Endoscopic Transsphenoidal Approach to Pituitary Lesions

Peter Valentin Tomazic　Hannes Braun　著

郜彩斌　译　　张洪钿　校

一、概述

在过去的 20 年里，经蝶窦内镜入路的垂体瘤手术已经成为大多数垂体瘤治疗的金标准[1]。然而，仍然有联合或鼻外入路的迹象。垂体腺瘤是垂体的良性肿瘤，在鞍内和鞍外呈膨胀性生长。大腺瘤可向鞍上和（或）鞍旁间隙扩展，甚至到达第三脑室。它们可以分泌激素，也可以不分泌激素。根据腺瘤的大小，可以分为微腺瘤（直径＜1cm）和大腺瘤（直径＞1cm）。微腺瘤常因出现肢端肥大症、痛经等临床症状而具有高分泌激素活性，因此比无激素活性的大腺瘤更早被诊断出来，后者因膨胀性生长而表现出视力障碍或头颅等症状[2]。

除生长抑素或卡麦角林等抗激素药物治疗生长激素瘤或催乳素瘤外，手术是首选治疗方法。经典的垂体腺瘤手术入路是库欣在 19 世纪提出的经颅入路或经鼻中隔 / 经唇下蝶窦入路。在后一种手术中，进行唇下切口，并将鼻中隔暴露于口腔前庭。然后，准备一条通向蝶窦的黏膜下通道，在那里插入一个内镜，作为光学和设备通道。内镜经蝶窦入路的出现具有多方面的优势。由于可以直接进入蝶骨，手术通道比经颅或经鼻中隔入路更小，创伤更小。尤其是后者与鼻中隔穿孔的高发病率有关，因为鼻中隔被脱位，并且形成了一个用内镜保持开放的皮下通道[3]。

此外，光学设备是显微镜，与内镜相比，显微镜只提供一个视轴，内镜让人得以窥见鞍上或鞍旁角落的腺瘤，这一点对切除鞍上或鞍旁腺瘤尤为重要。内镜有助于识别和保留视交叉、颈内动脉和正常垂体等重要结构，但经典方法的并发症也较低。其优点是在鞍上大肿瘤切除鞍隔区时，可能引起的医源性脑脊液漏可以立即闭合。

二、蝶窦和蝶鞍的特殊解剖

蝶窦在蝶骨内发育，起始于所谓的蝶甲。气化从 6 岁开始，到青春期结束。根据矢状面的气化度，我们可以区分出甲介型、鞍前型和鞍后型，鞍后型是气化度最大和最常见的[4]。在冠状面上，分析蝶骨外侧隐窝的范围（如果存在）也很重要。窦道越大，手术越容易进入鞍区。否则，未气化的骨头需要磨出空腔来。在大多数情况下，蝶窦被蝶骨间隔分成两个腔。重要的是要知道，鼻中隔并不总是位于中线，因此一侧蝶窦比对侧小。此外，分隔可以在颈动脉管的背侧插入。为了不打开颈动脉管，甚至损伤颈动脉壁，重要的是不要用器械通过旋转力矩折断该区域的分隔。两侧蝶窦通过蝶窦开口进入蝶筛隐窝。开口直径约 2.5mm，多数为圆形。到鞍区的距离约为 14.6mm（8.9～23.1mm）[4]。知道这一点很重要，因为在此开口处手术不太可能损坏蝶鞍。在开口的下缘处，可以遇到供应鼻中隔的蝶腭动脉的分支。蝶窦前壁和蝶底与鼻、鼻旁窦和咽部有一定的解剖关系。窦的后壁与斜坡接壤。蝶窦顶部由蝶骨前平面和蝶鞍后平面构成。沿着蝶骨平台向后至鞍结节，可在交叉前沟内发现视交叉。蝶骨外侧壁与海绵窦和颈内动脉有一定的解剖关系。海绵窦走行于动眼神经、滑车神经、眼神经、上颌神经和展神经（从上到下）。颈内动脉在海绵窦内形成虹吸管，其形状可以是"S""C"或"W"[5]。在内镜下，颈动脉突入前床突下的窦道，可不同程度地隆起。在突起上方，视神经突入蝶窦。由床突气化形成的视神经和颈动脉之间的隐窝称为视神经 – 颈内动脉隐窝或视下隐窝。在外侧广泛气化时，上颌神经也可被识别为颈动脉隆起下方侧壁上的一个喇叭形。在蝶骨的底部，翼管神经也是如此，它看起来就像一条薄薄的冠状突起[6]。

鞍区内有垂体，有一个前壁、一个底板和一个后壁，即所谓的鞍背，它是斜坡上部的一部分。所有的壁都覆盖着硬脑膜。鞍顶是鞍膈，是被垂体柄穿透的硬脑膜鞘。垂体有一个前叶和后叶，产生不同的激素。腺体由垂体上、下动脉供应。静脉引流进入海绵窦。在鞍前壁，海绵间窦连接两侧海绵窦。在手术中打开硬脑膜时，如果海绵间窦受损，可能会发生静脉出血。

三、适应证

在大多数病例中，经蝶窦内镜入路的适应证是垂体瘤。根据病变大小的不同，对于大腺瘤，可通过鞍区或蝶骨平台进入。肿瘤范围越大，特别是鞍上肿瘤，脑脊液漏的风险越高。颅咽管瘤、鞍结节脑膜瘤或囊肿、错构瘤甚至恶性疾病等较罕见的指征也可以采用同样的方法。

四、术前评估

如果腺瘤分泌激素活跃，微腺瘤患者通常会出现肢端肥大症、月经周期问题（女性）等激素功能障碍。对于激素不活跃的腺瘤，诊断时肿瘤生长时间通常较长，症状是由膨胀性生长引起的。这些症状包括头痛、由于正常垂体功能受损和垂体柄受压而导致的激素缺陷，以及视交叉受压导致的视力障碍。然后，患者会出现双颞侧偏盲。

诊断程序包括激素检查、鞍区和头颅磁共振成像。如果抗激素治疗没有效果或没有适应证，而且 MRI 显示垂体腺瘤，手术是首选治疗方法。

五、技术说明

除了内镜固定在内镜支架上的中心外，经蝶窦内镜入路至垂体是由耳鼻咽喉科医生和神经外科医生用"四手操作"技术完成的[7-19]。此外，该手术应在计算机辅助导航和 MRI/CT 融合技术下进行。进入蝶窦的手术通常由耳鼻咽喉科医生完成，鞍内 / 硬膜内手术由神经外科医生完成，但由于内镜一直由耳鼻咽喉科医生引导，因此采用四手操作的所有步骤都是有益的。在个别病例中，可以采用单鼻孔入路[20]，但绝大多数病例需要双鼻孔入路。

第一步，需要收缩鼻腔黏膜，通常用浓度为1∶1000 的肾上腺素棉条压迫。5～10min 后，取出棉条，检查鼻腔。在此阶段，导航应该在已知的标志（如中鼻甲的头部）进行验证。然后，用适当的器械（如 Freer 剥离器）轻轻地使中鼻甲横向移位。如果出现黏膜出血，可随时使用肾上腺素棉条来控制出血。然后（如果有）上鼻甲和最上鼻甲也应该同样偏转，直到可以看到图 21-1 所示的自然开口。一旦确定开口，应该用刮刀和圆形切割器将其向上和内侧扩大是最安全的（图 21-2）。然后，在开口下缘准备黏膜瓣，以保留蝶腭动脉走行于该处的血管。这样可以防止出血，并为制造鼻中隔黏膜瓣（Haddad瓣）[21, 22]的情况保留血管，以防出现较大的颅底缺损和脑脊液漏。一旦一侧蝶窦前壁被取下，对侧也应进行同样的操作。然后，通常从右侧切开鼻中隔的后上部分（即筛骨的垂直面，犁骨完好保留），在导航轴位平面（距蝶骨前壁约 1cm 处，分隔骨呈 V 形）的薄巢处可以看到（图 21-3 和

图 21-4）。当可以识别出对侧蝶筛隐窝时，用适当的器械［全切 Blakesley 钳、Kerrison 穿孔器、侧咬钳（sidebiters）和背咬钳（backbiters）］切除鼻中隔的上后部，直到到达蝶窦。如果骨骼非常厚，如肢端肥大症，可能需要使用钻头（图 21-5）。

然后在直视和导航辅助下切除蝶窦内分隔，特别是当它插入颈内动脉管时（图 21-6）。暴露鞍区时，应切开鼻黏膜并向侧方延伸，形成皮瓣。此时，通常神经外科医生接管并切除鞍前

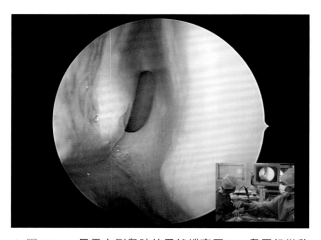

▲ 图 21-1　显露右侧鼻腔的天然蝶窦开口；鼻甲轻微移位后，开口出现在蝶筛隐窝内

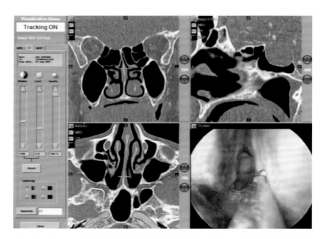

▲ 图 21-3　找到合适的位置切开鼻中隔；在导航的帮助下，可以确定切开鼻中隔的正确位置；这就是它在轴向平面上形成 V 形的地方

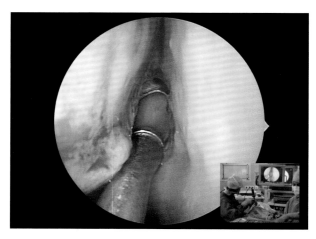

▲ 图 21-2　右侧自然开口扩大；自然开口用圆形切割器扩大；在此之前，重要的是将黏膜瓣从开口的下缘抬起，以保护蝶腭血管

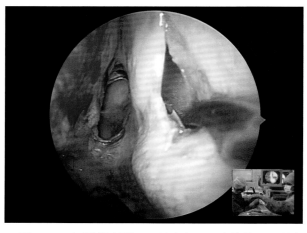

▲ 图 21-4　切开鼻中隔；一旦确定了正确的位置，通常用镰刀从右侧切开鼻中隔；左侧的棉条可见，这表明隔膜（黏膜／骨／黏膜）的三层都被切开了

壁，暴露硬脑膜。在大腺瘤中，肿瘤会使骨骼变薄，可以用圆形顶刀和圆形切割器将其切除。只要有可能，应制作骨瓣，以后可用于鞍区重建。当显露硬脑膜，骨 / 骨瓣被移除到腺瘤的边界时，硬脑膜通常以倒 U 形被切开，可以进入鞍内间隙（图 21-7）。在获得肿瘤组织活检检查后，用刮圈和吸引器切除腺瘤（图 21-8）。有时，由于肿瘤的一致性，包膜外全切除是可能的[21]。在直视和导航辅助下将腺瘤完全切除后，将像 Spongostan® 这样的可吸收材料放入鞍内以控制出血，然后将黏膜和骨瓣（如果有）重新复位，覆盖黏膜瓣，并用止血材料（如 Oxicell®）以鹅卵石样固定（图 21-9）。可以使用可吸收泡沫，通常不需要包装。

出现医源性脑脊液漏时，需要关闭漏口。鞍底膜小的缺损可以用 Tachosseal® 修复，较大的缺损需要重建。在文献中，最常见的移植材料是阔筋膜[1]，纤维蛋白胶的额外应用仍然是一个有争议的问题。该技术应是一种衬垫 / 覆盖技术，即第一层筋膜插在鞍前壁硬脑膜和骨之间，第二层

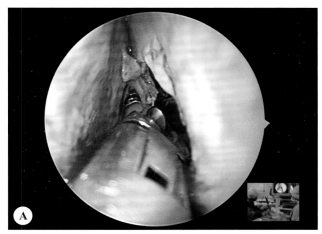
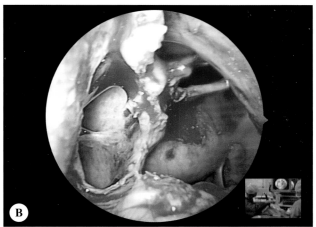

▲ 图 21-5　鼻中隔切除术

A. 切除后上部鼻中隔；B. 直到从一侧可以看到蝶骨内间隔和扩大的自然开口

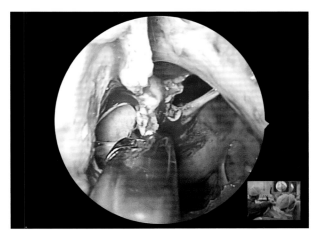
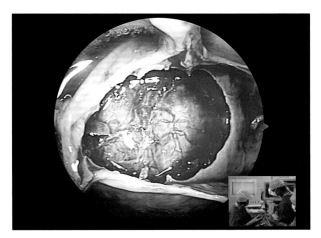

▲ 图 21-6　切除蝶骨内间隔；在切除蝶骨内间隔时，检查其后部附着点是很重要的；它可以靠近或直接位于颈内动脉管，而颈内动脉管很容易断裂，特别是在旋转动作中

▲ 图 21-7　切除鞍前壁并暴露硬脑膜；鞍前壁用传统器械切除或用磨钻初步磨薄；一旦硬脑膜暴露出来，就用倒 U 形的咬骨钳切开

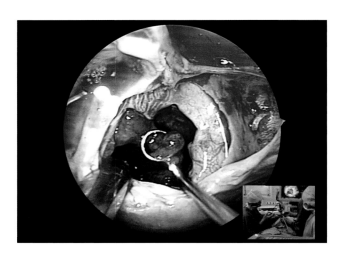

◀ 图 21-8　腺瘤切除术；腺瘤通常用刮匙和吸引器切除；由于肿瘤的液态密实度，包膜外切除并不总是可行的

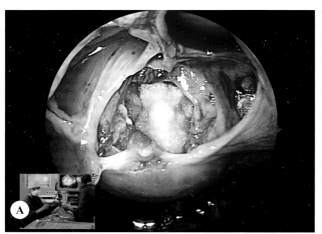

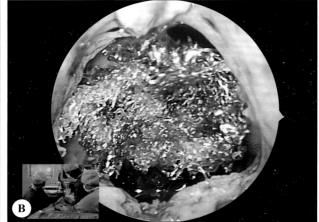

▲ 图 21-9　将止血材料放入蝶鞍内；Spongostan®（A）和 Oxicell®（B）分别放置在鞍内和鞍外，以减少出血，并在需要时固定黏膜或骨瓣

筋膜放在鞍前壁的裸骨和鼻黏膜下。对于经蝶骨平台入路后较大的缺损（如脑膜瘤），可能需要建立鼻中隔黏膜瓣[22, 23]。

术后管理

手术后，患者被转到恢复室，病变范围较大的病例，需要进行重症监护。出院后常规随访应包括鼻内镜检查（1 个月后）、激素状况及术后 3 个月的 MRI 检查。建议患者在 1 个月内避免进行体力活动和繁重的工作（如搬运重物等）。这些建议需要针对个别患者量身定做，特别是在脑脊液漏封闭之后。术后 2～4 周应避免擤鼻涕。

六、示教案例

患者，男性，68 岁，被转诊到神经外科，他的鞍上囊性腺瘤最大直径为 2cm。腺瘤本身无症状，但患者反复出现晕厥，导致晚上脑部磁共振成像（MRI）发现病变。计划使用 CT/MRI 融合技术进行经蝶窦内镜切除术。手术完全切除肿瘤，术后 1 年内视力正常，无激素缺乏，无复发。术中可在鞍前壁取骨瓣，作为关闭缺损的平开门（图 21-10）。术后 1 个月骨瓣完全愈合，原有缺损被黏膜覆盖。这种皮瓣的优点是在颅底"接近自然"的重建，在缺损修复手术中需要较少的可吸收材料，这提高了患者的舒适度，便于术后的内镜管理。

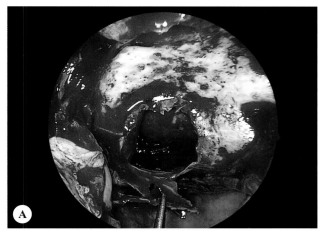
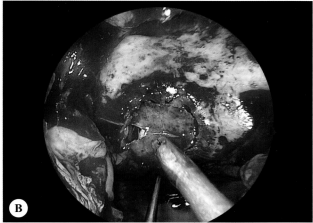
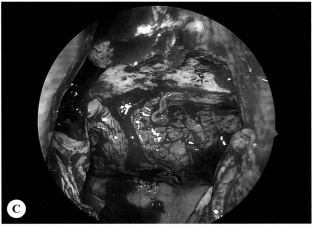

▲ 图 21-10　在鞍前壁切取骨瓣，在颅底进行"类自然"重建

A. 骨瓣在其下缘形成一扇平开门，仍然附着在骨膜和黏膜上；B. 在将海绵放置在蝶鞍内后，将黏膜瓣重新复位；C. 复位后的骨瓣覆盖有预先保留的黏膜

参考文献

[1] Lund VJ, Stammberger H, Nicolai P, et al. European position paper on endoscopic management of tumours of the nose, paranasal sinuses and skull base. Rhinol Suppl. 2010; 22(22): 1–143.

[2] Klinke R, Silbernagl S. Lehrbuch der Physiologie, Georg Thieme Verlag, Stuttgart/New York, 3rd edition, 2001.

[3] Donald P. Surgery of the Skull Base. 1st ed. Philadelphia: Lippincott-Raven; 1998.

[4] Lang J, Klinische Anatomie der Nase, Nasenhöhle und Nebenhöhlen, Band 11, Thieme Verlag, Stuttgart/New York, 1988.

[5] Stammberger H. Functional Endoscopic Sinus Surgery, B.C. Decker, Philadelphia/Pennsylvania, 1. Auflage, 1991.

[6] Samii M, Draf W. Surgery of the Skull Base. 1st ed. Berlin: Springer; 1989.

[7] Cappabianca P, de Divitiis E. Back to the Egyptians: neurosurgery via the nose. A five-thousand year history and the recent contribution of the endoscope. Neurosurg Rev. 30: 2007, 1–7.

[8] Jankowski R, Augue J, Simon C, et al. Endoscopic pituitary tumor surgery. Laryngoscope. 1992; 102(2):198–202.

[9] Sethi DS, Pillay PK. Endoscopic management of lesions of the sella turcica. J Laryngol Otol. 1995; 109(10): 956–62.

[10] Jho HD, Carrau RL. Endoscopic pituitary surgery: an early experience. Surg Neurol. 1997; 47:213–23.

[11] Cappabianca P, Cavallo LM, de Divitiis E. Endoscopic endonasal transsphenoidal surgery. Neurosurgery. 2004; 55(4):933–40.

[12] Jho HD, Alfieri A. Endoscopic endonasal pituitary surgery: evolution of surgical technique and equipment in 150 operations. Minim Invas Neurosurg. 2001; 44:1–12.

[13] Jho HD, Carrau RL. Endoscopic endonasal transsphenoidal surgery: experience with 50 patients. J Neurosurg. 1997; 87(1):44–51.

[14] Cappabianca P, Cavallo LM, Colao A, et al. Endoscopic endonasal transsphenoidal approach: outcome analysis of 100 consecutive procedures. Minim Invas Neurosurg. 2002;

45(4):193–200.

[15] Cappabianca P, Cavallo LM, Colao A, et al. Surgical complications associated with the endoscopic endonasal transspenoidal approach for pituitary adenomas. J Neurosurg. 2002;97(2):293–8.

[16] Cappabianca P, Alfieri A, Colao A, et al. Endoscopic endonasal transsphenoidal approach: an additional reason in support of surgery in the management of pituitary lesions. Skull Base Surg. 1999;9(2):109–17.

[17] de Bruin R, van Furth WR, Verbaan D, et al. Initial experiences with endoscopic rhino-neurosurgery in Amsterdam. Eur Arch Otorhinolaryngol. 2014;271(6):1525–32.

[18] Ensenat J, de Notaris M, Sanchez M, et al. Endoscopic endonasal surgery for skull base tumours: technique and preliminary results in a consecutive case series report. Rhinology. 2013;51(1):37–46.

[19] Paluzzi A, Fernandez-Miranda JC, Tonya Stefko S, et al.

Endoscopic endonasal approach for pituitary adenomas: a series of 555 patients. Pituitary. 2014;17(4):307–19.

[20] Han S, Ding X, Tie X, et al. Endoscopic endonasal transsphenoidal approach for pituitary adenomas: is one nostril enough? Acta Neurochir (Wien). 2013;155(9):1601–9.

[21] Prevedello DM, Ebner FH, de Lara D, et al. Extracapsular dissection technique with the cotton swab for pituitary adenomas through an endoscopic endonasal approach— how I do it. Acta Neurochir (Wien). 2013;155(9):1629–32.

[22] Kassam AB, Thomas A, Carrau RL, et al. Endoscopic reconstruction of the cranial base using a pedicled nasoseptal flap. Neurosurgery. 2008;63 (1 Suppl 1):ONS44–52; discussion ONS52–3.

[23] Zanation AM, Carrau RL, Snyderman CH, et al. Nasoseptal flap reconstruction of high flow intraoperative cerebral spinal fluid leaks during endoscopic skull base surgery. Am J Rhinol Allergy. 2009;23(5):518–21.

第22章　内镜辅助小额眶开颅术治疗额窦内翻性乳头状瘤

Endoscopic Assisted Miniorbitofrontal Craniotomy in the Management of Frontal Sinus Inverting Papilloma

Gabriel F. Santiago　Kofi Boahene　Murugappan Ramanathan, Jr.　著

宗　钢　译　　陈立华　校

一、概述

随着内镜技术和内镜手术器械的改进，额窦肿瘤的治疗从外入路逐步发展到内镜入路。尽管有这些进展，某些额窦病变仍可能会阻碍单独的内镜入路的使用，需要内镜辅助的开放手术或严格的开放手术，如骨瓣成形术（OPF）或 Killian 改良式 Riedel 手术[1]。

额窦病变的表现多种多样，其中包括炎症和梗阻性疾病，继发于手术或创伤的颅底缺损，以及良、恶性肿瘤。内翻性乳头状瘤是一种常单发的病变，虽然通常是良性的，但估计有 10% 的内翻性乳头状瘤有可能发生恶性转化[2]。除了恶性转化的风险相对较高外，内翻性乳头状瘤常在手术后复发，根据病变部位和手术入路的不同，复发率在 25%～50%，这是由于病变切除不全所致[3]。

至额窦的单纯内镜入路的局限性包括无法获得特定病变的完整视野，无法充分评估或获得特定肿瘤的切缘干净，以及无法达到或保持额窦通畅[1]。虽然扩大的内镜入路，如 Draf ⅡB 或 Draf Ⅲ扩大额窦切开术通常能提供良好的额窦通道和可视化，但有时不能完全清除病变[4]。当在术前评估中遇到这些因素时，通常考虑开放入路，如 Lynch 额叶切除术或更普遍的 OPF[5, 6]。虽然

Lynch 手术只允许有限地进入额窦内侧下方，但 OPF 可以提供额窦上部的清晰视野[4]。

Hoffman 在 1904 年首次描述了 OPF，允许通过眉、眉中或双冠状切口暴露额窦。这种方法的优点是可以完全显示额窦病变，同时允许双手操作。OPF 的常见适应证是额窦外侧壁或前壁的内翻性乳头状瘤、多中心乳头状瘤和额窦骨瘤[4, 5]。虽然能为这些病变提供良好的通道，但 OPF 的缺点是黏膜剥离和瘢痕形成，在解剖过程中对面部和感觉神经分支损伤的风险、美容畸形和额窦骨折[7]。Hardy 和 Montgomery 报道了 250 例行 OPF 入路患者的病例回顾，总的并发症发生率为 19%，最常见的并发症是额窦血肿、脓肿和脑脊液漏[8]。

作为 OPF 的一种替代方法，我们提倡通过眼睑成形术切口使用内镜辅助的小额眶开颅手术入路以接近病变，如额窦内翻性乳头状瘤[9, 10]。不仅能达到与 OPF 相当或优于 OPF 的暴露，同时也具有产生极好的美容效果的优点。此外，在临床上使用这种方法可以更好地利用内镜监测肿瘤。

二、患者介绍和临床评估

额窦病变可能主要由炎症性黏膜疾病及可导致前隐窝流出道阻塞的良性和恶性肿瘤组成。大

多数额窦肿瘤是良性的，不是内翻性乳头状瘤就是骨瘤。此类病变的症状可能包括头痛，表现为局限于额叶、眶上或眶后的钝感或压迫感。大的病变还可能伴有其他症状，如突眼、复视和视力减退。此外，如果病变阻塞额隐窝流出道，也可能出现鼻塞、前额部高压和脓性鼻漏的症状[11]。

有症状患者的典型检查包括内镜检查和计算机断层扫描（CT）对鼻窦的影像学评估。在笔者所在机构，通常会获得与CT引导术中导航系统兼容的薄层CT。有阻塞性疾病和活动性症状的患者术前给予抗生素和口服糖皮质激素治疗。

三、外科治疗

技术说明

1. 患者体位和准备

患者以沙滩椅体位仰卧在手术床上，并将CT图像引导导航系统定位准确。通常情况下，会放置一个颅骨定位装置，以便能显示眼睛和前额内的位置。将润滑眼膏涂抹在眼睛上，并放置角膜护罩或行临时睑缝术以保护角膜。

2. 经鼻入路

我们通常先从内镜手术开始。用羟甲唑啉软片减轻鼻充血。在鼻中隔、中鼻甲底部和鼻侧壁注射1%利多卡因和1:100 000肾上腺素。如果遇到内瓣膜狭窄和（或）鼻中隔偏曲，我们常规会折断下鼻甲。如果鼻中隔限制了鼻窦内固定的置入，则在经鼻内镜引导下进行半贯通切口并切除鼻中隔软骨，以纠正鼻中隔偏斜并改善进入途径。

一旦鼻内瓣膜被认为足够适合内固定，中鼻甲局部用4%可卡因软膏进行内移和疏通。钩突完全切除后，行上颌窦造口术。接下来用J形刮匙和微清创器切除筛泡。鉴于大型或内镜下无法进入并接近的肿瘤，Draf ⅡB或Draf Ⅱ手术通常在确定额隐窝后进行。

3. Draf ⅡB

Draf ⅡB手术包括从内侧切除鼻中隔之间的额窦底，并从侧面切除纸样板[12]。在切除鼻翼和其他阻塞的筛窦细胞后，在70°内镜下使用导引头识别额窦口，并通过图像引导进行确认。一旦确定额窦流出道的位置，就用额窦毛刺去除额窦底的一部分。当遇到狭窄的前-后筛窦气房腔时，应注意不要无意中用额窦后部的磨钻刺透额窦的后壁。如果不能充分显示病灶内侧，则进行Draf Ⅲ手术。

4. Draf Ⅲ

当进行Draf Ⅲ额窦切开术时，在患者额窦病变对侧的鼻腔进行Draf ⅡB额窦切开术[12]。当Draf Ⅱ在对侧完成后，在鼻中隔软骨和筛骨垂直板交界处切除部分上鼻中隔。一旦建立了鼻腔之间的沟通，内侧额窦底和窦间隔就可以用额窦磨钻和穿孔器联合去除。当额窦病变的内侧面得到充分的显示时，如前所述，进行小额眶开颅术以显示病变的对侧边界[9, 10]。

5. 眼睑切口和眶额暴露

经前额窦入路从上睑切口开始。术前应在患者坐直的情况下，标出与上睑睑板皮褶相对应的计划眼睑切口。切口从内眦区延伸到外眦区，内眦上至少保留3mm的皮肤。切口的横向延伸应设计为落在自身皱纹线内。接下来，通过皮肤和眼轮匝肌进行切口，保持眶隔至眼轮匝肌深处的完整，以防止脂肪突出。然后通过眶隔到眶上缘进行解剖。根据内翻性乳头状瘤的位置，沿眶上缘、眶外侧缘或眶内侧缘锐性解剖和分离边缘骨膜弓。此时，将眶上神经血管束从其切迹或孔中释放出来。如果需要的话，神经血管束可以在眉毛上自由移动，长度达1cm，以允许足够的软组织收缩。骨膜下抬高额肌和额部皮肤，根据需要显露额骨、眶上缘和眶内侧缘。然后通过分离眶周组织暴露眶顶，小心避免脂肪疝，使用软组织牵开器保持暴露。

6. 微型颅骨切开术

开颅手术根据病理位置进行不同的设计，以提供最直接的固定方法。利用影像引导，确定内翻性乳头状瘤的生长轨迹，并提出合适的开颅手术方案。开颅手术的类型根据缺损或病变的位置而定。对于位于前方或上方的乳头状瘤，可能仅限于额窦前壁和眶上嵴开颅，而不侵犯额窦底。对于较大的病变，则计划包括眶顶/额窦底开颅。

一旦计划的截骨设计完成，就要在截骨部位进行预置钢板，以促进手术后的解剖重建。然后使用摆锯或超声骨刀和骨刀进行开颅手术。眶颅骨窗为直视和双手操作提供了充足的空间。通过眶额窗的内镜照明，额窦的视野大大增强。通过单侧入路并磨除窦间隔可进入双侧的额窦。额窦解剖可在经鼻手术通道和经眶颅手术通道同时进行。小额眶入路的一个特殊用途是极好的进入额窦外侧隐窝。切除目标病灶后，将先前去除的眶额骨瓣用钢板连接回纳。眶周可用游离筋膜移植或胶原蛋白黏合剂来加固，以提供眶骨切开部位额外的屏障和密封。然后用细缝线小心地闭合眼睑切口。

四、术后管理

手术后，患者通常需要口服抗生素。如果在手术过程中遇到大量出血，应在鼻腔内放置可溶解的鼻腔敷料，并指导患者每天用生理盐水喷雾剂冲洗鼻腔 4 次。为尽量减少眶周肿胀，患者头部倾斜 30°，并用人工泪液和冰袋敷用 2 天。然后指导患者每天清洁眼睑切口并涂抹眼部抗生素软膏。标准的内镜清创术在临床中以 2 周和 4 周为间隔进行。

经前额小额眶开颅入路治疗额窦最常见的并发症是上眼睑肿胀。通过确保眼睑解剖区域在关闭前绝对止血，并在眼周早期应用冰袋，可将这种情况降到最低。

五、示教案例

患者，女性，38 岁，左额鼻窦内翻性乳头状瘤复发。她最初在 14 岁时通过侧鼻切开术进行了外部切除。33 岁时接受经鼻内镜和颅外钻孔联合手术治疗复发。她表现为左前额压力性疼痛加剧。薄层 CT（图 22-1）显示额窦内一 4.8cm×3.1cm×0.9cm 软组织病变，周围边缘钙化，与复发性内翻性乳头状瘤有关。用 70° 经鼻内镜显示额窦软组织肿块，活检结果为鼻窦内翻性乳头状瘤阳性（图 22-2）。

与传统的 OPF 不同，这名患者接受了眼睑成形术 - 额眶小骨瓣切开术，使用内镜进入额窦（图 22-3）。同时，进行扩大的内镜额窦切开术（Draf ⅡB，图 22-4），以便在临床上监测额窦。肿瘤全部切除，患者术后 4 年无症状。

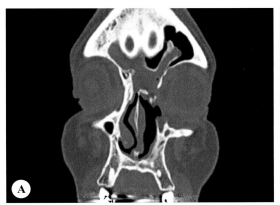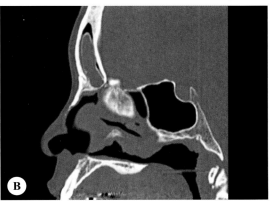

▲ 图 22-1 冠状和矢状位薄层 CT 显示内翻性乳头状瘤穿过中线

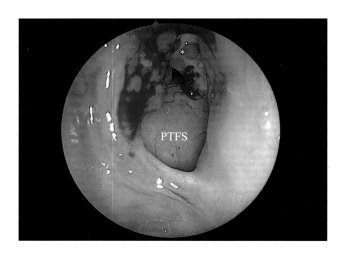

◀ 图 22-2　额窦切开后 **70°** 内镜下显示内翻性乳头状瘤（＊）

PTFS. 额窦后床

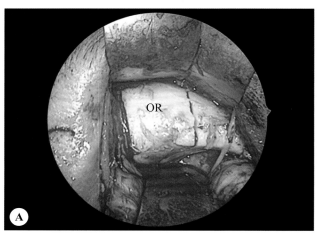

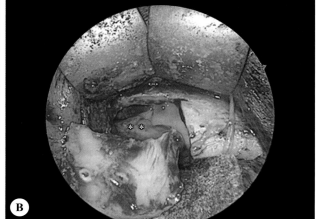

▲ 图 22-3　额眶截骨术（可见眶上神经血管束内侧）通过经睑成形术切口进入额窦后即见肿瘤（＊）

OR. 眶缘

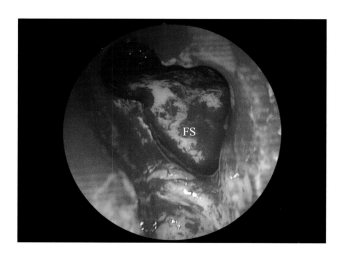

◀ 图 22-4　手术结束时使用 **70°** 内镜检查显示肿瘤无残留，额窦（**FS**）视野清晰；通过这个开口的内镜检查可以在临床上监测内翻性乳头状瘤

参 考 文 献

[1] Conger BT, Jr., Illing E, Bush B, et al. Management of lateral frontal sinus pathology in the endoscopic era. Otolaryngol Head Neck Surg. 2014;151(1):159–63.

[2] Melroy CT, Senior BA. Benign sinonasal neoplasms: a focus on inverting papilloma. Otolaryngol Clin North Am. 2006;39(3):601–17, x.

[3] Sham CL, Woo JK, van Hasselt CA, et al. Treatment results of sinonasal inverted papilloma: an 18–year study. Am J Rhinol Allergy. 2009;23(2):203–11.

[4] Chiu AG, Schipor I, Cohen NA, et al. Surgical decisions in the management of frontal sinus osteomas. Am J Rhinol. 2005;19(2):191–7.

[5] Rokade A, Sama A. Update on management of frontal sinus osteomas. Curr Opin Otolaryngol Head Neck Surg. 2012;20(1):40–4.

[6] Dubin MG, Sonnenburg RE, Melroy CT, et al. Staged endoscopic and combined open/endoscopic approach in the management of inverted papilloma of the frontal sinus. Am J Rhinol. 2005;19(5):442–5.

[7] Weber R, Draf W, Keerl R, et al. Osteoplastic frontal sinus surgery with fat obliteration: technique and long-term results using magnetic resonance imaging in 82 operations. Laryngoscope. 2000;110(6):1037–44.

[8] Hardy JM, Montgomery WW. Osteoplastic frontal sinusotomy: an analysis of 250 operations. Ann Otol Rhinol Laryngol. 1976;85(4 Pt 1):523–32.

[9] Raza SM, Boahene KD, Quinones-Hinojosa A. The transpalpebral incision: its use in keyhole approaches to cranial base brain tumors. Expert Rev Neurother. 2010;10(11):1629–32.

[10] Raza SM, Quinones-Hinojosa A, Lim M, et al. The transconjunctival transorbital approach: a keyhole approach to the midline anterior skull base. World Neurosurg. 2013; 80(6):864–71.

[11] Cheng KJ, Wang SQ, Lin L. Giant osteomas of the ethmoid and frontal sinuses: clinical characteristics and review of the literature. Oncol Lett. 2013;5(5):1724–30.

[12] Weber R, Draf W, Kratzsch B, et al. Modern concepts of frontal sinus surgery. Laryngoscope. 2001;111(1):137–46.

第23章　经眼睑眶颅入路治疗嗅沟脑膜瘤

Transpalpebral Orbitocranial Approach to Olfactory Groove Meningiomas

Arnau Benet　Jordina Rincon-Torroella　Kofi Boahene

Monirah Albathi　Alfredo Quiñones-Hinojosa　著

刘师林　译　　林建浩　校

一、概述

嗅沟脑膜瘤是一种良性的、生长缓慢的肿瘤，约占所有颅内脑膜瘤的 10%[1]。它们起源于筛板和额蝶骨缝上方的中线；占据颅前窝底部，并从鸡冠延伸至鞍结节[2]。它们的血管通常来自筛前动脉和筛后动脉，但随着大小的增长，它们可能来自脑膜中动脉和眼动脉脑膜分支，以及前交通动脉的小分支[3]。

已经描述了用于切除嗅沟脑膜瘤的开放式和内镜方法，随着外科医生变得更有经验并意识到这项技术的多功能性，经鼻内镜入路越来越受欢迎。在这次讨论中，笔者将介绍经眼睑眶颅入路：一种直接的、最小通路的开放入路，结合了鼻内切开术和开放式开颅术的优点。眼睑成形术式切口和微型眶额开颅术，辅以内镜照明，提供卓越的可视化和更直接的工作角度。眼睑切口和微型开颅术的技术细微差别分别在第 6 章和第 7 章中介绍。本章将描述这种方法在治疗超出中线的嗅沟脑膜瘤中的应用。

二、适应证

开放性经颅和经鼻内镜入路可用于手术切除嗅沟脑膜瘤。入路选择很大程度上取决于手术团队的经验、肿瘤大小和外侧延伸。早期断流术对肿瘤切除有显著的帮助，手术入路的选择应以尽早血管控制为目标。

经鼻内镜入路正日益成为切除中线嗅沟脑膜瘤的主要手段[4-6]。照明和 3D 显微术的最新进展进一步扩大了这种入路的适用性。传统上，经鼻内镜入路由神经外科医生和耳鼻咽喉科医生通过双耳方法协同工作。一项多中心研究比较了经鼻内镜和双额入路与患者的肿瘤体积匹配的情况，显示两种入路在大体肿瘤切除方面没有显著差异。无论患者年龄、既往治疗或肿瘤特征如何，经鼻内镜手术均显示出良好的临床结果[7]。经鼻内镜入路值得夸耀的优点包括早期切断肿瘤血供、减少脑牵拉、较少的视神经操作及避免中断眼部血液供应[4, 6]。几乎无法检测到手术切口这一额外好处，是其他方法无法比拟的。

虽然经鼻内镜入路提供了良好的暴露和良好的美容效果，但它在治疗有钙化和显著侧方伸展的大肿瘤方面受到限制。肿瘤直径>40mm、有钙化和（或）皮质血管袖带的缺失限制了经鼻内镜入路的全切除术。此外，大的肿瘤与术后并发症的增加有关。显著的外侧和前部硬脑膜受累可能最好通过开放性经颅入路进行处理。此外，术后脑脊液漏仍然是一个问题，需要创新经鼻内镜重建技术[8]。

经颅开颅入路通常由双冠状切口显露，然后行双额叶、单侧额下（额外侧）、眶颧骨或翼点开颅手术。双额入路可以暴露整个颅前窝，这对于双侧远离中线的肿瘤及侵犯筛骨的肿瘤是必不可少的。然而，与经鼻入路和微开颅入路相比，这种入路具有较高的发病率和并发症风险[9]。对于单侧突出的肿瘤，眶颧入路可进入颅前窝的外侧，并可早期控制垂体窝、视交叉和前动脉循环。

一种侵入性更小、更直接的入路，即经眼睑小眶颅入路，是传统开放经颅入路的替代方法，可考虑用于稍偏向一侧的大型中线肿瘤（直径＞40mm），并且在需要接触到筛板和鸡冠时。当肿瘤包绕或与重要的周围血管结构密切相关时，也应考虑这一点。此外，不能通过内镜入路完全切除的肿瘤，如累及额窦后壁、眶顶的肿瘤，以及那些在纸板以外有较大延伸的肿瘤，可以单独采用经眼睑眶颅入路作为治疗方法，或者与经鼻内镜技术相结合使用。值得注意的是，这种方法可以保护存在保留嗅觉患者的单侧嗅觉。

三、术前评估

（一）症状表现

嗅沟脑膜瘤通常很大，因为它们生长稳定，没有任何明显的症状。当它们推动眼眶前额叶和内侧前额叶皮质时，患者通常会出现心理症状（如性格改变和情绪障碍），这反过来又会延误医疗护理，因为家属往往低估了这些症状。虽然嗅沟脑膜瘤直接影响嗅觉，但嗅觉障碍很少是驱使患者就医的原因。

嗅束压迫的症状通常被忽视，直到它们达到很大的尺寸，并对周围的其他结构造成质的影响。嗅沟脑膜瘤的典型表现（如果不是偶然的话）是由于眶额叶皮质、视交叉、嗅球和嗅束的大量肿块效应。由视神经压迫、嗅神经压迫和颅内压升高引起的一系列症状通常被描述为 Foster-Kennedy 综合征。此外，患者可能会主诉恶心、呕吐、记忆力减退、情绪不稳定、头痛和癫痫发作[10]。

（二）术前影像学检查

磁共振成像（MRI）是评估嗅沟脑膜瘤的首选神经成像方法。MRI 可以清楚地显示肿瘤范围、血管受累程度、脑水肿程度，以及对周围皮质区域的影响。在 T_1 加权磁共振图像上，脑膜瘤的信号强度与周围脑相当。在 T_2 加权图像上，肿瘤图像强度增加，但幅度小于脑脊液。钆的吸收通常是均匀的。应注意对视交叉和嗅束的影响。

嗅沟和所有其他颅底区域的脑膜瘤会侵蚀颅骨，导致骨质增生，并损害周围的硬脑膜。由于这些原因，具有对比的计算机断层扫描是确定这些病变范围的重要辅助手段。当怀疑血管受累时，应考虑血管造影。肿瘤包裹筛前动脉和筛后动脉、大脑前动脉、前交通动脉、眶额动脉和（或）颈内动脉，会使任何计划中的外科手术复杂化。脑膜瘤的经典血管造影表现是动脉期和静脉期高血管性肿瘤发红增加，最终消退缓慢。可以考虑在手术前进行栓塞，以减少肿瘤供给器和手术出血。如果患者主诉视力丧失，或者术前 MRI 显示视神经包裹或视交叉，应进行正式的视野测试。

四、技术说明

经睑小眶颅入路为嗅沟脑膜瘤的切除提供了直接的、最小的入路。眶上开颅手术的额内侧变异提供了一条直达中线颅底的轨迹，具有相当大的上侧通路。此入路适用于一侧颅前窝非对称受累的肿瘤，对侧嗅束相对较少。对于单侧肿瘤，将硬脑膜剥离限制在受累侧可以保护嗅觉。

开颅手术的范围是根据肿瘤的位置量身定做的。使用立体定向导航有助于规划适当的去骨范围。开颅手术的大小应允许引入内镜、多种器械，以及在手术显微镜辅助下进行显微解剖。可以选择不同的眶额小颅骨切开术，以提供所需的最大暴露。

嗅沟脑膜瘤外科治疗的一个重要考虑因素是确定肿瘤供血动脉。一般来说，筛前动脉和筛后动脉是肿瘤的主要供给者。在这种情况下，凝结或结扎筛窦动脉可以通过从眼眶沿纸板剥离来实现。第6章和第7章详细描述了经眼睑切口和眶额小骨瓣开颅手术。

五、术后管理

术后应检查患者是否有视力变化和角膜擦伤症状。头部抬高和眼周冷敷有助于将术后肿胀和瘀伤降至最低。当眼睑过度肿胀时，短疗程的类固醇是有帮助的。额部感觉的变化通常是短暂的，如果注意保留眶上神经，患者就会完全恢复。在术后早期，监测颅内压是重要的，外科医生应该对额叶的回缩和操作可能导致的脑水肿保持警惕。

经眼睑眶颅入路切除的嗅沟脑膜瘤患者的标准术后处理包括一系列的神经影像学检查，其中包括至少在术后3个月和1年进行T_1加权磁共振成像以评估切除范围和术后肿瘤残留情况的检查。

通过描述的入路治疗嗅沟脑膜瘤的潜在并发症通常与肿瘤体积、术中前动脉循环的处理、脑回缩、视交叉操作和额窦暴露有关。最常见的并发症是脑脊液渗漏。

六、示教案例

患者，女性，64岁，头痛加重达3个月之久。她有脑膜瘤病史，曾接受过两轮伽马刀放射治疗。术前MRI显示以筛板为中心的均匀强化肿块，向上延伸，大小约2.4cm×1.75cm×2.2cm，与脑膜瘤一致。在嗅回和嗅沟周围的双侧额叶下内侧有一定程度的反应性白质水肿（图23-1）。讨论了放射治疗和手术的选择。考虑到肿瘤的生长和前颅底已经存在的显著水肿，建议通过睑眶颅入路手术切除。

患者被带到手术室，全麻诱导。放置腰椎引流管，取出30ml的脑脊液。患者仰卧，头部固定在Mayfield头托上。然后，她的脸和脖子被准备好并覆盖起来。手术导航定位并用于勾勒出接近肿瘤的最佳轨迹和开颅手术。患者的上眼睑皱褶被标记（图23-2），并用局部麻醉剂浸润上眼睑。额部区域也进行了浸润，并进行了眶上神经血管阻滞。

手术切开眼睑，并将皮肤肌瓣从眶上提至眶缘。在边缘上方切开边缘弓（图23-3）。进行骨膜下剥离，将前额上的软组织抬高，延伸至颞窝。移动眶上神经以进一步抬高软组织（图23-4）。

在颞窝上钻孔，通过这个孔将硬脑膜与覆盖的骨头分离。在立体定向导航的帮助下，绘制了眶额开颅手术。然后使用开颅刀完成开颅手术。为了便于解剖重建，在取出之前绘制骨瓣。手术导航系统带到现场，重新评估到肿瘤的轨迹。硬脑膜被切开，肿瘤被定位。在手术显微镜的放大下，切除肿瘤。

首先切除核心，然后从周围的实质和血管进行显微解剖（图23-5）。游离肿瘤边缘并切除肿瘤（图23-6）。使用双极电灼烧灼肿瘤周围的硬脑膜，并检查该区域是否有肿瘤残留和出血。左嗅束保持完整。肿瘤切除后，硬脑膜主要以水密方式封闭。硬脑膜修复用胶原基质和组织封闭剂

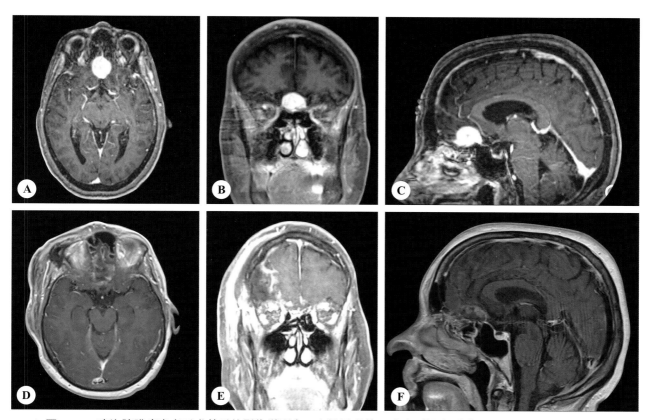

▲ 图 23-1 嗅沟脑膜瘤患者手术前后的影像学研究；上排是术前 T_1 加权磁共振成像（MRI）增强，轴位（A）、冠状位（B）和矢状位（C）；下排是术后 T_1 加权 MRI 增强，轴位（D）、冠状位（E）和矢状位（F）；实现了病灶的大体全切除

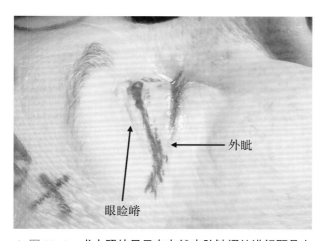

▲ 图 23-2 术中照片显示在自然皮肤皱褶处进行颞骨上皱襞切口

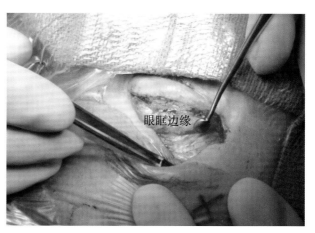

▲ 图 23-3 手术野的术中照片，显示软组织抬高；上眼睑切口向外眦外侧延伸 1cm；皮肌瓣抬高，露出眶上缘

加强。骨瓣更换，使用低剖面钛板固定。眼睑切口单层闭合。

术后 MRI 显示肿瘤完全切除（图 23-1）。术后 1 年的随访 MRI 显示没有脑膜瘤复发的证据。

综上所述，经眼睑眶上入路是一种直接进入嗅沟脑膜瘤的通用技术。该入路允许以最少的额叶操作直接进入嗅沟脑膜瘤，具有直接修复硬脑膜的潜力和良好的美容效果（图 23-7）。

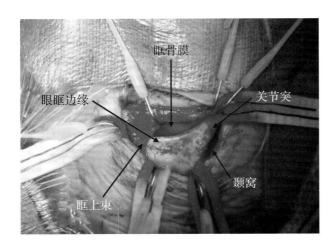

◀ 图 23-4 术中照片显示准备开颅手术的骨暴露；颧骨的眶缘、额骨和额突均已暴露；眼周从轨道顶端升起；用磨钻暴露颞窝；眶上神经血管束已从其解剖位置分离和移动

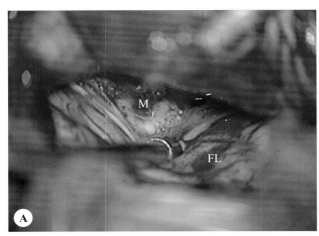

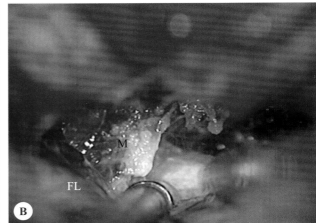

▲ 图 23-5 显微镜下的手术视野

A. 打开硬脑膜后，在额叶下可见肿瘤；B. 使用超声波吸引器清除肿瘤。M. 脑膜瘤；FL. 额叶

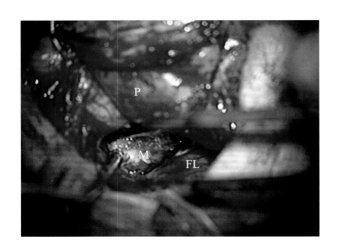

◀ 图 23-6 嗅沟脑膜瘤切除术；肿瘤减压后，周围的解剖结构变得清晰；通过仔细的牵拉和双极烧灼将肿瘤边缘从实质中剥离出来

M. 脑膜瘤；FL. 额叶；P. 眶周

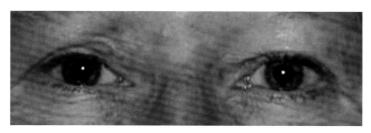

▲ 图 23-7 右眼睑入路至嗅沟；显示术后长期随访的照片，眼睑裂隙对称，无明显瘢痕

参 考 文 献

[1] MW McDermott CBW. Meningioma. Philadelphia: Saunders, 1996.

[2] Bakay L, Cares HL. Olfactory meningiomas. Report on a series of twenty-five cases. Acta Neurochir (Wien) 1972; 26:1–12.

[3] DeMonte F. Surgical treatment of anterior basal meningiomas. J Neurooncol 1996; 29:239–48.

[4] Gardner PA, Kassam AB, Thomas A, et al. Endoscopic endonasal resection of anterior cranial base meningiomas. Neurosurgery 2008; 63:36–52; discussion 52–34.

[5] Bohman LE, Stein SC, Newman JG, et al. Endoscopic versus open resection of tuberculum sellae meningiomas: a decision analysis. ORL; journal for oto-rhino-laryngology and its related specialties. 2012;74:255–63.

[6] de Divitiis E, Esposito F, Cappabianca P, et al. Endoscopic transnasal resection of anterior cranial fossa meningiomas. Neurosurg Focus 2008;25:E8.

[7] de Almeida JR, Carvalho F, Vaz Guimaraes Filho F, et al. Comparison of endoscopic endonasal and bifrontal craniotomy approaches for olfactory groove meningiomas: A matched pair analysis of outcomes and frontal lobe changes on MRI. J Clin Neurosci. 2015; 22:1733–41.

[8] Clark AJ, Jahangiri A, Garcia RM, et al. Endoscopic surgery for tuberculum sellae meningiomas: a systematic review and meta-analysis. Neurosurg Rev. 2013;36:349–59.

[9] Pallini R, Fernandez E, Lauretti L, et al. Olfactory groove meningioma: report of 99 cases surgically treated at the Catholic University School of Medicine, Rome. World neurosurgery. 2015;83:219–31 e211–13.

[10] Adappa ND, Lee JY, Chiu AG, et al. Olfactory groove meningioma. Otolaryngol Clin North Am. 2011;44:965–80, ix.

第 24 章　经眼睑眶颅入路治疗鞍及鞍上垂体腺瘤

Transpalpebral Orbitocranial Approach to Sellar and Suprasellar Pituitary Adenoma

Jordina Rincon-Torroella　Arnau Benet　Monirah Albathi　Prem Subramanian
Kofi Boahene　Alfredo Quiñones-Hinojosa　著
王华松　译　　邓兴力　校

一、概述

经眼睑眶颅锁孔入路是一种微创手术技术，使用微创皮肤切口，在上眼睑的自然皮褶处，以微创手术进入前颅、垂体窝。本章将讨论经眼睑眶颅入路治疗鞍区和鞍上垂体腺瘤的适应证、手术原则和治疗要点，并分享 1 例临床病例。

垂体腺瘤是影响垂体功能最常见的肿瘤，垂体腺瘤生长于蝶鞍内，可向视交叉及第三脑室鞍上扩张或向海绵窦及蝶窦嵴鞍旁扩张。垂体手术的最终目的是治愈患者，缓解症状，并防止对邻近重要结构和组织进一步损伤，同时保留垂体的剩余功能。

如果肿瘤是功能性垂体腺瘤（主要是催乳素型），可以先考虑药物治疗，若药物治疗不佳，就必须完全切除病变，以达到痊愈。特别是当这种手术风险较大时，一个无功能的肿瘤并不一定需要全部切除。对于手术风险较大的无功能腺瘤，手术的作用是视神经减压，这可以通过进一步的放射治疗或放射外科治疗，或者通过动态监测激素水平和影像学资料保守随访。

以往，当垂体窝肿瘤伴向上扩张时，均可通过双额、翼点、眶颧和经鼻入路进入。自从引入锁孔入路以来，广泛鞍上扩张的垂体腺瘤现在可以使用微创手术，达到更小的手术切口和开颅手术。这些锁孔入路是为了治疗那些在颅内和垂体窝以外继续生长的肿瘤而设计的，对于那些通过蝶窦入路部分切除的肿瘤也是一种分期手术。目前，大多数没有广泛的血管受累或外侧扩张的垂体腺瘤患者可以通过经蝶窦内镜入路治疗。

二、适应证

每个患者都是独特的，手术方案应个性化治疗。在选择治疗方案时，应考虑每种手术入路的独特优点和缺点。以下是开颅手术治疗垂体腺瘤最常见的指征。

- 广泛扩张的鞍外垂体腺瘤。
- 经蝶窦入路手术失败或切除不充分。
- 重要血管神经包绕肿瘤。
- 明显向额或外侧延伸超出垂体窝的肿瘤。
- 内镜下不完全鼻内减压术后持续性视力障碍者。
- 同时存在动脉瘤、脑神经功能丧失、蝶骨感染或"蝶窦气化不良"。

经颅手术的主要指征是失败的经蝶窦手术，以下几个原因可以解释为什么经蝶窦入路可能不能有效治疗垂体腺瘤。首先，肿瘤性质可能会影响经蝶窦途径切除垂体瘤的能力，与致密纤维型肿瘤相比，易于吸引的肿瘤更容易治疗。此外，如果肿瘤包饶视神经或颈动脉，这种包饶可阻止肿瘤下降，使肿瘤在颈动脉或交叉上方的内镜无法进入。另外，侵袭一个或两个海绵窦的垂体腺瘤很难通过经蝶窦途径切除。虽然经蝶窦入路局限于颈内动脉 C_4 段内侧海绵窦腔室，但内镜入路可用于肿瘤减积和神经血管减压足够的非分泌性腺瘤患者。然而，如果腺瘤横向延伸至海绵窦以外的颅中窝，呈哑铃状，由厚鞍膈和小垂体柄造成的窄腰，且恢复眼运动功能是主要治疗目标时，可以考虑经颅入路。

经眼睑眶颅入路特别适合于以下几点。

• 病变延伸至鞍上间隙，鞍旁轻微扩张。

• 病变包绕视器和（或）颈内动脉、前交通动脉或大脑前动脉。

• 在使用另一种手术路径后进行抢救手术，但结果不理想。

此外，经眼睑眶颅入路可与经蝶窦入路相结合，作为一种有计划的分期手术方案，以促进更完整地切除鞍上扩展或部分鞍旁病变（图 24-1）。

三、术前评估

有鞍区肿瘤症状或体征的患者的术前应该进行全面多学科检查，包括由内分泌科、神经外科、耳鼻咽喉科、放射肿瘤科、眼科等多学科会诊（multidisciplinary treatment，MDT）评估，眼科评估应包括视神经病变和（或）交叉功能障碍的评估，如视野测试和光学相干断层扫描所见。额外的评估应包括以下两个方面。

• 脑垂体功能：脑垂体功能的特殊激素面板〔包括促甲状腺激素（TSH）、总 T_4、α 亚基、胰岛素样生长因子（IGF）、促肾上腺皮质激素（ACTH）、晨起皮质醇、催乳素和睾酮〕。

• 3D T_1 加权和 T_2 加权磁共振成像，平扫或

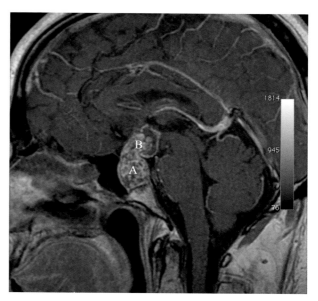

▲ 图 24-1　矢状位 T_1 加权磁共振成像

在鞍区和鞍上区可以发现一个增强的病变，向下侵犯斜坡；这种病变的鉴别诊断范围很广，从垂体腺瘤、颅咽管瘤、生殖细胞瘤到颅前窝恶性肿瘤；此部分肿瘤可通过经鼻内镜入路切除（A）；如果肿瘤具有坚韧的纤维组织，或者附着于视神经，则肿瘤的鞍上部分可能无法通过经鼻内镜切除，这部分可以在第二阶段通过经眼睑眶颅入路或联合入路进入（B）

增强，在矢状面和冠状面 MRI 扫描中可以预测视交叉的位置，如果鞍上扩张仅仅在视神经之间，可推动视交叉向上和向后移动，则手术视野更佳。

四、技术说明

经睑眶手术入路的详细技术过程在本书第 7 章描述，在本章中，我们仅提供鞍区和鞍上区肿瘤所特有的技术细节。经眼睑入路的眶额手术为大多数具有广泛鞍上成分的垂体腺瘤提供了最佳手术视野。

（一）处理垂体腺瘤鞍上扩张的技术细节

在选择靠近蝶鞍的一侧（左或右）时，应考虑几个因素。对于可以从任意一侧有效入路的中线病灶，应在入路最直接的一侧进行开颅。额窦

积气少的一侧也是可取的。垂体腺瘤的侧上叶扩张最好从体积较大的一侧入路。当视力不均时，从视力较差的一侧接近蝶鞍是谨慎的选择。

肿瘤将大脑前动脉的分支向前和向腹侧推入，将阻碍肿瘤的剥离。经对侧入路可克服这一限制。眶额切开术应最大限度地包括颧骨额突、眶上缘和一段眶顶。

可向外侧扩张包括颧骨额突，为对侧前斜突和视器提供了额外的手术视野。对于那些有明显鞍上扩张和达到 Liliequist 膜以上区域的肿瘤，切除眶缘和部分眶顶是特别重要的。

（二）局限性

在选择经眼睑眶颅入路治疗鞍内和鞍上垂体腺瘤时，必须考虑几个要点。首先，通过眶颅入路的视线与眶顶平行，这阻碍了部分手术视野，在某些情况下，难以识别和保存垂体上动脉。其次，经眼睑入路基本遵循先暴露肿瘤头尾轨迹，需要对肿瘤以外的结构如终板、垂体柄、乳头体和肿瘤上过量生长的前循环，对于手术医生来说应该具备极好的解剖学知识。虽然眼窝额部开颅术的外侧延伸，可暴露对侧蝶鞍，但这种手术入路可能导致对侧颈动脉或前循环的主要分支不慎撕裂，最终可能需要进行大的双额部开颅术。最后，经睑锁孔入路对海绵窦外侧生长的腺瘤暴露不理想，在这种情况下，应考虑另一种入路来进入鞍旁。当蝶鞍周围出现较大的硬脑膜和骨缺损时，应特别注意硬脑膜密封和（或）血管化颅周皮瓣的使用。如果蝶窦被侵犯，应修复蝶窦腔，以减少脑脊液（CSF）漏的风险。

五、术后管理

术后 T_1 加权磁共振成像（有或没有增强）可以评估手术结果和切除范围。患者应在术后早期经常检查视力变化。冷敷应用于眶周区域，以减少挫伤和肿胀。

术后期，尿崩症和抗利尿激素分泌失调综合征（SIADH）的周期性发作是典型的。应动态监测水的摄入、液体入量和尿量。

在分泌型垂体腺瘤中，应评估激素水平，激素分泌水平持续升高提示肿瘤残留。这可以视情况而定通过药物治疗、再次手术或放射治疗来解决。库欣病的极端病例可采用双侧肾上腺切除术治疗。

六、示教案例

患者，男性，47 岁，自诉视力改变，睡眠障碍，偶尔头痛，眼科检查结果提示视野测试差，脑部 MRI 显示一个巨大的垂体肿块，先前的两次经鼻经蝶窦入路导致次全切除，颈动脉上残留的鞍上肿瘤，组织病理学证实为非分泌性垂体腺瘤。复查颅脑 MRI 显示肿瘤在切除 18 个月后复发，此次就诊时，患者主诉轻度视野异常，但否认头痛、性功能障碍、虚弱、体重减轻或排尿频率等改变，体检发现视野缺损。除此之外无其他异常。

（一）影像学资料

术前 MRI 显示经蝶窦垂体手术后的变化，右侧垂体窝可见强化病变，呈分叶状，直径 1.3～1.3cm，其中一个分叶状结构与海绵状颈内动脉后内侧面相邻，延伸至近端颈动脉，肿块上部引起右侧视交叉上部轻微移位，垂体柄没有明显移位，与术后 MRI 相比，肿瘤生长明显（图 24-2）。对其颅底 CT 薄层平扫可评估额窦大小、侧方范围和后部距离。

（二）手术设计

放射治疗曾被认为是防止肿瘤进一步生长的一种选择，但放射治疗在肿瘤缩小方面的局限

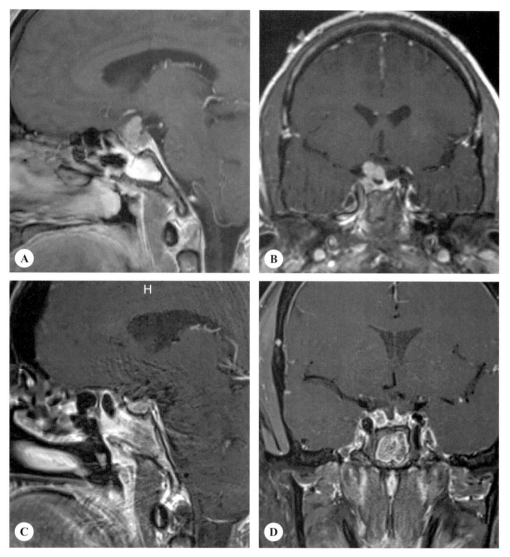

▲ 图 24-2 颅脑 MRI 增强

A 和 B. T$_1$ 加权磁共振成像显示鞍上强化病变与垂体腺瘤一致；冠状位切面可见右侧视神经受压；术前经蝶窦蝶鞍入路的术后变化可见；C 和 D. 术后图像显示经眼睑眶颅开颅入路切除鞍上腺瘤并减压视神经

性，以及垂体功能减退和视神经损伤的风险增加，鉴于目前的神经眼科异常最终被放弃。

考虑到之前的两种经蝶窦入路在进入鞍上延伸及相关瘢痕方面的局限性，推荐另一种入路。

（三）手术过程

推荐经眼睑入路进入鞍区和鞍旁区。患者置于仰卧位，头部是用三针 Mayfield 头部固定器固定的，然后用无菌的方式遮盖面部，应用立体定向导航系统进行定位。发现并标记上眼睑皮褶，眼睑切口采用 15 号刀片，向外眼角侧 C 形延伸约 1cm 切开皮肤，将一块肌瓣向上提以显露眶缘，Frost 缝线保护角膜，切开外露的骨膜，在 Freer 提升器的帮助下将额肌和上面的软组织骨膜下抬高。在此过程中，小心翼翼地避免损伤眶上区域的神经血管束，将骨膜向外侧带入颞窝，分离约 2cm 的颞肌。继续将骨膜抬高至眶顶。

设计眶额开颅术切口在眶上缘和额部，用4mm 的钻头在颞窝中钻出骨孔，通过它将硬脑膜从上盖骨上剥离，使用开颅器完成额、眶和颞部的切割，眶顶是用铣刀将骨瓣铣开，在取出眶额骨瓣之前，放置低位钛板以方便手术完成后骨板修补（图 24-3）。

硬脑膜切开，脑脊液引流，颅脑减压，进行蛛网膜剥离，直至在视颈三角显露视神经、交叉、颈内动脉及肿瘤，放置一块 Telfa 来保护视神经，在手术显微镜下将肿瘤安全地暴露，并小心地移除。使用立体导航系统测量从睑板暴露到蝶鞍的距离约为 4cm（图 24-4A 和 B）。由于肿瘤长期压迫，视神经明显移位和变薄（图 24-4C）。硬脑膜直接缝合修复，用同种异体胶原基质和组织密封胶加强修复。

然后注意力转向重建颅骨切开术修复缺损。重新定位眶额骨瓣，使用之前选择的钢板和螺钉固定。用 3-0 Vicryl 线缝合中断的骨膜于眶缘处，然后用 5-0 快速可吸收肠线间断缝合眼轮匝肌，然后用 5-0 快速可吸收肠线连续缝合皮肤。在手术结束时，用平衡盐溶液大量冲洗眼睛，将杆菌肽眼药应用于切口，患者清醒，无并发症。

病理分析证实催乳型垂体腺瘤，促肾上腺皮质激素和生长激素阴性，增殖指数低（Ki67＜5%）。

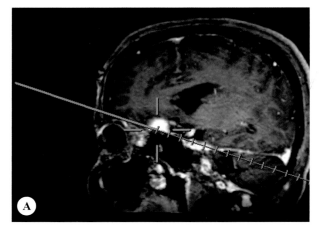

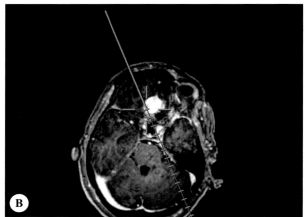

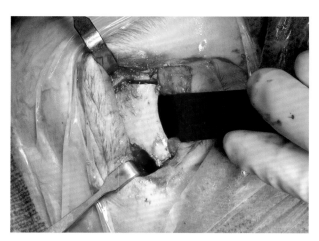

▲ 图 24-3　计划的眶额小开颅术软组织暴露的术中视图；在开颅手术期间，眶周受到可延展的牵开器的保护；眶上神经血管束已被调动和保护

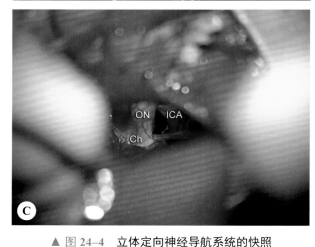

▲ 图 24-4　立体定向神经导航系统的快照

A 和 B. 沿解剖轨迹测量到鞍的距离 4cm；C. 手术显微镜下经睑眶颅入路进入鞍的手术视图。ON. 右侧视神经鞘；Ch. 视神经交叉；ICA. 颈内动脉

（四）术后 MRI

术后观察到正常的变化，并证实垂体病变得到了最大程度减压，右侧颈动脉周围有轻微的强化，肿瘤有残留，右侧视交叉和右侧视神经先前的占位效应明显减弱（图 24-2）。

（五）随访

术后随访 6 周，患者眼睑残余肿胀，激素替代治疗效果良好。经检查，眼睑对称性良好，功能完好。所有象限的眼球运动均完整。前额的感觉得以保留。右眼视力稳定。

推荐阅读

[1] Chen G, Wang Z, Zhou D. Lateral supraorbital approach applied to sellar tumors in 23 consecutive patients: the Suzhou experience from China. World J Surg Oncol. 2013;11:41.

[2] McLaughlin N, Ditzel Filho LF, et al. The supraorbital approach for recurrent or residual suprasellar tumors. Minim Invasive Neurosurg. 2011;54(4):155-61.

[3] Melamed I, Merkin V, Korn A, et al. The supraorbital approach: an alternative to traditional exposure for the surgical management of anterior fossa and parasellar pathology. Minim Invasive Neurosurg. 2005;48(5):259-63.

[4] Owusu Boahene KD, Lim M, Chu E, et al. Transpalpebral orbitofrontal craniotomy: a minimally invasive approach to anterior cranial vault lesions. Skull Base. 2010;20(4): 237-44.

[5] Romani R, Laakso A, Kangasniemi M, et al. Lateral supraorbital approach applied to tuberculum sellae meningiomas: experience with 52 consecutive patients. Neurosurgery. 2012;70(6):1504-18; discussion 18-9.

[6] Wiedemayer H, Sandalcioglu IE, Wiedemayer H, et al. The supraorbital keyhole approach via an eyebrow incision for resection of tumors around the sella and the anterior skull base. Minim Invasive Neurosurg. 2004;47(4): 221-5.

第 25 章　内镜辅助切除青少年鼻腔血管纤维瘤

Endoscopic Assisted Resection of Juvenile Nasal Angiofibroma

Marc Rosen　Jaymarc Iloreta　Alexander A. Farag　James Evans　著

杨建凯　译　　张洪钿　校

一、概述

青少年血管纤维瘤（JNA）是一种高度血管化的肿瘤，尽管组织学表现为良性，但其具有局部侵袭性，可以从翼腭窝扩展到鼻旁窦、鼻腔、鼻咽、眼眶和颅底[1]。其发病率为 1 : 150 000（占头颈部肿瘤的 0.5%），主要影响 7—25 岁的青春期前和青少年男性[2]，最常见的发病年龄为 14—15 岁。据报道，10%～20% 患者存在颅内受累，手术切除后总的复发率为 0%～37%[3, 4]。由于这类血管肿瘤进展缓慢，逐步出现单侧鼻塞和鼻出血的症状，故 JNA 一般在首发症状出现后 12 个月左右被诊断。

JNA 的胚胎起源至今仍存在争议。从历史角度来看，最初的命名是因为考虑其起源于鼻咽，可能起自于颅骨的胚胎软骨[5]。目前推测 JNA 起源于鼻后外侧壁，在蝶骨腭孔，中鼻甲的基底板垂直部分与鼻侧壁的附着点处。Liu 等[6] 对此提出了质疑，他们推测其起源于翼管。他们所研究的 46 例患者均有翼管受累，其中包括翼管扩大但尚未延伸到蝶腭孔或翼腭窝的 2 例患者。也有关于 JNA 仅涉及蝶窦的病例报告，进一步支持了翼管理论，但这一发现在文献中罕见被报道[7]。

（一）激素反应

传统上，JNA 的性别倾向和青春期好发提示其发展是激素依赖性的。Schiff[8] 推测可能是由于 JNA 肿瘤成纤维细胞上存在过多的雄激素受体，因此，导致了关于雌激素治疗的初步研究。而且，越来越多的文章报道，很多肿瘤的大小随着雌激素治疗而减少，Kuttner 等[9] 证明了组织学和细胞学之间的反应。在 20 世纪 60 年代和 70 年代，术前雌激素治疗被广泛使用[1, 10]。目前，由于存在心血管并发症、继发性女性化和雌激素对 JNA 有不同疗效，雌激素治疗已不被推荐采用。雌激素是直接影响肿瘤还是继发性降低睾酮水平，其作用机制尚不清楚。Johnson 等[11] 证实随着睾酮的使用肿瘤生长增加，从而推动了对雄激素拮抗药有用性的猜测。这也得到了 Hagen 等[12] 的支持，因为在临床试验中发现给予醋酸环丙孕酮和氟他胺等雄激素拮抗药对体外肿瘤生长有明显的抑制作用[12]。在临床实验中，Gates 等[13] 报道，5 例患者在使用氟他胺进行 6 周的术前治疗后，肿瘤体积减小了 29%。Thakar 等[14] 报道了一项 20 例患者的前瞻性单臂研究，其子集数据表明青春期前病例对治疗的反应最小；然而，青春期后病例经氟他胺治疗 6 周后，肿瘤大小平均减少 16.5%。尽管还需要进一步的研究，但青春期后患者表现出的不同反应可能是未来抗雄激素治疗的关键因素。

组织病理学上，JNA 由两个部分组成。第一部分是纤维间质，在致密的胶原基质中有纺锤形细胞；第二部分是不规则的血管管壁，内皮内衬于纤维间质中[15]。与正常血管不同，这些管壁缺乏平滑肌层，因此轻微的操作就有导致出血的可能。虽然胚胎学的来源尚不清楚，但免疫组织化学分析显示血管内皮生长因子（VEGF）的表达增加，VEGF 是肿瘤细胞增殖的最重要的血管生成生长因子之一[1]。对 10 例 JNA 的免疫组化分析发现 80% 的间质细胞和血管表达 VEGF[16]。此外，成纤维细胞生长因子、碱性成纤维细胞生长因子、转化生长因子 $-\beta_1$ 和血管内皮生长因子受体 -2 的表达增加与血管密度较高的 JNA有关[17]。

另一个引起人们感兴趣的多肽类生长因子是胰岛素样生长因子（IGF）。IGF 参与肿瘤的发生和抑制细胞凋亡，推测其可能对 JNA 生长产生影响。Coutinho-Camillo 等[1] 研究表明 IGF-2 表达增加（53%）伴有 H19 基因低甲基化，然而，对其临床影响和意义仍然知之甚少。

（二）染色体异常

随着荧光原位杂交和比较基因组杂交在染色体分析中的应用日益广泛，许多染色体异常已被

证实。回顾 5 项相关的研究，Coutinho-Camillo等[1] 发现了最常见的染色体改变，其中包括 4、6、8 号和 X 染色体的增加，以及 17、22 号和 Y染色体的丢失。特别是，性染色体的突变非常常见，许多人在雄激素受体区域有 Y 染色体的部分缺失和 X 染色体的增加[1]。尽管其靶基因仍然未知，但 Y 染色体的丢失可能非常重要。

（三）解剖

血管供应通常来源于同侧颈外动脉系统，主要来源于颌内动脉（蝶腭动脉、脑膜中动脉、腭降动脉、翼状动脉）及咽升动脉（图 25-1），同侧颈内动脉也可有供血（来自眼动脉的筛前动脉和筛后动脉，以及翼管动脉）。双侧供血比以前认为的要普遍，正如 Wu 等[18] 回顾的 4 个病例系列：共收集了 157 例患者，他们发现 57 例患者（36%）存在双侧供血，且与肿瘤大小或部位无关。Schick 和 Kahlel[19] 报道了 28 例患者，其中13 例存在自双侧颈外动脉系统供血。鉴于他们的发现，本文作者建议所有患者进行双侧颈内、外动脉血管造影，即使是位于一侧的 JNA。

其来源多是翼腭窝，并向内延伸到鼻腔。在

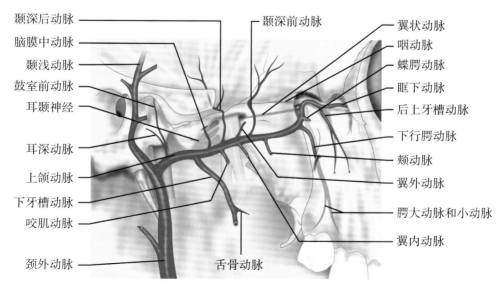

▲ 图 25-1　青少年血管纤维瘤相关的血管解剖学表现

前方，上颌窦后壁可能移位甚至破坏；肿瘤也可以通过翼颌裂向颞下窝横向生长；向上扩张可通过眶下裂进入眶内（图 25-2）。向后方，沿翼管可延伸越过翼板到达破裂孔。在晚期肿瘤中，破裂孔处可能残留病灶，导致复发[6]。肿瘤可能通过蝶骨大翼侵蚀进入颅中窝，从而扩展到颅内，海绵窦的肿瘤侵犯也可累及颅中窝和鞍旁区，额骨和筛板被侵蚀会导致肿瘤扩展至颅前窝。

二、术前评估

典型的临床表现为青春期男性单侧鼻塞和鼻出血。在女性和老年男性中也有病例报道，然而这些被认为是鼻咽外血管纤维瘤，其侵袭性和血管密度较小[6, 20, 21]。较大的肿块通常会损害相邻结构，导致头痛、流鼻涕、脸颊肿胀、眼球突出、面部畸形、视力障碍、耳痛和脑神经感觉减退（最常见的是 V_2 和 V_3）。经鼻内镜可见中鼻甲外侧光滑的、红色至紫色的肿块（图 25-3）[22]。在尝试活检之前，应使用计算机断层扫描（CT）和磁共振成像（MRI）进行影像学检查。

鉴别诊断主要包括其他可产生鼻塞或鼻出血症状的疾病。侵袭性恶性肿瘤在年轻人群的发病率较低，应将其置于鉴别诊断非主要的位置。

（一）分期

从历史来看，曾存在几个分期系统（表 25-1）。早先的分期系统偏重于肿瘤大小和局部受累范围，这是在内镜技术被广泛使用之前建立的。因此，在早期分期系统中，没有考虑预后的重要相关因素——肿瘤位置是否适合经鼻内镜入路。Snyderman 等[23] 发现，影响内镜下切除的主要因素是栓塞后的残余血管和颅内扩张的路径。这种独特的分期系统只有在栓塞后才能使用（表 25-2），这意味着需取得较好的血管造影结果。

早期肿瘤（表 25-2，1 期和 2 期）适合经鼻内镜入路，结合术前血管造影检查可减少术中出血。在这些早期肿瘤中，充分解剖翼管很重要，未能完全清除该区域肿瘤通常是低分期疾病复发的重要原因。中期肿瘤（表 25-2，3 期）扩伸到颅外间隙，如眼眶和外侧颞下窝。当取得良好的栓塞效果时，适用于扩大经鼻技术的内镜方法。肿瘤解剖虽然在技术上更具挑战性，但一般有明确的边缘，可与硬脑膜、眶周和肌肉筋膜分开。

晚期肿瘤（表 25-2，4 期和 5 期）的特征是颅内残留的血管分布，这类肿瘤可能需要开颅和

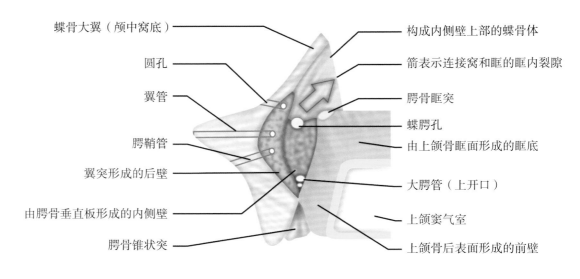

▲ 图 25-2　在翼腭窝内的扩张方式

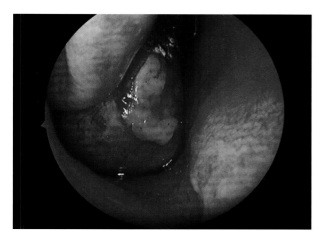

▲ 图 25-3　内镜下可见一个紫红色的肿块，延伸到鼻腔和下鼻甲内侧；肿块使中鼻甲难以显示；然而，肿块位于中鼻甲的侧面（图中未显示）

内镜联合入路。有时，这类比较大的肿瘤可能需要分期切除，从而减少并发症和出血量。匹兹堡大学医学中心（UPMC）分期系统的新依据是晚期肿瘤的扩展方向（5 期）：内侧扩展是肿瘤向颈内动脉（ICA）的颈段和海绵窦段内侧延伸，侧向延伸被定义为延伸至位于 ICA 岩段上方的颅中窝和 ICA 的颈段和海绵窦段的外侧。这种区别允许各学科选择手术入路的类型，以提供对肿瘤扩展和肿瘤残余血管的最佳控制途径。

（二）管理

这些患者需要结合耳鼻咽喉科、介入放射治疗科、神经外科和眼科等专业知识进行多学科联合治疗，MDT 会诊和仔细辨别图像有助于制订手术方案和评估预后。

（三）影像

高分辨率 CT（层厚＜1mm）可以提供更清晰的骨质情况，并能识别被称为 Holman-Miller 征的上颌窦后壁的病理性前弓情况（图 25-4）。CT 增强扫描显示病灶呈均匀增强。

磁共振成像是一种必不可少的辅助检查，可以提供良好的软组织细节，并能观察颅外间隙情况（图 25-5）。此外，MRA 可以识别与肿瘤相关的重要血管结构，以及 ICA 和海绵窦的位置关系，这对术中组织游离有很大帮助。对于中、高级别肿瘤，通常可以采用增强 MRI 与 CT 图像相结合，以提高手术精度。

（四）栓塞术

在临床实践中，无论肿瘤分期如何，患者都需在术前 24～48h 入院以进行肿瘤栓塞。可以使用高剂量类固醇（10mg 地塞米松，每 8 小时 1 次）以减少栓塞后炎症反应和肿胀[24]。对患者进行恰当的分期，并在 24～48h 内进行手术干预，以最大限度地减少栓塞后炎症反应和血供重建。

如前所述，JNA 可以有来自对侧的血管供应，笔者还推荐具有图像引导作用的栓塞后 MRI/MRA。在栓塞的肿瘤中，肿瘤内的缺氧会导致其他先前收缩的供血血管扩张[25]。MRA 将有助于确定肿瘤在栓塞后的血管重建或侧支血流。有趣的是，翼管动脉可以是颈内动脉和颈外动脉之间的吻合血管，并且可以从其中任一血管发出。

较小血管的栓塞通常采用聚乙烯醇颗粒，因能穿透肿瘤的理想颗粒大小约为 200μm[26]。外科手术无法干预的大动脉通常采用弹簧圈栓塞[25]。在一家经验丰富的三级甲等儿科医院，使用这些方法对 28 例患者进行了栓塞，没有出现重大并发症[25]。经皮栓塞也可通过经鼻、经口、经颧骨途径由 EVOH（Onyx）进行，但这种方法可引起三叉神经心反射（包括严重低血压和心律失常）[27]。

文献综述显示栓塞继发并发症的发生率各不相同。据报道，最严重的脑卒中并发症发生率为 1%～10%[28, 29]。其他神经系统后遗症，如偏瘫、面瘫、眼肌麻痹和失明等，其发生率＜1%。轻微的栓塞后并发症更为常见，其中包括头痛（25%）和局部疼痛（18%），以及面部炎症、腮腺肿胀、鼻窦炎、中耳炎和腹股沟血肿[29]。

表 25-1　文献中提出的青少年血管纤维瘤的常见分期分类 [23]

青少年鼻咽血管纤维瘤的当前分期系统				
来　源	1 期	2 期	3 期	4 期
Onerci 等，2006	鼻、NP、筛窦和蝶窦或进入 PMF 的最小范围	上颌窦，完全占据 PMF，延伸至颅前窝，有限扩展至 ITF	深度延伸到翼管底或体的松质骨及蝶骨 GW，显著侧向扩展进入 ITF 或翼板、眶内，海绵窦闭塞	垂体与 ICA 之间的颅内扩展，肿瘤位于 ICA 外侧，颅中窝扩展，广泛颅内扩展
Radkowski 等，1996	1a：仅限于鼻或 NP 1b：1a 期且扩展至≥1 个鼻窦	翼上颌窝受累 2a：最小扩展贯穿 SPF 并进入 PMF 2b：PMF 被完全占据，上颌后壁向前移位，眼眶侵蚀，上颌动脉分支移位 2c：ITF，脸颊，翼板后方	颅底侵蚀 3a：最小颅内扩展 3b：广泛的颅内扩展 ± 海绵窦	不适用
Andrews 等，1989	仅限于 NP，骨破坏可忽略不计或仅限于 SPF	侵入 PPF 或上颌窦、筛窦和蝶窦并伴有骨质破坏	侵入 ITF 或眶周 3a：无颅内受累 3b：硬膜外，（鞍旁）受累	颅内、硬膜内延伸 4a：有海绵窦、垂体或视交叉浸润 4b：无海绵窦、垂体或视交叉浸润
Chandler 等，1984	仅限于 NP	扩展至鼻腔或蝶窦	肿瘤进入窦、筛窦、PMF、ITF、眼眶和（或）脸颊	不适用
Sessions 等，1981	1a：仅限于鼻或 NP 1b：1a 期且扩展至 >1 个鼻窦	2a：对 PMF 的最小扩展 2b：PMF 完全占位，伴有或不伴有眼眶侵蚀 2c：ITF 伴有或不伴有颞部扩展	颅内扩展	不适用

ICA. 颈内动脉；PMF. 翼上颌裂；PPF. 翼腭窝；ITF. 颞下窝；GW. 大翼；NP. 鼻咽；SPF. 蝶腭孔

表 25-2　匹兹堡大学医学中心血管纤维瘤分期系统 [23]

1 期	2 期	3 期	4 期	5 期
鼻腔，内侧翼腭窝	鼻旁窦，翼腭窝外侧；无残余血管	颅底侵蚀、眼眶、颞下窝；无残余血管	颅底侵蚀、眼眶、颞下窝；残余血管	颅内扩张，残余血管；M. 内侧延伸；L. 外侧延伸

三、治疗

除影像学检查外，还需进行完整的实验室检查包括凝血常规、全血细胞计数和生化全项。在完整的头颈部检查后，特别注意听诊是否有心脏杂音，评估是否为卵圆孔未闭患者（PFO）。对 PFO 的栓塞，可导致 12%~41% 的接受小颗粒栓塞治疗的患者发生脑卒中 [30]。术前进行血型分析并备血 2~4 单位。治疗目标是手术完全切除，以避免放射和雄激素治疗的需要。

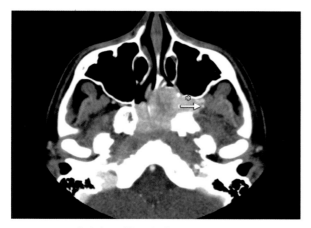

▲ 图 25-4　青少年血管纤维瘤的 **CT** 检查，可见病理性 **Holman-Miller** 征

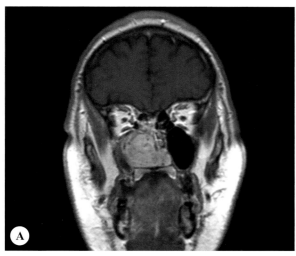

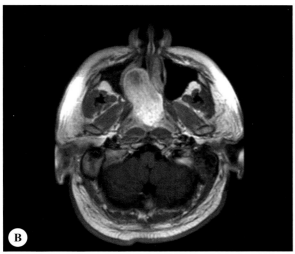

▲ 图 25-5　**MRI** 增强影像

A. 冠状位 T_1 增强图像；B. 轴位 T_1 增强图像

四、外科手术入路

（一）开放

虽然超出了本章的范围，但在内镜时代之前，肿瘤常通过各种切开颅底的方法进行切除。经腭入路可用于从下方到达肿瘤，先切开软腭，再通过硬腭、腭骨和翼板下部的切除，这样得以经口暴露肿瘤（图 25-6），这种入路的常见并发症包括腭裂和口腔瘘。也可以经面入路从前方到达肿瘤，面部切口可有多种，Weber-Ferguson 切口在眉弓下方或眼眶以上的面部皮褶处，可稍微延长或不延长，将面部易位，进而提供良好的暴露（图 25-7）。

可选择的方法包括牙龈颊切口或 Caldwell-Luc 手术，经颌入路的面中部脱套术（图 25-8）。虽然颅内扩张明显的肿瘤可能需要开颅手术，但绝大多数不需要。中线颅骨入路可以通过额下开颅术进行，其中外侧病变需要眶颧或翼点开颅术。有明显外侧延伸的肿瘤也可以通过颞下窝入路经耳前或颞下切口进行，这种方法要求下颌骨移位，但可能继发翼骨瘢痕导致牙关紧闭，还可能造成面神经损伤。此外，横向扩展病例可以通过摘除面部的颧骨进行解决。

向内侧颞下窝扩展的肿瘤可以通过 Denker 入路和面中部脱套术进行。向颞下窝远外侧延伸的肿瘤可通过耳前或颞下入路外侧进行，也可以与眶颧开颅术或翼点开颅术相结合。远侧病变需要经下颌入路时，很可能会导致面神经损伤和继发于翼骨瘢痕的牙关紧闭的风险，患者还可能出现鼓室下颌关节功能障碍。开放式手术也大大增加了术中牵拉脑组织而产生的脑挫伤[31]。接受开放手术的患者还可能因皮肤切口和颅骨断开而导致额外疼痛和美容问题，也可能会导致面部软组织萎缩[31]。对年轻患者若经面部入路时必须做到充分考虑。

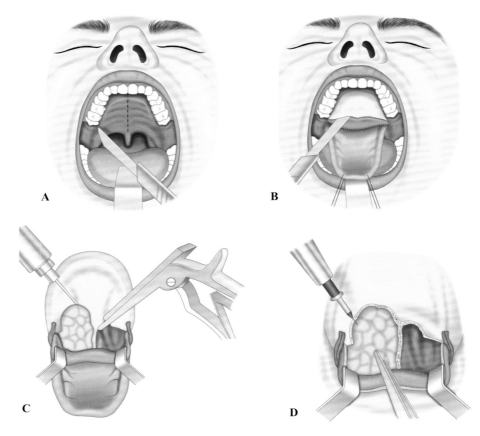

▲ 图 25-6 经腭入路

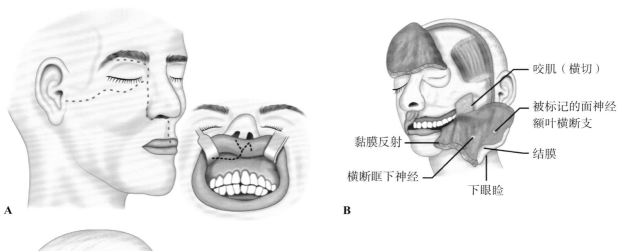

▲ 图 25-7 Weber-Ferguson 切口和面部移位

A. Weber-Ferguson 切口，采用眶上切口或眉弓下切口；B. 将软组织分别向上和向下牵开以利于颅骨暴露；C. 去除上颌骨和颧骨的一部分以最大限度地暴露

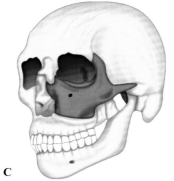

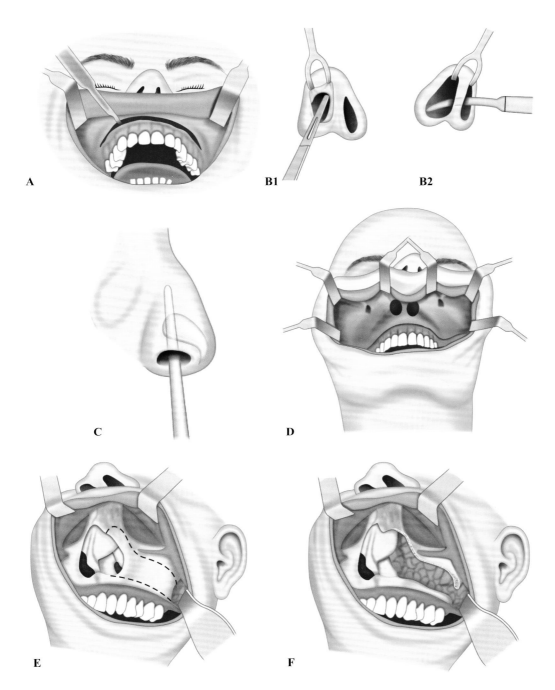

▲ 图 25-8 面中部脱套术

A. 完全贯穿切口；B1 和 B2. 将贯穿物与双侧软骨间切口连接，并将软组织从鼻背抬高；C. 龈沟切开术；D. 抬高软组织露出梨状孔；E 和 F. 可移除的上颌骨，以提供肿瘤暴露

（二）内镜

早期、中期和一些晚期肿瘤适合内镜切除。再次血管造影能提示血管分布减少。手术的目标是以最小的并发症和失血量完全切除肿瘤。保持

鼻窦结构和黏液纤毛功能是一个优先考虑事项。我们尽可能多地保留未受累的结构，从而加快患者的康复和术后治疗过程，并改善鼻窦功能。破坏的黏膜越少，术后结痂和最终留下的瘢痕就越少。

患者头部尽量远离麻醉装置，以利于双孔四手技术，外科医生在患者两侧面对面的位置（图25-9）。同时使用CT和MRI影像进行融合，对患者病灶进行立体定向导航。使用内镜时，应首先识别肿瘤和周围正常解剖结构，目的是识别和控制肿瘤起源部位和血管供应。

因为JNA往往有很好包膜，所以用电刀对肿瘤包膜进行细致的解剖，可避免失血，并且是切除肿瘤的最有效技术。由于肿瘤固有的血管性质，血管周围缺乏平滑肌，使肿瘤的剥离很困难。与大多数鼻窦肿瘤一样，JNA往往是膨胀生长，因此邻近的结构被推挤移位而不是受侵袭或破坏。由于这种生长方式，即使是非常大的肿瘤往往也只有一个小的附着点。通过电切不断缩小肿瘤，与周围大部分软组织和骨组织的分离可以完成。

在治疗小肿瘤时下鼻甲可以保留；然而，肿瘤进入外侧PPF和ITF是很常见的，这时内镜下上颌骨内侧切除术有助于内固定。我们对下鼻甲切除的首选是在下鼻甲头部的远端用高频电刀进行切口，然后用内镜剪刀进行操作。通过使用高频电刀、骨凿或4.0mm粗磨钻头去磨除上颌突的垂直部分，完成从窦口到鼻腔底部上颌内侧的骨质去除，采用这种方法可以到达上颌窦的后壁。

鼻泪管标志着上颌窦造口的前界，并且由于肿瘤很少向前扩展这么远而得以保留。有时会选择穿过鼻泪管进入，通过在手术结束时沿鼻泪囊做一个切口并沿鼻侧壁张开黏膜瓣来进行内镜泪囊鼻腔造口术，以防止术后狭窄。我们很少需要进行内侧上颌切除术，因为肿瘤扩张已提供了足够的空间和通道。

如果需要从侧面进入ITF，则可以使用内镜Denker入路、Caldwell-Luc入路或从对侧经中隔

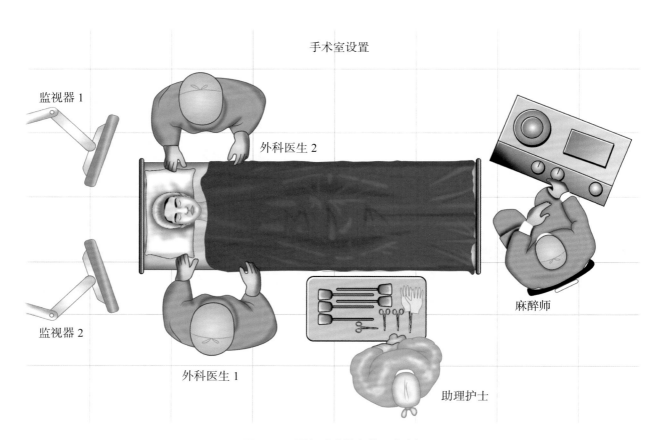

▲ 图 25-9　两名手术医生的手术室设置

入路，但很少有这个必要。较大的蝶窦切开有助于从后方识别颅底结构并解决可能扩展到窦内或朝向圆孔、翼管、眶尖的病灶。在进行蝶骨切开术时，鼻中隔部的对侧血管蒂需小心保护。

在内镜下行 Denker 入路，使用 Cottle 剥离器剥离到达梨状孔，然后在下鼻甲头部前方用高频电刀做一个切口；接下来，使用 Cottle 在骨膜下进行游离，保留上颌前壁上的骨膜，这样做是为了尽量减少术后的面部肿胀。然后使用钻头向下穿过鼻泪管，将我们的暴露范围扩大到上颌前壁（图 25–10）[32]。

Caldwell-Luc 切口或唇下龈颊切口是另一种进入外侧 PPF 和 ITF 的方法。一个切口是通过口腔黏膜下至上颌前表面，解剖骨膜，并使用 Freer 剥离器将骨膜抬高至眶下神经水平。然后使用小型骨凿或电钻在牙根上方创建一个前上颌窗口，以允许进入上颌窦，一个小的前部窗口便于手术器械或内镜进入，看清并处理 ITF 侧方的病变。

完全的鼻窦内手术，可用于对远侧病变进行操作，即内镜下经鼻中隔入路，在病灶的对侧进行鼻中隔的切口[33]。如果存在鼻中隔偏移，此时可以采用标准方式解决；没有偏移时，可使用切割器械去除后部鼻中隔软骨。一旦软骨和前部鼻中隔被移除，沿着同侧中隔瓣做一个水平切口，

可使器械能够从对侧进入手术区域。术中必须小心保护为外鼻尖提供支撑的尾部软骨隔膜，小心地游离鼻中隔黏膜瓣将有助于防止鼻中隔穿孔。

沿着包膜解剖鼻内的肿瘤部分，直到附着在蝶腭孔的肿瘤。分开附着处后，可以继续沿包膜横向解剖进入 PPT 和 ITF。一旦供血被切断，此时可以分块切除肿瘤，肿瘤大部分可经口取出，ITF 和 PPF 部分可沿肿瘤包膜解剖去除。

随着上述步骤的实施，肿瘤逐渐缩小，解剖继续横向进行。可以烧灼和切除来自上颌内动脉的血管。需要注意的是要谨记边界，其中包括眶周的上面组织，可以分离。一般情况下，需要牺牲眶下动脉和腭大动脉。大多数血管可用双极烧灼，而较大的血管则需烧灼和夹闭，作为一种额外的保护。由于 ECA 的主要分支和上颌内动脉被切除，肿瘤的血液供应明显减少。

此时，肿瘤通常太大而无法通过鼻子取出，可采用经口取出。移除肿瘤后，可以检查腔内是否有任何残留，如果需要，可以送标本行冷冻切片检查。在处理来自 ECA 的血液供应并分离肿瘤附着处后，向外侧、颅内或蝶骨扩张的肿瘤通常更容易切除。JNA 切除术前、术后的磁共振扫描成像（MRI）见图 25–11 和图 25–12。

通常应处理翼管，因为这是一个可能遗漏残留病灶的位置。磨除翼状楔，控制翼管动脉。翼管的平均长度为 18mm，是 ICA 岩段前膝的重要解剖标志[34]。如果需要，解剖继续向后进行到视神经颈动脉隐窝，在这里可以进行颈动脉、视神经及海绵窦的骨架化。肿瘤可沿眶下裂经圆孔扩散至颅底和颅中窝。如果对 PPF 进行解剖，这两个区域都应该被显示出来。

对于更晚期的病变，可能必须使用内镜颅面切除术，并且应在对此类复杂病例经验丰富的医疗机构进行。在临床实践中，硬膜内受累不太常见，因为大多数 JNA 仅侵蚀颅底并留在硬膜外。

如果硬脑膜受累，则将其切除。是否需要

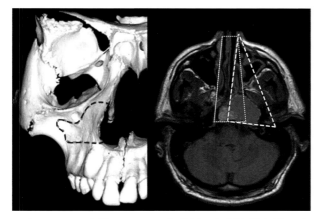

▲ 图 25–10　内镜下 Denker 入路显示经侧方进入颞下窝

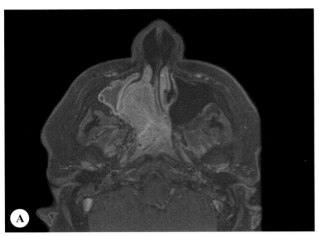
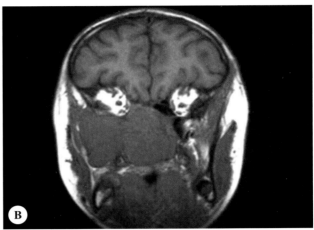

▲ 图 25-11　内镜切除前的术前 MRI

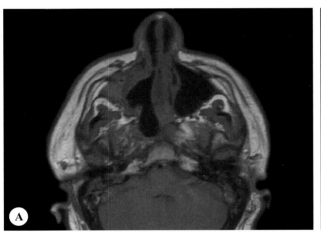
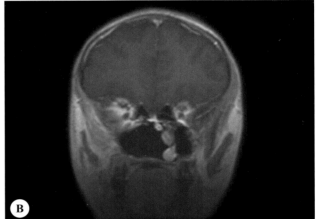

▲ 图 25-12　内镜切除术后 MRI

重建取决于产生的 CSF 漏的类型（高流量与低流量）、缺损的大小和位置。我们发现，大多数修复都应采用多层修复，其中包括由血管化黏膜瓣覆盖的初级硬脑膜修复。我们首先使用人工合成材料，如 Durepair（Medtronic，Minneapolis，MN，美国），去除缺损周围的黏膜，并将 Durepair 作为移植物放置于缺损处。接下来，将 NSF 旋转到位，确保黏膜表面衬在鼻腔内。DuraSeal（Covidien，Mansfield，MA，美国）是一种沿黏膜瓣边缘放置的外科密封剂，然后用 Nasopore（NexusNovus，Bangalore，印度）将皮瓣固定到位。

（三）非手术选择：放射治疗

一般而言，JNA 的治疗以手术为主。即使需要多次手术，也应尽力获得彻底的手术治愈。化学治疗不用于治疗 JNA，较早的研究已经将放射治疗作为主要治疗方式进行了研究。Lee 等[35] 报道，23 例患者因有颅内侵袭，4 例患者因靠近 ICA 或视神经不可切除，而接受 3000～4000cGy 的外照射，27 例以放射治疗为主的患者中有 15% 出现并发症，15% 有复发。长期后遗症包括垂体功能减退、生长迟缓和白内障。最令人担忧的不良并发症是继发头颈部恶性肿瘤，甲状腺癌、眼眶鳞状细胞癌、鼻咽癌纤维肉瘤和恶性纤维组织细胞瘤是文献中报道较多的继发肿瘤[35]。

放射治疗通常被用作手术切除后晚期 JNA 的辅助治疗。Alvarez 等[36] 在手术切除后，对残余病灶大小为 5cm[3]、离视神经超过 5mm 的患者使用伽马刀放射外科治疗。根据肿瘤和脑神经邻近程度进行个体化放射治疗方案，患者分别接受 18~30cGy。治疗后，平均残余体积为 3.7cm[3]，3 年后 30% 的残余肿瘤体积减小，70% 的残余肿瘤体积无变化。还有采用剂量在 3400~4500cGy 的调强放射治疗（IMRT）病例报告。由于随访时间短，毒性很小[37]。然而，长期研究目前无法评估 JNA 患者 IMRT 后的长期后遗症[37]。

五、术后处理 / 并发症

常规处理包括术后 24h 内的 MRI 检查，以便发现小面积的残留病灶，并在首次手术后的几天内得到尽快处理。外科手术的目标是彻底的外科切除，我们认为积极切除残留肿瘤将改善患者预后。

早期和中期肿瘤术后在常规护理室观察，除非需要增加护理水平。伴有颅内扩展或颅底侵蚀的晚期肿瘤可能需要在重症监护病房进行行术后观察。

在单纯的内镜手术中，术中可识别和控制血液供应，无须填塞鼻腔，不使用非吸收性装置（包括 Foley 导管）。术后立即开始鼻腔盐水喷雾，每天 3 次，以湿润术腔。

术后严密监测血压。根据我们的经验，接受内镜切除术的患者疼痛较少，需要较少的止痛药和血压控制。

六、发病率

总的来说，内镜切除术后的患者美容效果更好，恢复更快，住院时间更短[31]。患者的面部生长也没有破坏[23]。术后可能会发生鼻出血，如果需要，可通过填塞和手术治疗来解决。患者可能因眶下神经和腭大神经受损而继发眶下神经和腭部感觉过敏[23]。

在广泛的 ITF 剥离中，可能会导致牙关紧密症，可通过设备治疗（AtosMedical，Horby，瑞典）与言语治疗师共同治疗改善。

术后管理的目标是持续监测并恢复黏液纤毛功能。通过保留所有未被肿瘤侵犯的鼻腔和颅底结构，加快愈合过程。通过定期清洁创口及等渗盐水持续的鼻腔冲洗，使恢复进一步加快。

推 荐 阅 读

[1] Andrews JC, Fisch U, Valavanis A, et al. The surgical management of extensive nasopharyngeal angiofibromas with the infratemporal fossa approach. Laryngoscope. 1989;99(4): 429–37.

[2] Chandler JR, Goulding R, Moskowitz L, et al. Nasopharyngeal angiofibromas: staging and management. Ann Otol Rhinol Laryngol. 1984;93(4, pt 1):322–29.

[3] Onerci M, Ogretmenoglu O, Yucel T. Juvenile nasopharyngeal Angiofibroma: a revised staging system. Rhinology. 2006;44(1): 39–45.

[4] Radkowski D, McGill T, Healy GB, et al. Angiofibroma: changes in staging and treatment. Arch Otolaryngol Head Neck Surg. 1996;122(2):122–29.

[5] Sessions RB, Bryan RN, Naclerio RM, et al. Radiographic staging of juvenile Angiofibroma. Head Neck Surg. 1981; 3(4):279–83.

[6] Snyderman CH, Pant H, Carrau RL. New endoscopic staging system of angiofibromas. Arch Otolaryngol Head Neck Surg. 2010;136:588–94.

参 考 文 献

[1] Coutinho-Camillo CM, Brentani MM, Nagai MA. Genetic alterations in juvenile nasopharyngeal angiofibromas. Head Neck. 2008;30:390–400.

[2] Ungkanont K, Byers RM, Weber RS, et al. Juvenile nasopharyngeal angiofibroma: an update on therapeutic management. Head Neck. 1996;18:60–6.

[3] Hyun DW, Ryu JH, Kim YS, et al. Treatment outcomes of juvenile nasopharyngeal angiofibroma according to surgical approach. Int J Pediatr Otorhinolaryngol. 2011;75:69–73.

[4] McCombe A, Lund VJ, Howard DJ. Recurrence of junvenile angiofibroma. Rhinology. 1990;28:97–102.

[5] Neel HB, Whicker JH, Devine KD, et al. Juvenile angiofibroma. Review of 120 cases. Am J Surg. 1973;126:547–56.

[6] Liu ZF, Wang DH, Sun XC, et al. The site of origin and expansive routes of juvenile nasopharyngeal angiofibroma (JNA). Int J Pediatr Otorhinolaryngol. 2011;70:1088–92.

[7] Tsunoda A, Kohda H, Ishikawa N, et al. Juvenile angiofibroma limited to the sphenoid sinus. J Otolaryngol. 1998;27:37–9.

[8] Schiff M. Juvenile nasopharyngeal angiofibroma. Laryngoscope. 1959;69:981–1016.

[9] Kuttner K, Katekamp D, Stiller D. Hormone therapy of the juvenile angiofibroma. Arch Otorhinolaryngol. 1977;214:331–8.

[10] Johns ME, MacLeod RM, Cantrell RW. Estrogen receptors in nasopharyngeal angiofibromas. Laryngoscope. 1980;90: 628–34.

[11] Johnson S, Kloster JH, Schiff M. The action of hormones on juvenile nasopharyngeal angiofibroma. Acta Otolaryngol. 1966;61:153–60.

[12] Hagen R, Romalo G, Schwab B. Juvenile nasopharyngeal fibroma: androgen receptor and their significance for tumor growth. Laryngoscope. 1994;104:1125–9.

[13] Gates GA, Rice DH, Koopmann CF, Jr., et al. Flutamide induced regression of angiofibroma. Laryngoscope. 1992; 102:641–4.

[14] Thakar A, Gupta G, Bhalla AS, et al. Adjuvant therapy with flutamide for presurgical volume reduction in juvenile nasopharyngeal angiofibroma. Head Neck. 2011;33:1747–53.

[15] Neel HB, Whicker JH, Devine KD, et al. Juvenile angiofibroma: review of 120 cases. Am J Surg. 1973;126: 547–56.

[16] Brieger J, Wierzbicka M, Sokolov M, et al. Vessel density, proliferation and immunolocalization of vascular endothelial growth factor in juvenile nasopharyngeal angiofibromas. Arch Otolaryngol Head Neck Surg. 2004;130:727–31.

[17] Schuon R, Brieger J, Heinrich UR, et al. Immunohistochemical analysis of growth mechanism in juvenile angiofibroma. Eur Arch Otorhinolaryngol. 2007;261:389–94.

[18] Wu AW, Mowry SE, Vineula F, et al. Bilateral vascular supply in juvenile nasopharyngeal angiofibromas. Laryngoscope. 2011;121:639–43.

[19] Schick B, Kahle G. Radiologic findings in angiofibroma. Acta Radiol. 2000;41:585–93.

[20] Ewing JA, Shively EH. Angiofibroma: a rare case in an elderly female. Otolaryngol Head Neck Surg. 1981;89:602–3.

[21] Osborn DA, Sokolovski A. Juvenile nasopharyngeal angiofibroma in a female. Arch Otolaryngol. 1965;82:629–32.

[22] Blount A, Riley KO, Woodworth BA. Juvenile nasopharyngeal angiofibroma. Otolaryngol Clin North Am. 2011;44: 989–1004.

[23] Snyderman CH, Pant H, Carrau RL, et al. New endoscopic staging system of angiofibromas. Arch Otolaryngol Head Neck Surg. 2010;136:588–94.

[24] Bissler JJ, Racadio J, Donnelly LF, et al. Reduction of postembolization syndrome after ablation of renal angiomyolipoma. Am J Kidney Dis. 2002;39:966–71.

[25] Ballah D, Rabinowitz D, Vossough A, et al. Preoperative angiography and external carotid artery embolization of juvenile nasopharyngeal angiofibromas in a tertiary referral paediatric centre. Clin Radiol. 2013;68:1097–106.

[26] Gupta AK, Purkayastha S, Bodhey NK, et al. Preoperative embolization of hypervascular head and neck tumors. Australas Radiol. 2007;51:446–52.

[27] Gemmete JJ, Patel S, Pandey AS, et al. Preliminary experience with the percutaneous embolization of juvenile angiofibromas using only ethylene-vinyl alcohol copolymer (Onyx) for preoperative devascularization prior to surgical resection. Am J Neuroradiol. 2012;33:1669–75.

[28] Ardehali MM, Samini Ardestani SH, Yazdani N, et al. Endoscopic approach for excision of juvenile nasopharyngeal angiofibroma: complications and outcomes. Am J Otolaryngol. 2010;31:343–9.

[29] Santaolalla F, Araluce I, Zabala A, et al. Efficacy of selective percutaneous embolization for the treatment of intractable posterior epistaxis and juvenile nasopharyngeal angiofibroma (JNA). Acta Otolaryngol. 2009;129:1456–62.

[30] Horowitz MB, Carrau R, Crammond D, et al. Risks of tumor embolization in the presence of an unrecognized patent foramen ovale: case report. Am J Neuroradiol. 2002;23: 982–4.

[31] Eloy JA, Vivero RJ, Hoang K, et al. Comparison of transnasal endoscopic and open craniofacial resection for malignant tumors of the anterior skull base. Laryngoscope. 2009;119: 834–40.

[32] Prosser JD, Figueroa R, Carrau RI, et al. Quantitative analysis of endoscopic endonasal approaches to the Infratemporal fossa. Laryngoscope. 2011;121:1601–5.

[33] Harvey RJ, Sheehan PO, Debnath NI, et al. Transseptal approach for the extended endoscopic resection of the maxilla and infratemporal fossa. Am J Rhinol Allergy. 2009; 24(4):426–32.

[34] Vescan AD, Snyderman CH, Carrau RL, et al. Vidian canal: analysis and relationship to the internal carotid artery. Laryngoscope. 2007;117:1338–42.

[35] Lee JT, Chen P, Safa A, et al. The role of radiation in the treatment of advanced juvenile angiofibroma. Laryngoscope. 2002;112:1213–20.

[36] Alvarez FL, Suarez V, Suarez C, et al. Multimodality approach for advanced-stage juvenile nasopharyngeal angiofibromas. Head Neck. 2013;35:209–13.

[37] Kuppersmith RB, Teh BS, Donovan DT, et al. The use of intensity modulated radiotherapy for the treatment of extensive and recurrent juvenile angiofibroma. Int J Pediatr Otorhinolaryngol. 2000;52:261–8.

第 26 章 经鼻内镜辅助治疗脑脊液漏和脑膜脑膨出
Transnasal Endoscopic Assisted Management of Cerebrospinal Fluid Leak and Meningocele

James Evans　Marc Otten　Mindy R. Rabinowitz　Marc Rosen　著

叶士露　译　　陈立华　校

一、概述

（一）一般情况

由于多样的病因和解剖位置，使得前颅底脑脊液（CSF）漏的处理具有挑战性。常规的经颅入路手术治疗脑脊液漏的方式可能会导致癫痫、出血、嗅觉丧失、脑水肿或脑牵拉后的挫伤[1, 2]，由于利用了自然腔道，并且可以直视下看到渗漏的部位，经鼻内镜入路（EEA）提供了一种侵袭性较低的修复方法。此外，经鼻重建的经验也提高了该方式的修复成功率，据报道首次修复的成功率高达 88%～93.8%，第二次修复的成功率为 98%[2-4]。根据前颅底的解剖结构和渗漏的原因，不同的技术和入路适合于不同的病例。

脑脊液漏治疗的第一步是确定漏出的原因和位置，这些决定着该用哪种适当的方法和技术。在本章中，我们将讨论不同的病因，并介绍 EEA 技术修复前颅底脑脊液漏。

（二）病因与病理生理学

脑脊液漏指骨和硬脑膜的缺损引起的脑脊液通过异常通道从蛛网膜下腔漏出。硬脑膜或脑组织也可以通过该区域，分别形成脑膜膨出或脑膜脑膨出。脑脊液漏可以分为先天性或后天性（流程 26-1）。后天性的漏可进一步分为外伤性、自发性、医源性和其他非外伤性[3]。

1. 外伤性脑脊液漏

外伤是脑脊液漏最常见的病因，67%～77% 的外伤患者发生脑脊液漏，这也是脑脊液鼻最常见的原因（80%～90%）[3, 5, 6]。外伤性脑脊液漏发生于颅底骨折和硬脑膜撕裂后。脑脊液鼻漏是最常见的临床表现，鼻漏发生率为 80%，而耳漏为 20%[7]。除穿透性的损伤外，部分外伤性脑脊液漏可自行消退[8]，因此，最初保守治疗通常是合适的。

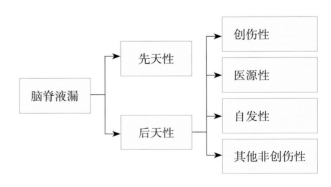

▲ 流程 26-1　根据病因进行脑脊液漏分类

创伤性是指继发于头部创伤的颅底骨折引起的；医源性是指包括耳鼻咽喉科和神经外科的手术；其他非创伤性的包括那些感染或肿瘤的处理（Alonso，2013）

2. 医源性脑脊液漏

脑脊液漏可能继发于手术创伤。功能性内镜鼻窦手术（functional endoscopic sinus surgery，FESS）、内镜颅底手术（endoscopic skull base surgery，ESBS）、开放性颅底手术和其他神经外科手术都可能导致颅底意外损伤，并随之出现鼻漏（图 26-1）。在三级转诊中心，医源性脑脊液漏的发生率占脑脊液漏修复的 41%～58%[9-13]。随着 FESS 普遍化，它已经超过了传统神经外科手术，成为最常见的医源性漏的原因[9, 11, 13]。虽然 FESS 相关的漏是偶然的，但在 ESBS 中，漏是为了切除肿瘤（如脑膜瘤）或作为入路的一部分（如颅咽管瘤）而产生的。术后脑脊液漏的风险已经随着封闭技术的改进和鼻中隔黏膜瓣（nasoseptal flap，NSF）的应用得到了降低。这反映了与 FESS 类似的模式，其中脑脊液泄漏率呈现出一条学习曲线，最近的报道显示 ESBS 相关的脑脊液漏率低至 3%～5.4%，FESS 则为 0.5%[14-16]。

医源性脑脊液漏的发生可能与某些因素有关。在耳鼻咽喉科和神经外科手术中，在近颅底处显露鼻窦可增加瘘管形成的风险。在 FESS 中更容易损伤的颅底区域包括筛板外侧、后筛窦、额隐窝和蝶窦[13]（图 26-2）。Keros 分类定义了筛板和颅底三种构型，深度的增加对应着潜在损伤的风险的增加[17]（图 26-3）。修正性 FESS 病例由于解剖改变也有较高的损伤风险。在 ESBS 中，对于那些硬脑膜开口较大的手术，以及那些与脑池或第三脑室直接相连的手术，风险更高。当预期有缺损时，手术方案也必须将修补重建考虑在内（图 26-4）。

3. 自发性脑脊液漏

自发性 CSF 漏是指没有诱因的情况下发生的漏。虽然最初的报道很罕见，但最近的系列报道为 14%～46% 的发生率[18-20]。自发性或"特发性"脑脊液漏是多因素作用的结果，在某些情况下，

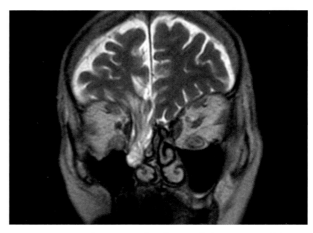

▲ 图 26-1　冠状位 T₂ 加权磁共振成像显示右侧筛板缺损伴脑膜突出，是眼眶减压手术后造成的缺损

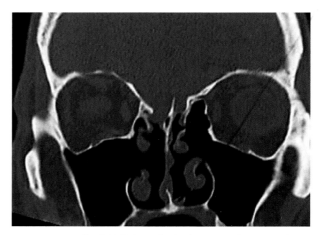

▲ 图 26-2　接受功能性经鼻内镜手术的患者的冠状位 CT 扫描显示筛板右外侧的医源性损伤

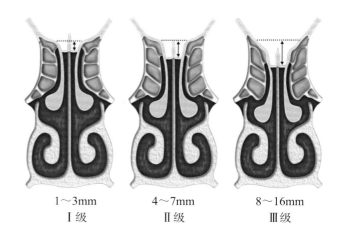

1～3mm	4～7mm	8～16mm
Ⅰ级	Ⅱ级	Ⅲ级

▲ 图 26-3　Keros 对筛板和颅底布局的分类

Ⅰ～Ⅲ级显示深度增加，在功能性内镜鼻窦手术过程中，在筛窦气房内深度增加造成的伤害风险更高

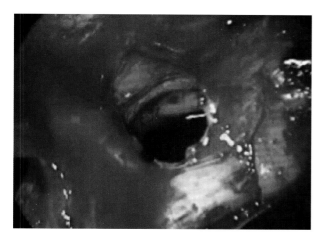

▲ 图 26-4　颅咽管瘤切除术后脑池缺损状态，可见视神经交叉和脑脊液

解剖上的易感性，如骨质薄弱，与其他进展相结合，如颅内压（ICP）升高。据推测，颅内压升高引起的硬脑膜搏动直接压迫颅底，最终侵蚀颅底，导致脑和脑膜疝出，脑脊液漏出[21]。颅内高压可能是自发性脑膜膨出发生率（50%～100%）高的原因，自发性脑膜膨出在脑脊液漏的各种类型中发生率最高[3]。常见的部位包括那些气化使骨变薄，随后的侵蚀将造成颅底缺损的部位，其中包括鼻旁窦，从额窦到中线和外侧蝶窦，颅中窝底部，鼓室被盖和咽鼓管顶部[3]。具有内在结构弱点的部位也容易发生渗漏，比如筛动脉在筛骨和筛骨板上的走行。据推测，通过气化良好的蝶窦侧面凹陷的渗漏是通过持续的、侧面的颅咽管或 Sternberg 管发生。这种管是一种先天性缺陷，由蝶骨底与蝶骨大翼的不完全融合导致[22]。这种持续存在的管可能是先天性缺陷的位置，也可能是容易受到侵蚀的部位，最终导致脑膜膨出和 CSF 漏。

因为自发性 CSF 漏与长期的颅内高压有关，所以检查时应评估视盘水肿或其他 ICP 升高的迹象。然而，也有自发性 CSF 漏不伴有 ICP 升高的病例。在怀疑 ICP 升高的临床环境中（如肥胖或影像学显示空蝶鞍），必须考虑 CSF 漏会造成 CSF 的分流，使 ICP 恢复正常，甚至降到正常水

平以下。在这种人群中，ICP 常见仅有中等程度的升高（如 20～30cmH$_2$O）。其他患者的颅底骨变薄是其正常发育的一部分，而一些损伤（如鼻窦炎和骨折）导致最终开裂，形成缺损。

4. 其他非创伤性脑脊液漏

非创伤性的 CSF 漏可能继发于慢性炎症、感染或者肿瘤对颅底的侵蚀。常见的感染性原因包括慢性鼻窦炎和侵袭性真菌性鼻窦炎。骨髓炎也可能导致颅骨的严重侵蚀[23]。黏液囊肿也可由于鼻窦的进行性扩张和随后的骨质侵蚀而导致 CSF 漏[24]。高度气化的鼻筛窦或乳突窦在慢性炎症的环境下容易发生 CSF 漏。在肿瘤中，那些起源于前颅底和鼻腔的肿瘤（如嗅神经母细胞瘤、鼻窦癌、肉瘤或内翻乳头状瘤）可能通过直接侵犯或压迫后的重塑而引起侵蚀。垂体大腺瘤很少出现继发于骨质和硬膜侵蚀的 CSF 漏[24-26]。术后 CSF 漏作为垂体瘤切除术的并发症比其作为首发症状更常见。

5. 先天性脑脊液漏

先天性 CSF 漏的原因很可能是由于胚胎发育过程中的神经管闭合缺陷而继发的脑膨出。按位置可分为：枕部（70%～75%）和额部（25%～30%）[27, 28]。累及鼻、眼眶和前额的额部脑膨出称为颅前部脑膨出。它们可能通过额窦（鼻额）、筛骨（鼻筛）、眼眶（鼻眶）或蝶窦疝出[29]。他们在成年后通常不出现漏，而是在出生时表现为鼓起的搏动性肿块，通常在出生后几周内修复。然而，如果小的话，先天性脑膨出可能不被注意，而在年龄稍长时出现鼻腔症状、CSF 漏或脑膜炎。

二、术前评估

术前评估的目的：①确认 CSF 漏；②确定漏的部位；③排除 ICP 升高[3, 19]。有些病例不需要做大量的检查（如医源性或创伤性），因为病史

会提示病因和位置。然而，自发性脑脊液漏通常需要额外的实验室指标、影像学检查和床边检查（流程 26-2）。

（一）病史和体格检查

CSF 通过前颅底漏出的患者很可能会出现鼻漏。脑脊液表现为透明的、水样的、非浑浊的液体。将头部置于一个特定的位置（如坐起来用下巴抵住胸部或膝盖）和瓦尔萨尔瓦动作会增加其流量。漏可以是间歇性的或连续的。如果 CSF 鼻漏不明显，应通过病史了解鼻后滴漏及其相关的慢性咳嗽。新近或既往的经鼻内镜手术史（FESS 或 ESBS）可能表明是人为因素造成的。在自发性漏中，没有明确的诱发事件。患者通常是

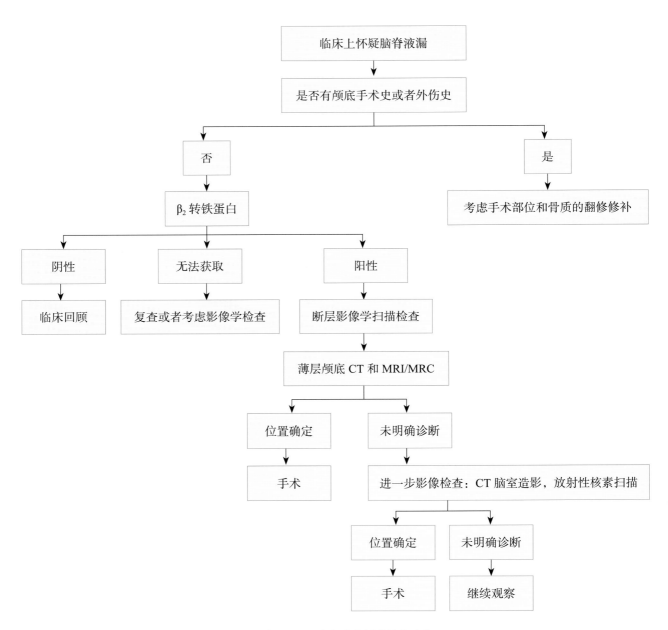

▲ 流程 26-2　脑脊液渗漏的诊断流程

如果没有 β₂ 转铁蛋白，可以使用 β 微量蛋白；当考虑对手术部位或骨折部位进行翻修时，术前影像学检查可包括 MRI/MRC 和薄层 CT，对于复杂病例可根据需要进行 CT 脑池造影或放射性核素扫描（CT. 计算机断层扫描；MRI. 磁共振成像；MRC. 磁共振水成像）

中年、超重的女性[2, 3]，而且由于缺乏诱因，她们的症状常常被归结为过敏性鼻炎或其他常见病[21]。有些患者以前有脑膜炎的病史，反复出现的、无法解释的脑膜炎应促使其进行颅底缺损和隐性 CSF 漏的检查。同样重要的是要认识到，对于接受过岩骨手术的患者，CSF 鼻漏可能通过咽鼓管发生[30]。

（二）实验室检查结果

对于疑似 CSF 漏的病例，可以通过获取鼻漏液的样本，并测量 β_2 转铁蛋白活性或 β 微量蛋白来确诊。β_2 转铁蛋白是一种多肽，仅存在于 CSF、房水和淋巴液中；因此，它对确定该液体为 CSF 具有很高的特异性和敏感性（分别高达 97% 和 99%）[3]。凝胶电泳可检测超过 2μl 样品的蛋白质含量。这需要实验室 2～4h 的时间，但如果没有现场检测，周转时间可能更长[31]。β_2 转铁蛋白在室温下只稳定 4h，所以建议冷藏[32]。β 微量蛋白测定速度快，成本低。但是，它也存在于心脏和血清中，而且在肾功能不全、多发性硬化症和脑梗死时其水平会发生改变[33-35]。尽管如此，在有血液污染的样本中，它比 β_2 转铁蛋白更可靠。

腰椎穿刺（lumbar puncture，LP）可用于测量开放压力，以及获得 CSF 细胞计数 / 差值、葡萄糖、蛋白质、革兰染色和细菌培养。在自发性 CSF 漏出的情况下，CSF 分析应该是正常的。如果不进行 CSF 分流术，如腰大池、脑室腹膜分流（ventriculoperitoneal shunt，VPS），开放的压力升高将预示着高复发率。脑室造影（下文讨论）也可以在 LP 期间进行。

（三）影像学检查

影像学检查的目的是明确诊断，评估潜在的病因或相关的脑膜膨出，明确骨质缺损的特征，并协助制订手术计划。在 β_2 转铁蛋白或 β 微量蛋

白无法检测的情况下，影像学检查有助于定位漏的部位。最常用的成像技术是多方位计算机断层扫描和磁共振成像。除了诊断目的外，它们还被用于术中神经导航。放射性核素脑室造影术是另一种识别 CSF 漏的方法，尽管其更具侵入性。

1. 多排 CT

计算机断层扫描在 CSF 漏修复的检查和计划中至关重要。层厚 1mm 的颅底 CT 可以提供有关骨质缺损的位置和大小等详细信息，据报道，小缺损显示的敏感性为 92%，特异性为 100%，而不需要有活动性的漏液出现[3]。可见颅底变薄或裂隙，并伴有积液和黏膜增厚[21]。CT 还显示了鼻窦的气化程度，以及医源性脑脊液漏的手术后变化。外科医生应该意识到，由于在颅底缺损边缘存在脱钙和接近裂开的骨质，CT 可能会高估骨缺损的大小[36]。这些都将有助于制订手术计划，包括手术方式和修复方法的选择。

2. 磁共振成像 / 磁共振水成像

磁共振成像是 CT 检查的一个非常有用的辅助手段。它是无创的，不需要 LP，不需要活动性的漏液，是一种非电离的神经成像形式[3]。它有助于检测相关的脑膜膨出，因为它可以从软组织中区分液体，它也可以被用来评估疝出组织的范围和性质。MRI 还有助于区分脑膜膨出、脑膜脑膨出、黏液滞留性囊肿、肉芽组织、术后改变和胆脂瘤[3]。磁共振脑池造影包括高分辨率 T_2 加权成像，在未见软组织疝出的情况下，可以显示漏道。

3. 其他影像学检查

传统上，放射性核素和增强的 CT 脑池造影是评估 CSF 漏的主要方法（图 26-5）。然而，它们都是有创的，因为它们需要 LP 来给鞘内（IT）注射放射性同位素或对比剂。随着 CT 和 MRI 的进步，放射性核素和 CT 下脑池造影只适用于复杂颅底骨折或缺损的病例，以及高度怀疑 CSF 漏但无法收集 CSF 或 CT/MRI 未能显示缺损的病

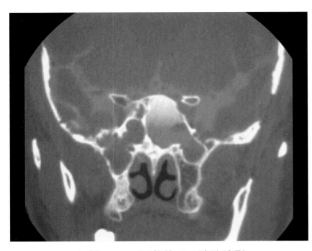

▲ 图 26–5　冠状位 CT 脑池造影

在高分辨率 CT 检查之前给予鞘内对比剂（甲硝胺或碘海醇）；在蝶窦内可见对比，表明窦与蛛网膜下腔的连通；在这种情况下，缺损位于蝶窦外侧隐窝

例[3]。

4. ICP 升高的表现

自发性漏的患者影像学检查可能提示 ICP 升高（图 26–6）。最常见的标志是空的或部分空的蝶鞍[21]。这是由于持续升高的颅内压引起鞍膈硬脑膜突出所致。MRI 上，空鞍区可显示鞍区内部脑脊液信号特征。然而，必须记住，空泡蝶鞍可能继发于垂体萎缩、坏死和术后。其他影像学发现包括狭长的脑室、小脑扁桃体疝出脑大孔，以及静脉窦狭窄（横窦），尽管后者可能是 ICP 升高的原因，而不是结果（图 26–7）。脑积水是 ICP 升高的另一个标志，可见于发展为迟发性创伤后脑积水的创伤后病例。

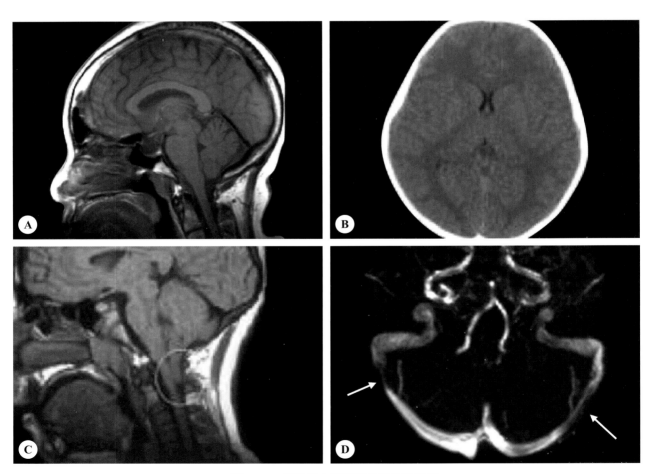

▲ 图 26–6　提示颅内压升高的影像学结果

A. 空蝶鞍；B. 脑室狭窄；C. 小脑扁桃疝；D. 双侧横窦狭窄（白箭）；虽然这里没有显示，但脑积水是颅内压升高的另一个标志

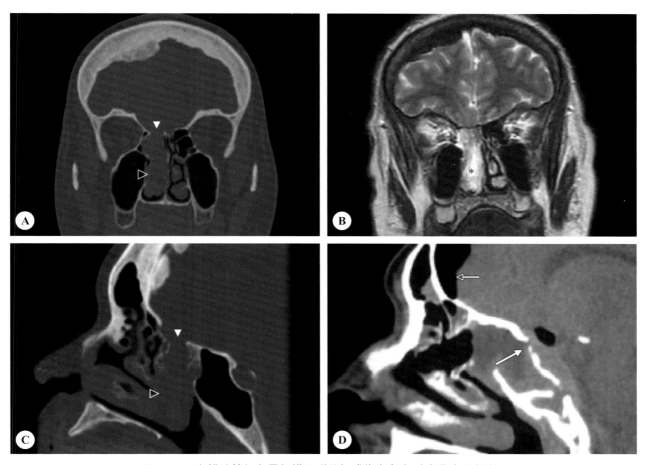

▲ 图 26-7　多排计算机断层扫描和磁共振成像在鼻内型脑膜脑膨出的发现

A 和 C. 骨窗内的冠状位和矢状位 CT 显示右筛板 / 筛骨的脑膜脑膨出，注意骨缺损（白实心箭头）和鼻腔内相关软组织（白空心箭头）；B. 冠状位 T₂ 加权 MRI 显示鼻腔内有高信号组织，与脑膜脑膨出一致（＊）；软组织的特征与脑脊液相似；D. 其他患者的矢状位 CT 显示了蝶骨 / 蝶鞍骨缺损（实心白箭）和相关的脑积水（空心白箭）

三、手术修复的适应证

对 CSF 漏进行手术修复是为了预防脑膜炎、颅内脓肿、颅内低压症状，甚至被用于治疗难治性癫痫[2, 12, 37, 38]。据报道，对于有活动性 CSF 漏的脑膜膨出患者，在成功修复后，颅内并发症（如脑膜炎、脑脓肿和脑积水）的风险从 13.9%～41% 降至 1% 以下[39]。手术修复的时机和适应证取决于脑脊液漏的病因，建议在以下情况下进行手术：保守治疗 1～2 周后仍有持续的 CSF 漏，穿透性创伤性脑脊液漏，所有自发性CSF 漏，迟发性外伤性脑脊液漏伴脑膜炎病史，

脑脊液经咽鼓管从岩骨流出形成的鼻漏[7, 30]。医源性脑脊液漏修复取决于造成的硬脑膜缺损的大小和颅底损伤的性质。如果在初次手术中发现，应该尝试进行初步的局部修复[40]。如果漏液仍然存在，或者在初次手术中未发现 CSF 漏，则需要修复术后脑脊液漏。对于获得性非创伤性脑脊液漏（如感染和肿瘤），应根据具体的病理情况决定手术时机，并将修复缺损作为手术计划的一部分。

自发的 CSF 渗漏需要注意 ICP 升高的可能性。在多个系列报道中，有相当多的 CSF 漏复发的病例在初次手术或翻修手术中有颅内高压的临床证据[2, 9, 12, 19, 41, 42]。植入 VPS 或腰大池引流等永

久性装置的决定主要是基于外科医生的经验，而并非标准化统一的。许多作者会在术前为颅内高压的高风险患者（如病态肥胖或颅内高压的放射线征象）放置腰大池引流管。这个操作可以记录术前的 ICP，并在围术期提供 CSF 引流以降低修复时的 ICP，同时允许在术后 24～48h 测量 ICP。

必须注意不要用腰部引流管排除过多的 CSF，因为颅内负压可能会导致颅腔积气或 CSF 的细菌污染，从而可能引发脑膜炎。以下情况应考虑使用永久性 CSF 分流术：ICP 明显升高的病例（＞30cmH₂O）；ICP 中度升高（20～29cmH₂O）的患者，影像学表现有 ICP 升高，体重指数（BMI）＞30kg/m²，有大面积的缺损，以及复发性渗漏（流程 26-3）。CSF 引流的主要方法是放置 VPS，因为它提供了一种通过可控阀门来进行 CSF 引流的方法。放置 VPS 通常是在 CSF 漏修复后 48～72h 进行。虽然这里讨论的是自发性 CSF 漏，但在任何其他类型的 CSF 漏（如创伤后）中，如果有 ICP 升高的记录，则 VPS 可能就是有意义的。

四、技术说明

（一）手术设置

患者按照 EEA 的常规的标准方式进行准备和铺巾。麻醉诱导时，静脉注射抗生素（头孢唑啉）。使用瑞芬太尼和丙泊酚的全静脉麻醉有利于减少术中出血[43, 44]。插管后进行腰椎穿刺测量 ICP，然后根据需要放置腰椎引流管。对于术前检查难以确定渗漏部位的病例，可以注射 IT 荧光素（见下文）。在手术过程中，腰部引流管要保持夹紧。用 4% 的可卡因溶液浸泡的棉球对鼻黏膜进行预处理。根据每个患者的个体化需要，用 1% 的利多卡因进行局部麻醉，注射到适当的鼻腔结构，通常注射在中 / 下鼻甲和鼻中隔。用计算机辅助导航软件进行配准，这可以提高缺损的定位，特别是在复杂的病例或解剖结构高度扭曲的修复病例中。如果计划利用自体移植物（如筋膜、颞肌筋膜和腹部游离脂肪）进行修复，则应同时对适当的部位（如大腿、颞部头皮和腹部）进行手术准备。

鞘内荧光素

在术前影像学检查不能明确漏的部位或复杂颅底缺损的病例中使用鞘内荧光素辅助。它是在放置腰椎引流管后注射的。抽取 10ml CSF 并与 0.25ml 的 10% 荧光素溶液混合。在用苯海拉明和地塞米松进行预处理后，将该溶液在几分钟内缓慢注射到鞘内[2, 45]。可以通过液体的特征性外观来观察漏液的部位（图 26-8）。由于大剂量使用或快速注射会有癫痫发作和神经毒性的风险，它没有被 FDA 批准用于 IT 注射，所以使用时应小心。

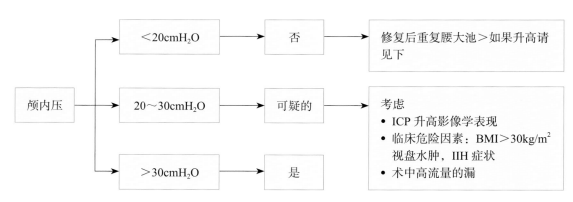

▲ 流程 26-3　关于患者术前腰椎穿刺（LP）的脑脊液分流方法

我们倾向于脑室腹腔分流（VP），而不是 LP 分流；开放性压力用于颅内压力的测量；在任何检测到高流量漏的任何情况下，建议降低 VP 分流的阈值

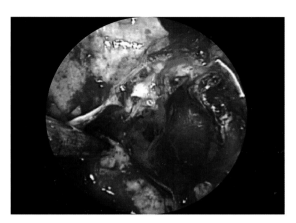

▲ 图 26-8　鞘内注射荧光素后的脑脊液渗漏部位的术中视图，绿色（发射峰值波长为 519nm）可以用白光轻松检测到

（二）CSF 渗漏修复

1. 修复技术

尽管 EEA 成为前颅底脑脊液漏手术治疗的主流，但是并没有统一的修复技术 [2, 12, 19, 21, 40, 46-49]。针对泄漏部位周围的解剖结构，不同位置的缺损包含特定的细微差别。除了渗漏的部位外，可用于重建的材料有多种，移植的选择也有多种 [2, 19]。然而，材料的选择并不影响成功率 [12, 16]。主要影响修复技术的是缺损的大小和复发的风险 [2, 19, 49]。

经鼻内镜 CSF 漏修复的一般方案包括一期修复或直接的硬膜修复，然后用自体黏膜覆盖。详细来说，第一步是确定正确的 CSF 漏的部位。然后在向周围暴露，尽可能完全显露骨质的边缘。这一步很关键，因为充分地暴露可能是比缺损的大小或部位更重要的成功预测因素 [50]。暴露后，如果存在脑膜脑膨出，则用双极电凝灼烧法将其缩小到硬膜水平，切开并移除。随后对缺损的硬膜进行初步修复。对于大多数较大的缺损（＞1cm），可以用胶原硬膜替代物作为嵌体（硬膜缺损内）移植。如果硬膜缺损非常大（＞2.5cm），或者反复发生的漏，则可采用自体阔筋膜双层闭合（"纽扣移植"）进行硬脑膜修复 [51]（图 26-9）。尽管我们通常认为没有必要，

但在这一点上可以使用刚性支撑。然后用带血管蒂的自体鼻黏膜移植覆盖进行一期修复。黏膜移植物的边缘可以用硬脑膜密封胶加固，并由一块可生物降解、裂解的明胶海绵支撑。一旦确认没有 CSF 流出，表明修复充分足够，我们就会尝试恢复鼻腔解剖结构。对于中鼻甲和下鼻甲，如果在修复过程中没有使用的话，则将其居中放置，在鼻中隔和鼻甲之间放置明胶膜。这样做是为了避免术后相关并发症的发生。

对于复发率高的缺损（BMI＞30kg/m² 、脑积水或计划行放射治疗）将需要如前所述的大缺损那样进行多层修复（见上文）。小的缺损（＜1cm）可以用 Duragen（Integra Lifesciences, Plainsboro, NJ）或脂肪移植充填。黏膜移植或相邻的鼻中隔或中鼻甲瓣（middle turbinate flap，MTF）可用于黏膜修复（图 26-10）。

虽然上述方案是我们常用的修复技术，但读者应了解其他各种选择。硬膜修复可以用人工硬膜移植或自体软组织来实现。除了 Durepair，Duramatrix（Stryker, Kalamazoo, MI）是另一种合成的硬膜替代物，可作为嵌体移植使用。除了筋膜外，自体软组织移植物还包括颞肌筋膜或颅骨骨膜 [2, 12, 19, 42, 44, 52]。有些学者使用刚性移植物来修复巨大的缺损。这些移植物包括来自鼻中隔、乳突或鼻甲的骨，来自鼻中隔或犁骨的软骨，或合成材料，如 Medpor（Stryker, Kalamazoo, MI）或钛网；但是，我们很少发现这是必要的 [52]。它们被用来替代缺损的骨质。Nyquist 等提倡的"垫片密封"式闭合由软组织镶嵌移植组成，由与颅骨缺损大小差不多的骨质固定 [2]。

黏膜移植用于覆盖修复缺损并加速愈合。可选择的方法包括游离黏膜移植（通常从鼻中隔收获）或带蒂皮瓣，如 NSF 或 MTF [40, 46]（图 26-11和图 26-12）。游离的黏膜移植物通常保留在小的缺损或联合多层封闭中 [53, 54]。

组织密封剂被用来帮助保持移植物的位

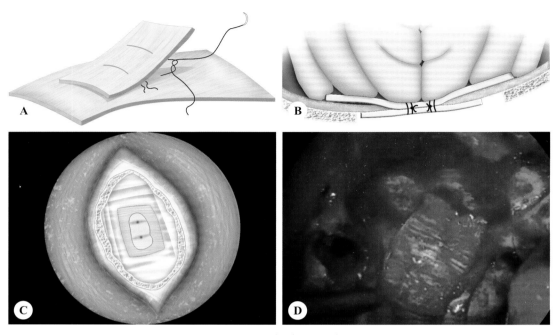

▲ 图 26-9　双层阔筋膜 "纽扣移植"

对于高流量的缺损或直径＞ 2.5cm 的缺损，可将双层阔筋膜以 "纽扣移植" 的方式镶嵌并覆盖漏口；A. 嵌体小叶比外小叶大，用 4-0 Nurolon 缝线缝合（根据大小，缝合 2～4 针）；B 和 C. 仔细放置 "纽扣移植" 物，使内侧和外侧的小叶直接与硬膜接触；D. 术中照片显示移植物在位正确，通过使用双层移植，可以减少移植物移位，因为很少需要刚性支撑，从而简化了缺损修复的程序

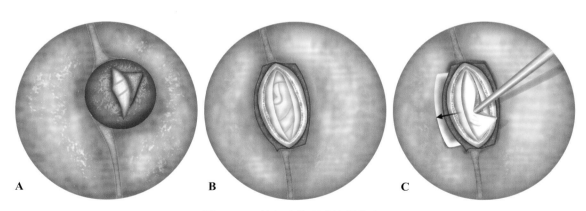

▲ 图 26-10　修复小的硬膜缺损的步骤

A. 确定缺损并打开黏膜，这里显示的是一个小的脑膜脑膨出，将用双极电凝烧灼法将其缩小到硬膜缺损的水平；B. 在切除脑膜脑膨出时，要注意暴露骨质边缘和硬膜缺损；C. 在这种情况下，人工硬脑膜移植物被小心地放置作为镶嵌物

置。除了 Duraseal，其他使用的密封剂有 Evicel（Johnson & Johnson, New Brunswick, NJ）和 Tisseel（Baxter Health care Corporation）。用鼻腔填塞材料为修复提供进一步的支持。我们使用一片 Nasopore（Polyganics, Groningen, Netherlands），因为它可以提供支持，但无须清除即可溶解。一些学者使用明胶海绵（Pfizer, New York, NY）联合应用膨胀海绵（Beaver Visitec, Waltham, MA）或 Foley 导管来支撑。我们不推荐后者，因为它有黏膜损伤、皮瓣缺血、鼻翼坏死的风险，而且会

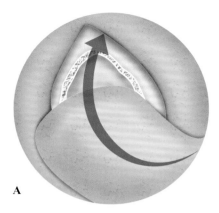
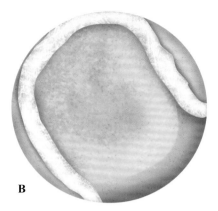

▲ 图 26-11　黏膜瓣的放置

A. 一旦硬膜缺损需要被修复，并且确定有足够的移植物放置位置，就可以放置黏膜瓣；图示的是带蒂的黏膜瓣（如鼻中隔瓣、中鼻甲瓣）；注意不要将黏膜表面放在缺损内；将黏膜瓣放在骨上，以促进充分的黏附和愈合；B. 将组织密封剂（如 Duraseal）涂于黏膜瓣边界处以进行加固；这种修复不需要脂肪移植

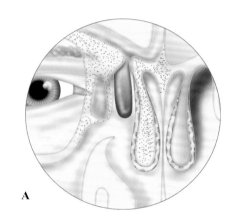
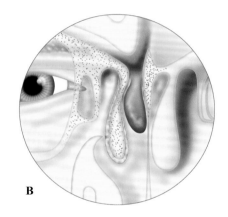

▲ 图 26-12　脑膜脑膨出相对于中鼻甲的位置，黏膜瓣的选择将取决于脑膜脑膨出相对于中鼻甲（MT）的位置

A. 如果位于中鼻甲的侧面，可选择鼻中隔带蒂移植物或鼻中隔皮瓣；B. 如果位于 MT 的内侧，可以使用 MT 皮瓣或游离黏膜移植；游离黏膜移植接受来自周围黏膜的血液供应

让患者感到不舒服。

2. 特定部位的手术技术

在开始手术前应选择合适的入路，以便保存将用于修复的黏膜瓣，并为必要的自体组织（如大腿、腹部和颞部头皮）的获取和移植做好准备。

额窦：额窦的 CSF 漏是通过鼻内、经额窦的方式表现出来的。根据漏点的位置和大小，可能需要采用 Draf Ⅰ/Ⅱ 至 Draf Ⅲ（罗氏内镜）入路来充分显露。保留额窦引流是必要的，因为长期并发症如慢性额窦炎、额窦黏液囊肿和颅内并

发症可能会出现。黏液囊肿的形成可在修复后 8～10 年出现[55-57]。内侧眶壁的缺损可能给 EEA 带来挑战；因此，可能需要用额窦钻孔或骨瓣成形作为辅助措施。在一些极度外侧向的额窦病例中，可能需要采用完全开放的经颅方法，并进行颅骨骨膜移植。然而，随着鼻内手术技术的改进完善，这种情况现在已不太常见[2, 55]。

筛窦顶和筛板：对于筛窦顶和（或）筛板的缺损，应进行完整的同侧筛窦切除术，直到缺损部位暴露和周围的区域平整。这样就可以有足够

的空间进行移植物的放置。如果不打算在修复中使用中鼻甲（MT），则应尽可能将其抬高，从而使得移植物能平放在颅底，并防止偏侧和额隐窝堵塞[49]。如果使用 MTF 进行修复，必须注意保留它的附件和蒂。暴露时，如果遇到筛前动脉或筛后动脉，应将其烧灼并尽可能向内侧切断。这样做目的是为了避免撕脱到眼眶内，并避免眼眶内血肿的风险。这些缺损的移植物的选择将取决于其与 MT 的相对位置（图 26-13）。如果缺损在 MT 的外侧，可以使用 MTF 或带蒂的 NSF。对于 MT 内侧的缺损，我们倾向于使用 MTF 或游离中隔黏膜瓣。

蝶窦：如果位于中线，可采用经中隔 / 经蝶窦入路合并后筛切除术来处理该区域的缺损。在大多数病例中，广泛的蝶窦切开术和鼻窦间隔切除术是必要的。如果计划用 NSF 来进行修复，则应在蝶窦切开术前将其剥离，以避免损伤其血管蒂。

对于位于蝶窦外侧隐窝的缺损，适当暴露可能需要经翼骨入路。简而言之，在切除上颌骨后，在缺损的同侧进行上颌窦造口术，并结合前部和后部筛窦切除术。广泛的蝶窦切开术及后部的鼻中隔切除术，以扩大视野，拓展双侧鼻孔的操作空间。在筛骨脊的后方确定蝶腭孔，并切除上颌窦的后壁。从内侧到外侧、从上到下的方向

切除翼腭板底部的软组织，以保留视翼管神经、蝶腭神经节、下腭神经和眶下神经[48]。此时，外侧蝶骨隐窝被显露出来，如果需要更多的向外侧延伸，可以采用 Denker 内镜入路。

对于重建，用黏膜瓣进行多层修复通常是足够的。NSF 作为黏膜瓣是被广泛应用的，因为它是一个宽大的，在大多数情况下，提供足够的覆盖范围。它是在对侧获取的。其他选择包括 MTF，游离黏膜瓣，或上鼻甲骨成形瓣。

五、术后管理

患者从麻醉中苏醒，需要注意避免过度咳嗽。通常在专门的病房（如重症监护病房）对他们进行监测，并指示在第一个 24~48h 保持床头抬高超过 60°，避免咳嗽、闭着嘴打喷嚏和过度使用咽鼓管充气的动作。开具导泻药物，并让患者在术后 24h 内使用抗生素。在术后第一天进行头部 / 窦部 CT 检查，以评估是否有颅内积气，并作为修复的基准。鼓励在术后第二天进行逐步活动。如果放置了腰部引流管，小心保持 CSF 低速引流（5ml/h），以避免产生过大的负 ICP 梯度，导致颅内积气。在计划移除引流管的 24h 前，可以夹住引流管以排除修复失败的可能性。对所有患者进行多次的神经系统状况评估，并对可能提

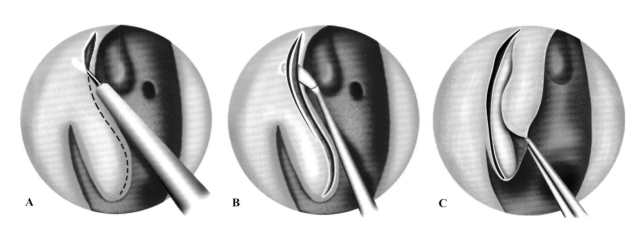

▲ 图 26-13　A. 中鼻甲皮瓣，使用单极烧灼器切开中鼻甲黏膜；B. 仔细的钝性剥离，将黏膜与鼻甲骨分开；C. 放置在缺损上

示修补失败的透明液体鼻溢液进行评估。腰椎引流管通常在 24～48h 后移除。在术前即有中度升高的 ICP（＜25cmH$_2$O）的情况下，在移除腰部引流管时再次测量 ICP，以排除 ICP 升高的可能性。移除腰椎引流管后，患者的活动量逐渐增加。如果没有后续的手术计划，也没有发现 CSF 漏修复的并发症，患者通常在术后第 2 天或第 3 天即可出院。

对于那些有必要进行 VPS 的患者，通常会安排在术后第 2 天或第 3 天进行，以避免分流被耽搁后可能出现的修复失败。VPS 的术后护理超出了本章的范围，但包括基线头部 CT 和分流相关部位的一系列 X 线（AP 和侧面颅骨、颈部、胸部和腹部）及对神经功能和肠道运动的评估。患者在术后第 1 天就可以活动，并有可能出院。

出院后，患者在门诊随访 1～2 周。在门诊进行仔细的内镜下清创。不鼓励侵袭性大的清创，因为其可能导致正在愈合的组织损伤[2]。

参 考 文 献

[1] Sumitha R, Hari PM, Kumar SR, et al. A case of cerebrospinal fluid rhinorrhoea: a surgical challenge. J Clin Diagn Res. 2013;7:1447–9.

[2] Nyquist GG, Anand VK, Mehra S, et al. Endoscopic endonasal repair of anterior skull base non-traumatic cerebrospinal fluid leaks, meningoceles, and encephaloceles. J Neurosurg. 2010;113:961–6.

[3] Alonso RC, de la Pena MJ, Caicoya AG, et al. Spontaneous skull base meningoencephaloceles and cerebrospinal fluid fistulas. Radiographics: a review publication of the Radiological Society of North America, Inc. 2013;33:553–70.

[4] Zapalac JS, Marple BF, Schwade ND. Skull base cerebrospinal fluid fistulas: a comprehensive diagnostic algorithm. Otolaryngology—head and neck surgery: official journal of American Academy of Otolaryngology—Head and Neck Surgery. 2002;126:669–76.

[5] Schick B, Ibing R, Brors D, et al. Long-term study of endonasal duraplasty and review of the literature. Ann Otol Rhinol Laryngol. 2001;110:142–7.

[6] Calcaterra TC. Diagnosis and management of ethmoid cerebrospinal rhinorrhea. Otolaryngol Clin North Am. 1985; 18:99–105.

[7] Aarabi B OMB, Martin JE, et al. Surgical management of cerebrospinal fluid leaks. New York: Thieme Medical Publishers. 2006.

[8] Sherif C, Di Ieva A, Gibson D, et al. A management algorithm for cerebrospinal fluid leak associated with anterior skull base fractures: detailed clinical and radiological follow-up. Neurosurg Rev. 2012;35:227–37; discussion 237–28.

[9] Tabaee A, Kassenoff TL, Kacker A, et al. The efficacy of computer assisted surgery in the endoscopic management of cerebrospinal fluid rhinorrhea. Otolaryngology—head and neck surgery: official journal of American Academy of Otolaryngology—Head and Neck Surgery. 2005;133:936–43.

[10] Zuckerman JD, DelGaudio JM. Utility of preoperative highresolution CT and intraoperative image guidance in identification of cerebrospinal fluid leaks for endoscopic repair. Am J Rhinol. 2008;22:151–54.

[11] Banks CA, Palmer JN, Chiu AG, et al. Endoscopic closure of CSF rhinorrhea: 193 cases over 21 years. Otolaryngology—head and neck surgery: official journal of American Academy of Otolaryngology—Head and Neck Surgery. 2009;140:826–33.

[12] Zweig JL, Carrau RL, Celin SE, et al. Endoscopic repair of cerebrospinal fluid leaks to the sinonasal tract: predictors of success. Otolaryngology—head and neck surgery: official journal of American Academy of Otolaryngology— Head and Neck Surgery. 2000;123:195–201.

[13] Gray ST WA. Comprehensive techniques in CSF leak repair and skull base reconstruction–pathophysiology of iatrogenic and traumatic skull base injury. Adv Otorhinolaryngol. 2013;74:12–23.

[14] Stankiewicz JA, Lal D, Connor M, et al. Complications in endoscopic sinus surgery for chronic rhinosinusitis: a 25–year experience. The Laryngoscope. 2011;121:2684–2701.

[15] Herzallah IR, Germani R, Casiano RR. Endoscopic transnasal study of the infratemporal fossa: a new orientation. Otolaryngology—head and neck surgery: official journal of American Academy of Otolaryngology—Head and Neck Surgery. 2009;140:861–5.

[16] Hegazy HM, Carrau RL, Snyderman CH, et al. Transnasal endoscopic repair of cerebrospinal fluid rhinorrhea: a meta-analysis. The Laryngoscope. 2000;110:1166–72.

[17] Keros P. [On the practical value of differences in the level of the lamina cribrosa of the ethmoid]. Z Laryngol Rhinol Otol. 1962; 41:809–13.

[18] Kirtane MV, Gautham K, Upadhyaya SR. Endoscopic CSF rhinorrhea closure: our experience in 267 cases. Otolaryngology— head and neck surgery: official journal of American Academy of Otolaryngology—Head and Neck Surgery. 2005; 132:208–12.

[19] Carrau RL, Snyderman CH, Kassam AB. The management of cerebrospinal fluid leaks in patients at risk for high-pressure hydrocephalus. The Laryngoscope. 2005;115:205–12.

[20] Mirza S, Thaper A, McClelland L, et al. Sinonasal cerebrospinal fluid leaks: management of 97 patients over 10 years. The Laryngoscope. 2005;115:1774–7.

[21] Soler ZM, Schlosser RJ. Spontaneous cerebrospinal fluid leak and management of intracranial pressure. Adv

Otorhinolaryngol. 2013;74:92–103.

[22] Wind JJ, Caputy AJ, Roberti F. Spontaneous encephaloceles of the temporal lobe. Neurosurg Focus. 2008;25:E11.

[23] Tomovic S, Friedel ME, Liu JK, et al. Community-acquired methicillin-resistant Staphylococcus aureus skull base osteomyelitis with occipital condylar cerebrospinal fluid leak in an immunocompetent patient. The Laryngoscope. 2012;122:977–981.

[24] Telera S, Conte A, Cristalli G, et al. Spontaneous cerebrospinal fluid rhinorrhea as the presenting symptom of sellar pathologies: three demonstrative cases. Neurosurg Rev. 2007;30:78–82; discussion 82.

[25] Hanel RA, Prevedello DM, Correa A, et al. Cerebrospinal fluid fistula as the presenting manifestation of pituitary adenoma: case report with a 4–year follow-up. Arq Neuropsiquiatr. 2001;59:263–65.

[26] Makin V, Hatipoglu B, Hamrahian AH, et al. Spontaneous cerebrospinal fluid rhinorrhea as the initial presentation of growth hormone-secreting pituitary adenoma. Am J Otolaryngol. 2011;32:433–7.

[27] Hoving EW. Nasal encephaloceles. Childs Nerv Syst. 2000; 16:702–6.

[28] Lello GE, Sparrow OC, Gopal R. The surgical correction of fronto-ethmoidal meningo-encephaloceles. J Craniomaxillofac Surg. 1989;17:293–8.

[29] Suwanwela C. Geographical distribution of fronto-ethmoidal encephalomeningocele. Br J Prev Soc Med. 1972;26:193–8.

[30] Daele JJ, Goffart Y, Machiels S. Traumatic, iatrogenic, and spontaneous cerebrospinal fluid (CSF) leak: endoscopic repair. B-ENT 2011;(7 Suppl 17):47–60.

[31] Bachmann G, Achtelik R, Nekic M, et al. [Beta-trace protein in diagnosis of cerebrospinal fluid fistula]. HNO 2000;48: 496–500.

[32] Ryall RG, Peacock MK, Simpson DA. Usefulness of beta 2–transferrin assay in the detection of cerebrospinal fluid leaks following head injury. J Neurosurg. 1992;77:737–9.

[33] Meco C, Oberascher G. Comprehensive algorithm for skull base dural lesion and cerebrospinal fluid fistula diagnosis. The Laryngoscope. 2004;114:991–9.

[34] Pelosi S, Bederson JB, Smouha EE. Cerebrospinal fluid leaks of temporal bone origin: selection of surgical approach. Skull base: official journal of North American Skull Base Society [et al] 2010;20:253–9.

[35] Moyer P. Beta-trace protein shows promise as a marker for diagnosing cerebrospinal fluid leaks. Doctor's Guide. [online]. Available at:http://www.docguide.com/dg.nsf/pri ntPrint/5DF0 97A1EB04B3FA85256C3E00731E65.

[36] La Fata V, McLean N, Wise SK, et al. CSF leaks: correlation of high-resolution CT and multiplanar reformations with intraoperative endoscopic findings. AJNR Am J Neuroradiol. 2008;29:536–41.

[37] Faulkner HJ, Sandeman DR, Love S, et al. Epilepsy surgery for refractory epilepsy due to encephalocele: a case report and review of the literature. Epileptic Disord. 2010;12:160–6.

[38] Lloyd KM, DelGaudio JM, Hudgins PA. Imaging of skull base cerebrospinal fluid leaks in adults. Radiology. 2008;248: 725–36.

[39] Harvey RJ, Smith JE, Wise SK, et al. Intracranial complications before and after endoscopic skull base reconstruction. Am J Rhinol. 2008;22:516–21.

[40] Ting JY MR. Free graft techniques in skull base reconstruction. Comprehensive Techniques in CSF Leak Repair and Skull Base Reconstruction. Basel: Krager, 2013.

[41] Schlosser RJ, Bolger WE. Significance of empty sella in cerebrospinal fluid leaks. Otolaryngology—head and neck surgery: official journal of American Academy of Otolaryngology— Head and Neck Surgery. 2003;128:32–8.

[42] Woodworth BA, Prince A, Chiu AG, et al. Spontaneous CSF leaks: a paradigm for definitive repair and management of intracranial hypertension. Otolaryngology—head and neck surgery: official journal of American Academy of Otolaryngology—Head and Neck Surgery. 2008;138:715–20.

[43] Eberhart LH, Folz BJ, Wulf H, et al. Intravenous anesthesia provides optimal surgical conditions during microscopic and endoscopic sinus surgery. The Laryngoscope. 2003;113:1369–73.

[44] Wormald PJ, van Renen G, Perks J, et al. The effect of the total intravenous anesthesia compared with inhalational anesthesia on the surgical field during endoscopic sinus surgery. Am J Rhinol. 2005;19:514–20.

[45] Jakimovski D, Bonci G, Attia Met al. Incidence and significance of intraoperative cerebrospinal fluid leak in endoscopic pituitary surgery using intrathecal fluorescein. World neurosurgery 2014; 82:e513–523.

[46] Pinheiro-Neto CD SC. Nasoseptal flaps. Comprehensive techniques in CSF leak repair and skull base reconstruction. Basel: Krager, 2013.

[47] Schlosser RJ, Bolger WE. Nasal cerebrospinal fluid leaks: critical review and surgical considerations. The Laryngoscope. 2004;114:255–65.

[48] Caicedo EE HA, Carrau RL, et al. How to manage lateral sphenoid cerebrospinal fluid leaks. New York: Thieme Medical Publishers, 2011.

[49] Timperley D SR, Harvey RJ. Endoscopic management of anterior skull base meningoencephalocele. Transnasal Endoscopic Skull Base and Brain Surgery Tips and Pearls. New York: Thieme Medical Publishers, 2011.

[50] Weber R, Keerl R, Draf W, et al. Management of dural lesions occurring during endonasal sinus surgery. Archives of otolaryngology—head & neck surgery. 1996;122:732–6.

[51] Luginbuhl AJ, Campbell PG, Evans J, et al. Endoscopic repair of high-flow cranial base defects using a bilayer button. The Laryngoscope. 2010;120:876–80.

[52] Prickett KK, Wise SK. Grafting materials in skull base reconstruction. Adv Otorhinolaryngol. 2013;74:24–32.

[53] Casiano RR, Jassir D. Endoscopic cerebrospinal fluid rhinorrhea repair: is a lumbar drain necessary? Otolaryngology— head and neck surgery: official journal of American Academy of Otolaryngology—Head and Neck Surgery. 1999;121: 745–50.

[54] Lorenz RR, Dean RL, Hurley DB, et al. Endoscopic reconstruction of anterior and middle cranial fossa defects using acellular dermal allograft. The Laryngoscope. 2003;113: 496–501.

[55] Chandra RK, Kennedy DW, Palmer JN. Endoscopic management of failed frontal sinus obliteration. Am J Rhinol. 2004; 18:279–284.

[56] Weber R, Draf W, Keerl R, et al. Osteoplastic frontal sinus surgery with fat obliteration: technique and long-term results using magnetic resonance imaging in 82 operations. The Laryngoscope. 2000;110:1037–44.

[57] Bockmuhl U, Kratzsch B, Benda K, et al. Surgery for paranasal sinus mucocoeles: efficacy of endonasal micro-endoscopic management and long-term results of 185 patients. Rhinology. 2006;44:62–7.

第 27 章　经眶内镜辅助治疗脑脊液漏

Transorbital Endoscopic Assisted Management of Cerebrospinal Fluid Leak

Ignacio Jusué-Torres　Kaisorn L. Chaichana　Kofi Boahene　Alfredo Quiñones-Hinojosa　著

张怡村　译　张祎年　校

一、概述

脑脊液（CSF）漏可能是由于特发性颅底缺损、颅脑创伤、既往鼻窦手术或颅底手术（开放式或内镜手术）所致。由于中枢神经系统和鼻腔（化脓腔）之间的沟通，脑脊液泄漏可导致感染和脑膜炎发病率的上升。因此，治疗的主要目的是在蛛网膜间隙和鼻腔之间重建一个严密的屏障。

很多颅面入路已经被研发以解决到达前颅底的解剖学的挑战[1-5]。这些传统的颅面入路伴随着不同的风险。我们应认识到这些入路应与病灶

的病理、手术的靶点相匹配。各种微创入路，如经鼻内镜手术和锁孔开颅术，已经被研发以尽量减少与手术入路相关的并发症[5-7]。

经结膜入路克服了单纯经鼻内镜入路进入前颅底的局限性，可到达前颅底外侧，这是经鼻内镜入路通常无法到达的（图 27-1）[8-10]。这种方法结合了传统开放入路（显微镜下双手技术）和微创经鼻内镜入路的优点。与其他锁孔入路相比，更接近中线平面的开颅术能提供一个更能直接到达筛板区的路径。另外，眼眶的骨质是头盖骨中最薄的，因此是通向硬脑膜和大脑的理想入口。这一通路也允许用带蒂的颅骨骨膜瓣或游离

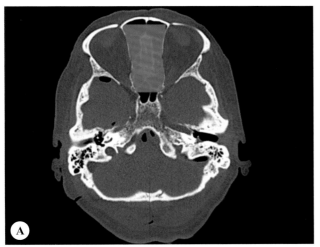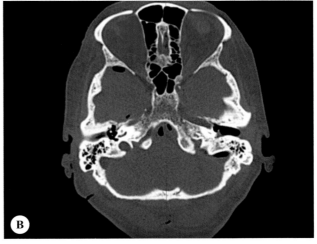

▲ 图 27-1　经鼻内镜入路（绿色）（**A**）与经结膜经眶入路（红色）（**B**）的解剖通路比较；中界：筛板；外侧界：瞳孔中线；后界：筛后动脉

阔筋膜移植物直接缝合和加固硬脑膜。经结膜入路为上颌骨切除术提供了必要的软组织入路，同时也提供了一个更基于内侧跨过视神经到达筛板区域和眶上方外侧的通路[11]。表 27-1 列举了经眶经结膜入路的不同优点。

表 27-1　经结膜经眶入路的优点

- 直接到达前颅底的入路
- 在视神经上方沿着眶外侧壁延伸
- 美容性的隐匿性切口
- 直接严密缝合硬膜
- 保留原有带蒂皮瓣的血管供应
- 上矢状窦损伤的可能性较小
- 没有大脑牵拉
- 更快的恢复
- 缩短住院时间
- 无嗅器损伤
- 无额面神经分支损伤
- 额头感觉保留

1924 年 Bourguet 首次描述了通过结膜下切口将眼眶作为通往颅前窝的天然通道[12]。随后的数十年里，许多文献报道描述了这种切口用于治疗眼眶内肿瘤、眼眶畸形和眼眶骨折[8, 9]。经眶入路作为紧急进入脑室的通道也被报道过[13]。Moe 等[8, 9] 报道了经眶神经内镜入路探查位于前颅底侧方病变的初步经验。根据他们的经验，他们将这种技术应用于脑脊液漏、视神经减压、颅底骨折和颅底肿瘤的治疗。

二、适应证

经结膜经眶入路是理想的处理前颅底部良性病变如脑脊液漏和脑膜膨出等疾病的入路。这种手术方法的主要适应证是术后治疗脑脊液漏，同时防止损伤原有的带蒂皮瓣的血供。这种方法进一步避免了在修复术后脑脊液漏的情况下（无论是开颅还是扩大鼻内入路）需要打开先前的瘢痕组织。此外，在先前的颅底手术后，标准的硬脑膜缝合技术（先前开颅病例的颅骨周围骨膜瓣和经鼻内镜手术病例的鼻中隔黏膜瓣）已经用尽。

三、术前评估

准确识别瘘口位置是脑脊液漏的处理过程的第一步。在大多数病例中，可以根据病史和影像学（如颅底冠状面和矢状面 CT 重建）来确定。如果这些检查不够充分，可以行磁共振检查。如果脑脊液漏的来源仍不确定，则在手术开始时通过鞘内注射荧光素进行 CT 脑池造影或内镜下荧光造影[14-16]。

在术前规划手术入路时，应考虑额窦的大小和向后延伸程度，以减少进入额窦的风险。如果不加以有效治疗，进入额窦可导致黏液囊肿形成。除了了解额窦大小范围外，还应仔细阅读术前 CT 以详细了解前颅底手术区域相关鼻旁窦的骨性结构。在手术过程中，神经导航的使用对额窦后方的眼眶切开术的定位至关重要。

四、技术要点

在麻醉诱导后，患者由梅菲尔德头架固定，头部稍微伸展和旋转，使外科医生直接垂直于地面工作。放置润滑的角膜防护罩。然后以标准无菌方式对面部和鼻子进行消毒。对结膜、上眼睑和内眦区浸润麻醉后用小探针保护泪腺。

在泪阜前的结膜做一个切口，向上向下延伸到上下睑结膜，避开泪腺系统，沿着内眦肌腱后肢的上、下肢体延伸到泪嵴后。将泪腺探针置于泪腺小管有助于避免对泪小管的损伤。切开后，解剖平面仍保留在内眦肌腱深处和泪后嵴正后方的疏松乳晕组织中。

不管是采用传统的开放手术还是内镜技术，

其余步骤相同。眶内侧壁和眶上顶暴露于骨膜下（眶周）平面，背靠眶尖（图 27-2）。在观察筛骨纸样板的过程中，识别并结扎筛前动脉和筛后动脉，使眼眶内容物从侧面脱落，以帮助进一步暴露。筛动脉的识别并进一步成为颅前窝底和随后颅骨切除术的标志。

此外，还可以使用的标志结构是额筛缝，它与筛动脉和视神经管位于同一平面上[17]。在这些结构上方行开颅术可到达前颅底和颅内空间，而在这些结构下方开颅可进入于鼻腔，并向后到达蝶窦和蝶鞍。

在切开软组织后，沿着眼眶上内侧行小骨瓣切除术以暴露颅前窝的底部和基底部硬脑膜。为了到达目标病变或缺损创造足够的通道，同时确定前颅底合适的开颅位置，可以使用导航探针用于确定眼眶开窗的位置和大小。对于硬脑膜重建，硬脑膜可以直接严密缝合。如果需要沿着基部加固较小的缺损，可以通过颅骨切除术放置阔筋膜移植物。同时使用经鼻内镜观察来确认是否覆盖了整个缺损。

对于较大的缺损，可以通过经结膜经眶入路内镜制作带蒂的骨膜瓣，并通过眼眶骨窗翻转沿颅前窝底部放置[18-20]。这是通过两个 1 英寸（2.54cm）的后睑状体切口将骨膜与头皮和颅骨分离来完成的（图 27-3）。当向后分离时，将设置内镜提眉器，内镜通过经结膜切口引入，以从前向后的方式解剖皮瓣。带蒂的骨膜瓣最终由眶上神经血管蒂构成。最后，用松散的可吸收缝合线缝合结膜切口。

五、预防手术相关并发症的小贴士

理论上，经结膜入路存在着几种手术相关的眼眶并发症。泪腺系统的损伤是由于泪阜周结膜切口的位置和植入术所固有的主要并发症。泪小管损伤导致不同程度的溢泪，可能需要后续干预。熟悉泪嵴周围的精细解剖结构是避免泪腺损伤的关键。放置泪腺探针也有助于避免泪小管损伤。经结膜的切口可用于结膜周围和结膜后的位置，以减少对泪小管进一步损伤的危险。此外，放置润滑的角膜保护膜或将结膜瓣折叠在角膜上并缝合上眼睑进行保护。

手术中施加在眼球上的压力可能会导致因为视网膜血液供应不足的视力损伤。为了避免这

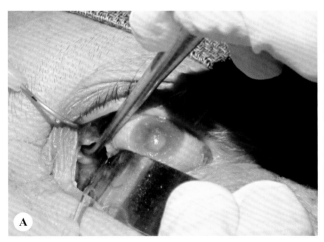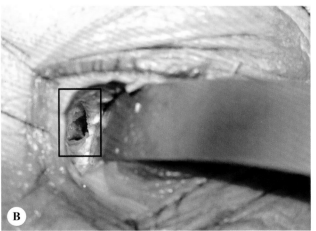

▲ 图 27-2　经结膜经眶入路开颅术的尸体照片

A. 结膜前切开后骨膜下剥离，从内侧向瞳孔中线暴露眶内壁；B. 颅骨切除术暴露的图例［引自 Raza SM, Quinones-Hinojosa A, Lim M, et al. The transconjunctival transorbital approach: a keyhole approach to the midline anterior skull base. World Neurosurg. 2013;80(6):864-71.］

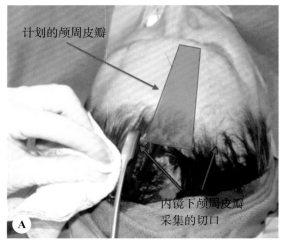

计划的颅周皮瓣

内镜下颅周皮瓣采集的切口

A

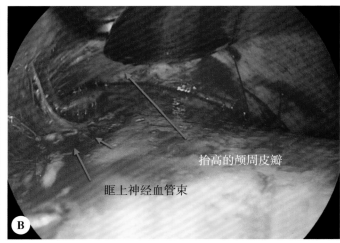

抬高的颅周皮瓣

眶上神经血管束

B

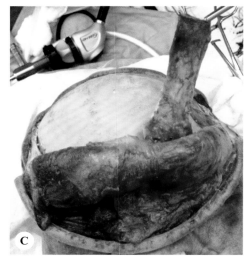

C

▲ 图 27-3　内镜下颅骨骨膜黏膜瓣制作技术；在发际线后面做两个头皮切口，以便容入手术器械；分离是在骨膜上方进行的，一直到眉毛的高度；确定骨膜瓣的所需宽度，并将其切割至颅骨；然后将骨膜从下面的颅骨上抬起，并转移到所需的缺损处

A. 小的旁正中和颞部头皮切口（红箭）为器械提供了通道，在眶上血管上方分离骨膜瓣；B. 内镜下帽状腱膜下疏松组织分离显示神经血管束（蓝箭）；C. 经内镜入路制作的骨膜瓣在切取后经双冠状面暴露

种情况，应尽量减少眼眶牵引，并定期松开牵开器。此外，应定期检查瞳孔是否对称。

有些病例在眶内壁骨膜下剥离时需要更多的眶顶外侧和后部暴露。滑车神经可以骨膜下分离和游离，以增加骨质暴露。然而，这可能与术后上斜肌功能障碍有关（暂时性复视）。以骨膜下方式分离滑车神经，确保它能以延迟性方式重新复位，对减少术后复视的风险至关重要。

理论上，沿眶内侧象限操作会损伤内直肌。内直肌损伤最有可能发生在初始钻孔期间，最好通过使用可伸展性牵开器保护眶周来避免。

通过放置筋膜屏障或进行正式的筛窦切除术来减少鼻窦炎，并修复鼻窦与眶腔和颅内腔的沟通，可以解决意外的对筛窦的破坏。

六、术后管理

前颅底重建后，根据硬脑膜缺损的大小，术后保留腰大池引流管 24～48h。

术后随访需要记录神经学和眼科检查（包括眼外肌运动）和美容评估（包括眼科检查）。可在切口部位敷冰，以减少术后肿胀和瘀伤。

七、示教案病

患者，女性，62 岁，有鼻窦手术史，在术后出现脑脊液漏并反复发作脑膜炎，5 年前在另一机构接受经鼻前鼻腔修补手术。在笔者所在医院的报告中，她做了 CT 脑池造影，显示她的右侧筛窦有一个漏洞。颌面部 CT（图 27-4A 和 B）显示筛骨小凹有一个小缺损。该患者的手术选择包括经鼻内镜修补鼻漏，在右侧进行广泛的筛窦切除并放置黏膜瓣，或者右侧经结膜入路放置游离黏膜瓣（如阔筋膜）。虽然单纯的鼻内入路可能会成功，但由于之前的两次鼻内手术，人们担心不能制作健康的鼻中隔黏膜瓣。最终选择经结膜入路，因为修复缺损需要最少的骨质切除工作（即筛窦切除术）。其基本原理是，从缺损上方入路不需要切除前颅底，因为前颅底是放置黏膜瓣的最佳支撑。

患者在手术室进行右侧经结膜入路开颅术（图 27-4C）并放置阔筋膜黏膜瓣。经鼻内镜观察并注射荧光素证实脑脊液漏修复成功。术中行腰大池引流术，在 24h 内暂时引流脑脊液，然后移除。患者于术后第 3 天出院，无任何问题。随访 6 个月未发现任何并发症，如鼻漏、眼肌瘫痪和（或）任何美容问题。

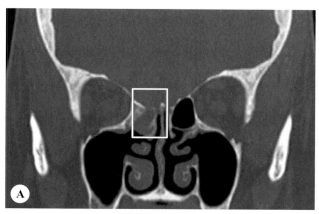
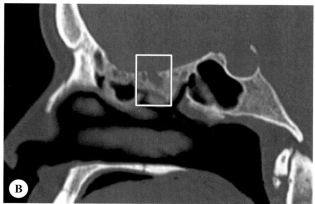
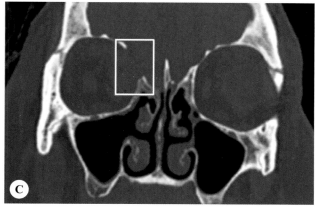

▲ 图 27-4　示教病例的术后脑脊液漏是由于筛窦小凹骨质缺损所致，尽管之前曾尝试过鼻内修补

A. 冠状位计算机断层扫描（CT）图像；B. 矢状位 CT 显示缺损在前后轴的位置；C. 术后冠状位 CT 显示经结膜入路用阔筋膜移植修复缺损形成的眼眶骨窗 [引自 Raza SM, Quinones-Hinojosa A, Lim M, et al. The transconjunctival transorbital approach: a keyhole approach to the midline anterior skull base. World Neurosurg. 2013;80(6):864-71.]

推荐阅读

[1] Hegazy HM, Carrau RL, Snyderman CH, et al. Transnasal endoscopic repair of cerebrospinal fluid rhinorrhea: a meta-analysis. Laryngoscope. 2000;110(7):1166-72.

[2] Moe KS, Bergeron CM, Ellenbogen RG. Transorbital neuroendoscopic surgery. Neurosurgery. 2010;67(3 Suppl Operative):ons16-28.

[3] Moe KS, Kim LJ, Bergeron CM. Transorbital endoscopic repair of cerebrospinal fluid leaks. Laryngoscope. 2011; 121(1):13-30.

[4] Raza SM, Quinones-Hinojosa A, Lim M, et al. The transconjunctival transorbital approach: a keyhole approach to the midline anterior skull base. World Neurosurg. 2013; 80(6): 864-71.

[5] Snyderman CH, Kassam AB, Carrau R, et al. Endoscopic reconstruction of cranial base defects following endonasal skull base surgery. Skull Base. 2007;17(1):73-8.

[6] Sughrue ME, Aghi MK. Reconstruction of dural defects

of the endonasal skull base. Neurosurg Clin North Am. 2010;21(4):637–41, vi.

[7] Zanation AM, Carrau RL, Snyderman CH, et al. Nasoseptal flap

reconstruction of high flow intraoperative cerebral spinal fluid leaks during endoscopic skull base surgery. Am J Rhinol Allergy. 2009;23(5):518–21.

参 考 文 献

[1] Zabramski JM, Kiris T, Sankhla SK, et al. Orbitozygomatic craniotomy. Technical note. J Neurosurg. 1998;89(2):336–41.

[2] Solero CL, DiMeco F, Sampath P, et al. Combined anterior craniofacial resection for tumors involving the cribriform plate: early postoperative complications and technical considerations. Neurosurgery. 2000;47(6):1296–304; discussion 304–5.

[3] Feiz-Erfan I, Spetzler R, Horn E, et al. Proposed classification for the transbasal approach and its modifications. Skull Base. 2008;18(1):29–47.

[4] Raza SM, Conway JE, Li KW, et al. A modified frontal–nasal–orbital approach to midline lesions of the anterior cranial fossa and skull base: technical note with case illustrations. Neurosurg Rev. 2009;33(1):63–70.

[5] Raza SM, Garzon-Muvdi T, Boahene K, et al. The supraorbital craniotomy for access to the skull base and intraaxial lesions: a technique in evolution. Minim Invasive Neurosurg. 2010;53(01):1–8.

[6] Reisch R, Perneczky A. Ten-year experience with the supraorbital subfrontal approach through an eyebrow skin incision. Neurosurgery. 2005;57(4 Suppl):242–55; discussion 242–55.

[7] Raza SM, Boahene KDO, Quiñones-Hinojosa AA. The transpalpebral incision: its use in keyhole approaches to cranial base brain tumors. Expert Rev Neurotherapeutics. 2010;10(11):1629–32.

[8] Moe KS, Kim LJ, Bergeron CM. Transorbital endoscopic repair of cerebrospinal fluid leaks. Laryngoscope. 2011;121(1):13–30.

[9] Moe KS, Bergeron CM, Ellenbogen RG. Transorbital neuroendoscopic surgery. Neurosurgery. 2010;67(3 Suppl Operative):ons16–28.

[10] Raza SM, Quinones-Hinojosa A, Lim M, Owusu Boahene KD. The transconjunctival transorbital approach: a keyhole approach to the midline anterior skull base. World neurosurgery. Dec 2013;80(6):864–71.

[11] Goyal A, Tyagi I, Jain S, et al. Transconjunctival incision for total maxillectomy—an alternative for subciliary incision. Br J Oral Maxillofac Surg. 2011;49(6):442–6.

[12] Bourguet J. Surgical treatment of orbital fat herniation: our surgical treatment. Bull Acad Med (Paris). 1924;92(3):1270–72.

[13] Tubbs RS, Loukas M, Shoja MM, et al. Emergency transorbital ventricular puncture: refinement of external landmarks. J Neurosurg. 2009;111(6):1191–2.

[14] Wormald PJ, McDonogh M. 'Bath-plug' technique for the endoscopic management of cerebrospinal fluid leaks. J Laryngol Otol. 1997;111(11):1042–6.

[15] Saafan ME, Ragab SM, Albirmawy OA. Topical intranasal fluorescein: the missing partner in algorithms of cerebrospinal fluid fistula detection. Laryngoscope. 2006;116(7):1158–61.

[16] Placantonakis DG, Tabaee A, Anand VK, et al. Safety of lowdose intrathecal fluorescein in endoscopic cranial base surgery. Neurosurgery. 2007;61(3 Suppl):161–5; discussion 5–6.

[17] Ciporen JN, Moe KS, Ramanathan D, et al. Multiportal endoscopic approaches to the central skull base: a cadaveric study. World Neurosurg. 2010;73(6):705–12.

[18] Zanation AM, Snyderman CH, Carrau RL, et al. Minimally invasive endoscopic pericranial flap: a new method for endonasal skull base reconstruction. Laryngoscope. 2009;119(1): 13–8.

[19] Patel MR, Shah RN, Snyderman CH, et al. Pericranial flap for endoscopic anterior skull-base reconstruction: clinical outcomes and radioanatomic analysis of preoperative planning. Neurosurgery. 2010;66(3):506–12; discussion 12.

[20] Melvin T-A, Quinones-Hinojosa A, Lim M, et al. Endoscopic harvest and transposition of vascularized pericranial flap for minimal access open and endoscopic skull base repair: technical notes and case illustration. Skull Base. 2011;21 (S 01):A117.

第28章 斜坡脊索瘤的内镜治疗
Endoscopic Management of Clival Chordoma

Jasvinder Nangiana　Sergei Terterov　Garni Barkhoudarian　Isaac Yang　著

宋同均　译　林建浩　校

一、概述

脊索瘤是一种沿神经轴脊索残余起源的罕见肿瘤，最常见于斜坡（35%）和骶尾部（53%）[1]。这种肿瘤的发病率为0.08/100 000[2]。脊索瘤可发生在任何年龄，但最常见于30—50岁，男性略占优势。肿瘤生长缓慢，有临床症状时已相当大。大体上，脊索瘤表现为灰色的分叶状肿块，没有明显的包膜，有不同程度的钙化。它在组织学上让人想起胚胎脊索组织，并具有特征性外观，具有被称为生理细胞的独特空泡细胞[3]。

虽然脊索瘤被归类为低度恶性肿瘤，但它具有局部侵袭性，复发率高，并与晚期转移有关。中位生存期为6.3年，5年和10年生存率分别为68%和40%[4]。转移性扩散发生在30%的病例中，多发于肺、骨、皮肤、淋巴结和肝脏[5-7]。这些肿瘤位置深、浸润骨质和包裹主要神经血管结构，对手术治疗带来重大的挑战。斜坡脊索瘤尤其如此，它通常位于中线，表现为累及脑神经的骨破坏性病变，导致复视、声音嘶哑、吞咽困难和（或）舌无力。由于复发风险高，大多数患者需要术后放射治疗（RT）。经放射治疗后侵袭性肿瘤缩小可预示相对较高的长期肿瘤控制率。

基于部位的鉴别诊断包括颅底软骨肉瘤、脑膜瘤、硬脑膜转移癌、表皮样癌和软骨瘤。根据其组织学和免疫组化特征，这些病变很容易区分。脊索瘤染色对细胞角蛋白、上皮细胞膜抗原、S-100蛋白、波形蛋白呈阳性，而癌胚抗原罕见阳性。最近，一种脊索瘤特异性核转录因子被鉴定出来。这个转录因子，Brachyury，参与脊索发育[8, 9]。

二、术前评估

斜坡脊索瘤的术前评估包括计算机断层扫描（CT）和增强磁共振成像（MRI）。脊索瘤在T_1上为等信号，在T_2上为高信号，钆增强表现不均匀强化。MRI有助于描绘与肿瘤邻近部位重要神经血管结构，而CT更好地显示骨受累的程度。这些不同的成像方式也可以确定肿瘤的头尾向和侧向扩展程度，这对手术计划至关重要。此外，CT血管造影可能有助于识别与病变有关的主要血管位置，这在神经导航过程中非常有价值。

历史上，一直是通过开颅手术到达斜坡。为了选择最佳的经颅手术策略，斜坡可被分为3部分[10]。一般来说，上斜坡经眶颧开颅入路；经岩骨途径到达中斜坡（前、后或联合岩骨切除）；下斜坡采取远外侧入路或变体入路[11-15]。内镜、扩大鼻内手术的引入提供更大程度地到达传统解剖和手术边界之外的斜坡病变。通过利用鼻腔的自然通道，内镜入路显示出相当大的前景，具有最佳肿瘤切除和较少的并发症。

三、技术要点

（一）手术解剖

在回顾内镜手术入路之前，我们将简要学习 Fernandez-Miranda 等优美地描述斜坡区内镜经鼻手术解剖[16]。斜坡可被分为 3 部分（图 28-1）。上斜坡或鞍区斜坡，呈梯形，上方由鞍背和后床突构成；下方是鞍底；外侧是 Dorello 管水平的岩斜裂。展神经穿过 Dorello 管进入海绵窦，在暴露过程中有危险。Dorello 管是上中斜坡之间过渡的标志点。垂体位于上斜坡的前面，可能需要移位（不管是硬膜外还是硬膜内），才能到达这个区域（图 28-2）。

硬膜外垂体移位涉及腺体向上移动，同时仍然保留硬脑膜和骨膜层。小心磨除鞍底、鞍结节、中床突（如果存在），以及中斜坡上方，使鞍区硬脑膜有足够的活动度以便抬起腺体。鞍旁

和颈内动脉（ICA）鞍旁段也需要暴露，以变充分移动。45° 内镜对于从下至上的观察和到达鞍背及后床突至关重要。对腺体的过度牵拉会撕裂最薄弱点的硬脑膜——鞍区 - 鞍旁的过渡，脑膜和骨膜层在此分开形成海绵窦，导致窦出血。

硬膜内垂体移位，涉及蝶鞍内层硬膜层和垂体之间平面，以便处理位于垂体柄后面和脚间池内的中线肿瘤。在暴露过程中，重要的是识别和保护垂体包膜，这可以保持腺体结构完整性，并将垂体功能障碍的风险降至最低。包膜是一层薄的纤维软脑膜样覆盖物，可能需要沿鞍底锐性分离才能在腺体和脑膜之间建立一个平面。电凝和处理海绵间窦和后方硬脑膜壁也是腺体向上移位所必需的。硬膜内移位最大程度提供垂体活动，但由于垂体下动脉的潜在损害和硬脑膜静脉回流障碍，增加了腺体损伤的风险。

腺体移位后，磨除鞍背和后床突，随后电凝

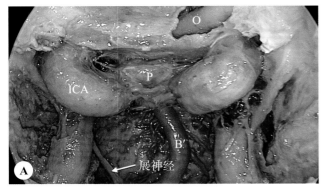

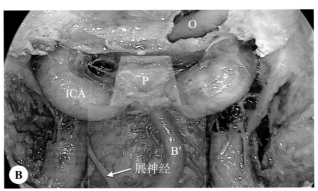

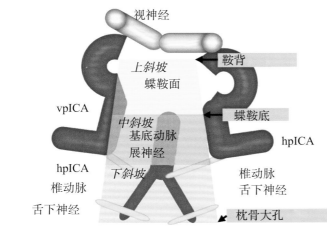

▲ 图 28-1 尸体标本和鼻内前颅底示意

A. 显示从蝶骨平面向下至基底动脉起点的解剖视图，垂体被保留在原位；B. 上、中斜坡区的边界；上斜坡区位于神经垂体，可进行转位或通过倾斜内镜进入；中斜坡上界为鞍底，下界为颈动脉水平岩段水平；C. 前斜坡三个区域的示意图；下斜坡在上方与颈动脉水平岩段交界，在下方与枕骨大孔交界；该区域位于颈动脉水平之下，因此具有更大的外侧向通路。O. 视神经；P. 脑垂体；B'. 基底动脉；ICA. 颈内动脉；vpICA. 颈内动脉垂直岩段；hpICA. 颈内动脉水平岩段

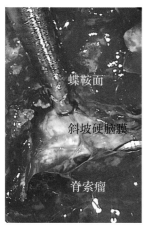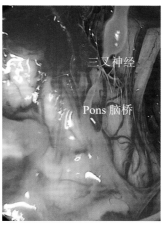

蝶鞍面
斜坡硬脑膜
脊索瘤
三叉神经
Pons 脑桥

▲ 图 28-2　前斜坡切除前和切除后视野的 45° 向上内镜像；无需垂体转位即可进入上斜坡区；切除后，可见三叉神经和颅内脑桥

并处理斜坡硬脑膜。经斜坡上入路提供了进入脚间池及其内容物，其中包括基底动脉分叉、小脑上动脉、乳头体和第三脑室底的中线通路。暴露的侧方界限是动眼神经（Ⅲ）和后交通动脉，而暴露的上界是鞍上池和结节漏斗区域。对位于脚间池下部的脊索瘤，硬膜外腺体移位为肿瘤切除提供了足够的暴露。

硬膜内移位有利于垂体后方明显向上发展的脊索瘤，特别是在漏斗后区。然而，通过对腺体上分离进入漏斗后间隙可以避免硬膜内操作。这种方法可以保留正常的垂体血管系统，同时实现类似的肿瘤切除（图 28-2）。

经斜坡上入路可以通过对硬膜内海绵间窦分离向外侧扩展。这条通路利用了硬脑膜的脑膜和骨膜层之间的平面，因为它们分开形成海绵窦的壁。经海绵窦入路提供了进入同侧后床突的通路，但在内侧受到垂体腺（被脑膜覆盖）的限制，在外侧受到海绵窦内鞍旁颈内动脉的限制。打开海绵窦时遇到的静脉出血是一个特殊的挑战，但可以用目前的止血药解决。经海绵窦通路的下外侧界是由 Dorello 管确定的，当它进入海绵窦时，位于颈内动脉的正后方。这种硬膜间入路非常适合位于海绵窦内和海绵窦后的旁正中病变，可以

更好地显示脚间池外侧隐窝内的动眼神经和后交通动脉。这种入路需要仔细监测展神经，因为展神经可能很难可视化，并且在进行重大海绵窦操作时很容易受到影响。

中斜坡，又称蝶骨斜坡，呈矩形，从鞍底延伸到蝶骨体的底部（后鼻孔的顶部）。上斜坡和中斜坡之间的过渡点是 Dorello 管，展神经在此进入海绵窦。中斜坡外侧受斜坡旁段 ICA 和岩斜裂的限制。内含 ICA 的破裂孔血管成分和翼管神经标志着下外侧暴露的界限。这种入路可进入桥前池及其神经血管内容物，其中包括基底动脉干、小脑前下动脉、回旋长动脉、展神经（Ⅵ）池段和脑桥腹侧面。45° 内镜的使用极大地促进了脊索瘤在中斜坡区向外侧延伸的视野（图 28-3 和图 28-4）。

下斜坡，又称鼻咽斜坡，呈梯形，从蝶骨体底部（后鼻孔顶部）延伸至枕骨大孔。附着在下斜坡骨和咽结节上的肌肉由鼻咽筋膜覆盖。切开筋膜，分离肌肉，露出寰枕前膜、枕骨大孔、C_1 前环、尖韧带和覆膜。经下斜坡入路显露延髓前池及其神经血管内容物，其中包括椎动脉、椎-基底动脉连接处、小脑后下动脉、脊髓前动脉、舌下神经管和后组脑神经。为了更好地暴露后组脑神经池段，可以在颈静脉孔内侧磨除颈静脉结节。如有必要，也可以进行髁内侧磨除，以改善通路和椎动脉硬脑膜入颅点的视野。只要枕骨髁磨除少于 1/2，颅颈连接处的稳定性就能保持。鼻咽斜坡外侧受到咽鼓管的限制，咽鼓管上方附着于破裂孔，外侧附着于翼突内侧。

为了到达岩斜结合部的外侧，岩下入路后采用经翼下入路。切除上颌窦后壁，露出翼腭窝。结扎蝶腭动脉（颌内动脉的终支），向外侧推移翼腭窝的软组织。识别并保留翼管神经，同时磨除翼基底部，暴露破裂孔和 ICA 膝部。接下来，在 ICA 岩骨水平段和咽鼓管之间磨除岩骨的下表面。为了进一步改善岩下暴露，可能有必要切断

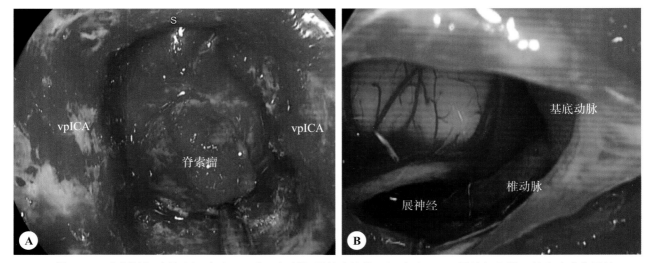

▲ 图 28-3　中斜坡切除前和切除后 30°向下倾斜视野的内镜像；切除后，可见展神经和椎 - 基底动脉交界处

S. 蝶鞍；vpICA. 颈内动脉垂直岩段

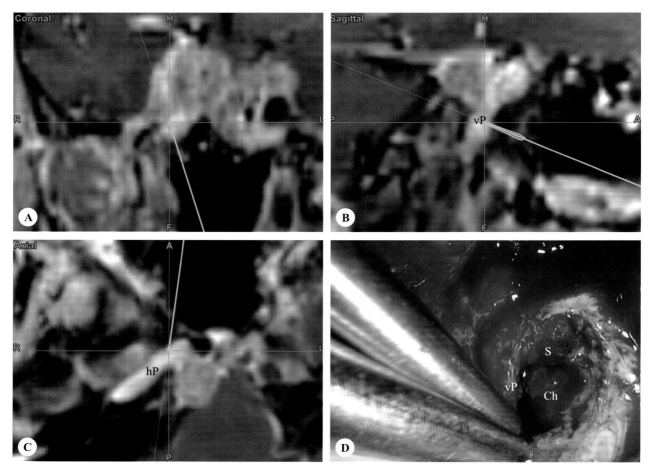

▲ 图 28-4　颈动脉岩段右水平段和右垂直段交界处的神经导航图像；这展示了中斜坡暴露的下外侧角

S. 蝶鞍；vP. 颈内动脉垂直岩段；hP. 颈内动脉水平岩段；Ch. 脊索瘤

咽鼓管以进入咽旁间隙。通过多普勒超声识别咽旁区 ICA 对避免血管意外损伤极其重要。经下斜坡入路下方受到硬腭的限制，可以通过磨除上颌嵴来改善。下斜坡区域暴露是最具挑战性的，并不奇怪，经常是残留肿瘤的部位（图 28-5）。

（二）手术技术

经鼻入路使用直的内镜进行肿瘤切除，使用倾斜的内镜进行观察。采用双鼻孔四手技术。腹部和大腿前外侧备皮，获取脂肪和阔筋膜移植物，准备修复骨和硬脑膜缺损。可以切除中鼻甲，并准备如 Hadad 所述的鼻中隔带血管黏膜瓣[17]。在双鼻孔入路中切除鼻中隔后段，广泛打开蝶窦。蝶窦底一直磨到鼻咽和斜坡。斜坡分离程度取决于肿瘤的位置。经斜坡暴露的关键解剖标志已在上文详细描述。对于延伸到垂体后并进入海绵窦的肿瘤，有必要切除鞍上足够的骨质。斜坡颈动脉可以去骨骼化，以便于切除延伸到外侧缘的肿瘤。对位于下斜坡的病变，蝶窦下沿硬腭底部的经鼻入路为肿瘤切除提供了直接的路径。斜坡硬脊膜严格在中线切开，在需要外侧暴露的地方，以倒 Y 形切口向下，到达椎基底动脉交界处为界限，以避免无意中损伤 Dorello 管

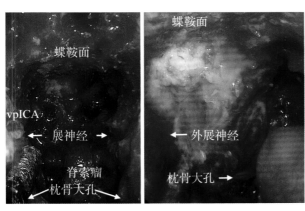

▲ 图 28-5　中、下斜坡硬膜外脊索瘤切除前和切除后 45°向下视野内镜像；展神经的水平（根据术中神经监测）为下斜坡区的上限；肿瘤切除后，左侧可见枕骨大孔和向外侧扩展进入枕骨髁内侧

vpICA. 颈内动脉岩部垂直段

中的展神经。直接刺激展神经有助于绘制其走行，因为它在斜坡硬膜层之间穿行。使用当前的显微外科技术切除肿瘤（包括锐性和钝性分离）。小心保护覆盖在脑桥和延髓上的蛛网膜层有助于避免对血管、脑干穿支和脑神经的意外损伤。使用多层移植物重建颅底骨脑膜缺损。脂肪和（或）阔筋膜呈硬膜下嵌体。带蒂血管鼻中隔黏膜瓣覆盖筋膜。最后，在硬脑膜和骨边缘使用氧化纤维素和纤维蛋白胶来固定整个结构。可能需要额外的脂肪来支撑黏膜瓣，或者可以放置一个 14F 的 Foley 导管，施加轻柔的压力，维持多层重建，在术后第 3 天取出。由于 CSF 漏的高倾向性，重建是至关重要的，尤其是在硬膜下扩展的情况下。

四、术后评估

扩大内镜入路治疗斜坡脊索瘤围术期的一个主要问题是 CSF 漏。因此，必须用纤维蛋白胶或 14F Foley 导管加强多层闭合。术后脑脊液漏的发生率为 11%～33%[18]。然而，通过使用如 Hadad 所述的血管鼻中隔黏膜瓣和如 Iacoangeli 等所述的多层成功重建，这种情况可以大大减少[19]，肌肉和黏膜层缜密闭合。

与手术相关的其他风险与肿瘤附近的重要神经血管结构有关。因此，切除脊索瘤时应监测后组脑神经。在狭窄的手术通道工作时，应尽一切努力最大限度地暴露并减少对神经的牵拉。最后，垂体瘤功能障碍是上斜坡病变的一个问题，这需要移动腺体。硬膜内垂体移位尤其如此，导致供应腺体血管断裂或垂体包膜受损。因此，术后应监测患者的尿崩症、皮质醇减少症，以及其他内分泌异常。

鉴于肿瘤复发率高，无论是调强放射治疗还是质子束放射治疗，大多数患者术后放射治疗有益。质子束治疗的布拉格峰现象允许用更少的质

子束进行更紧密的剂量分布，从而减少脑干和其他重要神经结构的剂量。治疗脊索瘤所需的放射治疗剂量分级方案为 1.8Gy/d，约 75Gy。与单纯放射治疗相比，联合手术切除和术后放射治疗的优势包括减少放射治疗剂量及距重要神经结构更远。联合治疗后的 5 年无复发生存率为 50%～60%，10 年无复发生存率为 40%～50%[20, 21]。

五、临床研究

初步临床研究显示，经鼻内镜切除斜坡脊索瘤效果良好。Graffeo 等对经鼻内镜切除颅底多个肿瘤进行了 Meta 分析[22]。对于斜坡脊索瘤，作者报道内镜切除与开放手术相比，神经系统发病率显著降低——6.9% vs. 50.5%。这些结果具有统计学意义，$P < 0.001$。这并不奇怪，考虑通过开颅手术到达颅底肿瘤的技术复杂性，同时周围重要神经血管结构导航。然而，在肿瘤肉眼下完全切除（gross total resection，GTR）率、脑脊液漏或肿瘤复发率方面没有统计学差异。在得出两种方法之间肿瘤复发率差异的结论之前，额外的长期随访数据是必要的。

最近 Chibbaro 等发表了一项经鼻内镜切除颅底脊索瘤大型临床研究[23]。该研究纳入 54 例患者，其中 22 例复发，32 例新诊断。所有患者在最大程度肿瘤切除后立即接受术后放射治疗和质子束治疗。该系列的 GTR 率为 65%。新诊断病例中，GTR 率为 88%，近全切除率（＞肿瘤 95%）为 6%，部分切除率（＞肿瘤 50%）为 6%。这与文献报道开颅手术切除斜坡脊索瘤的结果相当[24, 25]。在术后，8% 的病例发生脑脊液漏，14% 的病例发生脑膜炎。1 例患者在手术后 2 周死于 ICA 假性动脉瘤大出血。大约 11% 的病例在平均 34 个月的随访期内复发，11% 的病例进展（范围为 12～84 个月）。尽管切除率与开放手术相似，但经鼻内镜切除术的发病率要好得多。

利用鼻腔和蝶窦的自然通道，经鼻内镜入路在切除斜坡病变方面提供了很大的希望。我们必须认识到这是一种不断发展的技术，与开颅手术相比，它仍处于起步阶段。然而，早期临床结果表明，与传统手术方法相比，GTR 率相似，发病率和死亡率更低。仍然需要长期随访数据来评估生存率和复发率的差异。此外，与任何新技术一样，内镜手术有一个漫长而渐进的学习过程，在认识到其全部潜力之前，必须考虑到这一点。

参考文献

[1] Unni KK. Dahlin's Bone Tumors: General Aspects and Data on 11,087 Cases, 5th edition. Philadelphia, PA: Lippincott- Raven; 1996.

[2] McMaster ML, Goldstein AM, Bromley CM, et al. Incidence and survival patterns in the United States, 1973–1995. Cancer Causes Control. 2001;12:1–11.

[3] Barnes L, Kapadia SB. The biology and pathology of selected skull base tumors. J Neurooncol. 1994;20:213–40.

[4] Forsyth PA, Cascino TL, Shaw EG, et al. Intracranial chordomas: a clinicopathological and prognostic study of 51 cases. J Neurosurg. 1993;78:741–7.

[5] Sopta J, Tulic G, Mijucic V, et al. Solitary lymph node metastasis without local recurrence of primary chordoma. Eur Spine J. 2009;18(Suppl 2):191–5.

[6] Tavernaraki A, Andriotis E, Moutaftsis E, et al. Isolated liver metastasis from sacral chordoma. Case report and review of the literature. J BUON. 2003;8:381–3.

[7] Ogi H, Kiryu H, Hori Y, et al. Cutaneous metastasis of CNS chordoma. Am J Dermatopathol. 1995;17:599–602.

[8] Abenoza P, Sibley RK. Chordoma: an immunohistologic study. Hum Pathol. 1986;17:744–7.

[9] Jambhekar NA, Rekhi B, Thorat K, et al. Revisiting chordoma with brachyury, a "new age" marker: analysis of a validation study on 51 cases. Arch Pathol Lab Med. 2010;134:1181–7.

[10] Sekhar LN, Jannetta PJ, Burkhart LE, et al. Meningiomas involving the clivus: a six-year experience with 41 patients. Neurosurgery. 1990;27:764–81; discussion 781.

[11] Crumley RL, Gutin PH. Surgical access for clivus chordoma. The University of California, San Francisco, experience. Arch Otolaryngol Head Neck Surg. 1989;115:295–300.

[12] Janecka IP, Sekhar LN, Sen C, et al. Anterior, anterolateral, and lateral approaches to extradural petroclival tumors. Surgery of Cranial Base Tumors. In: Sekhar LN, Janecka IP (Eds). New York: Raven Press; 1993. pp. 157–233.

[13] Al-Mefty O, Fox JL, Smith RR. Petrosal approach for petroclival meningiomas. Neurosurgery. 1988;22:510–7.

[14] Harsh GR, IV, Sekhar LN. The subtemporal, transcavernous, anterior transpetrosal approach to the upper brain stem and clivus. J Neurosurg. 1992;77:709–17.

[15] Couldwell WT, Fukushima T, Giannotta SL, et al. Petroclival meningiomas: surgical experience in 109 cases. J Neurosurg. 1996;84:20–8.

[16] Fernandez-Miranda JC, Gardner PA, Snyderman CH, et al. Clival chordomas: a pathological, surgical, and radiotherapeutic review. Head Neck. 2014;36(6):892–906.

[17] Hadad G, Bassagasteguy L, Carrau RL, et al. A novel reconstructive technique after endoscopic expanded endonasal approaches: vascular pedicle nasoseptal flap. Laryngoscope. 2006;116:1882–6.

[18] Shiley SG, Limonadi F, Delashaw JB, et al. Incidence, etiology, and management of cerebrospinal fluid leak following trans-sphenoidal surgery. Laryngoscope. 2003;113:1283–8.

[19] Iacoangeli M, Di Rienzo A, di Somma LG, et al. Improving the endoscopic endonasal transclival approach: the importance of a precise layer by layer reconstruction. Br J Neurosurg. 2014;28(2):241–6.

[20] Mendenhall WM, Mendenhall CM, Lewis SB, et al. Skull base chordoma. Head Neck. 2005;27:159–65.

[21] Mendenhall NP, Malyapa RS, Su Z, et al. Proton therapy for head and neck cancer: rationale, potential indications, practical considerations, and current clinical evidence. Acta Oncol. 2011;50:763–71.

[22] Graffeo CS, Dietrich AR, Grobelny B, et al. A panoramic view of the skull base: systematic review of open and endoscopic endonasal approaches to four tumors. Pituitary. 2013;17(4):349–56.

[23] Chibbaro S, Cornelius JF, Froelich S, et al. Endoscopic endonasal approach in the management of skull base chordomas— clinical experience on a large series, technique, outcome, and pitfalls. Neurosurg Rev. 2014;37(2):217–24.

[24] Colli BO, Al-Mefty O. Chordomas of the skull base: follow-up review and prognostic factors. Neurosurg Focus. 2001;10:E1.

[25] Yoneoka Y, Tsumanuma I, Fukuda M, et al. Cranial base chordoma—long term outcome and review of the literature. Acta Neurochir (Wien). 2008;150:773–8, discussion 778.

第 29 章　上半规管裂综合征的微创开颅术治疗
Minicraniotomy Management of Superior Canal Dehiscence

Matthew Miller　John Carey　著

杨茂林　译　　朱蔚东　校

一、概述

1891 年，Frank Hartley 首次提出采用颅中窝入路进入三叉神经节[1]。1961 年，William F House 首次报道使用颅中窝入路治疗内听道肿瘤[2]。从那时起，手术入路不断变化，临床适应证范围也不断被扩大。上半规管裂综合征（superior canal dehiscence syndrome，SCDS）的临床表现为声音或压力引起的眩晕和眼球运动，慢性平衡失调，传导性听力损失，骨导音听阈降低[3, 4]。传导性听觉过敏症可能导致自听增强（听到自己的声音很大），脉动性耳鸣，甚至听到一个人的眼睛或关节活动声。裂隙导致第三个可移动的窗口（图 29-1），生理刺激引起兴奋性内淋巴远离壶腹（ampullofugal）［瓦尔萨尔瓦动作（Valsalva）对抗关闭的鼻孔和耳屏压迫］或抑制性内淋巴流向壶腹（ampullopetal）（瓦尔萨尔瓦动作对抗关闭的声门、颈静脉压迫和外半规管负压）[3]。在最初的报道中，采用颅中窝入路治疗 SCDS。这种治疗流程仍在继续发展，我们现在使用计算机断层扫描（CT）引导的图像导航来帮助定位裂隙和完善开颅手术计划。随着对临床表现的深入认识，越来越多的供应方提供 SCDS 的手术治疗。

二、临床表现和评价

颞骨 SCDS 的发生率可高达 0.5%[5]，但可能只有一部分 SCD 患者真正有症状。对于可能诊断为 SCDS 的患者，全面的病史和体格检查是非常必要的。从病史中获得的信息有助于缩小鉴别诊断范围。由于发作性眩晕的鉴别诊断众多，因此确定支持 SCDS 诊断的典型特征是很重要的。与 SCDS 相关的眩晕症状通常是由巨大的声音或

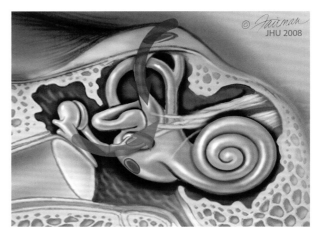

▲ 图 29-1　SCDS 中引起上半规管兴奋性和抑制性压力变化的路径；上半规管兴奋性压力变化（绿箭）通常由外耳道正压、鼻瓦尔萨尔瓦动作或声音引起；上半规管抑制性压力变化（红箭）通常是由于外耳道负压或声门瓦尔萨尔瓦动作操作短暂性升高颅内压引起

引自 Dr. Jennifer Fairman

压力变化引起的，持续时间很短。慢性平衡失调症状和认知障碍（"脑雾"）也可归因于 SCDS。SCDS 特有的听觉症状是传导性听觉过敏症的表现，包括在走路时听到自己较大的声音、眼球运动、关节运动或脚跟撞击声[4]。搏动性耳鸣虽然不是 SCDS 特有的，但也是一种常见的症状。

临床检查包括对响亮的音调或改变颅内压或中耳压力的动作所引起的特征性眼球运动的评估[6]。去除视觉固定后，眼睛在受累的半规管平面内移动。

在对可能的 SCDS 进行诊断评估时，听力图可显示传导性听觉过敏症（骨传导阈值<0dB）和传导性听力损失（CHL）。在较低的频率下，可以看到 10dB 或更大的气骨导间距（ABG）[4]。ABG 的程度已被证明与 SCD 的骨裂大小有关[7]。CHL 与耳硬化症的区别在于正常的镫骨声学反射和传导性听觉过敏，而这两者在耳硬化症中是不存在的。

耳蜗电图（ECoG）也可用于临床评估。最近报道 21 例单侧 SCDS 患者的总和电位（SP）与动作电位（AP）比值均>0.4[8]。术后 ECoG 患者的 SP/AP 值降至 0.4 以下，平均下降 0.47±0.36。

颈前庭诱发肌源性电位（cVEMP）阈值降低，眼前庭诱发肌源性电位（oVEMP）振幅增高也常见于 SCDS[9]。我们发现，眼 VEMP 对空气传导声（ACS）的响应结果在诊断 SCDS 方面比 cVEMP 具有更大的敏感性和特异性[10]。眼前庭诱发肌源性电位（oVEMP）的表现也比 cVEMP 更节省时间。其他人建议在 CT 证实的 SCD 患者中使用 ACS 或 4000Hz 的骨传导振动进行更快速的 oVEMP 检测[11]。

要考虑 SCD 的诊断，使用高分辨率计算机断层扫描（HRCT）的颞骨成像必须显示上半规管（SC）上的骨性缺失。SDCS 的诊断性 CT 理想情况下应该有较薄的有效层厚（0.5～0.6mm），适当的过滤和开窗以检测骨边缘，从聚焦于颞骨的数据集中进行多平面重建（小扫描野）。目前，我们从平板锥束 CT 获得的图像中进行 0.3mm 厚的重建。经过滤过用于骨边缘检测的图像在 SC 平面上重建，并与之正交进行裂隙评价（图 29-2）。然而，CT 上出现裂隙并不排除低于扫描仪分辨率的薄骨覆盖 SC。在断定患者患有 SCDS 之前，应结合体格检查、前庭诱发肌源性电位（VEMP）、听力图和患者症状综合考虑 SCD 的 CT 表现。

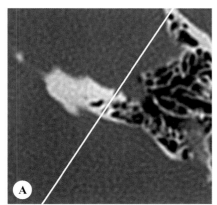 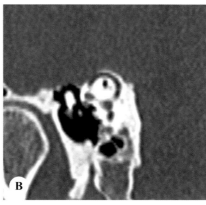 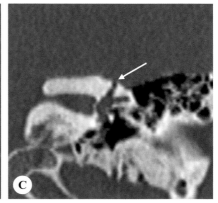

▲ 图 29-2　诊断性 CT 显示上半规管裂（SCD）

A. 在与上半规管对齐的轴向 HRCT 图像上进行多平面重建；B. 图像在上半规管平面重新格式化；C. 正交重建 SCD（箭）（引自 Dr. Jennifer Fairman）

三、手术治疗

许多 SCDS 患者能够在避免加重刺激的情况下控制他们的症状。对于有持续症状的患者，如自声过强或搏动性耳鸣，或无法避免引起眩晕的刺激，手术矫正裂隙是可能的。Shaia 和 Diaz 描述了多种手术入路，并在最近对其进行了综述（2013）[12]。首先描述颅中窝入路，在以下内容中详细介绍该技术。最近描述的一些替代方法包括经乳突 SCD 封堵（有或没有表面重建术），经乳突表面重建术，或内镜辅助下的颅中窝重建术 [13-16]。经乳突入路的倡导者指出，此入路避免了开颅手术，不涉及颞叶回缩，对有经验的耳科医生来说很熟悉，可以作为门诊手术进行，并且允许在不操作裂隙的情况下闭合管道 [13, 14]。最近，一项 SCD 经乳突封堵术的大型系列研究描述了 94%（15/16）的患者手术较为成功，术后症状完全消失或显著改善 [13]。这与之前在多个较小报告中报道的比率相似。经乳突入路的表面重建也有使用骨、筋膜或软骨帽的描述 [14, 15, 17, 18]。通过引入术中内镜，对原有的颅中窝入路进行了改进。这项技术允许较小的、直径 2cm 的开颅手术。这种方法允许重新铺设，但不能达到足以堵塞管道的暴露程度。其他人描述的颅中窝入路，使用微创开颅术（2cm×3cm）和倾斜的硬质内镜，以增强对更内侧缺损的可视化 [16]。

我们倾向于有限的颅中窝入路，而不是经乳突入路，原因有几个。在尝试封堵或重新铺设之前，可以直接观察和确认裂缝。也有人报道经乳突堵塞的 SC 后来被发现是完整的 [19]。对于硬脑膜下垂或天盖裂隙过大的患者，经乳突入路可能是不可行的 [19]。在经乳突入路中，堵塞物也被放置在更靠近壶腹和椭圆囊感觉上皮的位置。这可能会对这些结构造成更大的创伤，有可能扰乱它们的基线放电频率。此外，打开 SC 远端至裂隙可能会将堵塞物置入半规管总脚（common crus），

也会导致后半规管的感觉功能缺失 [20]。颅中窝入路可以堵塞整个裂隙的近端和远端 [21]。最后，经乳突入路需要对骨管进行钻孔、冲洗和抽吸。一旦管道打开，这些操作可能会污染或清除管道周围的淋巴，并导致膜迷路塌陷或浆液性迷路炎。

四、手术技巧

我们经常使用影像引导，以最大限度地减少在寻找裂隙时对其施加吸引术的风险，并在这些患者中经常发现的天盖裂隙中识别 SCD。在手术的前一天或手术当天，在患者面部和头皮置以不透射线的表面基准标志物并接受 CT 扫描。这些图像数据用于在手术室中导航系统注册。我们使用的 LandmarX 系统（Medtronic Corporation, Minneapolis, MN），允许我们将低分辨率的全头部数据集与高分辨率的颞骨扫描融合在一起。使用图像引导可以计划较小的开颅手术，并避免进入乳突气室。TrajeCory View 应用程序用于以开颅手术为中心，优化外科医生的人体工程学。在图像引导下，2.5cm×2.5cm 的开颅手术可以很好地进入裂隙进行封堵和表面处理。开颅手术必须足够大，以容纳 Fisch 牵引器或其他颅中窝牵开器刀片。

患者仰卧在手术台上，头部放在梅菲尔德（Mayfield）成人马蹄形头枕上。实施全身麻醉后，床面转向 180°，头部朝向外科医生。然后放置用于直接监测血压的动脉线和导尿管。静脉滴注地塞米松（0.1mg/kg）和适量预防性使用抗生素。甘露醇应准备在开颅手术前给药，剂量为0.5g/kg。

准备并无菌覆盖远离颅中窝入路切口区域的头皮区域，以放置参考框架。在定位参照系时，外科医生应预知最终切口的位置、手术中外科医生手的位置、显微镜的位置、导航系统的位置及患者的解剖结构，其中包括骨的厚度和上矢状窦

（右）或乳突发出静脉（左）的位置。对于右侧定位，我们将参照系定位在副矢方向。对于左侧入路，参照系放置在耳后。选择好位置后，会做一个长 1cm 的全厚头皮切口。从骨中清除一小块骨膜，并固定参考框架（图 29-3）。然后将参考框架与基准标记配准，以允许在手术期间导航。通常，导航配准的精度为 ≤1mm。然后移除基准标记。然后对参照系进行无菌处理，以便在病例期间使用。

神经监测小组放置了面神经监测和体感诱发电位监测所需的电极。术中 ECoG 使用金箔电极（Etymotic Research Inc., Elk Grove, IL, USA），该电极放置在外耳道（EAC）的鼓膜附近，固定在插入式音频换能器的泡沫尖端。ECoG 的电极由外科医生在耳镜可视下放置，导电凝胶放置在 EAC 内，通向鼓膜。骨蜡被放置在外耳道，以防止手术准备液进入 EAC 并可能干扰 ECoG。ECoG 压缩配件、输出电缆和接地电极用防水黏合剂敷料和胶带固定在耳郭上。这是在参考帧配准后进行的，以限制这些操作对基准标记位置的任何影响。

患者的头放在头枕上，确保非手术耳不受耳郭、ECoG 电极或输出电缆扭结的压力。手术室安全带和适当的衬垫被用来帮助固定患者的大腿和躯干，以便在手术过程中允许潜在的床位旋转。

然后在头皮上标记切口，从耳轮周围的耳轮根部延伸到 EAC 上方的某个位置，然后至上方（图 29-4）。刮掉平面切口周围的头发，用 1% 的利多卡因和 1 : 10 000 肾上腺素浸润该区域。然后对皮肤进行足够大范围的消毒，以包括先前放置在视野内的参照系，并为可能扩大开颅手术做好准备，以控制出血或清除血肿。皮肤切开完成后，沿着皮肤边缘使用 Raney 夹子控制出血。取一块颞肌筋膜，以备以后用于封堵 SC 和修复可能遇到的任何天盖缺损或可能发生的脑脊液漏（图 29-5）。然后，分离颞肌，显露开颅区域。鱼钩牵引器也可用于改善拟议的开颅手术部位的可视化。

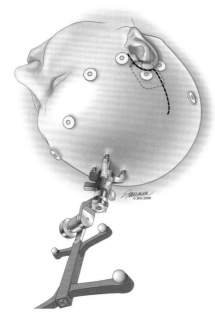

▲ 图 29-3　参考框架的位置；基准标记点显示在头皮上；切口和开颅手术的规划区域以虚线表示

引自 Dr. Jennifer Fairman

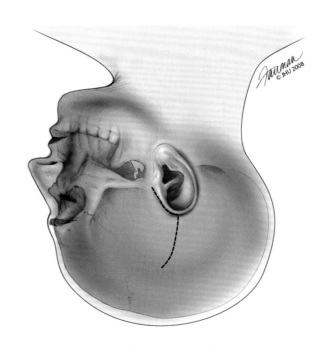

▲ 图 29-4　切口规划

引自 Dr. Jennifer Fairman

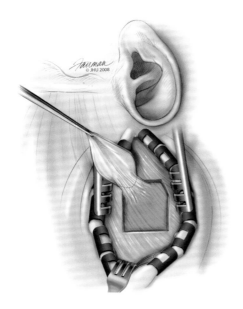

▲ 图 29-5　颞肌筋膜切除

引自 Dr. Jennifer Fairman

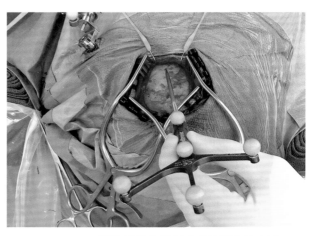

▲ 图 29-6　图像导航在开颅手术计划中的应用

引自 Dr. Jennifer Fairman

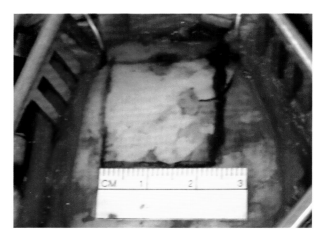

▲ 图 29-7　计划开颅手术

引自 Dr. Jennifer Fairman

术中导航系统用于计划开颅手术。轨迹视图模式用来"观察"从颅骨表面到裂隙的一条线（图 29-6），开颅手术的中心在颅骨上。轨迹和开颅手术应该定位在允许显微镜和外科医生舒适定位的位置。颅骨下缘的高度正好可以避开乳突气室，防止硬脑膜被破坏时脑脊液出口的可能途径。如果不使用导航系统，开颅手术应以 EAC 为中心。开颅手术的宽度和高度足以容纳 Fisch 牵引器，通常为 2.5cm×2.5cm（图 29-7）。注意确保开颅手术的前后切口平行，以便于 Fisch 牵引器尖头的稳定放置。一旦在颅骨切开做了标记，就可以用 4mm 的切割钻在边缘钻出槽来打开骨头（图 29-8）。骨粉收集起来，放在无菌盐水中，以备在封堵裂缝时使用。在靠近硬脑膜的地方，一个 4mm 的金刚钻用来钻孔，直到剩下一层薄如蛋壳的骨头。再用钝器将其折断。

使用 Penfield 骨膜提升器小心地将骨瓣抬离硬脑膜，并将其保存在生理盐水中以备日后使用。穿过该区的脑膜中动脉分支出血，通常必须用双极电灼术来控制。硬脑膜从开颅手术的边缘

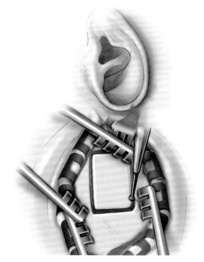

▲ 图 29-8　颅骨切开

引自 Dr. Jennifer Fairman

略微抬高，以配合牵引器。用 2mm 和 1mm 克里森（Kerrison）咬骨钳去除颅骨的锋利边缘，保留骨屑，供以后作为 SC 的堵塞物使用。

最初的硬脑膜剥离是用大的盐水浸泡的棉球完成的。然后放置 Fisch 颅中窝牵引器，用于将硬脑膜轻轻抬离颅中窝的表面（图 29-9）。使颞叶最小化回缩，且牵引器的远端最常与岩骨接触。硬膜外回缩应该是将压力分配到硬脑膜及其附着点，而不是潜在的脑实质[22]。这里的硬脑膜可能非常薄，特别是如果同时存在天盖裂，笔者发现浸泡在生理盐水中的棉球是硬脑膜抬高的最小创伤手段。在使用棉球之前，应大量使用止血药，如干燥的微纤维胶原（Avitene）或氧化纤维素粉（明胶海绵），与凝血酶混合成糊状物。在探测过程中，图像导航系统经常被用来识别 SC 的精确位置及其裂隙。导航在与 SCD 相似的多个天盖裂的病例中及在改变解剖标志的修复手术中尤其有用。外科医生可以使用提供的导航探头或 LandmarX 附件将其他器械（直挑、抽吸等）设计成探头。外科医生应小心翼翼地只吸已被浸湿了的棉球，不要直接吸裂隙区域，因为这会加

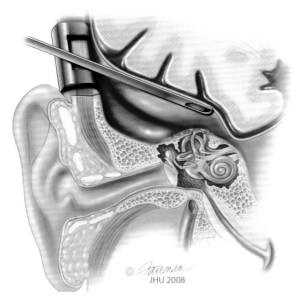

▲ 图 29-9　用 Fisch 牵引器抬高硬脑膜，显露上半规管
引自 Dr. Jennifer Fairman

大移除过多的外淋巴或撕裂膜迷路的风险，从而导致感觉神经性听力损失和前庭功能丧失。冲注洗剂时，用温乳酸林格溶液以近似等于外淋巴的电解质组成。

一旦识别出 SC 裂隙（图 29-10），应立即转移注意力到封堵裂口上（图 29-11）。发现裂隙并随后封堵半规管前后肢的过程中会与术中监测技术人员进行沟通，以便于密切监测 ECoG。之前收获的颞肌筋膜已经被准备成小块。这些湿润的筋膜在弯曲的拨片或罗顿（Rhoton）器械的轻轻压力下滑入骨 SC 的两个开放的管腔中。仪器的弯曲度应沿着半规管的弧线。在两端各放置几块，以便将堵塞物推到裂隙之外几毫米处。湿筋膜在管腔中的摩擦力很小，很容易滑出。由于将筋膜放置在另一端而产生的液压（"柱塞征"）导致筋膜从一端挤出的趋势表明，筋膜正在封堵原本关闭的迷路。必须注意的是，不要因为其筋膜移位而使一端敞开。因此，使用干燥的小块筋膜和骨粉来稳定最初的堵塞物。一旦筋膜和骨粉塞就位，与管径相匹配的骨屑就被牢牢地塞住，以便塞住裂隙的每一端。ECoG 中 SP/AP 值的正常化可能意味着第三个可移动的窗口的消失，但 ECoG 或 ABR 波 I 的退化也可能表明内耳内积聚了太多的压力，可能需要解除。

在封堵裂隙两侧之后，使用羟基磷灰石骨水泥（HydSet，Stryker）重新铺设颅中窝表面。剥离过程中使用的所有棉球在铺设前都会被取出。骨水泥在温乳酸林格溶液中凝固 5min。将剩余的颞筋膜放在骨水泥上，然后用纤维蛋白胶粘合。

闭合是通过使用低切迹钛板将先前切割的骨瓣固定到位来实现的（图 29-12）。可以用磨钻将钢板嵌入骨头中，这样手术后就不会触碰到钢板了。颞肌用可吸收缝线重新连接。生长毛发的皮肤用缝合钉封闭，耳周皮肤用尼龙缝线缝合。通常不用引流。使用由黏性纱布和蓬松物组成的正式乳突包扎敷料，并保持 48h。

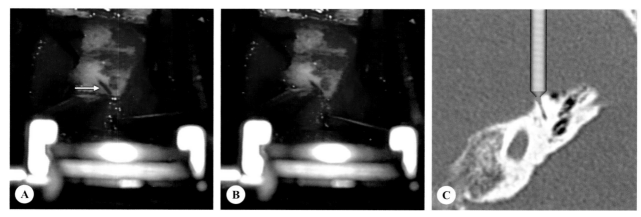

▲ 图 29–10　A. 上半规管裂隙的识别；B. 术中图像导航的使用；C. 相应的 CT 图像

引自 Dr. Jennifer Fairman

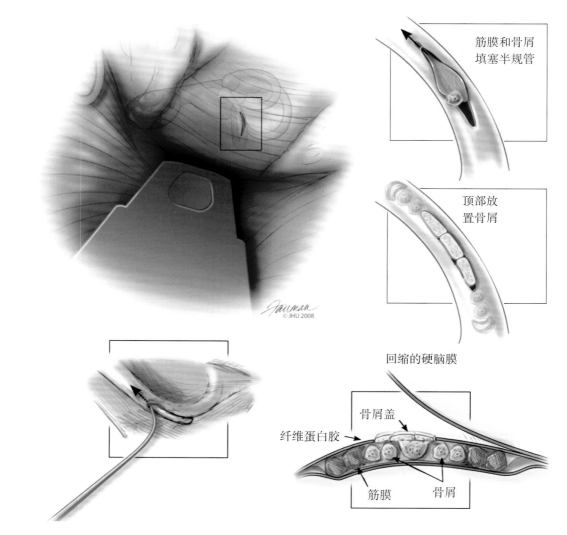

▲ 图 29–11　上半规管裂封堵术；在硬脑膜回缩的同时，确定上半规管的区域；上半规管的两端都被筋膜封住，然后骨粉和骨屑填塞

引自 Dr. Jennifer Fairman

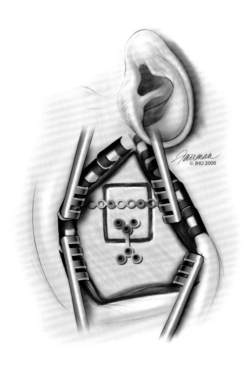

◀ 图 29-12　开颅手术的闭合
（关颅）；骨瓣用钛板固定
引自 Dr. Jennifer Fairman

五、术后管理

在转到神经外科病房之前，患者在恢复室接受 4h 的严密监护。频繁的神经学检查通宵进行，以监测硬膜外血肿的任何迹象或症状，如剧烈疼痛、精神状态变化、心动过缓 / 高血压和局灶性神经体征。在转到病房之前，移除动脉穿刺管。患者通过自控镇痛维持禁食禁水（nil per os，NPO）过夜。术后（POD）第 1 天开始口服饮食和口服药物，地塞米松每 8 小时持续 0.1mg/kg，第 2 天开始逐渐减量。减量持续时间一般为 5 天，但如果患者床边音叉试验显示感音神经性听力丧失或头部推力试验显示手术侧所有半规管功能减退，则减量持续时间延长至 10 天。

患者通常在术后立即出现恶心和刺激性眼球震颤。眼球震颤通常会迅速好转，但恶心可能会持续，需要静脉注射异丙嗪治疗。剂量从 6.25mg 开始，为缓解症状增加到总共 25mg。由于可能产生镇静作用，首先进行给药滴定，随后根据需要每 4～6 小时给药 1 次。笔者发现异丙嗪在控制前庭末端器官引起的症状方面比其他止吐

药效果更好。

前庭康复从术后第 1 天开始，每天维持直到出院。一旦患者能够安全行走，在术后第 1 天拔除 Foley 导尿管。安排门诊前庭康复，并鼓励患者每天进行前庭锻炼。大多数患者在术后第 2 天出院，并在 1 周内安排随访进行拆线 / 吻合器拆除、前庭治疗师会诊和听力检查。

六、预后

笔者所在机构使用颅中窝入路进行了 200 多次 SCD 封堵和磨削手术。已报道的听力预后为，43 例患者的 ABG 从术前的平均 16.0 提高到术后的 8.1。气传导阈值降低，骨传导阈值升高[23]。多达 25% 的患者出现轻度感音神经性听力损失，但言语辨别分数没有明显变化。用自听增强指数测定 19 例患者手术前后的症状，94% 的患者自听增强症状有改善，13 例患者完全消退。收集自手术前后患者的眩晕障碍量表（DHI），有 19 例患者报告了以前的结果[24]。患者的 DHI 评分明显下降，术前评分较高的患者改善更明显。因

听力缺失、自听增强或传导性听觉过敏症而接受SCDS修复的患者术前评分较低[25]。

七、总结

SCDS 的诊断基于适当的病史、体格检查结果（包括眼睛对声音或压力的反应），以及其他支持性检查（包括听力图、VEMP 和 CT 扫描）。SCDS 症状的谱系和严重程度在个体之间有显著差异，必须仔细权衡手术的潜在益处与每个患者的风险和成功概率。上半规管裂封堵可通过有限的颅中窝入路进行。总体而言，患者的头晕、自听增强和听觉过敏症状有所改善，较大的气–骨间隙也有改善。

八、示教案例

患者 G 女士，48 岁，她提交了一份可能是左侧 SC 裂开的评估报告。她第一次注意到左耳饱满的感觉是从她来访的 7 年前开始的。然后，她出现了平衡失调症状。在过去的数年里，她出现了自听增强和搏动性耳鸣（"我能听到我的心跳"）。走路时，她还能听到自己的眼睛移动声

音，脚后跟撞击声。她感到物体随着心跳来回运动。她承认用力大便和提重物时的头晕症状。持续不断的噪声或人群噪声"让她发疯，几乎就像一个超负荷的人"。她在黑暗中失衡的情况越来越严重。她否认有头痛、偏头痛或偏头痛家族史。

检查时，在每一个反应正常的半规管平面上进行头部推力试验，以诱发前庭–眼反射。戴红外线视频护目镜时，在 110dB HL 下向左耳施加 1500Hz 的音调，眼睛在左侧 SC 平面上有缓慢的相位向上偏移。

她的听力图显示低至中频骨传导听力亢进，ABG 为 15～20dB（图 29–13A）。进行了眼 VEMP 测试，右耳响应为 5.2μV，左耳响应为 22.2μV。左耳无颈部 VEMP 阈值，右耳为 100dB。颞骨 HRCT 平扫显示左侧 SCD。给患者讲解治疗方案，她选择了手术治疗。

术中获得照片见图 29–14。术中导航检查发现并证实了裂隙（图 29–14A 至 C）。患者的 SC 前肢裂开约 2.5mm×1.0mm（图 29–14D 和 E）。这是用筋膜、骨粉和骨屑封堵的（图 29–14F 至 H）。裂隙上方的骨盖和裂隙区域用 Hyhset 骨水泥重新铺设（图 29–14I）。

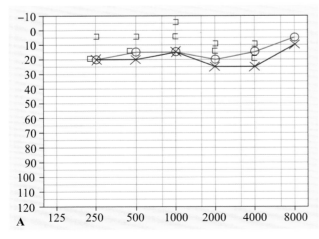
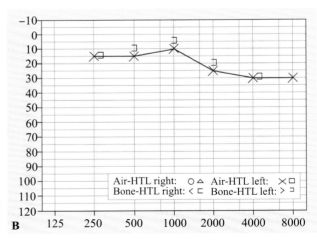

▲ 图 29–13　A. 术前测听示阈上骨传导和气骨导间距（ABG）；B. 术后听力检查显示气骨导间距闭合

引自 Dr. Jennifer Fairman

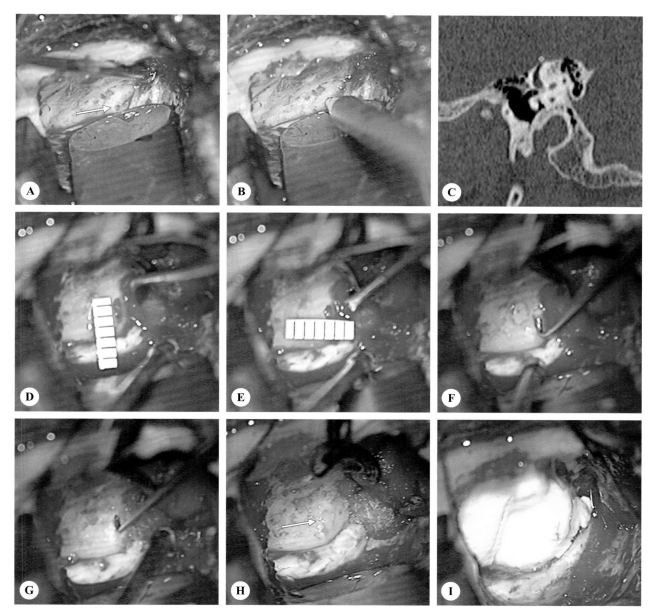

▲ 图 29–14　示教病例的 SCD 封堵和表面处理术中图像；使用 Fisch 牵引器（A）暴露上半规管裂（SCD）（白箭）；使用图像导航探头（B）和相应的 CT 图像（C）来验证 SCD；测量了 SCD 的长度（D）和宽度（E）；使用 Rhoton 解剖器，上半规管的封堵从筋膜（F）开始，然后是骨粉（G）和骨屑（H）；显示已封堵的 SCD（H，白箭）；取出棉球，用骨水泥重新铺设岩脊表面（I）

引自 Dr. Jennifer Fairman

　　在术后 6 周的随访中，患者的自听增强（搏动性发音、眼球运动音、肠鸣音、自鸣音和脚后跟撞击声）和压力引起的头晕症状几乎完全消失。她在上和水平半规管平面的头部推力测试中的功能降低。她术后仍有不平衡，并随着门诊前庭治疗而改善。术后听力图（图 29–13B）显示 ABG 闭合，骨传导听力改善。她对结果非常满意。

参 考 文 献

[1] Hartley F. Intracranial neurectomy for the second and third divisions of the fifth nerve: a new method. N Y Med J. 1892;55:317–9.

[2] House W. Surgical exposure of the internal auditory canal and its contents through the middle, cranial fossa. Laryngoscope. 1961;71:1363–85.

[3] Minor L, Solomon D, Zinreich J, et al. Sound-and/or pressure-induced vertigo due to bone dehiscence of the superior semicircular canal. Head Neck. 1998;124:249–58.

[4] Minor LB. Clinical manifestations of superior semicircular canal dehiscence. Laryngoscope. 2005;115(10):1717–27.

[5] Carey JP, Minor LB, Nager GT. Dehiscence or thinning of bone overlying the superior semicircular canal in a temporal bone survey. Arch Otolaryngol Head Neck Surg [Internet]. 2000;126(2):137–47. Available from http://www. ncbi.nlm.nih. gov/pubmed/10680863

[6] Cremer PD, Minor LB, Carey JP, et al. Eye movements in patients with superior canal dehiscence syndrome align with the abnormal canal. Neurology [Internet]. 2000;55(12):1833–41. Available from: http://www.neurology.org/cgi/doi/10.1212/WNL.55.12.1833 [Cited February 18, 2014].

[7] Chien WW, Janky K, Minor LB, et al. Superior canal dehiscence size: multivariate assessment of clinical impact. Otol Neurotol [Internet]. 2012;33(5):810–5. Available from http://www.pubmedcentral.nih.gov/articlerender.fcgi?artid=36200 43&tool=pmcentrez&rendertype=abstract

[8] Adams ME, Kileny PR, Telian SA, et al. Electrocochleography as a diagnostic and intraoperative adjunct in superior semicircular canal dehiscence syndrome. Otol Neurotol [Internet]. 2011;32(9):1506–12. Available from http://www. ncbi.nlm.nih.gov/pubmed/22072263

[9] Rosengren SM, Aw ST, Halmagyi GM, et al. Ocular vestibular evoked myogenic potentials in superior canal dehiscence. J Neurol Neurosurg Psychiatry [Internet]. 2008; 79(5):559–68. Available from http://www.ncbi.nlm.nih.gov/ pubmed/17766428 [Cited February 18, 2014].

[10] Zuniga MG, Janky KL, Nguyen KD, et al. Ocular versus cervical VEMPs in the diagnosis of superior semicircular canal dehiscence syndrome. Otol Neurotol [Internet]. 2013;34(1):121–6. Available from http://www.pubmedcentral. nih.gov/articlerender.fcgi?artid=3521086&tool=pmcen trez&rendertype=abstract

[11] Manzari L, Burgess AM, McGarvie LA, et al. An indicator of probable semicircular canal dehiscence: ocular vestibular evoked myogenic potentials to high frequencies. Otolaryngol Head Neck Surg [Internet]. 2013;149(1): 142–5. Available from http://www.ncbi.nlm.nih.gov/pubmed/ 23674567 [Cited February 4, 2014].

[12] Shaia WT, Diaz RC. Evolution in surgical management of superior canal dehiscence syndrome. Curr Opin Otolaryngol Head Neck Surg [Internet]. 2013;21(5):497–502. Available from http://www.ncbi.nlm.nih.gov/pubmed/23989599 [Cited February 18, 2014].

[13] Beyea JA, Agrawal SK, Parnes LS. Transmastoid semicircular canal occlusion: a safe and highly effective treatment for benign paroxysmal positional vertigo and superior canal dehiscence. Laryngoscope [Internet]. 2012;122(8):1862–6. Available from http://www.ncbi.nlm.nih.gov/pubmed/22753296 [Cited February 18, 2014].

[14] Deschenes GR, Hsu DP, Megerian CA. Outpatient repair of superior semicircular canal dehiscence via the transmastoid approach. Laryngoscope [Internet]. 2009;119(9):1765–9. Available from http://www.ncbi.nlm.nih.gov/pubmed/19554641 [Cited February 18, 2014].

[15] Lundy L, Zapala D, Moushey J. Cartilage cap occlusion technique for dehiscent superior semicircular canals. Otol Neurotol [Internet]. 2011;32(8):1281–4. Available from http://www.ncbi.nlm.nih.gov/pubmed/21897326

[16] Carter MS, Lookabaugh S, Lee DJ. Endoscopic-assisted repair of superior canal dehiscence syndrome. The Laryngoscope. 2014;124(6):1464–68.

[17] Crovetto M, Areitio E, Elexpuru J, et al. Transmastoid approach for resurfacing of superior semicircular canal dehiscence. Auris Nasus Larynx [Internet]. 2008;35(2):247–9. Available from http://www.ncbi.nlm.nih.gov/pubmed/17900840 [Cited February 18, 2014].

[18] Bogle JM, Lundy LB, Zapala DA, et al. Dizziness handicap after cartilage cap occlusion for superior semicircular canal dehiscence. Otol Neurotol [Internet]. 2013;34(1):135–40. Available from http://www.ncbi.nlm.nih.gov/pubmed/23160454

[19] Agrawal SK, Parnes LS. Transmastoid superior semicircular canal occlusion. Otol Neurotol [Internet]. 2008;29(3):363–7. Available from http://www.ncbi.nlm.nih.gov/pubmed/ 22753296

[20] Carey JP, Migliaccio AA, Minor LB. Semicircular canal function before and after surgery for superior canal dehiscence. Otol Neurotol [Internet]. 2007;28(3):356–64. Available from http://www.ncbi.nlm.nih.gov/pubmed/17414042

[21] Chien WW, Carey JP, Minor LB. Canal dehiscence. Curr Opin Neurol [Internet]. 2011;24(1):25–31. Available from http://www.ncbi.nlm.nih.gov/pubmed/21124219 [Cited February 3, 2014].

[22] Driscoll C, Jackler R, Pitts L, et al. Extradural temporal lobe retraction in the middle fossa approach to the internal auditory canal: biomechanical analysis. Am J Otol [Internet]. 1999;20(3):373–80. Available from http://journals. lww. com/otology-neurotology/Abstract/1999/05000/ Extradural_Temporal_Lobe_Retraction_in_the_Middle.17. aspx [Cited February 18, 2014].

[23] Ward BK, Agrawal Y, Nguyen E, et al. Hearing outcomes after surgical plugging of the superior semicircular canal by a middle cranial fossa approach. Otol Neurotol [Internet]. 2012;33(8):1386–91. Available from http:// www.pubmedcentral. nih.gov/articlerender.fcgi?artid= 3442142&tool=pm centrez&rendertype=abstract

[24] Crane BT, Minor LB, Carey JP. Superior canal dehiscence plugging reduces dizziness handicap. Laryngoscope [Internet]. 2008;118(10):1809–13. Available from http://www.ncbi.nlm. nih.gov/pubmed/18622314 [Cited February 18, 2014].

[25] Crane BT, Lin FR, Minor LB, et al. Improvement in autophony symptoms after superior canal dehiscence repair. Otol Neurotol [Internet]. 2010;31(1):140–6. Available from http://www.ncbi. nlm.nih.gov/pubmed/20050268

第六篇

颅底重建及术后管理

Skull Base Reconstruction and Postoperative Management

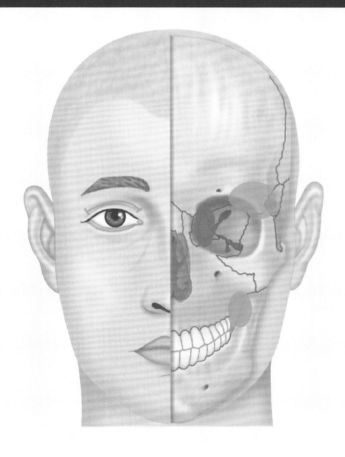

第 30 章 颅底重建
Skull Base Reconstruction

Thomas S. Lee　Andrew Johnson　Lenka Stankova　Yadranko Ducic　著
杨 凯 译　张洪钿 校

一、概述

颅底重建步骤烦琐，涉及多种不同的组织，如软组织、骨和硬脑膜。最终目的是从功能上将颅内外分开，预防脑脊液漏和脑膜炎，消除无效腔，使外观和功能最佳。在如今微创外科时代，通过内镜技术更容易实现。"经鼻扩大入路"（expanded endonasal approach，EEA）指所有经颅前窝、颅中窝和颅后窝的入路，避免了传统开颅手术导致的并发症[1]。图像导航系统、术中神经监测、经济有效图像等的发展，使这项技术安全实用。有多种并发症的老年患者可以从微创治疗中获益，缩短住院时间，促进恢复[1]。尽管如此，病例选择对预防不常见但重要的并发症仍有意义。早期并发症包括感染（脑膜炎、骨髓炎、脓肿等）、气颅、硬膜损伤和脑脊液漏，晚期并发症有面部畸形、鼻咽狭窄、张口受限、眶位不正、咬合错位和鼻塞[2]。对于部分病例，术前规划和转为开放手术是预防这些并发症的关键。特别是在过去的 10 年中，游离组织移植技术不断发展，可以在该区域缺乏可靠的血管黏膜瓣的情况下生成大量的血管化组织，并发症逐渐减少[2]。

最初认为经鼻内镜手术不适用于常规整块切除肿瘤达到切缘阴性[1]。Patel 等通过一项纳入 1307 例开颅手术患者的研究证实，切缘阴性是总生存率的一个独立预测因子（65.7% vs. 32.8%，$P < 0.0001$，CI 1.8～2.9）[3]。然而，即使充分显露也难以达到切缘阴性。Cohen 等在一项随访研究中报道了颅面肿瘤的内镜和开放手术切缘阳性率均为 17%，表明与内镜手术相比，开放手术在切缘阴性方面没有额外优势[4]。必须考虑到，虽然其他研究也已经证实了这些结果，但较高级别的肿瘤更可能被分层到开颅手术组，在它们被认为同样适合内镜手术之前，还需要更多的研究[1]。短期数据表明这两种方法的结果相似，但长期的存活数据难以获得，而且某些肿瘤如感觉神经母细胞瘤在切除后近 10 年仍有复发[5]。

二、术前评估及适应证

内镜颅底重建前应考虑缺损的大小、骨修补需求，以及皮肤、黏膜和软组织受累的程度。其他还需考虑的因素有感染状况、颅内压和外科医生的经验。该部位的放射治疗史及术后是否放射治疗也应考虑和预判。血管化较差的结构不能耐受放射治疗，会导致伤口延迟愈合和一些可能危及生命的并发症（包括颅内并发症）[2, 6]。确认硬脑膜受累的程度，水密缝合防止脑脊液漏是重建最重要的目标。应使用带血管的组织来修复缺损，可以防止呼吸道干燥[2]。如果患者既往有放射治疗史，或者预计将来需要放射治疗，那么非血管化的植入物如骨性植入物，表面应该覆盖血管化的组织[6, 7]。还要评估术后所有可能出现的脑神经功能缺失，并采用可促进吞咽、语言或面部运动康复的重建方案[2]。

大多数外科医生认为，颅底缺损很少需要骨性植入物，除非没有足够的富血管组织覆盖暴露的硬脑膜[2]。在一项前瞻性研究中，Lee 等发现支撑（鼻甲骨复合植入物、鼻甲骨黏膜植入物或硬脑膜替代物）和覆盖（游离鼻甲骨植入物）技术在内镜下成功修复脑脊液漏方面没有统计学差异（87.5% vs. 91.3%，*P*=0.792）。如果缺损直径＞1cm，则使用含骨质的鼻甲骨复合植入物进行修复[8]。

内镜下非联合手术的绝对禁忌证包括累及眼眶、额窦侧隐窝、额窦前壁、眼眶侧壁硬脑膜和面部软组织的肿瘤[1]。在这些病例中，可以考虑内镜辅助下开颅手术切除肿瘤。对于部分难治性病例，无法切除的肿瘤偶尔可以通过内镜对关键结构如颅内神经或大血管进行减压来缓解症状。

三、治疗流程

较小的、存在合适的骨性边缘的缺损可以支持植入物，使用宽大的非血管材料进行重建，这些将在本章后面讨论。然而，对于没有骨性边缘的大缺损，或者在有放射治疗史或术后需放射治疗的情况下，应使用带血管蒂的植入物进行重建（流程 30-1）。黏膜瓣的选择取决于缺损大小、缺损部位、脑脊液漏压力的高低和组织可获得性（表 30-1）[9, 10]。即使手术过程中没有遇到脑脊液漏，如果硬脑膜菲薄或之前和术后进行放射治疗愈合较差，也应首选带血管的组织[9]。如果遇到少量脑脊液漏（硬脑膜开放后未侵犯脑室或蛛网膜池的可疑脑脊液漏），缺损的位置和大小都是决定是否选择黏膜瓣的重要因素。在大量脑脊液漏（定义为侵犯脑室或蛛网膜池）的情况下，漏的位置是主要的决定因素（流程 30-2）[9]。术后大量脑脊液漏的风险增加时，最好选择大一些、质地坚韧一些的黏膜瓣[9]。如果缺损的大小和位置合适，在采用内镜辅助黏膜瓣或开放重建之前，应先探查鼻内带血管蒂黏膜瓣。

鼻中隔黏膜瓣是颅底重建首选的局部带血管蒂黏膜瓣。当鼻中隔黏膜瓣不可用时，鼻前外侧壁黏膜瓣是一种可靠的次选黏膜瓣。不过，在经筛大范围切除病例中，蒂可能经常受损。下鼻甲黏膜瓣（基底位于后方）适用于小的斜坡或鞍区缺损，但大小有限。由于体积有限，缺损直径＞1cm，即使没有脑脊液漏，除了黏膜瓣也需要皮片或脂肪填充[10]。下鼻甲黏膜瓣后基部蒂短，够不着颅前窝或鞍上区[9]。不过，鼻前外侧壁黏膜瓣和下鼻甲前蒂黏膜瓣对前颅底缺损有足够的覆盖范围。也可以使用中鼻甲黏膜瓣重建小的（直径＜1cm）经蝶或颅前窝缺损，但技术难度大不太提倡[9, 10]。

鼻内黏膜瓣不可用或颅底缺损较大，脑脊液漏较多，可以根据具体情况使用隧道式颅骨骨膜黏膜瓣或颞顶筋膜黏膜瓣。骨膜瓣取自缺损同侧，是颅前窝或颅中窝缺损的理想选择。颞顶筋膜瓣适用于颅中窝或鼻咽外侧部的缺损，但在颅前窝受限。

当上述黏膜瓣不可用时，可以使用其他区域黏膜瓣，尽管这些黏膜瓣尚未在大量患者中进行研究。包括用于颅前窝缺损的面动脉颊肌黏膜瓣、用于颅后窝缺损的枕部黏膜瓣及腭部黏膜瓣[9]。

理论上讲，带蒂腭部黏膜瓣可以用于颅底所有区域，但获取困难，由于缺乏充分的预后资料和供区并发症，应作为最后的手段[9]。此外，缺损较大或局部缺乏血管植入物时，可以进行显微血管吻合组织移植[11-13]。

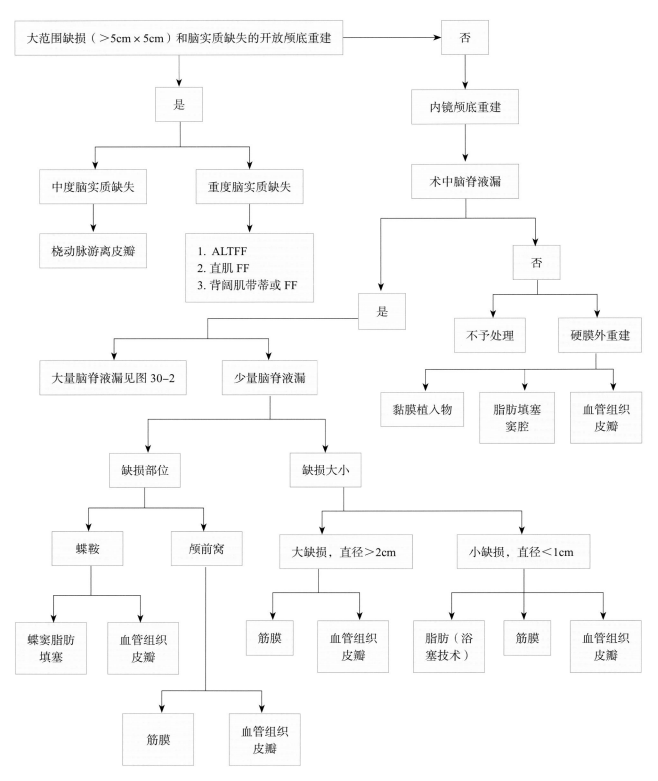

▲ 流程 30-1　少量脑脊液漏颅底重建流程

FF. 游离皮瓣；ALTFF. 大腿前外侧皮瓣（改编自 Patel 等）

表 30-1　颅底重建皮瓣选择

手术方式	皮瓣	蒂	可用大小	重建部位	优点	缺点
	鼻中隔皮瓣[6, 14]	鼻后中隔动脉（蝶腭动脉分支）	25cm²	全部	• 较大、可靠 • 皮瓣可选	
内镜下	鼻腔外侧壁皮瓣[10]	内眦动脉（面动脉）和筛前动脉（眼动脉）	> 5cm²	颅前窝到蝶鞍	• 血管可靠 • 较大 • 可以联合鼻中隔皮瓣用于较大缺损	• 可能损伤鼻泪管 • 获取后的皮瓣呈凸型
	下鼻甲前皮瓣[23]	筛前动脉	4.7cm×1.8cm 4.31cm²	额窦到平台	• 简单、获取方便 • 蝶腭动脉被结扎时可以使用	• 可能损伤鼻泪管 • 后方所达范围受限
	下鼻甲后皮瓣[10, 20]	鼻后外侧动脉（蝶腭动脉分支）	5.4cm×2.2cm （2.4±1）cm²	筛板后部、蝶鞍、斜坡		• 较小 • 黏膜薄 • 不易够到前颅窝 • 可能损伤鼻泪管
	中鼻甲皮瓣[6, 10]	鼻后外侧动脉中鼻甲支	5cm²	筛凹小缺损、平台或蝶鞍		• 较小 • 黏膜较薄 • 获取困难 • 脑脊液漏

（续表）

手术方式	皮瓣	蒂	可用大小	重建部位	优点	缺点
内镜辅助	帽状腱膜瓣[10,49]	眶上动脉和滑车上动脉	200cm²	颅前窝到蝶鞍	坚韧、多用途	• 难以够着颅后窝
	颞顶筋膜瓣[10,50]	颞浅动脉	140~170cm²	鞍旁、斜坡	• 血供可靠 • 较大 • 柔韧	• 旋转弧度会影响蒂部，到达颅前窝受限 • 技术难度大 • 需半冠状切口 • 可能损伤三叉神经，翼管神经功能障碍
	腭瓣[10]	腭降动脉	18cm²	平台、蝶鞍、斜坡	表面积大	• 供区并发症 • 口鼻瘘可能 • 够不到颅前窝
开放	前臂桡侧皮瓣	桡动脉	54cm²	大缺损	• 很可靠 • 薄、柔韧 • 可以获取筋膜、筋皮肤或骨膜	• 手缺血风险 • 供区并发症 • 不适用于大量脑脊液漏
	腹直肌皮瓣	腹壁下深动脉	240cm²	大缺损	• 填塞重要无效腔 • 可以设计多重皮片 • 仰卧位获取	• 一段时间后脂肪吸收 • 会导致腹壁疝
	大腿前外侧皮瓣	旋股外侧动脉深支	• 约450cm²或更多 • 一期缝合 8cm×25cm	较大缺损	• 范围较大的皮肤肌肉等可用软组织 • 术后活动方便	• 血管解剖变异 • 一段时间后肌肉萎缩

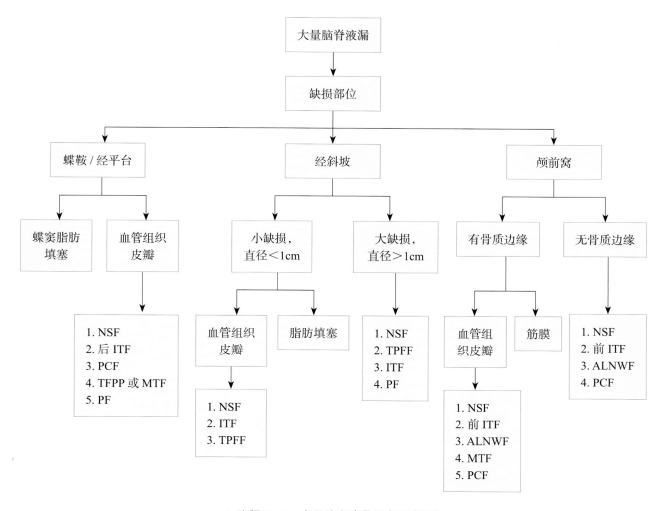

▲ 流程 30-2　大量脑脊液漏颅底重建流程

ITF. 下鼻甲皮瓣；MTF. 中鼻甲皮瓣；NSF. 鼻中隔皮瓣；PCF. 骨膜瓣；PF. 腭瓣；TPFF. 颞顶筋膜瓣；ALNWF. 鼻前外侧壁皮瓣（改编自 Patel 等）

四、颅底内镜重建

（一）血管化组织

1. 鼻中隔黏膜瓣

鼻中隔黏膜瓣已成为颅底重建的主力，并彻底改变了内镜重建手术。以前，由于经常出现的脑脊液漏难以控制，小的颅底缺损内镜下也无法修复，但带血管蒂鼻中隔黏膜瓣的引入使较大颅底缺损的修复成为可能。分离以蝶腭动脉后中隔分支为蒂的鼻中隔黏膜骨膜和黏膜软骨膜获取黏膜瓣（图 30-1）。该黏膜瓣能够提供 25cm² 的带血管组织，向前达到额隐窝，向后达到下斜坡[6, 14]。该黏膜瓣可以覆盖平均 8.64cm² 的缺损，还可以通过增加黏膜瓣的宽度包括鼻腔底黏膜来适应更大的缺损[15]。据报告黏膜瓣修补的脑脊液漏总发生率为 3.2%～5%，硬脑膜缺损较大、儿科患者和既往放射治疗史会使风险增加[1, 15]。Patel 等发表了一项纳入 150 例患者的前瞻性研究，术后脑脊液漏发生率为 4%（其中 4 例为术中大量脑脊液漏，2 例为术中少量脑脊液漏）[9]。

2. 手术技巧

0° 内镜下沿鼻中隔两侧黏膜下注射 1% 的利多卡因和 1∶100 000 的肾上腺素，有助于鼻中隔黏膜的分离。将浸泡有可卡因或羟甲唑啉的棉片

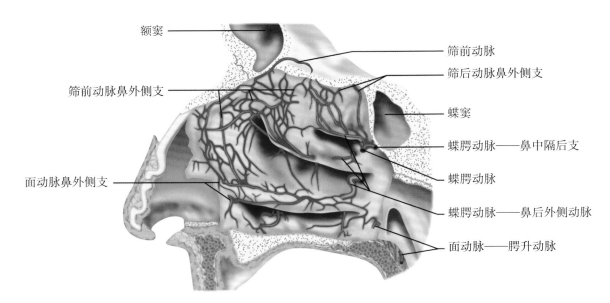

▲ 图 30-1 鼻腔外侧壁的血管解剖；了解皮瓣血管蒂的位置是皮瓣重建成功的关键

置入双侧鼻腔内与下鼻甲直接接触，促进黏膜血管收缩。

适度减轻充血后，用 0° 内镜评估术野。如果使用器械的空间受限，可以在获取鼻中隔黏膜瓣同侧行中鼻甲切除术。沿颅底上方用内镜剪刀横断中鼻甲。上面附着处横断后，完全游离中鼻甲。然后确认蝶嘴。如果上鼻甲较大阻碍了蝶嘴的显露，则用 Blakesley 钳将上鼻甲的下半部分锐性横切。鼻中隔后支沿蝶嘴从外向内进入鼻中隔黏膜。以蝶嘴为中心，用 Colorado 电刀沿鼻中隔切开黏膜。沿鼻中隔行梯形切口，根据所需黏膜瓣的大小获取最大范围的鼻中隔黏膜（图30-2）。然后沿鼻中隔上缘向前到鼻中隔末端使用电刀向上切开黏膜。切口应只切开鼻中隔黏膜而不穿透鼻中隔软骨。下方另一个切口位于蝶嘴下缘沿鼻中隔下方从后向前与鼻底平行。接下来，用 McCullough 剥离子进行软骨膜下剥离。将鼻中隔黏膜瓣从前向后翻起置于鼻咽部，手术部位颅底重建备用。

鼻中隔黏膜瓣翻起后，如有必要，可以收集鼻中隔软骨行鼻中隔成形术。使用 15 号刀片，获取鼻中隔软骨植入物，留 1～1.5cm 呈 L 形的

软骨作为鼻中隔背侧和末端的支撑。保持对侧鼻中隔黏膜完好无损。去除鼻中隔软骨后，获取鼻中隔骨。可以使用各种鼻中隔剪刀来横切鼻中隔上方到颅底的附属结构。移除鼻中隔下方的骨质，植入备用。

切除鼻中隔下方的骨质后，如果需要，行双侧蝶窦开放术比较简单。要尽量减少损伤位于鼻中隔黏膜瓣侧蝶嘴上的鼻中隔黏膜，保护黏膜瓣的血管蒂。

将用于重建的鼻中隔黏膜瓣准备好后，清除缺损周围骨质边缘的黏膜。需要时可以植入骨质或脂肪。鼻中隔黏膜瓣黏膜侧放置到位。用纤维蛋白胶或 DuraSeal 硬脑膜胶进行水密闭合。在合适的位置填塞明胶海绵支撑黏膜瓣。置入膨胀海绵，1～2 周后取出。

3. 中鼻甲黏膜瓣

中鼻甲黏膜瓣可以闭合累及筛凹、蝶骨平台或蝶鞍的小缺损。以蝶腭动脉中鼻甲支为基底，可以提供约 5cm² 的血管组织[6]。Simal 等对 10 例接受中鼻甲黏膜瓣重建术的患者进行了回顾性分析，报告术后出现脑脊液漏 0 例[16]。该黏膜瓣由于获取困难，目前不太常用。剥离黏膜

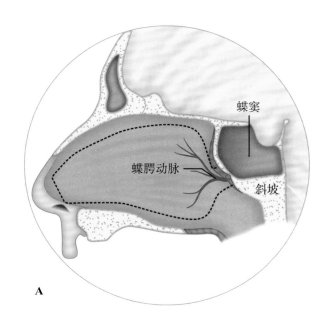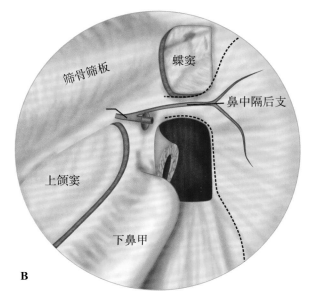

▲ 图 30-2　右侧鼻腔获取鼻中隔皮瓣

A. 鼻中隔皮瓣切口规划，以蝶腭动脉为基底；B. 鼻中隔皮瓣后部鼻内镜视图（虚线）；注意，后上方和后下方切口之间应该足够宽，不要损伤蒂部；中鼻甲切除术和大型上颌窦造瘘术可以如图进行，但没有必要常规如此

瓣需要破坏与颅底和鼻腔侧壁的骨性连接，骨膜下分离黏膜瓣在技术上难度较大。而且，血管蒂位置的变异率高达 25%，蒂部的识别和保护比较困难[17]。

4. 手术技巧

一般采用缺损侧的中鼻甲。鼻腔内放置浸泡有血管收缩药物的棉片。血管收缩充分后，沿中鼻甲前、内、外表面注射 1% 利多卡因和肾上腺素。在中鼻甲前方行一纵行切口，将黏膜骨膜从下方的骨质上剥离（图 30-3）[16]。必须保持在骨膜下层面以避免损伤蒂部。用 Blakesley 钳或鼻中隔剪刀锐性横断中鼻甲上方与颅底的附着处，最大限度减少脑脊液漏的风险。沿中鼻甲骨质内外表面剥离黏膜骨膜后，可以使用咬骨钳逐块去除中鼻甲骨质[16, 17]。在中鼻甲腋附近沿内外表面切开黏膜，将黏膜瓣可以像翻书一样翻开[16, 17]。小心分离后部，此处是蝶腭动脉的分支，保护黏膜瓣蒂。如果所需长度不够，可以将蒂部向后分离到蝶腭孔[16, 17]。获取黏膜瓣后，可以将其存放于鼻咽、上颌窦或鼻腔外侧壁，重建备用。

5. 下鼻甲黏膜瓣

下鼻甲黏膜瓣非常适合既往手术鼻中隔黏膜瓣已损伤的患者。下鼻甲后黏膜瓣，以鼻后外侧动脉为基底，用于累及筛板后部、蝶鞍、蝶骨平台或颅后窝的颅底缺损[18]。然而用于颅前窝受限。下鼻甲黏膜瓣的鼻后外侧动脉起源于蝶腭动脉（图 30-4）[19]。该黏膜瓣长 5.4cm、宽 2.2cm，表面积（2.4±1）cm²。缺损较大时可以获取双侧黏膜瓣[20]。Fortes 等报道了 4 例患者使用下鼻甲后黏膜瓣，没有出现术后并发症[20]。Patel 等建议缺损直径 >1cm 时可以将脂肪垫与下鼻甲黏膜瓣结合使用，以增加组织体积[9]。

以筛前动脉或内眦动脉为基底向前的下鼻甲黏膜瓣，非常适用于累及额窦后壁并延伸至蝶鞍的前颅底缺损（图 30-5）。也已成功用于鼻内衬重建和鼻中隔穿孔的修复[21]。据报道，该黏膜瓣宽 1.8cm，长 4.7cm，表面积 4.31cm²。Amit 等报道了 10 例大量脑脊液漏的患者，术后无脑脊液漏，黏膜瓣存活率 100%[22]。

鼻痂形成与黏膜瓣相关，1～2 月后会随该区

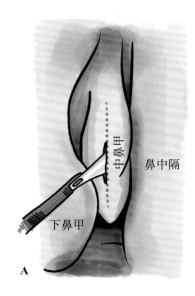
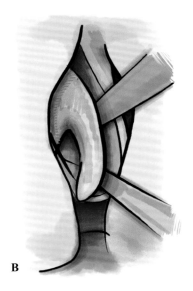
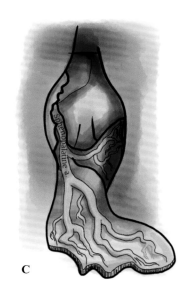

▲ 图 30-3　获取中鼻甲皮瓣

A. 在中鼻甲前端行垂直切口；B. 骨膜下分离，用剪刀剪开中鼻甲的颅底粘连处，如蓝虚线所示；C. 像翻书一样翻开中鼻甲皮瓣，去除中鼻甲骨质；沿着鼻腔外侧壁向内到筛骨嵴辨认蝶腭动脉，可以向后分离蝶腭动脉到蝶腭孔增加蒂长

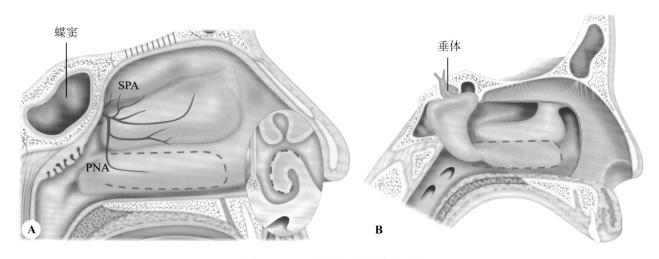

▲ 图 30-4　下鼻甲后皮瓣手术技巧

A. 蝶腭动脉从筛骨嵴附近的蝶腭孔穿出，皮瓣上下切口如图（虚线）；B. 下鼻甲后皮瓣蒂为蝶腭动脉，皮瓣可以向后旋转重建蝶鞍或鼻咽部缺损。SPA. 蝶腭动脉；PNA. 鼻后外侧动脉

域黏膜化而消退。要小心保护下鼻道 Hasner 瓣附近的黏膜，避免损伤鼻泪管[23, 24]。如果进行 Lothrop 手术，使用前黏膜瓣应慎重，因为血供可能已被破坏[23]。虽然黏膜瓣中会有不同数量的下鼻甲骨质，但如果去除整个下鼻甲，可能因萎缩性鼻炎导致慢性鼻塞。

6. 手术技巧

(1) 下鼻甲后黏膜瓣。后蒂位于下鼻甲外侧附着处的上方，据下鼻甲后尖 1～1.5cm[20]。通常在缺损同侧获取黏膜瓣。鼻腔内填塞棉片促进血管收缩，开始获取黏膜瓣。下鼻甲、鼻底、下鼻道注射 1% 利多卡因和 1：100 000 肾上腺素。首

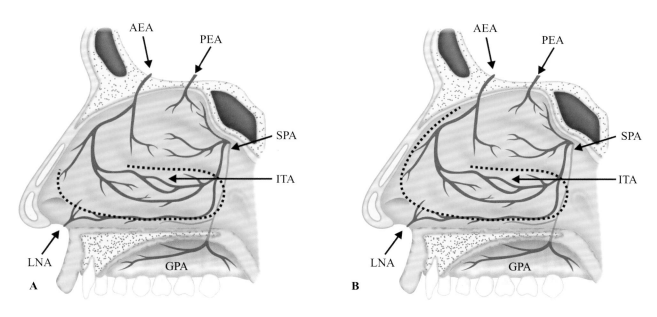

▲ 图 30-5　下鼻甲前皮瓣的切口

A. 下鼻甲前皮瓣切口；B. 切口上延可增加蒂长和旋转。AEA. 筛前动脉；GPA. 腭大动脉；ITA. 下鼻甲动脉；LNA. 鼻外侧动脉；PEA. 筛后动脉；SPA. 蝶腭动脉

先将下鼻甲推向一侧以扩大视野。蝶腭动脉穿出蝶腭孔，辨认蝶腭动脉。沿着下鼻甲后半部在上鼻甲的外侧附着点上方的黏膜切开小口。从前向后黏膜下剥离，直到筛骨嵴显露出来。筛骨嵴位置恒定，位于蝶腭孔前方 0～3mm 处[25, 26]。确认蝶腭动脉后，沿下鼻甲上部用 Colorado 单极电刀背向蒂部矢状切开黏膜。应避免损伤上颌窦开口，尽量保留前、后鼻囟门。向下矢状切开下鼻甲下缘。切口不要超过下鼻道顶部，避免损伤位于下鼻道的鼻泪管开口。接下来，垂直切开下鼻甲前端连接上下黏膜切口。内镜下，使用吸引器剥离子或 McCullough 剥离子从前到后剥离黏膜骨膜。下鼻甲骨质也可以随黏膜瓣一起剥离，不过随着时间的推移，保留下来的骨质会黏膜化，从而最大限度地减少萎缩性鼻炎的潜在风险。获取完整的下鼻甲黏膜衬里及鼻底或鼻囟门附着的各种黏膜骨膜[20]。蒂部位于外侧附着处上部进入下鼻甲后方距下鼻甲后尖 1～1.5cm，必须小心避免损伤。在颚骨垂直部正上方垂直下行的鼻后外侧动脉也应保留。黏膜瓣剥离后，将其移动到

缺损部位进行重建。黏膜瓣的黏膜骨膜侧朝向裸露的骨质或硬膜。黏膜瓣表面使用纤维蛋白胶或 DuraSeal，明胶海绵支撑黏膜瓣。鼻腔内黏膜瓣侧用表面附有抗生素的软海绵填塞。1～2 周后移除，每日冲洗鼻腔 2 或 3 次。

(2) 下鼻甲前黏膜瓣。鼻腔内填塞棉片减轻黏膜充血后，沿整个下鼻甲、鼻底和下鼻道注射 1% 利多卡因和 1∶100 000 肾上腺素。首先用剥离子向内侧断开下鼻甲，改善下鼻道视野。如果显露有限，可以行中鼻甲切除术，据情况而定。用针状电凝在下鼻甲头端前方从鼻骨水平到鼻底紧邻梨状孔垂直切开[23]。后切口沿鼻腔外侧壁紧接泪骨随即向前到钩突。两切口之间为蒂。然后在下鼻甲的上部上方及沿鼻底和鼻中隔交界处的上颌窦嵴向下矢状方向切开。用吸引器 Freer 剥离子或 McCullough 剥离子在前后方向剥离黏膜骨膜。在下鼻甲后尖附近黏膜下剥离时，找到蝶腭动脉分支，予以夹闭或电凝。下鼻甲骨质留在原位用于再上皮化，随着时间的推移最终黏膜化。如果需要增加黏膜瓣的长度，可以将位于前

方的垂直切口向上延长，这样蒂的长度可以额外增加 1～2cm[23]。颅底附近向上的切口使用 30° 内镜或 70° 内镜有助于避免脑脊液漏。切口向上延长应逐渐向后前方朝向额窦前壁，尽量减小覆有筛前动脉的蒂黏膜宽度变窄的风险。沿钩突向上延长位于后部的切口，避免损伤中鼻甲腋附近额隐窝周围的黏膜，最大限度减小额窦阻塞或将来黏液囊肿形成的风险。

重要的是黏膜瓣黏膜侧需朝向缺损。在置入黏膜瓣前，应沿边缘清除缺损部处的黏膜以裸露骨质。当进行鼻内表面重建、鼻中隔穿孔修复或腭瘘修复时，可以用可吸收缝线固定下鼻甲黏膜瓣[21, 27, 28]。黏膜瓣不容易用缝线固定时，可以使用 DuraSeal 或纤维蛋白胶，并用明胶海绵填充物层作为支撑。鼻腔内黏膜瓣侧可以用表面附有抗生素的软海绵填塞。1～2 周后取出，每日冲洗鼻腔 2 或 3 次。

7. 鼻腔外侧前黏膜瓣

当鼻中隔黏膜瓣不可用时，可以选择最近提出的从鸡冠到鞍结节的鼻腔外侧黏膜瓣。在设计上与下鼻甲前黏膜瓣相似，不过沿鼻腔外侧壁和鼻底延长，表面积更大（图 30-6）。该黏膜瓣基于鼻外侧动脉（起源于面动脉）和筛前动脉，可以与鼻中隔黏膜瓣结合用于覆盖较大的缺损。Hadad 等最近报道了 3 例接受鼻外侧黏膜瓣的患者术后病情平稳[24]。然而，获取黏膜瓣后尽量保持下鼻甲的形状，可能需要进一步处理来适应植入[24]。黏膜瓣的潜在并发症包括短期内结痂直至供区完全黏膜化及鼻泪管损伤。

8. 手术技巧

鼻腔内使用棉片减轻黏膜充血。沿鼻腔外侧壁、下鼻甲、下鼻道和鼻底注射 1% 利多卡因和 1∶100 000 肾上腺素。向内侧折断下鼻甲扩大视野。沿梨状孔前缘从鼻骨的尾部边缘行前垂直切口，向下延长至下鼻甲头端上部（图 30-7）[24]。在钩突前沿泪骨行后垂直切口。然后

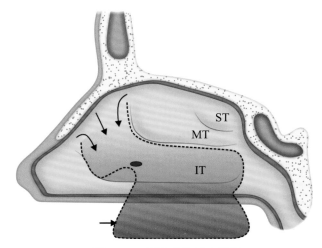

▲ 图 30-6　鼻腔前外侧皮瓣切口

注意下鼻甲皮瓣前方与鼻底上方切口向下延长（黑箭）之间的相似性；下鼻道附近前切口应避开鼻泪管开口。ST. 上鼻甲；MT. 中鼻甲；IT. 下鼻甲

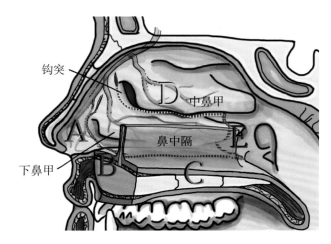

▲ 图 30-7　鼻腔前外侧皮瓣手术技巧

A. 切口位于下鼻甲（绿线）前头端的前方，在下鼻道避开鼻泪管开口，如有必要，可以进泪管支架术加以识别开口；B. 切开鼻腔外侧壁，延长穿过鼻底，同时避开鼻泪管开口；C. 在鼻中隔附近沿鼻底切开；D. 在钩突（黄线）正前方，沿下鼻甲的上缘向后切开；E. 沿鼻底行后切口，从鼻腔外侧壁、下鼻甲和鼻底在骨膜下平面剥离黏膜骨膜

将后切口沿下鼻甲的上部、钩突正下方沿矢状方向延长。如有必要，可以去除中鼻甲的下半部分扩大视野。在上矢状切口最后部分，必须夹闭或电凝蝶腭动脉。根据筛骨嵴识别蝶腭动脉。从下鼻甲后尖，沿冠状面切开下鼻甲上部，向下经过

鼻甲的后端，达鼻中隔和鼻底交界处。沿下鼻甲前头端向下延长前垂直切口到鼻底与中隔交界处。然后沿着中隔下方顺着上颌嵴将两个冠状切口通过矢状切口连接。获取黏膜瓣时，行弧形或椭圆形切口绕过鼻泪管对其保护。从下鼻甲头端前部开始，用吸引器 Freer 剥离子或 McCullough 剥离子从前向后剥离黏膜骨膜黏膜瓣。鼻甲内侧剥离后，外侧（通道部）也予以剥离。然后将该黏膜瓣放到鼻腔外侧壁，同时注意保护鼻泪管。黏膜瓣的剥离与鼻底相连。将缺损处骨边缘的黏膜去除。整个黏膜瓣从鼻腔外侧壁剥离后，置入颅底缺损处。需要的话，可以在下面放置软骨或骨植入物。黏膜瓣黏膜侧应朝向缺损处，可以使用纤维蛋白胶或 DuraSeal 及多层明胶海绵。用 Foley 导管或软海绵额外支撑 1～2 周。

9. 颅骨膜瓣

如果鼻内血管黏膜瓣因尺寸限制而无法使用或不受欢迎，则内镜下骨膜黏膜瓣是一个很好的替代方案。对于较大的前颅底缺损合并大量 CSF 漏比较理想。仅以眶上动脉和滑车上动脉一根血管为

蒂，可以从眶缘向后延伸到枕骨[29]。由于随着黏膜瓣旋转进入鼻腔，黏膜瓣长度有所损失，长度应该考虑多一些。当黏膜瓣旋转进入额窦时，存在额窦阻塞的潜在风险，将来可能形成鼻窦炎或黏液囊肿。由于这个原因，该手术通常伴随 Draf Ⅲ 手术，允许双侧鼻窦单侧引流，术后一侧会留下瘢痕[29]。该技术需要眉间切口，细致的缝合和术前在自然皮肤褶皱处切开可以最大限度地减少面部明显瘢痕的数量。这种黏膜瓣由 Zanation 等引入，常用于大量脑脊液漏的大颅底缺损。Patel 等报道了 16 例患者没有出现黏膜瓣坏死[9]。

10. 手术技巧

术前，将患者的头发分开，沿中线行 2cm 的小切口，并在颞肌筋膜的上附着点附近行 1cm 的外侧小切口（图 30-8）。可以行 1cm 的水平眉间切口，有助于鼻内镜下黏膜瓣植入。使用多普勒确定眶上动脉和滑车上动脉的位置。蒂宽约 3cm。不要过中线，保留对侧的颅骨膜瓣。切开入口后，使用内镜下眉部牵开装置，在帽状腱膜下层进行分离。也可以向后分离增加

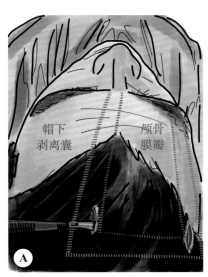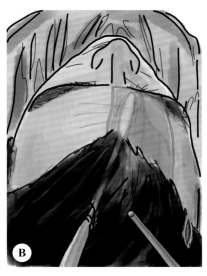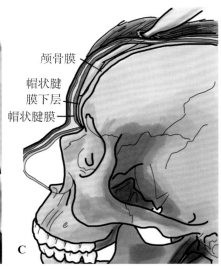

▲ 图 30-8　获取颅骨膜瓣

A. 利用发际线后的两个入口获取颅骨膜瓣，类似于内镜下提眉术，外科医生还可采用双侧冠状切口，通过开放入路获取颅骨膜瓣，绿点状线标记了获取颅骨膜瓣的设计范围，蓝点状线标记了帽状腱膜下分离范围，必须大于颅骨膜瓣的大小使之充分显露；B. 在帽状腱膜下层切开，在成角内镜下用剥离子分离帽状腱膜下至眶上缘，必须保护滑车上和眶上血管；C. 颅骨膜顶部帽状腱膜下分离矢状位视图

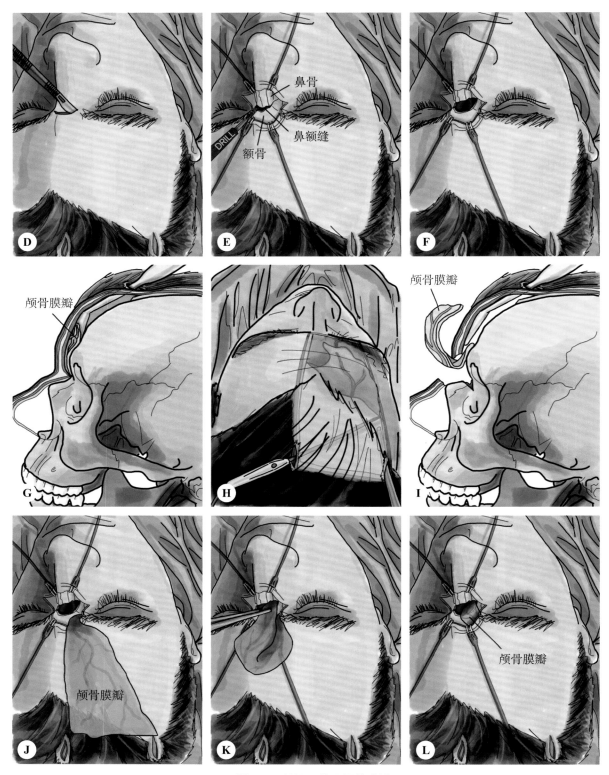

▲ 图 30-8（续）　获取颅骨膜瓣

D. 在鼻根或眉间中线附近的自然皮肤皱褶处水平切开 1cm，有助于皮瓣旋转入鼻腔中。患者需要准备好进行 Draf Ⅲ 手术；E. 沿鼻额缝钻孔，在鼻根处进入鼻腔；F. 开口应足够宽，不要限制皮瓣的血液供应；G. 在帽状腱膜下层分离皮瓣；H. 用电刀沿其内侧、外侧和后方切开皮瓣，外侧切口位于颞线内侧，避免损伤面神经的额支；I. 将颅骨膜瓣向下翻转，同时保留眶上和滑车上血管完整；J. 将颅骨膜瓣通过鼻根部切口拉出；K. 向鼻内转移颅骨膜瓣；L. 使用内镜通过鼻额缝骨缺损处

黏膜瓣的长度。分离到眶上缘上方约 2cm 处之后，转而进行骨膜下分离，孤立颅骨膜瓣。在设计的颅骨膜瓣内外缘做两个小的垂直切口，穿过颅骨膜到达骨膜下层。在骨膜下层向前下分离至眶上缘。接下来，行眉间水平切口至鼻根骨膜处。当蒂部血管从眶上孔和滑车上孔穿出后，必须小心不要破坏。从黏膜瓣内侧近中线处，经眉间切口进行骨膜下分离，直到在上方可以看到先前隧道的骨膜下层。连接骨膜下层后，可以使用带有弯曲尖端保护的单极电凝沿内侧、外侧、后部切开黏膜瓣，而黏膜瓣一直附着在眶上缘的蒂部。内外侧切口一直延长至眶上缘，可提高黏膜瓣的可操作性。接下来，使用金刚钻在鼻根水平处钻穿鼻骨，形成 4mm（高）×1.5cm（宽）的骨孔，就像额下入路那样进入鼻腔。然后将黏膜瓣穿过眉间切口，清除缺损处骨边缘黏膜，将黏膜瓣置于缺损处。纤维蛋白胶或 DuraSeal 可以涂在黏膜瓣顶部。然后用明胶海绵层将黏膜瓣固定到位。置入软海绵块用于支撑。留置引流管于头皮供区，逐层闭合软组织。

11. 经翼颞顶转移黏膜瓣

颞顶黏膜瓣可以通过颞—颞下软组织通道和经翼窗（A 型入路）转移到鼻腔，是鼻内黏膜瓣和颅骨膜瓣的替代方案[30, 31]。该黏膜瓣以颞浅动脉前支为基底，非常可靠（图 30-9）。该黏膜瓣还可以折叠起来进行多层覆盖[31]。由于角度的限制，这种黏膜瓣不适用于前颅底缺损。不过越来越常用于在蝶鞍、斜坡或鼻咽部合并大量脑脊液漏的大缺损。该移植材料柔韧且面积大。应详细询问病史，特别注意既往颞动脉活检或放射治疗史，这两种情况都可能导致供区缺血和头皮坏死[31]。由于在经翼点入路中会横断翼管神经，术后患者可能出现干眼征。其他潜在的并发症包括脱发、面神经颞支功能障碍、三叉神经功能障碍和上颌内动脉损伤。

操作过程中，手术解剖翼腭窝和颞下窝区域时需要特别注意。与圆孔和翼管神经相交的假想垂直线和水平线可用于分隔不同区域（图 30-10）。颅中窝、颈动脉岩段和颞下窝位于与圆

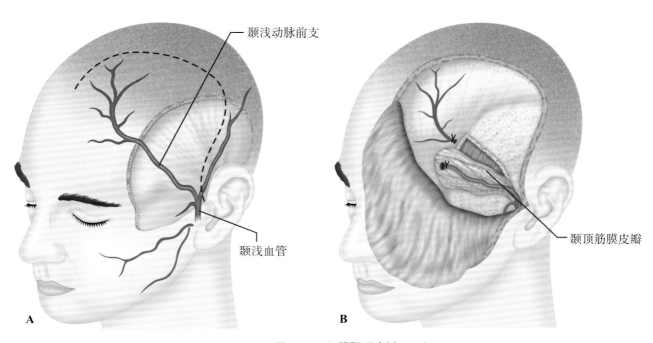

▲ 图 30-9　经翼颞顶皮瓣
A. 基于颞浅动脉的颞顶筋膜皮瓣蒂的切口设计（虚线）；B. 蒂在远端分开，皮瓣向鼻内旋转

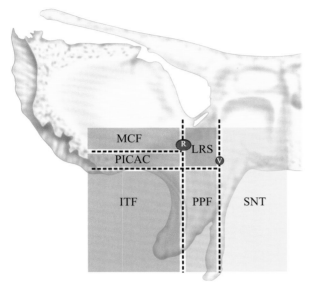

▲ 图 30-10　翼区解剖结构

假想的垂直线和水平线与圆孔和翼管神经相交。MCF. 颅中窝；PICAC. 颈内动脉管岩段；ITF. 颞下窝；LRS. 蝶窦外侧隐窝。PPF. 翼腭窝；SNT. 鼻窦群；R. 圆孔；V. 翼管

孔相交的垂直线的外侧。与圆孔相交的垂线的内侧、与翼管相交的垂线的外侧是蝶窦外侧隐窝和翼腭窝。经翼管的垂直线内侧（与内侧翼板成一条直线）为鼻窦腔。与翼管神经相交的水平线将颞下窝和翼腭窝（位于下方）与外侧隐窝和颈内动脉岩段（位于上方）分开。与圆孔相交的水平线将颈内动脉岩段（下）和颅中窝（上）分开[30]。

12. 手术技巧

理想情况下，供区应与缺损同侧，虽然从技术上讲任一侧都可行。如果既往没有进行过切除术，则进行的筛窦切除术、上颌窦的大型窦开窗术和部分下鼻甲切除术，将位于鼻泪管后方的前后鼻囟门大部分切除。这样可以增加上颌窦外侧和后方的视野。识别并结扎蝶腭孔附近的蝶腭动脉和鼻后动脉[31]。可以根据筛骨嵴识别蝶腭动脉（SPA）。蝶腭动脉沿上颌窦后壁向外行，使用Kerrison 咬骨钳显露翼腭窝（图 30-10）。从内到外取下整个上颌窦后壁。随后，打开上颌窦外侧壁显露颞下窝。通过脂肪垫进行分离。辨认并夹闭腭降动脉。在血管后部识别翼管神经，并分开

翼腭神经节。保留翼腭神经节。然后翼板前部钻孔，通向颞下窝。

行半冠状切口，获取颞顶筋膜。切开头皮后，向前和向后牵开，从皮下组织分离颞顶筋膜。确定所需黏膜瓣的尺寸，从下方的颞深筋膜中分离。接下来，将颞深筋膜切开并与下方的颞肌分离。深入颞深筋膜和浅层颞肌到颧弓。骨膜与颧弓的连接处分离后，会形成一条宽通道来容纳黏膜瓣。然后通过颞肌创建软组织隧道。尽管Fortes 等小组最初使用侧眦切开术将颞肌内侧朝向翼突上颌裂进行分离，但该小组最近报告该切口可能是不必要的[31]。使用经皮气管造口扩张器，软组织通道在导丝上连续扩张。然后将黏膜瓣系在金属丝的一端并通过隧道拉入鼻腔（图 30-11）。底层可以应用软骨或骨移植物，然后清除缺损缘周围的黏膜，植入颞顶筋膜瓣。随后可以使用纤维蛋白胶或 DuraSeal 及明胶海绵块额外支撑。最后使用轻柔的鼻腔填充物将黏膜瓣固定到位。

逐层缝合头皮切口，3-0 Vicryl 埋入缝合和4-0 Prolene 连续缝合。留置引流管尽量减少血肿形成的风险。出现大量脑脊液漏时，可考虑腰大池引流 2～3 天。鼻内填塞物可在 1～2 周后取出[23]。

13. 内镜下重建后的术后管理

与鼻内镜手术相关最显著的并发症是慢性鼻痂。因为去除黏膜后，鼻腔纤毛清洁受到影响，加湿空气的能力降低[1]。患者应经常要进行盐水冲洗鼻腔（术后长达 12 个月）和内清创术来尽量减少这些后遗症[1]。还应告知患者避免擤鼻涕，最大限度地减少颅内积气的风险。根据脑脊液漏的严重程度，可以考虑腰大池引流。如果担心脑脊液漏，要求患者术后即严格卧床休息 3～5 天。大便软化剂有助于排便时最大限度地减少压力。腰大池引流管夹闭后没有脑脊液漏的迹象，患者活动可以逐渐增加。

考虑到手术器械通过受污染的鼻腔进入颅

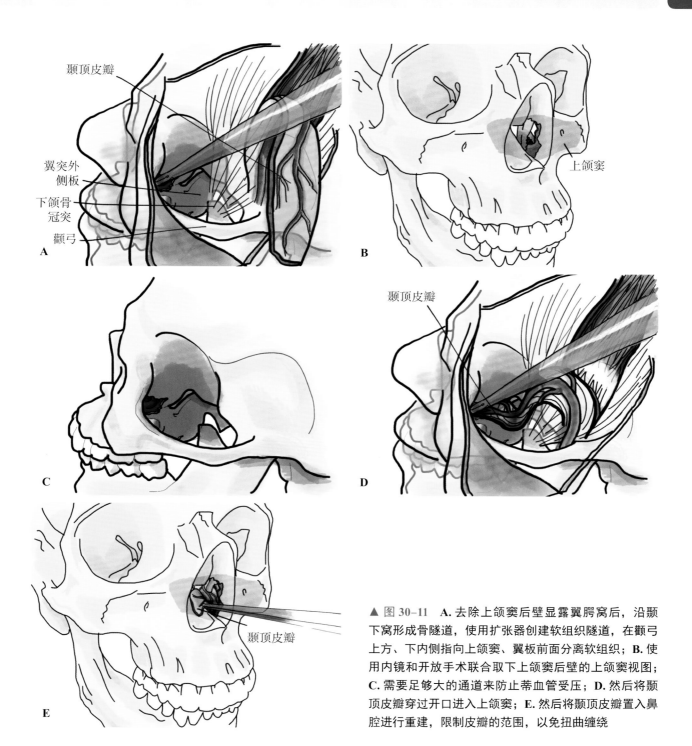

图中标注：
- 颞顶皮瓣
- 翼突外侧板
- 下颌骨冠突
- 颧弓
- 上颌窦
- 颞顶皮瓣
- 颞顶皮瓣

▲ 图 30-11　**A.** 去除上颌窦后壁显露翼腭窝后，沿颞下窝形成骨隧道，使用扩张器创建软组织隧道，在颧弓上方、下内侧指向上颌窦、翼板前面分离软组织；**B.** 使用内镜和开放手术联合取下上颌窦后壁的上颌窦视图；**C.** 需要足够大的通道来防止蒂血管受压；**D.** 然后将颞顶皮瓣穿过开口进入上颌窦；**E.** 然后将颞顶皮瓣置入鼻腔进行重建，限制皮瓣的范围，以免扭曲缠绕

腔的理论风险，围术期抗生素的使用时间是一个激烈争论的话题。此外，用于修复缺损的同种异体移植物也可能是潜在感染的介质。尽管存在这些风险，但中枢神经系统感染率相对较低。这可能是由于报道不足，因为这些并发症没有得到很好的记录。Brown 等对 90 例接受内镜颅底手术的患者进行了前瞻性研究。所有参与者都接受了24h 或 48h 单一抗生素治疗［头孢唑啉（87%）、万古霉素（10%）或克林霉素（3%）］[32]。通过多种方式修复颅底（包括植入同种异体移植物）。没有发生颅内感染或脑膜炎。21% 的患者在 3 个月内随访时发现鼻内感染再次予以抗生素治疗，

所有都在门诊治愈[32]。作者得出的结论是，围术期使用一种抗生素足以预防颅内感染。然而该研究没有对照组[32]。其他研究证实，手术后使用抗生素 48h 以上与围术期 24～48h 相比没有更多益处[33]。

（二）非血管化组织

直径<1cm 的小缺损，很少或没有脑脊液漏，并且既往没有或将来没有放射治疗计划，可以使用多种技术和非血管化移植物来修复。选择包括阔筋膜或颞筋膜、尸体阔筋膜、冻干硬脑膜、尸体真皮或自体脂肪、软骨或骨移植物[6]。这些材料通常可与纤维蛋白胶密封剂或 DuraSeal 结合使用，并支持鼻腔填充。理想情况下，植入物（黏膜植入物除外）应放置在颅底骨质和硬脑膜之间。这种方法降低了植入物与颅底分离导致脑脊液漏的风险[6]。Wormald 和 McDonogh 创造了术语"浴盆塞"修复术，将自体脂肪植入物放置在缺损处，植入前沿脂肪长轴缝合。当拉动缝线时，脂肪组织可以扩大到缺损边界之外，并利用脑脊液压力将植入物固定到位[34]。如果需要骨质，可以将鼻中隔放到下面一层。如果没有鼻中隔，还可以选择颅骨、肋骨和髂嵴[6]。

人工材料

颅底重建的主要目标是建立一个密闭空间，防止脑脊液漏。只要可以，任何硬脑膜缺损最好是一期缝合。常采用连续、锁边缝合技术。纤维蛋白胶或 DuraSeal 是较好的辅助手段，确保水密闭合。在开颅周边处钻孔用缝线将硬脑膜固定，有助于防止颅内积气[2]。

可以选择性地使用人工材料，避免既往放射治疗或预期术后放射治疗的患者出现伤口愈合不良、活动性感染[2]。在人工材料不合适的情况下，之前所讨论的血管化黏膜瓣是首选的重建方法。有许多可选择的人工材料，与血管化移植物和 DuraSeal 或纤维蛋白胶结合使用，水密修复。

膨胀聚四氟乙烯（PRE-CLUDE 硬脑膜替代物，WL Gore & Associates, Inc., Flagstaff, AZ）是一种三层聚合植入物，具有多孔外膜，可刺激成纤维细胞向内生长，以及旨在形成防水密封的内弹力含氟聚合物膜。Messing-Junger 等对 119 例进行脑脊液漏修复的患者进行了前瞻性多中心试验。其中，102 例进行了颅内植入，17 例进行了脊柱植入。术后脑脊液漏 6 例，感染 2 例。作者得出结论，这种材料安全有效，可最大限度地减少脑脊液漏[35]。

Bejjani 等提出使用来自猪的小肠黏膜作为硬脑膜替代物。在 59 例患者的研究中，脑脊液漏发生率 1.7%，伤口感染 3.4%，没有病例发生脑膜炎。作者结论认为移植物没有不良反应，安全性良好，可以作为硬脑膜修补的替代选择[36]。使用牛无细胞胶原蛋白类似物也取得了相似的效果[37]。

DuraGen（Integra Neuroscience, Plainsboro, NJ）是一种来自牛跟腱的 I 型胶原基质，作为表面移植物销售，不需要缝合或水密闭合。Danish 等对 101 例接受 Chiari 畸形治疗的儿童患者进行了回顾性研究，结果显示 Alloderm（LifeCell Corp., Branchburg, NJ）和 DuraGen 的并发症相当，每组术后各出现了 1 例脑脊液漏。DuraGen 封闭所需时间显著减少（92min vs. 128min，$P<0.01$）。作者认为这两种材料都可以用于硬脑膜修补[38]。

Dura-Guard（Synovis Surgical Innovations, Deerfield, IL）是一种戊二醛处理过的牛心包移植材料，由于易于制备、供应量大且相对便宜，在神经外科手术中很常见[39]。Anson 和 Marchard 对 35 例使用 Dura-Guard 进行硬脑膜修补的患者进行了回顾性分析，术后有 2 例出现了伤口感染[39]。

DuraSeal Dural Sealant System（Covidien, Inc., Bedford, MA）是一种聚乙二醇水凝胶，经美国食品药品管理局批准，用于传统硬脑膜缝合后的水密闭合。在一项纳入 237 例术中出现脑脊液漏的患者的前瞻性、随机、单盲试验中，DuraSeal 和对照组"标准治疗"修复硬脑膜缺损的并发症发生率相似。DuraSeal 组的术前准备和手术时间显著减少[40]。

MedPor（Porex Inc., Newnan, GA）是一种多孔聚乙烯植入物，允许血管向内生长，可塑性好。常用于结构复杂包括眶壁的骨缺损[2]。还可以选择钛网进行骨重建，用于覆盖风险更大的脑膜膨出区域，血管化组织黏膜瓣可以实现水密闭合[2, 6]。可吸收骨板和螺钉常用于儿科患者，因为不会对骨的生长产生限制[2]。

过去曾有多种硬脑膜复合物用于硬脑膜修补，但由于并发症而淘汰。甲基丙烯酸甲酯会迅速聚合成骨水泥，但在前瞻性研究中发现软组织坏死、异物反应，感染率高[2]。开发和最初销售的羟基磷灰石骨水泥，与其混合、最终骨在内生成将其取代，但延迟性伤口感染的发生率很高[2, 41]。最近一项关于儿科患者颅面重建的研究发现，术后 4 个月到 4 年，59% 的患者出现了延迟感染需要清除植入物[41]。直接接触鼻窦黏膜可能增加这种风险。这种材料不应置于伤口正下方，因为伤口裂开会导致植入物直接暴露在外，尤其是进行放射治疗时[42]。

虽然同种异体移植物已被成功使用，但严格掌握适应证非常重要。尽管同种异体移植物易于获取且供体相应部位患病率低，但对于有活动性感染、放射治疗史、计划术后放射治疗、伤口愈合差、大量脑脊液漏的患者并不适用。

五、复杂颅底缺损的显微血管吻合黏膜瓣重建术

大的颅底缺损和脑实质缺失形成的大无效腔或局部黏膜瓣坏死相关的脑脊液漏，重建难度很大。较大空间需要填塞的情况下，应考虑使用大的背阔肌带蒂黏膜瓣或显微血管吻合游离黏膜瓣

进行重建。对于局部黏膜瓣重建失败或局部缺乏合适黏膜瓣的顽固性脑脊液漏，可以选择前臂桡侧或直肌游离黏膜瓣。高年资作者（YD）总结了 11 例颅内植入游离黏膜瓣（8 例前臂桡侧和 3 例直肌游离黏膜瓣）的经验，这些患者因局部黏膜瓣重建失败或脑组织缺失形成较大无效腔，存在顽固性脑脊液漏[43]。所有患者黏膜瓣没有坏死，没有重大并发症，脑脊液漏修复成功。为蒂部提供通道的关键孔位于额颞外侧区。所有病例都采用了颞浅动脉。大约半数患者颞浅静脉不合适，需要松弛腮腺后吻合下颌后静脉。其他使用游离黏膜瓣重建伴有脑脊液漏的复杂颅底缺损的临床研究也报告了类似的低并发症发生率和死亡率。脑脊液漏治疗死亡率为 5.7%～8.3%。其他并发症包括脑膜炎（2.8%）、颅内积气（2.8%）、癫痫（2.8%）和卒中（8.5%）[44, 45]。

没有较大无效腔的颅底缺损，可以使用前臂桡侧游离黏膜瓣。如果需要消除较大的无效腔，需选择可提供大量脂肪和组织块的直肌游离黏膜瓣。大腿前外侧黏膜瓣也是一种可行方案，但需考虑到随着时间的推移，大量肌肉萎缩和组织体积减小。而直肌黏膜瓣的脂肪更有弹性。

当头颈部没有合适的血管用于显微血管吻合游离黏膜瓣重建时，可以选择带蒂背阔肌黏膜瓣。基于胸背动静脉的背阔肌黏膜瓣，提供了大量的组织，平均大小为 213.4cm²，可以够到头顶[27]。然而，分离黏膜瓣时需要卧位，限制了两个团队同时操作。而且，黏膜瓣主要是肌肉，会随着去神经而萎缩，并且可能导致手臂功能下降。而且存在胸长神经和臂丛神经损伤的风险[2, 6]。转移游离黏膜瓣组织比区域黏膜瓣具有明显的优势。Heth 等报道了与游离黏膜瓣相比，区域黏膜瓣远期并发症高（23% vs. 0%）。Neligan 等报道由于区域黏膜瓣末端受损，并发症增加。因为这些原因，对于较大的缺损，通常首选游离直肌黏膜瓣而不是背阔肌黏膜瓣[6, 46, 47]。

获取游离黏膜瓣前，必须确定供区血管可靠。前臂桡侧游离黏膜瓣蒂长 15～22cm，可由额颞区外侧的经颅锁孔穿过。比较容易与颞浅血管吻合。如果颞浅静脉不可用，可以选择下颌后静脉。黏膜瓣可以穿过上颌窦前壁的大开口，经面颊部软组织达面血管，但蒂的长度常常限制了这种操作方法。直肌游离黏膜瓣蒂长不够，达不到面静脉，需要与颞浅血管吻合。

可以在耳前区触诊或通过多普勒超声来评估颞浅血管的可用性。如果患者双侧血管缺乏，可以通过旁路移植来弥补蒂长的不足。颈外静脉和隐静脉可以作为可行的移植选择。使用移植物桥接，颅底的游离黏膜瓣很容易与颈部血管相连。笔者通常选择面动脉与静脉吻合，静脉再与颈外静脉吻合，大黏膜瓣多用。如果这些血管不能用，可以考虑与舌动脉或颈横动脉吻合。有时也会使用甲状腺上动脉，但该分支的血流并不一直可靠。静脉吻合时如果没有确定可用的分支，可以考虑端侧吻合颈内静脉。如果使用静脉移植物，一定要避免暴露于黏膜或唾液以防感染。因此，移植物应该穿过面部皮肤，而不是鼻窦。移植物感染会导致蒂内血栓形成和黏膜瓣坏死。

（一）前臂桡侧游离黏膜瓣

前臂桡侧游离黏膜瓣用于大范围的缺损。这是一种筋膜、筋膜下或骨膜游离黏膜瓣。前臂桡侧游离黏膜瓣组织较薄、血供良好、水密，有利于颅底重建。其他优点包括易于获取、供区并发症少，相对容易植入。

桡动脉黏膜瓣以桡动脉及其穿支为基底（图 30-12）。肱动脉在肘窝分为桡动脉和尺动脉。两者发出分支在掌浅弓和掌深弓吻合。术前必须进行 Allen 试验，确保尺动脉血流灌注充足。通过压迫尺动脉和桡动脉并交替释放来验证手部血流灌注来完成 Allen 试验。获取黏膜瓣过程中必须小心保护尺动脉。以免手臂缺血性坏死。桡动脉

位于肌间隔外侧，肱桡肌和桡侧腕屈肌之间。桡动脉的第一个分支桡侧返动脉，限制了蒂的长度。浅静脉系统和（或）伴行静脉可以作为静脉移植物。浅静脉系统变异度较大（图 30-13）。中厚皮片（STSG）置于供区。前臂瘢痕所致的不良美学效果是这种黏膜瓣的缺点。供区其他并发症还包括肌腱外露、感觉丧失和神经瘤。可用通过适当的皮肤移植技术和使用附近肌肉覆盖肌腱来防止肌腱外露。疼痛性神经瘤罕见[51]。

前臂桡侧游离黏膜瓣获取技术

术前必须进行 Allen 试验，检查手臂是否有足够的血流量。通过选择患者的非惯用手。整个手臂（包括手指和上臂的下半部分），都要无菌消毒，手掌朝上。手术医师位于桡侧（拇指所指的位置）。止血带位于肘关节以上。触诊桡动脉，根据动脉搏动设计游离黏膜瓣（图 30-14）。设计的皮肤切口最远端应距手腕基底部至少 1cm。在黏膜瓣设计的近端，弧形切口向肘窝近端延伸。止血带压力调高至 250mmHg。使用 15 号刀片切开真皮层。从弧形切口侧进行分离。用 15 号刀片将真皮从皮下脂肪组织分离，类似于分离全厚皮片。牵开黏膜瓣后，识别并保留头静脉。以翻书的方式沿黏膜瓣近端进行分离，直至桡侧末端接近腕关节。使用 Metzenbaum 剪刀在肌肉筋膜表面进行分离。桡神经浅支与拇指根部齐平。可以看到这支神经从肱桡肌下方穿出。将该神经从游离黏膜瓣小心分离并置于黏膜瓣的另一侧。桡神经浅支对手背感觉的保留非常重要。分离开神经后，进行筋膜下分离，注意力转移到蒂的识别上。不要将蒂与覆盖的黏膜瓣分开，这一点非常重要。桡侧血管位于肌间隔中肱桡肌和桡侧腕区肌之间。确认并结扎桡动脉和两根并行静脉。蒂部确定后，牵开黏膜瓣尺侧，同时保留肌腱。从远及近牵开黏膜瓣。沿黏膜瓣桡部，放置牵开器向外牵开肱桡肌，扩大肌间隔和蒂部的视野。蒂部应保持一直可见。黏膜瓣分离后有助于将游离

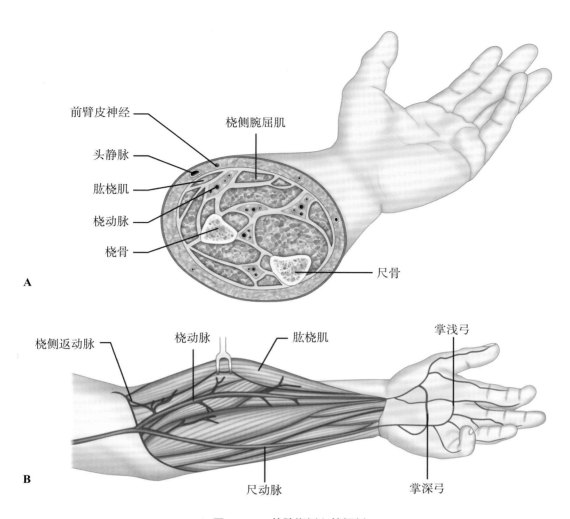

前臂皮神经
桡侧腕屈肌
头静脉
肱桡肌
桡动脉
桡骨
尺骨

A

桡侧返动脉
桡动脉
肱桡肌
掌浅弓
尺动脉
掌深弓

B

▲ 图 30-12　前臂桡侧血管解剖
术前必须进行 Allen 试验以确保有充足的逆行血流通过掌深弓

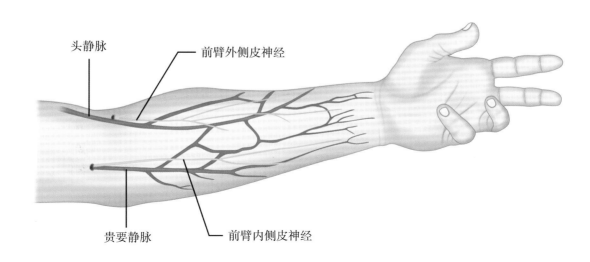

头静脉
前臂外侧皮神经
贵要静脉
前臂内侧皮神经

▲ 图 30-13　前臂桡侧静脉血流

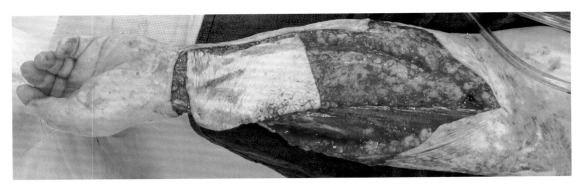

▲ 图 30-14 前臂桡侧皮瓣设计：触诊桡动脉搏动并在皮肤上标出（紫线）；皮瓣切口在动脉两侧 3～4cm 处；皮瓣应包含头静脉，以便进行额外的静脉引流；警惕所设计的皮瓣覆盖尺动脉，予以保护以免手部缺血

黏膜瓣从手术部位取出。从远到近追踪蒂部。肌肉穿支可以结扎。向近端追踪蒂部，确定尺动脉分叉处。在尺动脉分叉处远端获取游离黏膜瓣，保护手部血流灌注。黏膜瓣分离后仅有桡血管和头静脉连接，释放止血带。检查手术野和黏膜瓣出血情况并予以止血。将头静脉近端横断并结扎。评估头静脉远端血流情况。如果血供差，则同其中一根或两根并行静脉吻合，当然静脉直径较小技术上吻合难度大。断开静脉后蒂部血管近端予以结扎。轻轻挤压黏膜瓣排除多余的血液。Tsai 溶液冲洗桡动脉直到冲洗液清亮，冲洗掉全部静脉血。

使用患者大腿的中后皮片闭合供区。细致止血。用下方的肌肉包裹覆盖位于供区皮肤内的裸肌腱。将引流管置于弧形黏膜瓣下方的近端，使用 3-0 Vicryl 包埋缝线重新缝合。用 4-0 Prolene 缝线缝合皮肤。用 4-0 铬缝合线将中后皮片固定到供区皮肤缺损处。皮片上做多个 1～1.5mm 的切口，引流皮下积液。然后在皮片上覆盖一层厚厚的局部抗生素软膏，并应用 Xeroform 敷料。腕部缠绕 Kerlex 敷料。掌侧夹板从手指到肘窝固定腕部 7 天促进中后皮片的吸收。使用夹板时，手部处于中立位，不要过屈或过伸，就像拿着杯子一样。腕部敷料和固定材料不要过紧，以免出现骨筋膜室综合征。

（二）腹直肌游离黏膜瓣

腹直肌游离黏膜瓣因其易于收获、体积大、可靠和多用途，在颅底重建中非常有用。它是所有游离黏膜瓣中表面区域最大者之一。当用作游离黏膜瓣时，腹直肌通常是肌黏膜瓣。如果覆盖的组织太多，获取黏膜瓣时可以不要皮下组织和（或）皮肤。

有两种方案，沿肌肉整个垂直长度的黏膜瓣浆设计，或者在脐周区域越过中线的横向设计。后者有减少肌肉体积的优点。获取黏膜瓣连同前直肌鞘，可以实现缺损处的水密闭合。直肌的鞘和腱划结构坚固，可以将其缝合到颅底缺损处。

了解腹直肌鞘和局部脉管系统的解剖结构对充分利用该黏膜瓣的功能和预防并发症非常重要。肌肉起自耻骨，嵌在第 5、6、7 肋软骨上。腹壁上深动脉和腹壁下深动脉向腹直肌区域供血。腹壁上深动脉是乳内动脉的分支，腹壁下深动脉是髂外动脉的分支。蒂部沿腹直肌外侧部。腹壁下深动脉最常用于游离黏膜瓣重建，因为它可以提供更大范围的穿支以及更大更长的蒂（图 30-15）。穿支位于脐周约 3cm 处。动静脉解剖相似。腹直肌的表面层数和厚度在垂直方向上并不一样。肋缘以上没有后直肌鞘。弓状线以下，大约髂前上棘水平，后直肌鞘仅由腹横筋膜组成

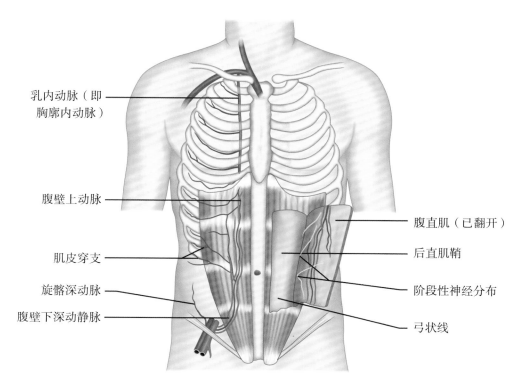

乳内动脉（即
胸廓内动脉）

腹壁上动脉

肌皮穿支

旋髂深动脉

腹壁下深动静脉

腹直肌（已翻开）

后直肌鞘

阶段性神经分布

弓状线

▲ 图 30-15　基于腹壁下深动静脉的腹直肌皮瓣的血管解剖

（图 30-16）。如果在这个水平以下获取黏膜瓣且没有加固，则可能发生腹部内容物疝出。可以将周围腹直肌鞘缝合避免形成切口疝[51]。

1. 腹直肌游离黏膜瓣获取技巧

获取黏膜瓣前，应选择所需的吻合血管。由于蒂长相对较短，通常采用颞浅血管，但如果颞浅血管不能用，可以使用静脉移植物吻合到面动静脉。设计直肌黏膜瓣头端靠近肋缘，可以增加蒂长。在脐周设计黏膜瓣。腹壁下深静脉深入腹肌，从上向下进入黏膜瓣。皮肤切口沿白线紧靠中线，绕脐向下延长。黏膜瓣下缘位于弓状线上方，尽量减少腹壁薄弱的风险。弓状线大概位于髂前上棘的水平。

从黏膜瓣的上缘开始切开皮肤。切口深度直至前直肌鞘。鞘膜外观成白色。在前直肌鞘上沿显露出来的前直肌上缘切开。在肌肉表面向外侧追踪，直至弓状线，确认肌肉的外侧缘。肌肉向内收缩时，在边界处沿直肌深面从上向下仔细分

离。必须保持在弓状线水平上方后直肌鞘表面和弓状线水平下方腹横筋膜表面进行分离。腹横筋膜表面小心顿性分离以免损伤肠管。进入腹直肌后，不必分离腹壁下深静脉。蒂部一般不进行肌内分离。由于腹壁下深血管（动脉和静脉）的尺寸相对较大（2～4mm），沿直肌深面很容易看到。确认后，从髂外动静脉向下追踪蒂部到起点。牵开从直肌向下到入肌肉处的血管，小心分离蒂部。然后沿黏膜瓣下界切开肌肉创建分离面。切开肌肉时要始终观察蒂部，确保黏膜瓣蒂没有扭曲或损伤。直肌和皮肤下缘分开后，用类似的方式分开黏膜瓣其他缘，直到整个黏膜瓣完全分离下来。用 2-0 丝线系紧蒂的近端。轻轻挤掉黏膜瓣内多余的血液，用 Tasi 溶液冲洗动脉直至清亮冲洗液从并行静脉流出。

供区用 0-Prolene 连续缝合前直肌鞘。长条厚脱细胞真皮基质（AlloDerm, Dermamatrix）置于术区上方。用 0-Prolene 缝合线将脱细胞真皮

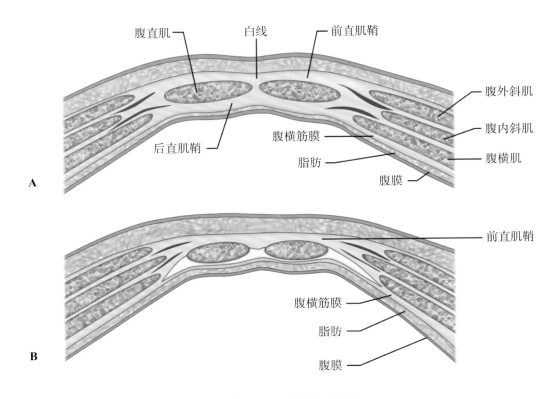

▲ 图 30-16　腹壁肌肉组织

A. 弓形线上方的前腹壁横切面，注意腹横肌和腹内斜肌的腱膜对后鞘的作用；B. 弓形线下方的前腹壁横切面，后鞘只有腹横筋膜一层

基质固定到下方的前直肌鞘上，提供额外的支撑面。术野留置两根引流管，埋入式 2-0 Vicryl 缝线缝合皮下。皮钉或 3-0 Prolene 线缝合皮肤，10～14 天拆线。佩戴腹带 1～2 周。

2. 黏膜瓣植入和血管吻合术

用 15 号刀片或锋利的软组织剪刀小心去除黏膜瓣的上皮层。前臂桡侧游离黏膜瓣的蒂与表皮接近，小心操作不要损伤蒂部。考虑到术后预期出现脑水肿，脑组织与颅底之间约 1/2 的空间用黏膜瓣填充。血管吻合前可以修剪直肌组织中的脂肪。黏膜瓣的肌肉部分在黏膜瓣血管化后才能修剪，以便准确评估组织的大小。

如果硬脑膜完好，将黏膜瓣置于缺损处，用骨通道固定器可吸收缝线固定。植入的黏膜瓣与颅底缺损边缘重叠至少 5mm。如果有明显的硬脑膜缺损，可以将去表皮游离黏膜瓣直接缝合到硬脑膜上。黏膜瓣蒂经之前额颞区外侧的骨孔穿过。

骨孔应足够大，尽量减少扭曲和压迫蒂的风险。

显微镜下将血管断端的外膜去除 2～3mm。用血管夹对齐血管端。一定程度上血管不应被拉伸或有张力，减小曲度，使血流最佳。显微镜下 BV130-4 针和 9-0 尼龙线间断缝合方式吻合血管。松开血管夹检查有无渗漏，必要时补充缝合修复漏口。从近端向远端挤压血管查看吻合处是否通畅。应该看到血液经吻合口处快速充盈。用小血管夹将内置 Cooks 多普勒探头固定在动脉周围，进行术后监测。此外，可以使用外置多普勒识别蒂部向面颈部皮肤深部走行的血流。该位置用缝线标记作为监测黏膜瓣的其他方式。颈部和头皮下留置多根引流管。引流管不得与蒂部接触，因为虹吸效应会损伤血管。颅底缺损面积＞4cm² 的患者行气管切开，最大限度降低张力性气颅和脑脊液漏的风险[48]。不需要常规留置腰大池引流。游离黏膜瓣重建后不填塞鼻腔。

早期严格卧床休息 5～7 天。术后早期进行神经系统查体和 CT 监测脑水肿情况。所有患者围术期应用抗生素和激素治疗。

六、示教案例

患者，男性，额叶枪伤累及颅底，脑组织缺失（图 30-17）。最初，由神经外科进行了急诊开颅和清创手术。由于硬脑膜损伤严重，患者出现了持续的大量脑脊液漏。通过鸥翼式入路对患者进行脑实质和颅底清创术（图 30-18）。鉴于大量无效腔和持续的脑脊液漏，行腹直肌游离黏膜瓣重建。修剪黏膜瓣以重建剩余脑组织和颅底之间约 1/2 的空间。将其直接缝合到残存的硬脑膜上修复脑脊液漏，并与颞浅血管吻合（图 30-19 和图 30-20）。由于颅顶缺损，不需要骨孔。患者的神经功能没有明显变化，成功解决脑脊液漏。术后 CT 显示无效腔明显减小（图 30-21）。

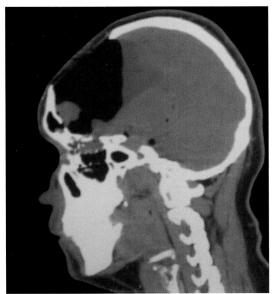
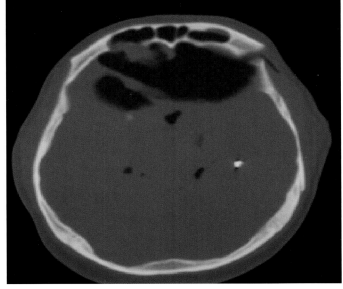

▲ 图 30-17　术前 CT 显示脑实质大范围缺失，伴有颅底复杂粉碎性骨折

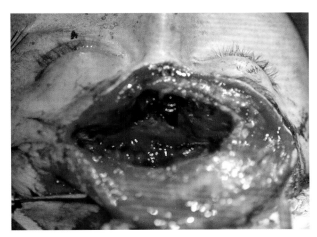

▲ 图 30-18　对患者经鸥翼式操作对无法存活的脑实质和颅底进行彻底清创，图中显示颅底缺损较大无效腔明显

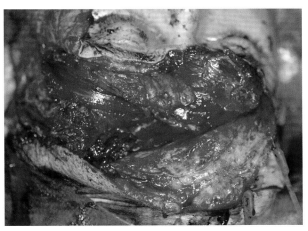

▲ 图 30-19　可以看到游离腹直肌皮瓣固定到颅底缺损和残余硬脑膜上，成功解决患者的脑脊液漏

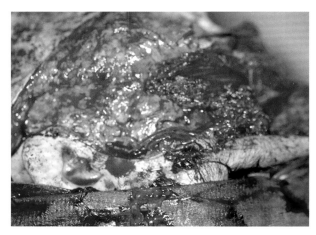

▲ 图 30-20　可见腹直肌游离皮瓣蒂部与颞浅动静脉吻合

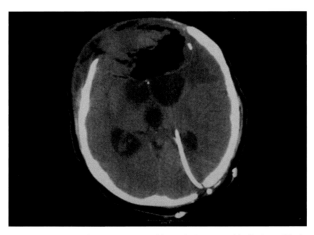

▲ 图 30-21　术后 CT 显示位于左额颞区的腹直肌游离皮瓣，无效腔明显减小

参 考 文 献

[1] Ong YK, Solares CA, Carrau RL, et al. New developments in transnasal endoscopic surgery for malignancies of the sinonasal tract and adjacent skull base. Curr Opin Otolaryngol Head Neck Surg. 2010;18(2):107-13.

[2] Imola MJ, Sciarretta V, Schramm VL. Skull base reconstruction. Curr Opin Otolaryngol Head Neck Surg. 2003; 11(4):282-90.

[3] Patel SG, Singh B, Polluri A, et al. Craniofacial surgery for malignant skull base tumors: report of an international collaborative study. Cancer. 2003;98(6):1179-87.

[4] Cohen MA, Liang J, Cohen IJ, et al. Endoscopic resection of advanced anterior skull base lesions: oncologically safe? ORL J Otorhinolaryngol Relat Spec. 2009;71(3):123-8.

[5] Devaiah AK, Andreoli MT. Treatment of esthesioneuroblastoma: a 16-year meta-analysis of 361 patients. Laryngoscope. 2009;119(7):1412-16.

[6] Schmalbach CE, Webb DE, Weitzel EK. Anterior skull base reconstruction: a review of current techniques. Curr Opin Otolaryngol Head Neck Surg. 2010;18(4):238-43.

[7] Moyer JS, Chepeha DB, Teknos TN. Contemporary skull base reconstruction. Curr Opin Otolaryngol Head Neck Surg. 2004;12(4):294-9.

[8] Lee TJ, Huang CC, Chuang CC, et al. Transnasal endoscopic repair of cerebrospinal fluid rhinorrhea and skull base defect: ten-year experience. Laryngoscope. 2004;114(8):1475-81.

[9] Patel M, Stadler M, Snyderman C, et al. How to choose? Endoscopic skull base reconstructive options and limitations. Skull Base. 2010(20):397-404.

[10] Patel M, Taylor R, Hackman T, et al. Beyond the nasoseptal flap: outcomes and pearls with secondary flaps in endoscopic endonasal skull base reconstruction. Laryngoscope. 2013;124(4):846-52.

[11] Hackman T, Chicoine MR, Uppaluri R. Novel application of the palatal island flap for endoscopic skull base reconstruction. Laryngoscope. 2009;119(8):1463-6.

[12] Rivera-Serrano CM, Oliver C, Prevedello D, et al. Pedicled facial buccinator (FAB) flap: a new flap for reconstruction of skull base defects. Laryngoscope. 2010;120(Suppl 4):S234.

[13] Rivera-Serrano CM, Snyderman CH, Carrau RL, et al. Transparapharyngeal and transpterygoid transposition of a pedicled occipital galeopericranial flap: a new flap for skull base reconstruction. Laryngoscope. 2011;121(5):914-22.

[14] Zimmer LA, Theodosopoulos PV. Anterior skull base surgery: open versus endoscopic. Curr Opin Otolaryngol Head Neck Surg. 2009;17(2):75-8.

[15] Pinheiro-Neto CD, Prevedello DM, Carrau RL, et al. Improving the design of the pedicled nasoseptal flap for skull base reconstruction: a radioanatomic study. Laryngoscope. 2007;117(9):1560-9.

[16] Simal Julian JA, Miranda Lloret P, Cardenas Ruiz- Valdepenas E, et al. Middle turbinate vascularized flap for skull base reconstruction after an expanded endonasal approach. Acta Neurochir. 2011;153(9):1827-32.

[17] Prevedello DM, Barges-Coll J, Fernandez-Miranda JC, et al. Middle turbinate flap for skull base reconstruction: cadaveric feasibility study. Laryngoscope. 2009;119(11):2094-8.

[18] Harvey RJ, Sheahan PO, Schlosser RJ. Inferior turbinate pedicle flap for endoscopic skull base defect repair. Am J Rhinol Allergy. 2009;23(5):522-6.

[19] Platt MP, Parnes SM. Management of unexpected cerebrospinal fluid leak during endoscopic sinus surgery. Curr Opin Otolaryngol Head Neck Surg. 2009;17(1):28-32.

[20] Fortes FS, Carrau RL, Snyderman CH, et al. The posterior pedicle inferior turbinate flap: a new vascularized flap for skull base reconstruction. Laryngoscope. 2007;117(8):1329-32.

[21] Murakami CS, Kriet JD, Ierokomos AP. Nasal reconstruction using the inferior turbinate mucosal flap. Arch Facial Plast Surg. 1999;1(2):97-100.

[22] Amit M, Cohen J, Koren I, et al. Cadaveric study for skull base reconstruction using anteriorly based inferior turbinate flap. Laryngoscope. 2013;123(12):2940-4.

[23] Gil Z, Margalit N. Anteriorly based inferior turbinate flap for endoscopic skull base reconstruction. Otolaryngol Head Neck Surg. 2012;146(5):842–7.

[24] Hadad G, Rivera-Serrano CM, Bassagaisteguy LH, et al. Anterior pedicle lateral nasal wall flap: a novel technique for the reconstruction of anterior skull base defects. Laryngoscope. 2011;121(8):1606–10.

[25] Bolger WE, Borgie RC, Melder P. The role of the crista ethmoidalis in endoscopic sphenopalatine artery ligation. Am J Rhinol. 1999;13(2):81–6.

[26] Simmen DB, Raghavan U, Briner HR, et al. The anatomy of the sphenopalatine artery for the endoscopic sinus surgeon. Am J Rhinol. 2006;20(5):502–5.

[27] Penna V, Bannasch H, Stark GB. The turbinate flap for oronasal fistula closure. Ann Plast Surg. 2007;59(6):679–81.

[28] Friedman M, Ibrahim H, Ramakrishnan V. Inferior turbinate flap for repair of nasal septal perforation. Laryngoscope. 2003;113(8):1425–8.

[29] Zanation AM, Snyderman CH, Carrau RL, et al. Minimally invasive endoscopic pericranial flap: a new method for endonasal skull base reconstruction. Laryngoscope. 2009;119(1):13–8.

[30] Kasemsiri P, Solares CA, Carrau RL, et al. Endoscopic endonasal transpterygoid approaches: anatomical landmarks for planning the surgical corridor. Laryngoscope. 2013;123(4):811–5.

[31] Fortes FS, Carrau RL, Snyderman CH, et al. Transpterygoid transposition of a temporoparietal fascia flap: a new method for skull base reconstruction after endoscopic expanded endonasal approaches. Laryngoscope. 2007;117(6):970–6.

[32] Brown SM, Anand VK, Tabaee A, et al. Role of perioperative antibiotics in endoscopic skull base surgery. Laryngoscope. 2007;117(9):1528–32.

[33] Carrau RL, Snyderman C, Janecka IP, et al. Antibiotic prophylaxis in cranial base surgery. Head Neck. 1991;13(4):311–7.

[34] Wormald PJ, McDonogh M. The bath-plug closure of anterior skull base cerebrospinal fluid leaks. Am J Rhinol. 2003;17(5):299–305.

[35] Messing-Junger AM, Ibanez J, Calbucci F, et al. Effectiveness and handling characteristics of a three-layer polymer dura substitute: a prospective multicenter clinical study. J Neurosurg. 2006;105(6):853–8.

[36] Bejjani GK, Zabramski J, Durasis Study Group. Safety and efficacy of the porcine small intestinal submucosa dural substitute: results of a prospective multicenter study and literature review. J Neurosurg. 2007;106(6):1028–33.

[37] Costa BS, Cavalcanti-Mendes Gde A, Abreu MS, et al. Clinical experience with a novel bovine collagen dura mater substitute. Arq Neuropsiquiatr. 2011;69(2A):217–20.

[38] Danish SF, Samdani A, Hanna A, et al. Experience with acellular human dura and bovine collagen matrix for duraplasty after posterior fossa decompression for chiari malformations. J Neurosurg. 2006;104(1 Suppl):16–20.

[39] Anson JA, Marchand EP. Bovine pericardium for dural grafts: clinical results in 35 patients. Neurosurgery. 1996;39(4):764–8.

[40] Osbun JW, Ellenbogen RG, Chesnut RM, et al. A multicenter, single-blind, prospective randomized trial to evaluate the safety of a polyethylene glycol hydrogel (duraseal dural sealant system) as a dural sealant in cranial surgery. World Neurosurg. 2012;78(5):498–504.

[41] Marzo SJ, Benscoter B, Leonetti JP. Contemporary options for lateral skull base reconstruction following tumor extirpation. Curr Opin Otolaryngol Head Neck Surg. 2011;19(5):330–4.

[42] Verret DJ, Ducic Y, Oxford L, et al. Hydroxyapatite cement in craniofacial reconstruction. Otolaryngol Head Neck Surg. 2005;133(6):897–9.

[43] Inman J, Ducic Y. Intracranial free tissue transfer for massive cerebrospinal fluid leaks of the anterior cranial fossa. J Oral Maxillofac Surg. 2012;70(5):1114–8.

[44] Teknos TN, Smith JC, Day TA, et al. Microvascular free tissue transfer in reconstructing skull base defects: lessons learned. Laryngoscope. 2002;112(10):1871–6.

[45] Weber SM, Kim J, Delashaw JB, et al. Radial forearm free tissue transfer in the management of persistent cerebrospinal fluid leaks. Laryngoscope. 2005;115(6):968–72.

[46] Neligan PC, Mulholland S, Irish J, et al. Flap selection in cranial base reconstruction. Plast Reconstr Surg. 1996;98(7):1159–66.

[47] Heth JA, Funk GF, Karnell LH, et al. Free tissue transfer and local flap complications in anterior and anterolateral skull base surgery. Head Neck. 2002;24(10):901–11.

[48] Ducic Y, Zuzukin V. A rational approach to the use of tracheotomy in surgery of the anterior skull base. Laryngoscope. 2008;118(2):204–9.

[49] Smith JE, Ducic Y. The versatile extended pericranial flap for closure of skull base defects. Otolaryngol Head Neck Surg. 2004;130(6):704–11.

[50] Demirdover C, Sahin B, Vayvada H, et al. The versatile use of temporoparietal fascial flap. Int J Med Sci. 2011;8(5):362–8.

[51] Urken ML, Cheney ML, Blackwell KE, et al. Atlas of Regional and Free flaps for Head and Neck Reconstruction: Flap Harvest and Insetting. Lippincott Williams and Wilkins; 2012:176–92.

第 31 章　内镜辅助颅底外科相关并发症的管理

Management of Complications Associated with Endoscopic Assisted Skull Base Surgery

Ignacio Jusué-Torres　Kaisorn L. Chaichana　Kofi Boahene　Alfredo Quiñones-Hinojosa　著

魏　攀　译　　陈立华　校

一、内镜入路发展史及其优势

内镜是一门非常有用的外科工具，可利用微侵袭的方式处理很多的神经外科疾病，其可以照亮和放大手术区域及周边解剖结构。而且，其可以改进神经外科医生直观化病理结构的能力和提高肿瘤切除的完整性。比显微镜更能提供放大和照明。这能规避不必要的脑组织牵拉和过度的暴露。内镜鼻窦手术由 Hirschmann 医生在 20 世纪早期开发[1]。1963 年，Guiot 是第一个使用内镜技术做经蝶窦手术的医生，但是直到该技术取得更进一步的技术进步后，方被大家接受[1-4]。20 世纪 70 年代晚期，Apuzzo 等[5]、Bushe[6] 和 Halves[7] 再次引入内镜技术切除蝶鞍区和蝶鞍区外区域的垂体肿瘤，引起大家纷纷效仿[8-13]。直到近年来，Paulo Cappabianca 和 Luigi Cavallo 普及了纯粹的经蝶窦内镜入路[14]。完全的经鼻内镜入路摒弃了广泛的肌肉切开，同时利用了鼻镜和分流器。其结果是能最小化该入路相关的并发发生的风险，如鼻中隔穿通、鼻鞍畸形、骨损伤（如眼眶骨折），以及其他牙及牙龈、鼻窦的并发症[15, 16]。

相比于传统的开颅手术入路，经鼻内镜入路的优势包括[16-19] ①更为直接的中线暴露；②避免脑组织的牵拉和操作；③更为宽阔的全景、可定向的手术操作区域；④更易于窥见解剖结构内部；⑤早期的肿瘤血供阻断；⑥利于在可视状态下的积极减压；⑦推进交叉学科之间的合作；⑧无外在伤口，利于美容；⑨快速康复；⑩缩短住院时间，减小费用；⑪提高患者舒适度，如更少的鼻创伤、更少的术后疼痛。

经鼻内镜入路的劣势包括[18] ①陡峭的学习曲线，内镜神经外科非常有别于传统的神经外科[16, 20-26]；②需要深厚的鼻窦、颅底解剖知识和特殊的内镜入路技术；③神经外科医生必须适应在套筒内操作；④缺乏相关的操作仪器；⑤在目前的技术条件下，缺乏双侧视野；⑥助手或持镜者需要双手操作。

为了减少并发症发病率和改善预后，非常有必要理解内镜辅助颅底外科的潜在并发症，以及如何规避和处理。在这一章节里，我们将讨论如何预防并发症及如何处理。然而，在这一类患者围术期管理中，提倡多学科治疗小组是非常重要的，其中包括神经外科、耳鼻咽喉科、麻醉科、内分泌科及重症医学科。

二、颅内并发症

（一）脑脊液漏

鼻出血和脑脊液漏是最为常见的经蝶窦内镜

手术的并发症，即使是非常有经验的熟手操作，也可发生在术中和术后。其常发生在筛板、筛窦、蝶骨平台、蝶窦前壁等部位[27]。牵拉中鼻甲同样会导致筛板骨折和脑脊液漏。在手术中尤其需要记住，筛板低于筛窦小凹。这就意味着在蝶窦里暴露蝶骨平台和上壁时必须小心，蝶窦里液漏经常发生在此处。

1. 术后脑脊液漏的诊断

一般脑脊液漏出的量较大时，诊断脑脊液漏较为直接、简单。表现为脑脊液从内鼻孔流出，当人体前倾时，可以感觉到口咽部有液体流出。一旦诊断清晰，立即行解剖影像学（颅底薄层 CT 检查）检查以确定脑脊液漏的位置和预防潜在的脑膜炎。然而，术后第一天内鼻孔的液体流出，难以鉴别其为脑脊液还是血清，此时最好行 β$_2$ 转铁蛋白检查以鉴别之，因为其存在于脑脊液中[28]。

2. 术后脑脊液漏的处理

一旦确诊脑脊液漏，相比于腰穿，早期再探查更为重要。早期再探查更容易明确漏口位置并在其还较小的时候予以加强并修补，可预防瘘管形成，大大减小感染发生的概率。若手术广泛地破坏了蛛网膜池、脑室开放、大量的蛛网膜下腔出血导致了暂时性的脑积水时[27, 29-35]，则通过腰穿引流脑脊液是可行的。

3. 术后脑脊液漏的预防

为了减小术后脑脊液漏的发生概率，术前准备非常重要，尤其是精确的颅底重建计划[36, 37]。关键点在于通过使用富血供组织将颅内组织与外部组织分离。以往，改进关颅技巧可以减少脑脊液漏发生[38]。利用脂肪、筋膜组织、皮肌瓣[39]和（或）带血管的鼻中隔皮瓣[40]修补，联合腰穿、缝合、球囊压迫、纤维蛋白胶黏合等方法来加强颅底重建[41-45]。

正如前面所提到的，Hadad 等改良了一种鼻中隔筋膜瓣，其由鼻中隔后动脉供血，为蝶腭动脉的一个分支，其为带蒂的富有血供的筋膜瓣，在颅底内镜手术后，重建颅底中起到非常重要的作用，明显降低了术后脑脊液漏的发生[36, 37, 46-51]。鼻中隔筋膜瓣可以到达足够远的位置，覆盖颅底的任何部位[50, 52, 53]。外部移植物或假体对颅底重建作用不大，且更容易造成迟发性脑脊液漏[29-35, 48]。当关颅的时候，在筋膜瓣和缺损周围边缘之间必须避免留下任何无血供组织和外部异物[17]。生物蛋白胶可用于修补遗留的间隙，并插入鼻支架将鼻中隔皮瓣压在缺损处。海绵填充物的放置或 Foley 球囊的充气应在内镜下观察，因为过度充气可能导致颅内结构受压或可能危及皮瓣血管蒂[17]。

如果由于既往手术、放射治疗导致的富血供的鼻中隔筋膜瓣不可得，或者人工材料不足以修补缺损处，可使用外部的富血供组织瓣旋转进入鼻腔覆盖缺损处，如下鼻甲瓣覆盖斜坡缺损、中鼻甲瓣覆盖前颅底小的缺损。鼻腔的最佳替代方案包括用于斜坡缺损的下鼻甲瓣和用于小前窝缺损的中鼻甲瓣[54]。可以旋转到鼻腔中的鼻外皮瓣的例子是基于颞浅动脉的跨翼颞顶筋膜瓣，以及由眶上动脉血管化的颅周皮瓣，其通过内镜提起并通过鼻骨中的开口转移到鼻腔[55]。

（二）张力性颅腔积气

张力性颅腔积气是较为少见的内镜颅底外科手术的并发症，通常由于医源性的硬脑膜损伤所致，表现为患者精神状态的改变，由于可能导致临床状况快速恶化甚至死亡，故建议积极地进行脑影像学和神经功能学的评估[56-59]。

（三）脑膜炎

经蝶窦入路被认为存在轻度的污染，尽快处理了鼻黏膜和其相关的菌群，其相关的脑膜炎发病率保持相对较低[15, 60-63]。导致脑膜炎的危险因素包括脑脊液漏、库欣综合征、围术期的鼻窦炎；若患者存在未处理的鼻窦炎，除非患者处于紧急或急迫的情况下，应建议将择期手术时间推迟直到鼻窦炎得到适当治疗[64, 65]。

假设怀疑脑膜炎，应立即行腰穿查脑脊液，并给予广谱抗生素抗感染治疗。一旦得出细菌培养结果，则应针对性使用窄谱抗生素。内镜经鼻蝶手术围术期预防性使用抗菌药存在一定争议。这种手术后的感染率没有详细的记录，也没有理想的抗生素方案。因此，内镜颅底手术通常遵循传统颅底手术的抗生素方案成为当前的主要趋势[63, 66]。

（四）空气栓塞

当海绵窦损伤时容易造成空气栓塞。在术中，若突然出现难以解释的低血压、心律失常、呼气末 PCO_2 的下降。其处理方法同其他部位的空气栓塞。当出血点被控制住后，给予其100%的纯氧，采取头低足高位可减少空气的进入。

（五）颈内动脉的损伤

动脉损伤不常见，但是一旦发生则是灾难性的，其与手术相关的死亡率密切相关[15, 67-71]。在内镜颅底手术中，控制颈内动脉损伤的重要策略就是预防，因此，需要严格地进行术前肿瘤和危险因素的影像学评估。其危险因素包括再次手术，术前曾行放射治疗，接受过泌乳素治疗，肢端肥大症的患者，软骨样肉瘤，肿瘤包裹颈内动脉，中线型颈内动脉，蝶窦分隔与颈内动脉粘连[70-73]。资料显示高达87%的蝶窦分隔与颈内动脉有关系[74]。

因此，为了颈动脉损伤，术前的MRI和CT需行冠状位重建，并注意以下几点。

- 确定前颅底底面。
- 了解蝶窦的气化情况，以及蝶窦分隔的分布，与视神经管和和颈内动脉的关系。
- 在蝶鞍平面上，颈内动脉的间距（当彼此非常接近时，被称为吻颈动脉）。

当颈内动脉损伤时，有很多种选择达到足够的动脉控制和修复[71, 75]。保留血管通常是最佳的选择。近端和远端的控制非常严格。近端控制需在颈部分离出颈内动脉，血管修复可以通过多种方式进行尝试，双极电凝可以修复小的血管损伤，血管壁缝合可能会导致不同程度的血管狭窄。可以通过U形夹吻合器或内镜缝线"推结器"在内镜下缝合血管。动脉瘤夹可用于重建血管壁，一般来讲，其导致的血管狭窄通常均能接受。非常有效的治疗是通过血管内介入的方式通过动脉填充，采用诸如脂肪、肌肉、筋膜、明胶海绵、外科用胶水等材料。在上述处理后，术后需行DSA检查来评估是否存在出血风险，血管狭窄的程度，血管闭塞或者血栓形成，血管痉挛，颈动脉海绵窦瘘，假性动脉瘤等[73, 76-79]。如果确定有上述情况，则需要远期的血管内治疗。尤其是需晚期再次复查DSA以明确是否存在假性动脉瘤。

（六）颅内出血

在内镜颅底手术中，可能会出现手术区域的张力性血肿，鞍隔外的出血，残余肿瘤的出血[80]。在手术中，应严格小心地止血，特别是面对扩大的鞍隔和空的瘤腔的时候。术中避免损伤鞍上的血管，有时候宁可鞍隔上方有少量残留，都较完全切除肿瘤为安全。术后应严密观察出血的情况，短期内积极复查CT，一旦发现，尽量早期返回手术室，清除血肿。

（七）海绵窦内脑神经损伤

动眼神经、展神经、滑车神经、三叉神经眼支沿着颈内动脉在海绵窦内分布。在内镜颅底外科手术中，有潜在受损的风险[27,81]。受损的原因有很多，如刮匙侵袭性的分离动作，还有双极电凝的热力性损伤，海绵窦内的压力性填塞。为避免此种损伤，需轻柔地手术操作和合理地使用止血材料。大多数情况下，海绵窦内脑神经损伤无须特殊处理，后期逐渐恢复。

（八）视神经损伤

视野缺损常由视神经的直接损伤、血肿压迫、过度填塞和缺血性损害导致。在视交叉处操作的时候要注意预防穿孔[82]。在切除鞍隔上方较大肿瘤时，在视交叉处的操作容易造成下丘脑和视神经的损伤。另外一个潜在导致视野缺损的原因仍然是鞍隔上方的过度填塞。在鞍隔上方的填塞需适当测量且不能强行充满肿瘤切除后的空间。显而易见的是，如果考虑此原因，则需及时再次手术解除压迫。

三、内分泌相关并发症

内镜颅底手术的内分泌相关并发症包括垂体功能不全、尿崩症、下丘脑功能缺损。这些均为较严重的全身并发症，早期诊断和处理尤为重要。

手术中尽量注意避免干扰到沿着鞍隔下方走行的垂体下动脉，此动脉为供应神经垂体的终末支，损伤则可能导致尿崩症[83]。

功能不足的诊断多在术后的不同时间点内建立起来。甲状腺和性腺轴通常是在术后较远的时段内评估，因其严重性相对不足。但肾上腺皮质轴的功能需在术后早期评估，以预防肾上腺功能不全。术后，应强调用糖皮质激素来处理库欣病。当术后库欣病表现为肾上腺皮质功能减退时，则应用糖皮质激素直到下丘脑 - 垂体 - 肾上腺轴功能正常，可能需要几周到 1 年的时间[84, 85]。若对使用糖皮质激素无较好反应，对术后肾上腺皮质功能减退的患者来讲是致命的[86]。另外，在术后数天和数周以内，可能会发生低钠血症，出现恶心、呕吐、全身不适、意识障碍等症状，需根据患者情况及时处理。

尿崩症在术后常常发生，患者将表现出一系列症状，如烦渴、多尿（＞200～250cc/h），尿比重减低（＜1.005），血浆渗透压升高。轻微的尿崩症可以通过患者自行饮水解决，但需监测电解质水平避免显著的高钠血症。更多情况下，需经血管内、皮下、经口或鼻饲管使用去氨加压素。

下丘脑损伤为垂体手术罕见的并发症，但是一旦发生可能是严重发病或死亡的最大风险。其致伤的原因有直接损伤和下丘脑出血或者缺血。此种并发症常见于较大的鞍隔上方的肿瘤。术后即刻下丘脑损伤的症状包括体温调节中枢功能失常、尿崩症和意识障碍。如前所述，在某些情况下，这可能导致死亡。

四、鼻部并发症

（一）术后鼻窦炎

术后的鼻窦炎通常因鼻窦黏膜损害后瘢痕形成使鼻窦腔堵塞导致的鼻窦腔引流障碍引起。为了减小此种并发症的发生概率，在进行颅底缺损修复的时候应注意鼻腔黏膜的保护。一旦黏膜瓣被移走后，需使用自体或异体的材料进行修复，避免骨质裸露。

另外在手术中，中鼻甲外侧的重置会导致上颌窦引流障碍。为避免此种情况，在手术结束后需将中鼻甲轻柔地回置到正常的解剖位置，以保证上颌窦的正常引流。在鼻甲、鼻外侧壁、鼻中隔的黏膜损伤可能导致术后粘连，从而影响到鼻窦的引流。为避免粘连形成，在术后应常规使用喷雾湿化鼻腔，以利于引流。

一旦诊断为鼻窦炎，需使用 1～2 周的抗菌药。

（二）黏液囊肿和脑膨出

黏液囊肿是因鼻窦流出道梗阻后充满空气

的窦内渗出物聚集引起的。可以出现在额窦和筛窦。其内容物可能进一步扩展并腐蚀骨性结构导致潜在的神经功能异常。然而，行窦内广泛的黏膜清除可以避免。若出现囊肿，可行囊液引流或囊壁切除。

典型的骨质缺失可导致前颅底的黏液囊肿形成或导致视觉障碍和（或）面部受损。在一些病例中，颅骨重建可以解决这个问题。最好的方法是通过采集和建模骨移植物。在某些情况下，可考虑使用合金塑性材料。

（三）术后嗅觉缺失

侵袭性的黏膜上过度分离可能导致嗅神经末端破坏导致术后嗅觉障碍。术中尽量避免过度解剖分离鼻中隔黏膜，充分利用解剖标记和影像学资料是避免损伤的重要方法。但是，尽管解剖分离足够小心，鼻中隔黏膜瓣的瘀血或黏膜软骨膜下的血性浆液聚集仍然会导致嗅觉障碍。

（四）鼻出血

在手术后数日到数周的时间内，有发生大量鼻出血的可能性。若患者术后出现鼻出血，则需行 DSA 检查来评估血管损伤或是否需要栓塞。如果血管造影为阴性，出血来源多为蝶腭动脉，其多能有效地经动脉栓塞。一些出血较为少见，通常见于潜在的出血障碍，或者曾行多个鼻窦的手术及多发息肉的切除。微量的出血多来自于手术后蝶腭动脉损伤及其供血的鼻腔黏膜。术前局部采用肾上腺素及利多卡因收缩血管可以有效预防出血并发症。术中通过鼻内电灼、止血明胶材料、脱脂棉压迫、持续的 37℃ 生理盐水反复冲洗、采取头高位来控制术中出血[16, 87, 88]。偶尔，鼻内压迫是必要的，但是同时需要全身性使用抗菌药，因为曾有患者发生与鼻内压迫相关的中毒性休克综合征[89]。

五、眶内综合征

（一）视力丧失

经蝶窦内镜手术致盲的原因有二。其一：快速扩张的眶内血肿会损伤筛前动脉。筛前动脉通常走行于眶内侧壁，若其受损，其会收缩于眶内，导致球后血肿快速形成，增高眶内压，影响视神经的血供，导致失明。同时，其可能会损伤眶内的静脉，血肿聚集得越慢，眼球突出和瞳孔变化就会出现得越慢。

其二：视神经的直接损伤，较为少见。多由于术中的视野不够或者术者缺乏视神经解剖知识。视神经走行于蝶窦的上外侧壁，部分患者覆盖于视神经上的骨质非常薄容易受到损伤。

术前细致的危险因素评估可以有效地预防视神经损伤，如鼻和鼻窦有无手术史，有无出血疾病等。术前通过全面影像学检查有助于识别可能导致损伤的解剖变异。

手术中应注意保护眼球，可涂抹润滑剂在角膜上。术中注意眼球的保护，在手术操作区域中，注意不要压迫到眼球。若出现眼球突出和瞳孔改变，需做出紧急处理，如采用眼球按摩、甘露醇和渗透性利尿药减小眶内压力，或者利用眼科检查设备进行进一步评估。若上述方法均不能奏效，则应采取外科的方法如皮肤棘层松解或部分骨质切除的方式来进行眶内减压。

（二）眼外肌的损伤

眼外肌的损伤较为少见，多为靠近鼻窦的上斜肌和内直肌受损。上斜肌受损相对于内直肌来说更为少见，因为其位于眼眶上方，筛窦外侧。所以上斜肌损伤其预后好于内直肌。在一个随访 6 个月的研究中，发现内直肌损伤预后更差，导致其损伤的原因除瘢痕组织的形成以外，还有直接的肌肉损伤。很多患者甚至需要多个外科的协作处理，在损伤的 3 周内，应用大剂量的类固醇激素和及时眼科检查和外科处理，可以改善预后。

六、总结

以下总结为减小围术期并发症的方法。

• 术前多学科的共同评估尤为重要，其中包括神经外科、耳鼻咽喉科、麻醉科、内分泌科和重症医学科。

• 术前小心细致地利用影像学资料对肿瘤特点进行总结；对患者术前血管危险因素的评估。

• 术前需设计富血供的黏膜瓣以用于颅底的重建。

• 为减小鼻腔粘连，术前应反复频繁的冲洗鼻腔，使鼻腔充分湿化。

• 垂体和下丘脑手术的患者，术后需尽快建立内分泌学的随访。

推荐阅读

[1] Barges-Coll J, Fernandez-Miranda JC, Prevedello DM, et al. Avoiding injury to the abducens nerve during expanded endonasal endoscopic surgery: anatomic and clinical case studies. Neurosurgery. 2010;67(1):144–54; discussion 54.

[2] Chaichana KL, Quiñones-Hinojosa A. Transnasal transsphenoidal approach to sellar and suprasellar lesions. In: Jandial R, McCormick P, Black PM (Eds). Core Techniques in Operative Neurosurgery. Philadelphia, PA: Elsevier Saunders; 2011. pp. 53–51.

[3] Gardner PA, Tormenti MJ, Pant H, et al. Carotid artery injury during endoscopic endonasal skull base surgery: incidence and outcomes. Neurosurgery. 2013;73(Suppl Operative 2): ons261–70.

[4] Hadad G, Bassagasteguy L, Carrau RL, et al. A novel reconstructive technique after endoscopic expanded endonasal approaches: vascular pedicle nasoseptal flap. Laryngoscope. 2006;116(10):1882–6.

[5] Jho DH, Jho DH, Jho H-D. Endoscopic Endonasal Pituitary and Skull Base Surgery. In: Quiñones-Hinojosa A (Ed). Schmidek & Sweet Operative Neurosurgical Techniques. Vol 1. Philadelphia, PA: Elsevier Saunders; 2012:257–79.

[6] Kassam A, Snyderman CH, Carrau RL, et al. Endoneurosurgical hemostasis techniques: lessons learned from 400 cases. Neurosurg Focus. 2005;19(1):E7.

[7] Kassam A, Snyderman CH, Mintz A, et al. Expanded endonasal approach: the rostrocaudal axis. Part I. Crista galli to the sella turcica. Neurosurg Focus. 2005;19(1):E3.

[8] Kassam A, Snyderman CH, Mintz A, et al. Expanded endonasal approach: the rostrocaudal axis. Part II. Posterior clinoids to the foramen magnum. Neurosurg Focus. 2005;19(1):E4.

[9] Kassam AB, Thomas A, Carrau RL, et al. Endoscopic reconstruction of the cranial base using a pedicled nasoseptal flap. Neurosurgery. 2008;63(1 Suppl 1):ONS44–52; discussion ONS-3.

[10] Prevedello DM, Kassam AB, Gardner PA, et al. Expanded endoscopic endonasal approaches to the skull base. In: Cappabianca P (Ed). Cranial, Craniofacial and Skull Base Surgery. Italia: Springer-Verlag; 2010. pp. 239–51.

[11] Schaberg MR, Anand VK, Schwartz TH. 10 pearls for safe endoscopic skull base surgery. Otolaryngol Clin North Am. 2010;43(4):945–54.

[12] Snyderman C, Kassam A, Carrau R, et al. Acquisition of surgical skills for endonasal skull base surgery: a training program. Laryngoscope. 2007;117(4):699–705.

[13] Snyderman CH, Carrau RL, Kassam AB, et al. Endoscopic skull base surgery: principles of endonasal oncological surgery. J Surg Oncol. 2008;97(8):658–64.

[14] Snyderman CH, Fernandez-Miranda J, Gardner PA. Training in neurorhinology: the impact of case volume on the learning curve. Otolaryngol Clin North Am. 2011;44(5):1223–8.

[15] Zanation AM, Carrau RL, Snyderman CH, et al. Nasoseptal flap reconstruction of high flow intraoperative cerebral spinal fluid leaks during endoscopic skull base surgery. Am J Rhinol Allergy. 2009;23(5):518–21.

参 考 文 献

[1] Hirschmann A. Uber endoskopie der nase und deren nebenhohlen. Arch Laryngol Rhinol (Berl). 1903;14:194–202.

[2] Guiot G, Rougerie J, Fourestier M, et al. Une nouvelle technique endoscopique: explorations endoscopiques intracraniennes. Presse Med. 1963;71(24):1225–8.

[3] Griffith HB. Endoneurosurgery: endoscopic intracranial surgery. Proceedings of the Royal Society of London. Series B, Containing papers of a Biological character. Royal Society (Great Britain). Proc R Soc Lond B Biol sai.1977; 195(1119):261–68.

[4] Cappabianca P, de Divitiis E. Endoscopy and transsphenoidal surgery. Neurosurgery. 2004;54(5):1043–48; discussions 8–50.

[5] Apuzzo ML, Heifetz MD, Weiss MH, et al. Neurosurgical

endoscopy using the side-viewing telescope. J Neurosurg. 1977;46(3):398–400.

[6] Bushe KA, Halves E. [Modified technique in transsphenoidal operations of pituitary adenomas. Technical note (author's transl)]. Acta Neurochir (Wien). 1978;41(1–3):163–75.

[7] Halves E, Bushe KA. Transsphenoidal operation on craniopharyngiomas with extrasellar extensions. The advantage of the operating endoscope [proceedings]. Acta Neurochir Suppl (Wien). 1979;28(2):362.

[8] Frank G, Pasquini E, Mazzatenta D. Extended transsphenoidal approach. J Neurosurg. 2001;95(5):917–8.

[9] de Divitiis E, Cappabianca P. Microscopic and endoscopic transsphenoidal surgery. Neurosurgery. 2002;51(6):1527–9; author reply 9–30.

[10] Couldwell WT, Weiss MH, Rabb C, et al. Variations on the standard transsphenoidal approach to the sellar region, with emphasis on the extended approaches and parasellar approaches: surgical experience in 105 cases. Neurosurgery. 2004;55(3):539–47; discussion 47–50.

[11] Dusick JR, Esposito F, Kelly DF, et al. The extended direct endonasal transsphenoidal approach for nonadenomatous suprasellar tumors. J Neurosurg. 2005;102(5):832–41.

[12] Catapano D, Sloffer CA, Frank G, et al. Comparison between the microscope and endoscope in the direct endonasal extended transsphenoidal approach: anatomical study. J Neurosurg. 2006;104(3):419–25.

[13] Frank G, Pasquini E, Doglietto F, et al. The endoscopic extended transsphenoidal approach for craniopharyngiomas. Neurosurgery. 2006;59(1 Suppl 1):ONS75–83; discussion ONS75–83.

[14] Cappabianca P, de Divitiis E. Back to the Egyptians: neurosurgery via the nose. A five-thousand year history and the recent contribution of the endoscope. Neurosurg Rev. 2007;30(1):1–7.

[15] Ciric I, Ragin A, Baumgartner C, et al. Complications of transsphenoidal surgery: results of a national survey, review of the literature, and personal experience. Neurosurgery. 1997;40(2):225–36; discussion 36–7.

[16] Cappabianca P, Cavallo LM, Esposito I, et al. Transsphenoidal approaches: endoscopic. In: Cappabianca P, Califano L, Iaconetta G (Eds). Cranial, Cranio-Facial and Skull Base Surgery. Italia: Springer-Verlag; 2010. pp. 197–212.

[17] Prevedello DM, Kassam AB, Gardner PA, et al. Expanded endoscopic endonasal approaches to the skull base. In: Cappabianca P (Ed). Cranial, Craniofacial and Skull Base Surgery. Italia: Springer-Verlag; 2010. pp. 239–51.

[18] Coppens JR, Couldwell WT. Advantages and limitations of cranial endoscopy. In: Winn HR (Ed). Youmans Neurological Surgery, 6th edition. Philadelphia, PA: Elsevier Saunders; 2011.

[19] Jho DH, Jho DH, Jho H-D. Endoscopic Endonasal Pituitary and Skull Base Surgery. In: Quiñones-Hinojosa A, (Ed). Schmidek & Sweet Operative Neurosurgical Techniques. Vol 1. Philadelphia, PA: Elsevier Saunders; 2012:257–79.

[20] Schaberg MR, Anand VK, Schwartz TH. 10 pearls for safe endoscopic skull base surgery. Otolaryngol Clin North Am. 2010;43(4):945–54.

[21] Snyderman CH, Fernandez-Miranda J, Gardner PA. Training in neurorhinology: the impact of case volume on the learning curve. Otolaryngol Clin North Am. 2011;44(5):1223–8.

[22] Berker M, Hazer DB, Yucel T, et al. Complications of endoscopic surgery of the pituitary adenomas: analysis of 570 patients and review of the literature. Pituitary. 2012;15(3): 288–300.

[23] Tschabitscher M, Di Ieva A. Practical guidelines for setting up an endoscopic/skull base cadaver laboratory. World Neurosurg. 2013;79(2 Suppl):S16 e1–7.

[24] Jusue-Torres I, Sivakanthan S, Pinheiro-Neto CD, et al. Chicken wing training model for endoscopic microsurgery. J Neurol Surg B Skull Base. 2013;74(5):286–91.

[25] Fernandez-Miranda JC, Barges-Coll J, Prevedello DM, et al. Animal model for endoscopic neurosurgical training: technical note. Minim Invasive Neurosurg. 2010;53(5–6):286–9.

[26] Snyderman C, Kassam A, Carrau R, et al. Acquisition of surgical skills for endonasal skull base surgery: a training program. Laryngoscope. 2007;117(4):699–705.

[27] Simmons NE, Gosselin BJ. Complications: avoidance and management In: Laws ER, Lanzino G (Eds). Transsphenoidal Surgery. Philadelphia, PA: Saunders Elsevier; 2010. pp. 181–91.

[28] Nandapalan V, Watson ID, Swift AC. Beta-2–transferrin and cerebrospinal fluid rhinorrhoea. Clin Otolaryngol Allied Sci. 1996;21(3):259–64.

[29] Hadad G, Bassagasteguy L, Carrau RL, et al. A novel reconstructive technique after endoscopic expanded endonasal approaches: vascular pedicle nasoseptal flap. Laryngoscope. 2006;116(10):1882–6.

[30] Fortes FSG, Carrau RL, Snyderman CH, et al. Transpterygoid transposition of a temporoparietal fascia flap: a new method for skull base reconstruction after endoscopic expanded endonasal approaches. Laryngoscope. 2007;117(6):970–6.

[31] Pinheiro-Neto CD, Prevedello DM, Carrau RL, et al. Improving the design of the pedicled nasoseptal flap for skull base reconstruction: a radioanatomic study. Laryngoscope. 2007; 117(9):1560–9.

[32] Snyderman CH, Carrau RL, Kassam AB, et al. Endoscopic skull base surgery: principles of endonasal oncological surgery. J Surg Oncol. 2008;97(8):658–64.

[33] Zanation AM, Snyderman CH, Carrau RL, et al. Minimally invasive endoscopic pericranial flap: a new method for endonasal skull base reconstruction. Laryngoscope. 2009; 119(1):13–8.

[34] Pinheiro-Neto CD, Carrau RL, Prevedello DM, et al. Use of acoustic doppler sonography to ascertain the feasibility of the pedicled nasoseptal flap after prior bilateral sphenoidotomy. Laryngoscope. 2010;120(9):1798–801.

[35] Zanation AM, Carrau RL, Snyderman CH, et al. Nasoseptal flap takedown and reuse in revision endoscopic skull base reconstruction. Laryngoscope. 2010;121(1):42–6.

[36] Harvey RJ, Parmar P, Sacks R, et al. Endoscopic skull base reconstruction of large dural defects: a systematic review of published evidence. Laryngoscope. 2012;122(2):452–9.

[37] Liu JK, Schmidt RF, Choudhry OJ, et al. Surgical nuances for nasoseptal flap reconstruction of cranial base defects with high-flow cerebrospinal fluid leaks after endoscopic skull base surgery. Neurosurg Focus. 2012;32(6):E7.

[38] Gardner PA, Kassam AB, Snyderman CH, et al. Outcomes following endoscopic, expanded endonasal resection of suprasellar craniopharyngiomas: a case series. J Neurosurg. 2008;109(1):6–16.

[39] Silva LR, Santos RP, Zymberg ST. Endoscopic endonasal

approach for cerebrospinal fluid fistulae. Minim Invasive Neurosurg. 2006;49(2):88–92.

[40] Hadad G, Bassagasteguy L, Carrau RL, et al. A novel reconstructive technique after endoscopic expanded endonasal approaches: vascular pedicle nasoseptal flap. Laryngoscope. 2006;116(10):1882–6.

[41] Seiler RW, Mariani L. Sellar reconstruction with resorbable vicryl patches, gelatin foam, and fibrin glue in transsphenoidal surgery: a 10–year experience with 376 patients. J Neurosurg. 2000;93(5):762–5.

[42] Citardi MJ, Cox AJ, 3rd, Bucholz RD. Acellular dermal allograft for sellar reconstruction after transsphenoidal hypophysectomy. Am J Rhinol. 2000;14(1):69–73.

[43] Abe T, Matsumoto K, Kushima M. [Reconstruction of the sellar floor during transnasal pituitary surgery using ceramics composed of a combination of hydroxyapatite and tricalciumphosphate]. No Shinkei Geka. 2001;29(6): 511–5.

[44] Kumar A, Maartens NF, Kaye AH. Reconstruction of the sellar floor using Bioglue following transsphenoidal procedures. J Clin Neurosci. 2003;10(1):92–5.

[45] Brusati R, Biglioli F, Mortini P. Anterior cranial base reconstruction. In: Cappabianca P (Ed). Cranial, Craniofacial and Skull Base Surgery. Italia: Springer-Verlag; 2010. pp. 331–42.

[46] Hegazy HM, Carrau RL, Snyderman CH, et al. Transnasal endoscopic repair of cerebrospinal fluid rhinorrhea: a meta-analysis. Laryngoscope. 2000;110(7):1166–72.

[47] Snyderman CH, Kassam AB, Carrau R, et al. Endoscopic reconstruction of cranial base defects following endonasal skull base surgery. Skull Base. 2007;17(1):73–8.

[48] Zanation AM, Carrau RL, Snyderman CH, et al. Nasoseptal flap reconstruction of high flow intraoperative cerebral spinal fluid leaks during endoscopic skull base surgery. Am J Rhinol Allergy. 2009;23(5):518–21.

[49] Sughrue ME, Aghi MK. Reconstruction of dural defects of the endonasal skull base. Neurosurg Clin North Am. 2010;21(4):637–41, vi.

[50] Pinheiro-Neto CD, Ramos HF, Peris-Celda M, et al. Study of the nasoseptal flap for endoscopic anterior cranial base reconstruction. Laryngoscope. 2011;121(12):2514–20.

[51] Wheless SA, McKinney KA, Carrau RL, et al. Nasoseptal flap closure of traumatic cerebrospinal fluid leaks. Skull Base. 2011;21(2):93–8.

[52] Kassam AB, Thomas A, Carrau RL, et al. Endoscopic reconstruction of the cranial base using a pedicled nasoseptal flap. Neurosurgery. 2008;63(1 Suppl 1):ONS44–52; discussion ONS-3.

[53] Shah RN, Surowitz JB, Patel MR, et al. Endoscopic pedicled nasoseptal flap reconstruction for pediatric skull base defects. Laryngoscope. 2009;119(6):1067–75.

[54] Fortes FS, Carrau RL, Snyderman CH, et al. The posterior pedicle inferior turbinate flap: a new vascularized flap for skull base reconstruction. Laryngoscope. 2007;117(8): 1329–32.

[55] Fortes FS, Carrau RL, Snyderman CH, et al. Transpterygoid transposition of a temporoparietal fascia flap: a new method for skull base reconstruction after endoscopic expanded endonasal approaches. Laryngoscope. 2007;117(6):970–6.

[56] Cappabianca P, Cavallo LM, Esposito F, et al. Extended endoscopic endonasal approach to the midline skull base: the evolving role of transsphenoidal surgery. Adv Tech Stand Neurosurg. 2008;33:151–99.

[57] Martinez-Capoccioni G, Serramito-Garcia R, Cabanas-Rodriguez E, et al. Tension pneumocephalus as a result of endonasal surgery: an uncommon intracranial complication. Eur Arch Otorhinolaryngol. 2014;271(5):1043–9.

[58] Naraghi M, Ghazizadeh M. Tension pneumocephalus: a life-threatening complication of septoplasty and septorhinoplasty. B-ENT. 2012;8(3):203–5.

[59] Mammis A, Agarwal N, Eloy JA, et al. Intraventricular tension pneumocephalus after endoscopic skull base surgery. J Neurolog Surg A Cent Eur Neurosurg. 2013;74(Suppl 1):e96–9.

[60] Black PM, Zervas NT, Candia GL. Incidence and management of complications of transsphenoidal operation for pituitary adenomas. Neurosurgery. 1987;20(6):920–4.

[61] Thapar K, Laws ER. Pituitary surgery. In: Thapar K, Kovacs K, Scheithauer BW, Lloyd RW, (Eds). Diagnosis and Management of Pituitary Tumors. Totowa, NJ: Humana Press; 2001: 225–46.

[62] Kono Y, Prevedello DM, Snyderman CH, et al. One thousand endoscopic skull base surgical procedures demystifying the infection potential: incidence and description of postoperative meningitis and brain abscesses. Infect Control Hosp Epidemiol. 2011;32(1):77–83.

[63] Brown SM, Anand VK, Tabaee A, et al. Role of perioperative antibiotics in endoscopic skull base surgery. Laryngoscope. 2007;117(9):1528–32.

[64] van Aken MO, de Marie S, van der Lely AJ, et al. Risk factors for meningitis after transsphenoidal surgery. Clin Infect Dis. 1997;25(4):852–6.

[65] Chaichana KL, Quiñones-Hinojosa A. Transnasal transsphenoidal approach to sellar and suprasellar lesions. In: Jandial R, McCormick P, Black PM (Eds). Core Techniques in Operative Neurosurgery. Philadelphia, PA: Elsevier Saunders; 2011.

[66] Barker FG, 2nd. Efficacy of prophylactic antibiotics for craniotomy: a meta-analysis. Neurosurgery. 1994;35(3): 484–90; discussion 91–2.

[67] Laws ER, Jr., Kern EB. Complications of trans-sphenoidal surgery. Clin Neurosurg. 1976;23:401–16.

[68] Carrau RL, Kassam AB, Snyderman CH. Pituitary surgery. Otolaryngol Clin North Am. 2001;34(6):1143–55, ix.

[69] Solares CA, Ong YK, Carrau RL, et al. Prevention and management of vascular injuries in endoscopic surgery of the sinonasal tract and skull base. Otolaryngol Clin North Am. 2010;43(4):817–25.

[70] Valentine R, Wormald PJ. Carotid artery injury after endonasal surgery. Otolaryngol Clin North Am. 2011;44(5): 1059–79.

[71] Gardner PA, Tormenti MJ, Pant H, et al. Carotid artery injury during endoscopic endonasal skull base surgery: incidence and outcomes. Neurosurgery. 2013;73(Suppl Operative 2): ons261–70.

[72] Hatam A, Greitz T. Ectasia of cerebral arteries in acromegaly. Acta Radiol Diagn. 1972;12(4):410–8.

[73] Laws ER, Jr. Vascular complications of transsphenoidal surgery. Pituitary. 1999;2(2):163–70.

[74] Fernandez-Miranda JC, Prevedello DM, Madhok R, et al. Sphenoid septations and their relationship with internal carotid arteries: anatomical and radiological study. Laryngoscope. 2009;119(10):1893–6.

[75] Kassam A, Snyderman CH, Carrau RL, et al. Endoneurosurgical

hemostasis techniques: lessons learned from 400 cases. Neurosurg Focus. 2005;19(1):E7.

[76] Reddy K, Fewer D, West M. Complications of the transsphenoidal approach to sellar lesions. Can J Neurol Sci. 1991;18(4):463–6.

[77] Ahuja A, Guterman LR, Hopkins LN. Carotid cavernous fistula and false aneurysm of the cavernous carotid artery: complications of transsphenoidal surgery. Neurosurgery. 1992;31(4):774–8; discussion 8–9.

[78] Friedman JA, Meyer FB, Wetjen NM, et al. Balloon angioplasty to treat vasospasm after transsphenoidal surgery. Case illustration. J Neurosurg. 2001;95(2):353.

[79] Nishioka H, Ito H, Haraoka J. Cerebral vasospasm following transsphenoidal removal of a pituitary adenoma. Br J Neurosurg. 2001;15(1):44–7.

[80] Frank G, Pasquini E, Farneti G, et al. Endoscopic transsphenoidal pituitary surgery: results and complications. In: Laws ER, Lanzino G (Eds). Transsphenoidal Surgery. Philadelphia, PA: Saunders Elsevier; 2010. pp. 143–56.

[81] Barges-Coll J, Fernandez-Miranda JC, Prevedello DM, et al. Avoiding injury to the abducens nerve during expanded endonasal endoscopic surgery: anatomic and clinical case studies. Neurosurgery. 2010;67(1):144–54; discussion 54.

[82] Kassam AB. Endoscopic surgery for skull base meningiomas. In: Sindou M, ed. Practical Handbook of Neurosurgery From Leading Neurosurgeons. Vol 2. Mörlenbach, Germany: Springer-Verlag/Wien; 2009:201–215.

[83] Hardy J, McCutcheon IE. Pituitary adenomas: pituitary microadenomas. In: Apuzzo MLJ, ed. Brain Surgery: Complication Avoidance and Management. Vol 1. First ed. New York: Churchill Livingstone; 1993:279.

[84] Vance ML. Perioperative management of patients undergoing pituitary surgery. Endocrinol Metab Clin North Am. 2003;32(2):355–65.

[85] Esposito F, Dusick JR, Cohan P, et al. Clinical review: early morning cortisol levels as a predictor of remission after transsphenoidal surgery for Cushing's disease. J Clin Endocrinol Metab. 2006;91(1):7–13.

[86] Zada G, Liu CY, Fishback D, et al. Recognition and management of delayed hyponatremia following transsphenoidal pituitary surgery. J Neurosurg. 2007;106(1): 66–71.

[87] Stangerup SE, Dommerby H, Siim C, et al. New modification of hot-water irrigation in the treatment of posterior epistaxis. Arch Otolaryngol Head Neck Surg. 1999;125(6): 686–90.

[88] Schlegel-Wagner C, Siekmann U, Linder T. Non-invasive treatment of intractable posterior epistaxis with hot-water irrigation. Rhinology. 2006;44(1):90–3.

[89] Mohsenipour I, Deusch E, Twerdy K, et al. Toxic shock syndrome in transsphenoidal neurosurgery. Acta Neurochir. 1994;128(1–4):169–70. PubMed PMID: 7847136. Epub 1994/01/01. eng.